認定動物看護師教育コアカリキュラム2019準拠

基礎動物看護学 1

動物形態機能学
動物繁殖学

一般社団法人 日本動物保健看護系大学協会
カリキュラム委員会 編

EDUWARD Press

改訂新版 序文

全国動物保健看護系大学協会監修の下、動物看護学教育標準カリキュラムに準拠した教科書全18冊が刊行されてから、数年が経過した。このカリキュラムは動物看護師を公的資格とするために必要と思われる教育項目を網羅し、教科書もその具体化を目指して編纂されたものであった。人医療においても、看護師は医師とは異なる視点が求められる。動物看護学を独自性のある学問として成立させるため、前カリキュラムおよび教科書は、意識して獣医学の学問体系とは異なる構成をとっている。これらは全国の動物看護系大学や多くの専修学校で活用され、一定の成果を上げてきた。

2019年度より、動物看護師統一認定機構の新コアカリキュラムを用いた動物看護師教育が全国で開始される。新コアカリキュラムは旧カリキュラムの内容を大きく変更したものではないが、構成を馴染みやすくするとともに重複箇所を整理し、より洗練されたものとして完成した。新コアカリキュラムの対象動物は犬と猫であるが、産業動物や実験動物、野生動物についても総論は学ぶ。また、動物看護師は栄養士や臨床検査技師など、人医療でいうパラメディカルの役割も果たさねばならない。動物看護師のカリキュラムは、必然的に守備範囲の広いものとなる。今回作成した新教科書は、旧版の専門的な記述を継承しながらも、より幅広い読者層に受け入れられるよう体裁を工夫している。また、関連度の高い科目を合わせて全9冊とし、図表の理解を助けるためフルカラーとした。

国際獣疫事務局（OIE）の提言に、"Veterinary para-professionals" という言葉を見ることができる。獣医師以外に獣医療に関わる公的資格が存在しない日本では、動物看護師がそれに近い存在であると言っても過言ではない。国際的な潮流は、動物看護師の公的資格化に追い風になっている。それが１日も早く実現し、日本の獣医療が新しいフェーズに入ること、そしてこの教科書がその一助となることを期待したい。

2019年３月吉日

全国動物保健看護系大学協会
カリキュラム委員会 委員長
石岡克己

認定動物看護師教育コアカリキュラム2019準拠

「動物形態機能学／動物繁殖学」発刊にあたって

2014年に発刊された動物看護学教育標準カリキュラム準拠「動物形態機能学」がこの度改定される運びとなった。形態学や生理学の教科書内容が大きな変革を見ることはあまりないが、こと、動物看護学教育領域では、動物看護師養成のために必要な情報をどこまで網羅したらよいかという視点に立った時、まだまだいろいろな意見が出されるところである。このため本書改定にあたり、その内容をどこまで網羅するのか、どのような区分に分けるのか、レベルをどの程度にするのかなど議論の余地はたくさんあったが、それぞれの分野の専門家である先生方の力をお借りして、少なくとも初版より説明の内容がわかりやすくなるよう、また図版をできるだけ多く取り入れるよう、改定した。

形態学や生理学を扱う中で、いわゆる新生子期と成獣期についてはやはり同一には扱えず、それぞれの特性を解説する必要があると考え、生殖と新生子を合わせた動物繁殖学というカテゴリーを設けた。本来であれば、老齢期あるいはもう少し細部にわたるステージについての解説も欲しいところではあるが、そこについては今後の改定を待つこととする。

形態学、生理学は、医学系学問の中の基礎をなすものである。この土台をしっかりと固めることが、病理学や臨床を学ぶためにはとても重要なこととなる。しかしながら、あまりにも膨大な内容であるがゆえに、初めてこの内容を学ぶ学生にとっては戸惑ってしまうことが往々にしてある。また教員側からしても、その内容をどう系統付けながら解説するか、また、この基礎をどう構築するか、戸惑う場面が多々あることと思われる。もしこの内容が膨大すぎると思われても、実は、臨床系科目の勉強を始めてから、同時並行してその分野の内容を再度勉強できるような利用の仕方もあることを知っておいていただきたい。

今後、動物看護師として備えるべき知識内容について、その優先度が議論されていくことと思われるが、本書の内容が決して劣るものとは考えていない。むしろこの内容をしっかりと身につけ、現場に応用してもらえたら幸いである。

最後に、教育研究でご多忙な中、厳しい日程にもかかわらずご執筆いただいた先生方には、心より感謝の意を表したい。

2019年3月

ヤマザキ動物看護大学
今村伸一郎

第1版 序文

近年の獣医学および獣医療の多様化・高度化には目を見張るものがあり、複雑多岐に変容する獣医療に対応するためには、獣医学教育の高度化は必然である。それと同時に獣医療を補助・支援し、生命倫理の理念に基づく動物看護や臨床検査等の高度な専門技術者の育成を求める声が高まっていることは周知のとおりであろう。

動物保健看護教育を推進する大学（倉敷芸術科学大学、帝京科学大学、日本獣医生命科学大学、ヤマザキ学園大学〔現 ヤマザキ動物看護大学〕、酪農学園大学 <五十音順>）では、動物保健看護学教育の推進と動物看護並びに獣医療の発展に貢献することを目的として、2008年に全国動物保健看護系大学協会を設立した。動物看護学教育における標準カリキュラムの作成と検証、それらに対応した教科書作成、さらにカリキュラムの改訂は大学の使命だといえる。

これまで、当協会では、高位平準化を目標にした動物看護学教育標準カリキュラムを2008年から2011年まで検討を重ね、2011年12月には「動物看護学モデル・コア・カリキュラムの基準となる教育項目一覧」を策定した。その後、動物看護学教育において専修学校と大学が異なるカリキュラムで、異なる教育を行うのは混乱を招くという理由から、全国動物教育協議会とカリキュラムの整合性を図り、内容や単位数を削減して2012年11月に「動物看護学教育標準カリキュラム」を公表した。

動物看護学教育標準カリキュラムに沿った一定基準の教育を進めるためには、教材としてカリキュラム準拠教科書が必須であり、2013年4月より本格的に制作を開始させた。科目の特性から、基礎と応用に分ける必要があるものは、総論と各論に分冊して進めた。

動物看護学教育におけるこのような本格的な教科書制作は、日本で初めての取り組みである。そのため、基となる適切な資料がなく、時間的制約も厳しいなかで、制作は困難を極めた。さらに、カリキュラム準拠教科書制作の過程で、加えた方が良い内容や軽減すべき内容、他の科目で取り扱った方が適当と考えられる内容等、さまざまな意見が出てきた。今後も標準カリキュラムの改訂へ向けた意見として集積を続けたい。

この動物看護学教育標準カリキュラム準拠教科書の存在が、日本での動物看護学の高位平準化に少しでも貢献できることを願ってやまない。

2014年3月吉日

全国動物保健看護系大学協会
動物看護学教育標準カリキュラム検討委員会委員長
左向敏紀

監修者：動物形態機能学/動物繁殖学（基礎動物看護学１）

今村伸一郎　ヤマザキ動物看護大学 教授

執筆者：動物形態機能学

（五十音順）

石岡克己　日本獣医生命科学大学 教授
第 11 章 13 ～ 20 節 担当

今村伸一郎　監修者欄参照
第７章、第８章 担当

内田英二　岡山理科大学 教授
第２章 担当

近江俊徳　日本獣医生命科学大学 教授
第１章 １～３節 担当

小沼　守　千葉科学大学 教授
第４章 担当

加藤清雄　酪農学園大学 名誉教授
第３章、第 11 章 １～ 12 節 担当

神谷新司　日本獣医生命科学大学 名誉教授
第１章 ４、５節、第９章、第 12 章 １、２節 担当

近藤保彦　帝京科学大学 教授
第５章、第６章 担当

星　史雄　岡山理科大学 教授
第 12 章 ３～５節 担当

森　昭博　日本獣医生命科学大学 准教授
第 10 章 担当

執筆者：動物繁殖学

堀　達也　日本獣医生命科学大学 教授
第１章、第２章 担当

目　次

目　次

目　次

目 次

目　次

認定動物看護師教育コアカリキュラム2019準拠

動物形態機能学

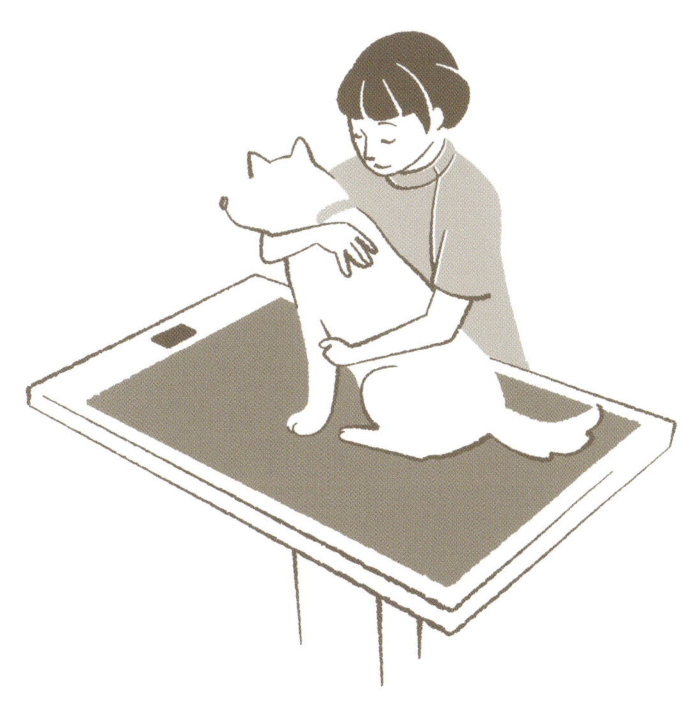

動物の体の構造と機能を理解する

●概要

動物の生命維持の仕組みを形態学、機能学、生化学の面から学び、生命体としての動物を細胞、組織、臓器レベルの各階層で理解するとともに病的変化について学ぶ基盤を確立する。

第1章 生命のすがた

この章の目標

1） 細胞の構造について説明できる。
2） DNA の働きについて説明できる。
3） 上皮組織、腺組織、支持組織、筋組織、神経組織について説明できる。
4） 器官の成り立ちと維持、調整システムについて説明できる。

キーワード　細胞　遺伝情報　上皮　支持組織　筋組織　神経組織

1．体を形づくる基本物質

ここがPOINT

- 水は体の全重量の約60%を占め、基本的物質として代謝を担っている。
- 体は、水、有機化合物（タンパク質・糖質・脂質・核酸など）、無機質（カルシウム・リン・ナトリウム・カリウム・硫黄・塩素・マグネシウムなど）などで構成されている。

- 体は、全重量の約60%を水が占め、そのほか有機化合物、無機質などの化合物で構成されている。体を構成しているこれらの各種化合物は、すべて元素からできており、炭素（C）・水素（H）・酸素（O）・窒素（N）の４種類で全重量の約90%を占める。

親水性と疎水性

- 水分子は分子式 H_2O で表されるように、酸素原子に水素原子が二つ結合している。水は酸素側に正の電荷をもつ極性分子であるため、極性の化合物は水に溶ける。これを**親水性**と呼ぶ。逆に、分子内に正負の極が生じていない無極性分子（脂質など）は、水にほとんど溶けないことから**疎水性**と呼ばれる。水はこのような性質をもっているため、体の基本的物質として代謝を担っている。

有機化合物と無機質

- 有機化合物とは、炭素原子が基本構造をつくる化合物の総称である。タンパク質・糖質・脂質・核酸などは体を構成する代表的な有機化合物であり、これら高分子の有機化合物を、特に**生体高分子**と呼ぶ。水と有機化合物のほかに、体はカルシウム・リン・ナトリウム・カリウム・硫黄・塩素・マグネシウムなどの**無機質**（mineral）で構成されている。

2. 細胞のしくみと働き

ここがPOINT

- 細胞は生命の最小単位である。
- 細胞は、細胞膜、細胞質基質とそこに点在する細胞小器官（核、リボソーム、ミトコンドリアなど）からなる。
- 細胞分裂には、体細胞分裂と減数分裂（有性生殖に特有の核分裂）の形態がある。

● すべての生物にとって、生命の最小単位は**細胞**（cell）である。犬や猫などは多数の細胞からなる多細胞生物である。その体は、細胞の集まりである**組織**（tissue）（上皮組織、支持組織、筋組織、神経組織など）でできている。

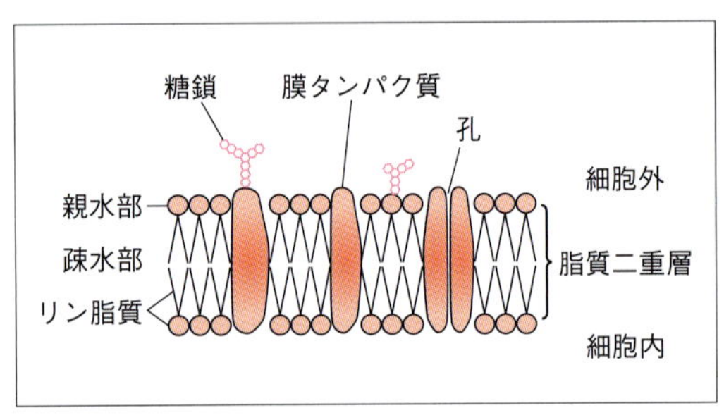

図1-1-1　細胞膜の模式図

● 組織は**器官**をつくっており、器官を働きによって分類したものを器官系という。器官系は、体の中で系統独自の働きをもっているが、同時にほかの器官系とともに複雑に関連しながら個体として生命活動を営んでいる。すなわち、生命活動は、細胞の働きによって支えられているといえる。

細胞

● 犬や猫の体は、数十兆個の細胞で構成されて

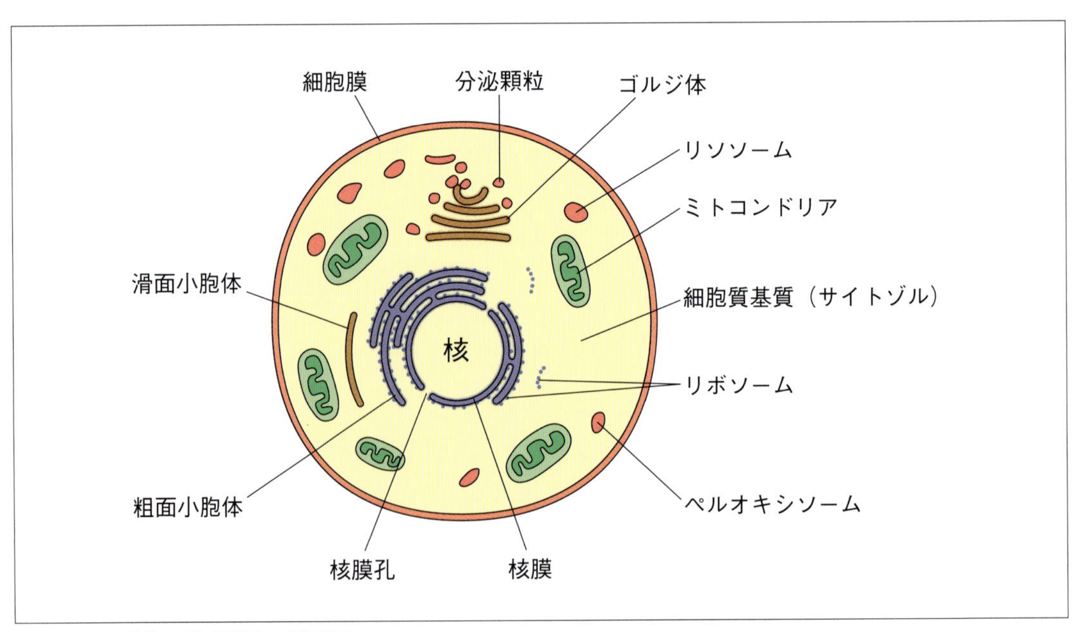

図1-1-2　動物細胞小器官の模式図

おり、形状も各組織を構成する細胞で特徴がある。細胞は、細胞内と細胞外を区画する細胞膜（cell membrane）で囲まれ（図1-1-1）、細胞内には、核（nucleus）と細胞質（cytoplasm）が存在する。細胞質には、水溶性の細胞質基質（細胞質ゾルまたはサイトゾル）とさまざまな細胞小器官（cell organelle）が存在する（図1-1-2）。細胞膜と細胞小器官の働きを以下に示す。

CHECK!

細胞の大きさはさまざま

例えば猫では、直径6μmの赤血球から直径120～130μmの卵細胞までとさまざまな大きさがある。

細胞膜

- **細胞膜**は、リン脂質の疎水性部分同士が向き合って脂質二重層を形成し、糖脂質、コレステロール、タンパク質も構成成分となっている。脂質二重層の中には物質の出入りの調整や情報のやりとりをする、膜タンパク質などが埋め込まれている（図1-1-1参照）。

細胞小器官

◆核（nucleus）

- 最大の細胞小器官である**核**は、内膜と外膜の二重の細胞膜からなる核膜に囲まれている。核膜には、核膜孔と呼ばれる多数の穴が開いており、核と細胞質間の物質の移動はこの核膜孔を介して行われる。
- 核内には、主に遺伝情報を担うデオキシリボ核酸（deoxyribonucleic acid：DNA）と結合タンパク質とが複合体を構成することでできるクロマチン（chromatin、染色質）が存在する。このクロマチンは、細胞分裂時に凝縮して染色体（chromosome）を形成する。
- また、核内には1個ないし数個の核小体（nucleolus）がある。この核小体では、タンパク質合成を担うリボソームRNA（ribosomal RNA：rRNA）がつくられる。
- 体を構成する大部分の細胞は、核をもっているが、赤血球はヒトのみならず犬や猫においても核をもっていないユニークな細胞である。

◆リボソーム（ribosome）

- rRNAとタンパク質の複合体で、細胞質内に散在するか、**粗面小胞体**（そめん）に付着している。
- メッセンジャーRNA（messenger RNA：mRNA）からタンパク質を翻訳し、タンパク質の合成をする場所である。

◆ミトコンドリア（mitochondoria）

- 細胞1個当たりに多いものでは数千個存在する。内膜と外膜の二重膜で形成されている。内膜にあり、ひだ状に内腔へ突き出ている構造を**クリステ**という。また、内膜で仕切られた内側の液体を**マトリックス**といい、内膜と外膜の間の空間は膜間腔（まくかんくう）という。
- 内膜には、**電子伝達系**（electron transport system）（呼吸鎖〔respiratory chain〕）を形成する一連のタンパク質複合体が埋め込まれており、ここで**アデノシン三リン酸（ATP）**を産生している。また、マトリックスには、クエン酸回路や脂肪酸β酸化に必要な酵素が存在し、エネルギー代謝に関わっている。
- **ミトコンドリア**は、核DNAとは異なる独自の環状二本鎖のDNAをもっている。このDNAをミトコンドリアDNAという。

◆小胞体（endoplasmic reticulum）

- 網状構造で核膜の外膜とつながっており、リボソームが表面に付着している粗面小胞体（rough endoplasmic reticulum）と、リボソームがない**滑面小胞体**（かつめん）（smooth endoplasmic

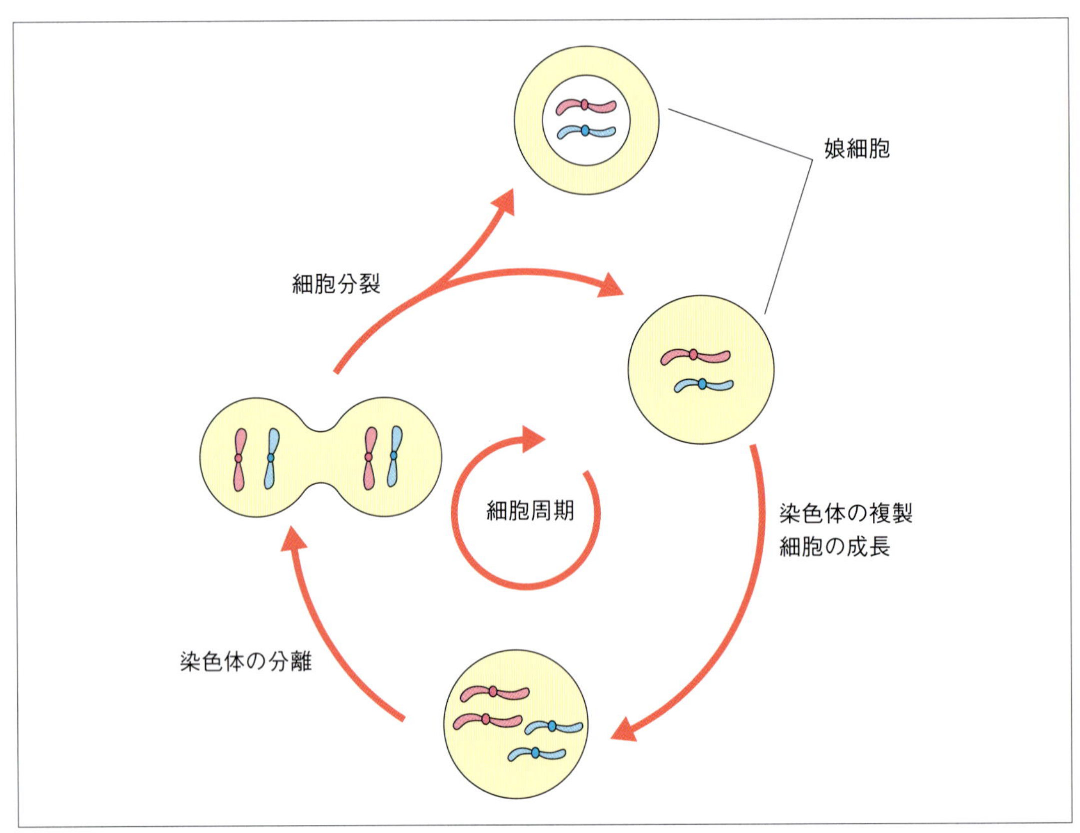

図1-1-3　細胞周期
染色体が２本の場合の例。

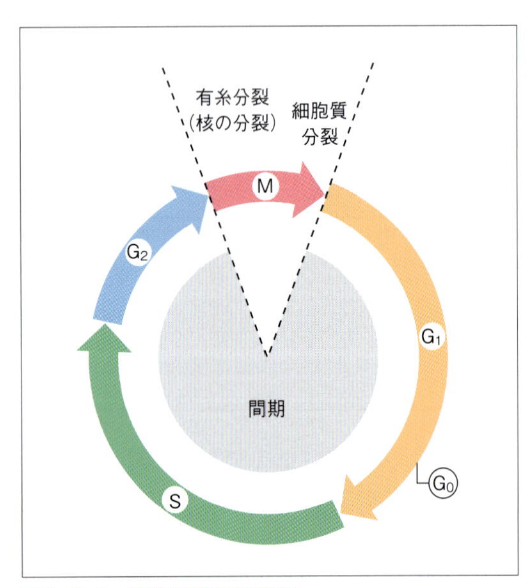

図1-1-4　細胞周期の各段階

reticulum）がある。

- 粗面小胞体の役割はタンパク質の生合成である。
- 滑面小胞体は、脂質の代謝、特に脂肪酸の不飽和化、コレステロールの合成、および薬物の代謝、粗面小胞体で合成された分泌タンパク質および分泌顆粒のゴルジ体への移動通路などの働きがある。

◆ゴルジ体（Golgi apparatus）

- 平らな円盤状の膜で包まれた嚢状の重層構造である。
- タンパク質に糖を結合させて糖タンパク質を合成するなどの働きがある。また、小胞体で合成されたタンパク質、脂質を小胞に取り込み、細胞外に分泌する。

◆リソソーム（lysosome）

- リソソームの中には、多数の加水分解酵素が含まれており、細胞内外のタンパク質、核酸、脂質、多糖類などの各種成分を低分子に分解する働きがある。

- リソソームは細胞外から物質を取り込むエンドサイトーシス（飲食作用）と呼ばれる作用があるため、ほかの細胞内で不要になった分子（老廃物）や病原体などの異物を取り込み、リソソーム内の加水分解酵素で分解できる。

◆ペルオキシソーム（peroxisome）

- 1枚の膜で覆われた小胞で、数百から数千個が一細胞内に存在する。
- ペルオキシソームの中には多くの酸化酵素が含まれ、過酸化水素を形成する。過酸化水素は細胞に有害であるため、カタラーゼが存在し、水と酸素に分解する。
- ミトコンドリアとは異なるβ酸化系があり、脂肪酸代謝に関わっている。

細胞分裂

- 細胞は、一つの細胞が2個以上の娘細胞（じょうさいぼう）（分裂によって新しくできた細胞）になり増えていく。この現象を細胞分裂といい、犬や猫などの多細胞生物では細胞分裂によって細胞数を増やし、個体を形成する。また個体が形成された後も、さまざまな生物現象に伴って細胞分裂が起きる。
- 細胞は、分裂をしている時期（分裂期）と次の分裂まで分裂をしていない時期（間期）を繰り返している。これを細胞周期といい、遺伝物質である染色体中のDNAの複製により正確に倍加し、核の分裂により2倍量のDNAを正確に分離する有糸分裂と、細胞質が分裂する細胞分裂が行われ、一つの細胞からまったく同じ二つの細胞がつくられる（図1-1-3）。
- 細胞周期には四つの異なる時期がある。すなわち細胞自体が大きくなるG_1期、DNAの複製（合成）が行われるS期、DNAの複製が完了したかを確認するG_2期、細胞が分裂するM期に分かれる（図1-1-4）。また、G_0期と呼ばれる細胞分裂が一時的に休止する特殊な状態も存在する。
- 細胞分裂のM期は、さらに前期、中期、後期、終期に分けられる（図1-1-5）。前期では、複製した染色体が凝集し、核の外側に紡錘糸が形成される。中期では、核膜が崩壊し、染色体は動原体によって紡錘糸と接着し、染色体が赤道面（細胞の中央部）に整列する。後期では、染色分体が分離して両極へ移動する。終期では、二つの核をつくるため、それぞれの染色体のまわりに核膜が形成されるとともに、細胞質分裂が生じる。
- 精子と卵子は、体細胞分裂とは異なり減数分裂でつくられる。減数分裂は有性生殖に特有の核分裂の形態である。減数分裂でつくられた細胞はもとの細胞の半分のDNA量（一倍体）しかない。そして遺伝子はわずかに組み換えられる。したがって、精子が卵子と受精するとき、新しくできた胚は、正確な量のDNA（2倍体）を有しており、それは父親由来と母親由来のDNAをともにもっている。減数分裂の模式図を図1-1-6に示した。

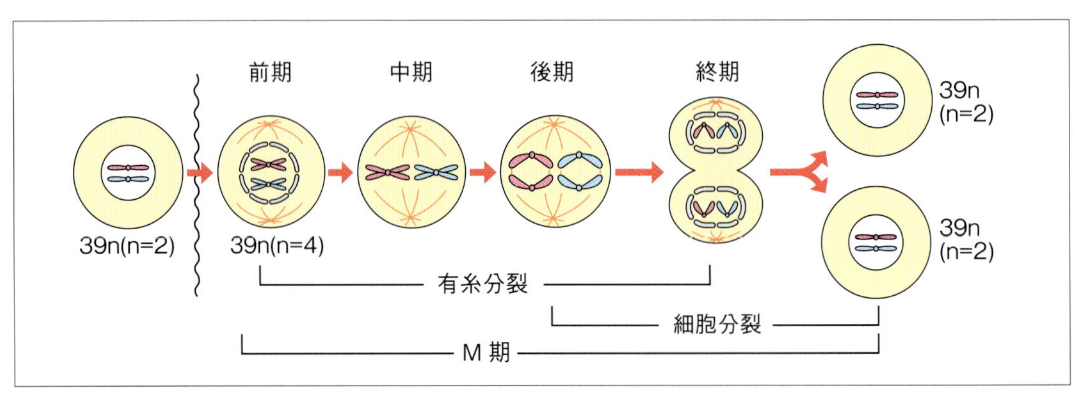

図1-1-5　体細胞分裂の模式図

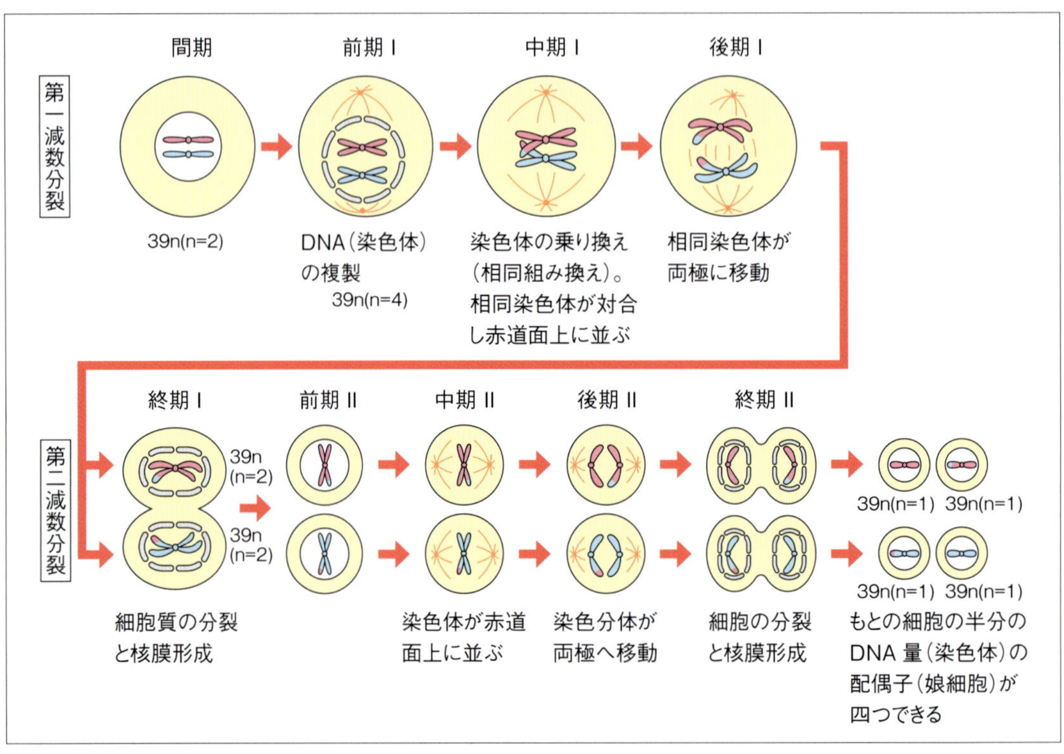

図1-1-6　減数分裂の模式図（犬）

3. 遺伝情報

ここがPOINT

- 核酸にはデオキシリボ核酸（DNA）とリボ核酸（RNA）があり、遺伝情報はDNAが担っている。
- DNA上の遺伝情報は、「DNA→（複製）→DNA→（転写）→RNA→（翻訳）→タンパク質」の順に伝達される。
- DNAは、複製過程、食物や環境中の化学物質や紫外線など種々の要因で損傷を受ける一方、これらの損傷したDNAを修復する機構がある。
- 一般に異なるDNA（遺伝子）の塩基配列が集団の中で1％以上の頻度である場合を多型、それより少ない場合は変異という。

遺伝情報を担う核酸のしくみ

- 核酸には、デオキシリボ核酸（deoxyribonucleic acid：DNA）とリボ核酸（ribonucleic acid：RNA）がある。

DNA

- DNAは、タンパク質生合成の**遺伝情報**を担

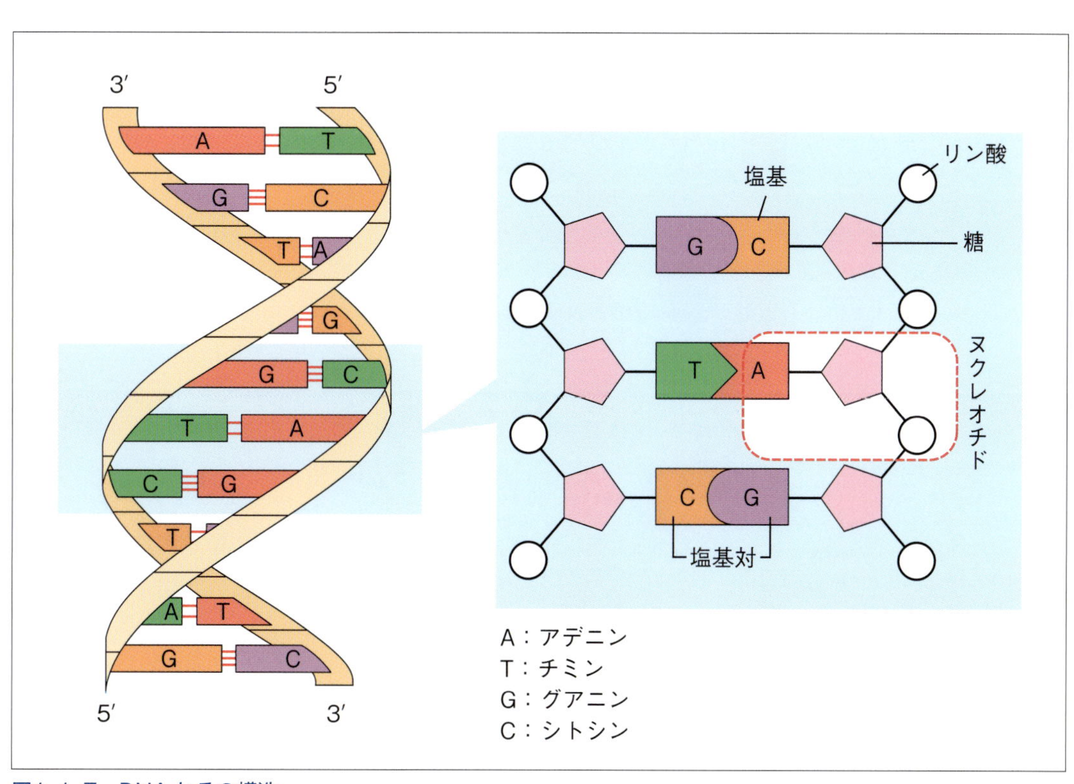

図1-1-7　DNAとその構造

う因子である遺伝子の集合体であり、リン酸、糖、塩基から構成されるヌクレオチドが鎖状に連なった構造をしている（図1-1-7）。

- 塩基には、プリン塩基（誘導体）であるアデニン（adenine：A）とグアニン（guanine：G）、ピリミジン塩基（誘導体）であるシトシン（cytosine：C）とチミン（thymine：T）の4種類がある。糖は、デオキシリボースである。
- DNAは、通常2本のDNA鎖が対になった塩基間の水素結合で結びついており、これを二本鎖DNAという。二本鎖DNAは、二重らせん構造（double helix structure）をしている（図1-1-7参照）。すなわち2本のDNA鎖の内側で塩基間に水素結合が形成され、外側では糖とリン酸が骨格（バックボーン）となり、らせん状になっている。
- 塩基間の水素結合は、アデニンとチミン、シトシンとグアニンの組み合わせで起こり、それぞれ2カ所と3カ所で水素結合が生じる。
- DNA鎖の末端のうち、3'位がOHとなっているものを3'末端と呼び、他方の末端を5'末端という（図1-1-8）。

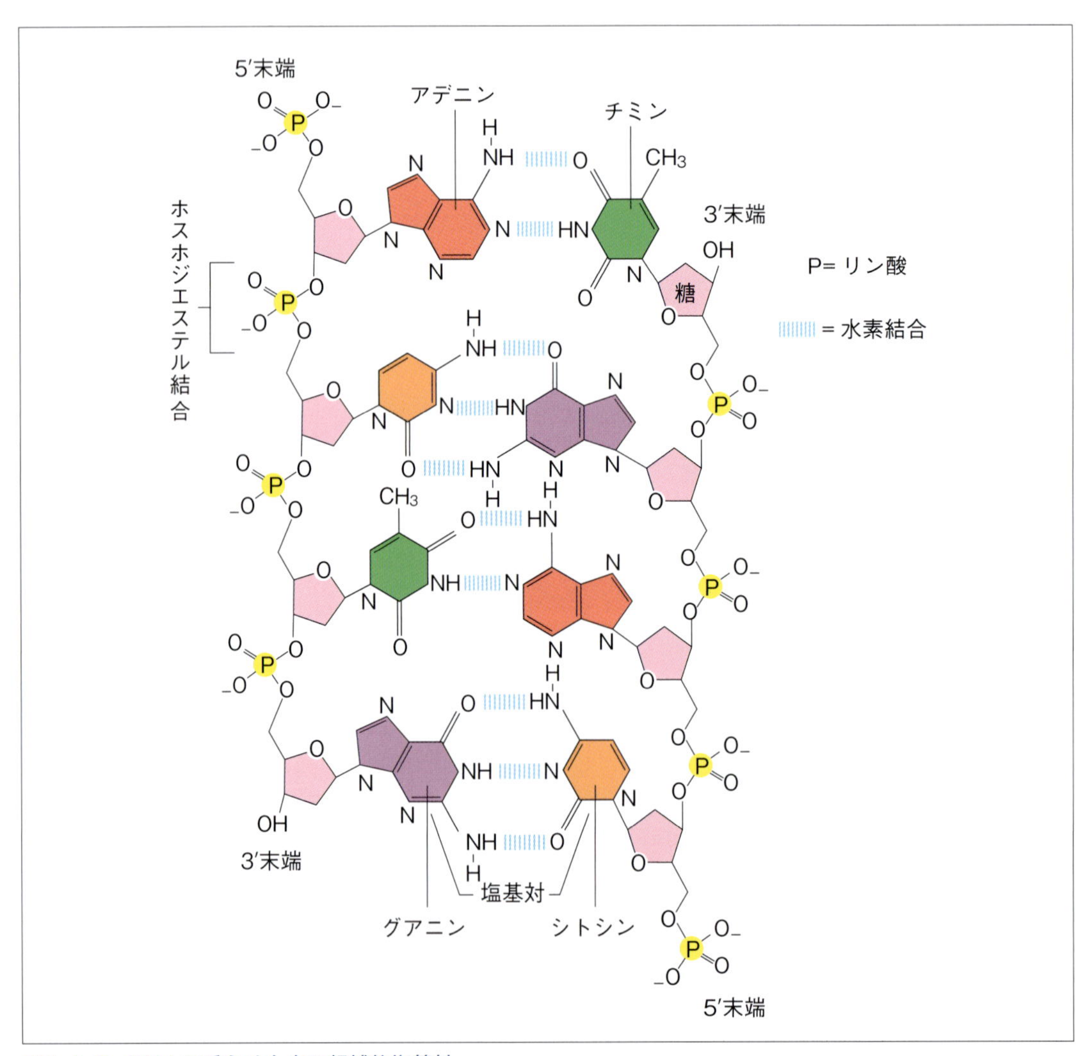

図1-1-8　DNA二重らせん内の相補的塩基対

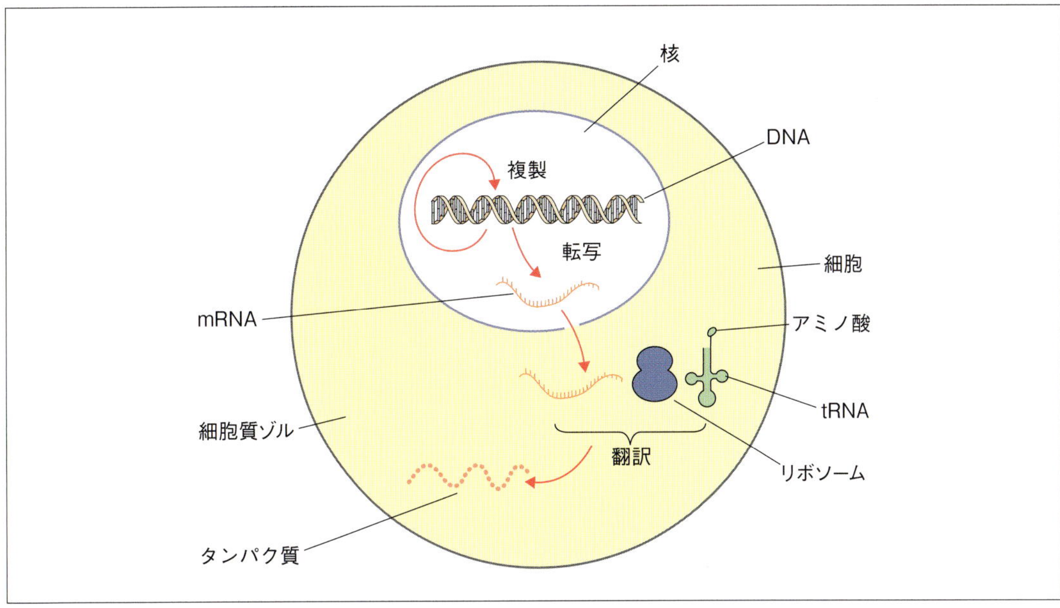

図1-1-9　複製、転写、翻訳の概念図

RNA

- RNAは、DNAがもつ遺伝子の塩基配列に基づいて、タンパク質をつくる過程に重要な役割をもっている。
- RNAには、mRNA、トランスファーRNA（transfer RNA：tRNA）、rRNAの3種類がある。
- DNAとほぼ同じ構造をもつ核酸であるが、塩基は、アデニン、グアニン、シトシンとウラシル（uracil：U）である。また、RNAは、DNAと異なり通常一本鎖であり、糖はリボース（ribose）である。

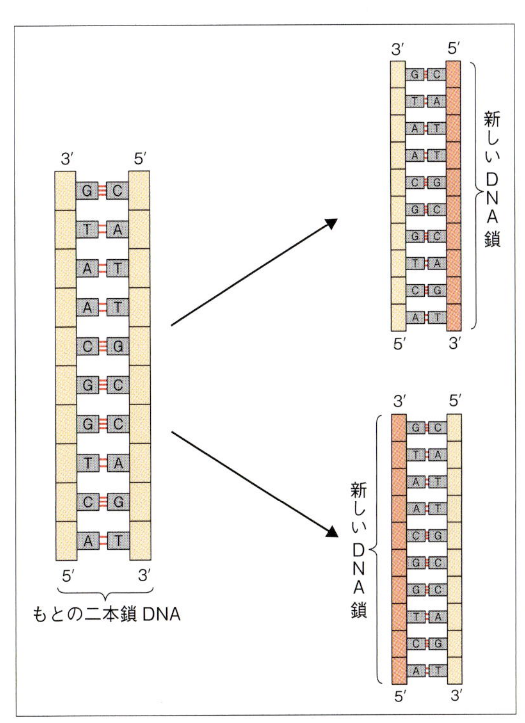

図1-1-10　二本鎖DNAの複製

DNAからタンパク質の合成過程

遺伝情報の伝達

- DNA上の遺伝情報は、「DNA→（複製）→DNA→（転写）→RNA→（翻訳）→タンパク質」の順に伝達される（図1-1-9）。これをセントラルドグマという。

複製

- 複製とは、細胞分裂に際して、二本鎖DNAをもとに、それと同じ二本鎖DNAがつくら

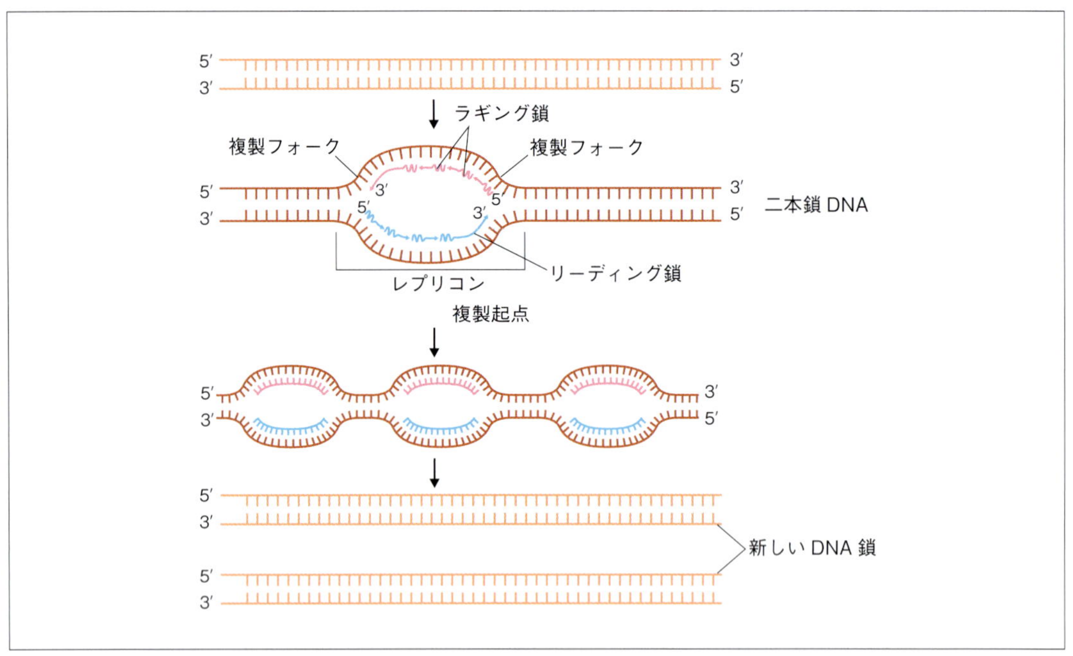

図1-1-11　二本鎖 DNA の複製の起こり方
レプリコン：複製機能をもつ最小単位、複製フォーク：二本鎖 DNA がほどけつつある点、複製起点：複製が開始される場所、5'→3' 方向に連続的に合成される、ラギング鎖：複製起点に向かい、不連続的に合成され、後に連結される。

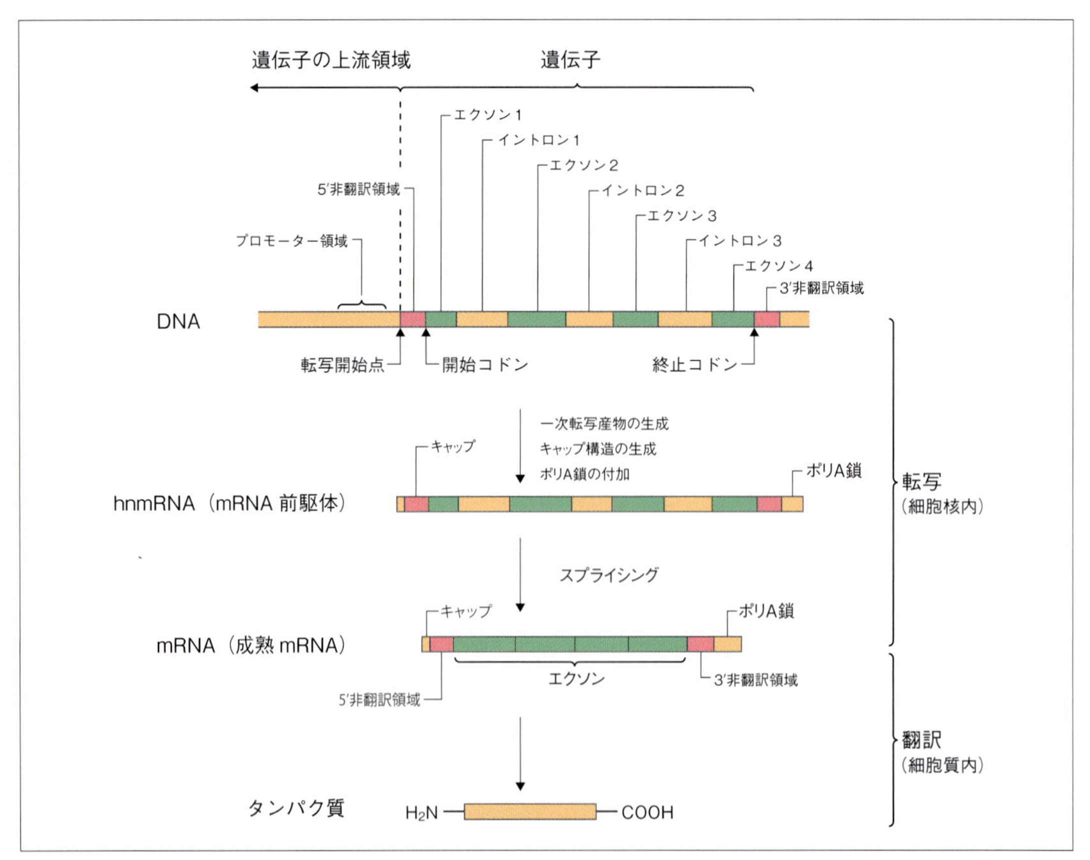

図1-1-12　遺伝子の転写とスプライシングによる成熟 mRNA の生成

れることをいう（図1-1-10）。

- 複製の過程では、まず二本鎖DNAがほどけて鋳型である一本鎖DNAとなる。次にDNAポリメラーゼと呼ばれるDNA合成酵素の働きにより、鋳型DNAの塩基配列と相補的な塩基配列をもつ新たなDNAがつくられる。
- 新たなDNAは、それぞれ鋳型となったDNAと互いに相補的な二本鎖DNAをつくるため、もとの二本鎖DNAと同じ二本鎖DNAが二つできる（図1-1-10参照）。
- 二本鎖DNAがほどけつつある点を複製フォークといい、Y字構造が二つ出現する（図1-1-11）。

転写

- 転写とは、DNA上にある遺伝子の情報（塩基配列）がRNAに写しとられることをいう。
- 転写されるRNAには、タンパク質に翻訳されるmRNA、リボソームの構成成分となるrRNA、タンパク質合成の際アミノ酸の運搬を担うtRNAがある。
- 転写の過程では、まずRNAポリメラーゼが遺伝子の上流にあるDNA上のプロモーター（promoter）といわれる特異的な塩基配列部分に結合し、二本鎖DNAがほどけて、鋳型となる塩基配列と相補的な塩基配列をもったRNAがつくられる。
- RNA鎖では、アデニンの相補的塩基はチミンではなくウラシルとなる。また、RNA鎖の合成はDNA鎖と同じ5'→3'方向に伸長する。
- 転写が終了すると、RNAポリメラーゼおよびRNAはDNA鎖から離れる。
- この過程でできたRNA鎖は、一次転写産物（hnRNA）という。タンパク質の合成に必要な成熟mRNAであるこの一次転写産物から5'末端でのキャップ形成、3'末端へのポリA鎖付加、そしてRNAスプライシングなどの加工を経てつくられる。
- 遺伝子には遺伝情報を担う（タンパク質に翻訳される）**エクソン**（exon）と呼ばれる部分が一つの遺伝子に数個から数十個に分断して存在し、エクソンとエクソンの間にタンパク質に翻訳されない**イントロン**（intron）と呼ばれる部分が介在している（図1-1-12）。RNAスプライシングは、一次転写産物でこのイントロンの除去を行っている。
- mRNAにはイントロンとは異なるが、翻訳に関係しない領域が存在し、これを非翻訳領域（non-coding region）という。一方で、各エクソンが結合しタンパク質を合成する遺伝情報の領域を翻訳領域という。

翻訳

- 翻訳とは、核から細胞質ゾルに出ていった成熟mRNAがリボソームと結合し、mRNAの配列に従ってtRNAが運搬してくるアミノ酸を連結し、タンパク質を合成することである（図1-1-9参照）。翻訳におけるリボソームの役割を図1-1-13に示した。
- 一つのアミノ酸は、mRNAを構成する4種類の塩基から三つの連続する塩基（コドン）の組み合わせによって決定される。
- タンパク質を構成するアミノ酸は20種類あり、アミノ酸とコドンの対応を遺伝暗号あるいは遺伝コードという。このなかで、メチオニンに対するAUGは、翻訳作業を開始する暗号であるため、開始コドンという。
- 翻訳作業を終了する暗号であるUAA、UAG、UGAを、終止コドンといい、どのアミノ酸にも対応していない。

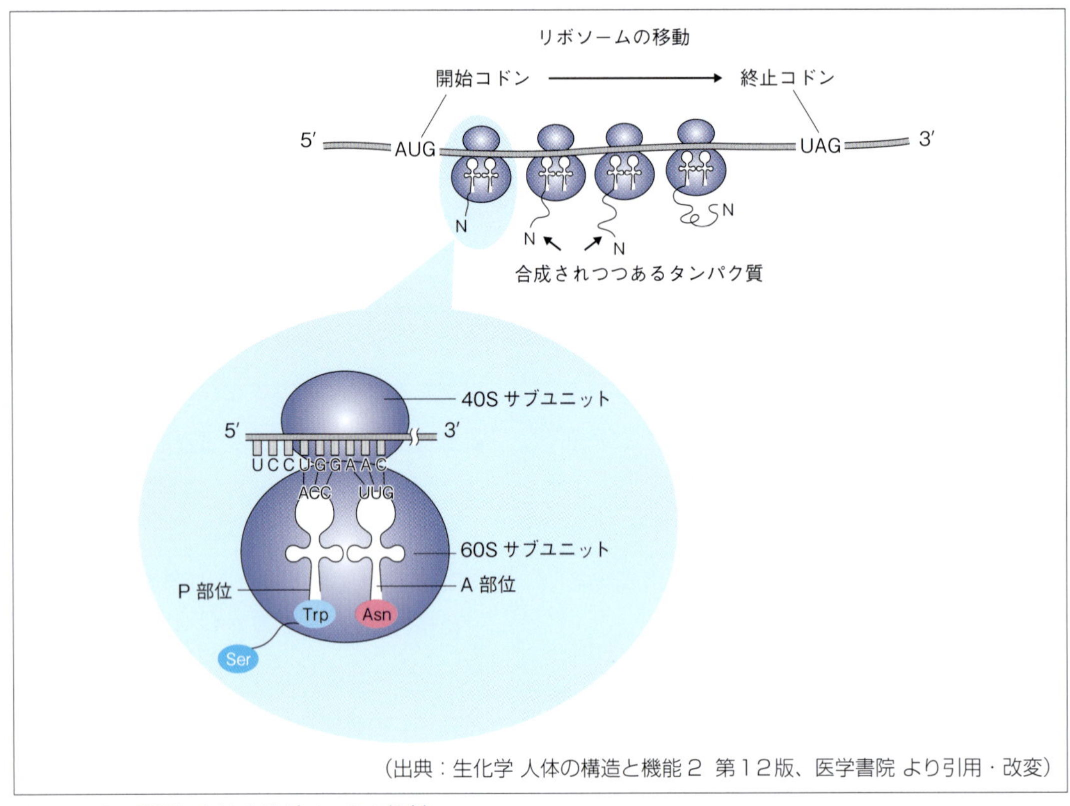

図1-1-13　翻訳におけるリボソームの役割

- 翻訳により合成が完了したタンパク質は、細胞内外の目的地に運ばれた後、必要に応じた修飾を受ける。

DNA の損傷と修復

- DNA は、複製過程、食物や環境中の化学物質や紫外線など種々の要因で損傷を受けている。これを DNA 損傷という。DNA 損傷には 1 塩基損傷と 2 塩基間の損傷がある。
- その一方で、細胞内にはこれら損傷した DNA を修復する機構がある。これを DNA 修復という。DNA 修復には、損傷を受けた塩基やヌクレオチドを除去し、相補的な配列で補完することにより修復する、塩基除去修復やヌクレオチド除去修復（図1-1-14）、あるいは光回復酵素の作用で修復する光回復などがある。

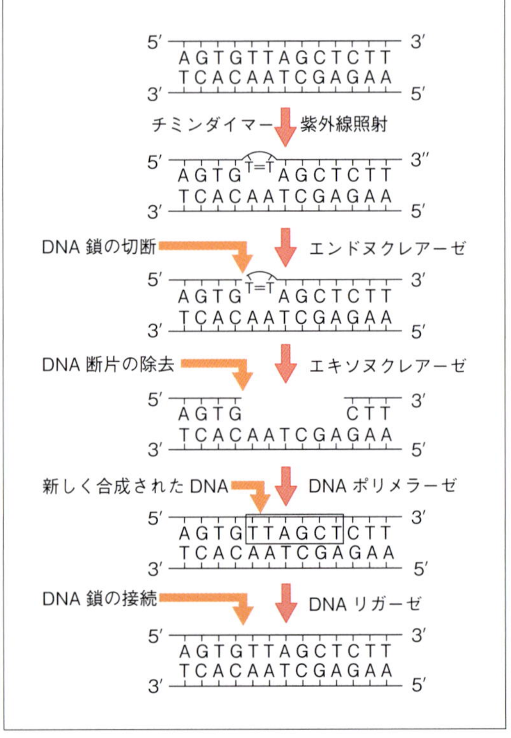

図1-1-14　ヌクレオチド除去修復

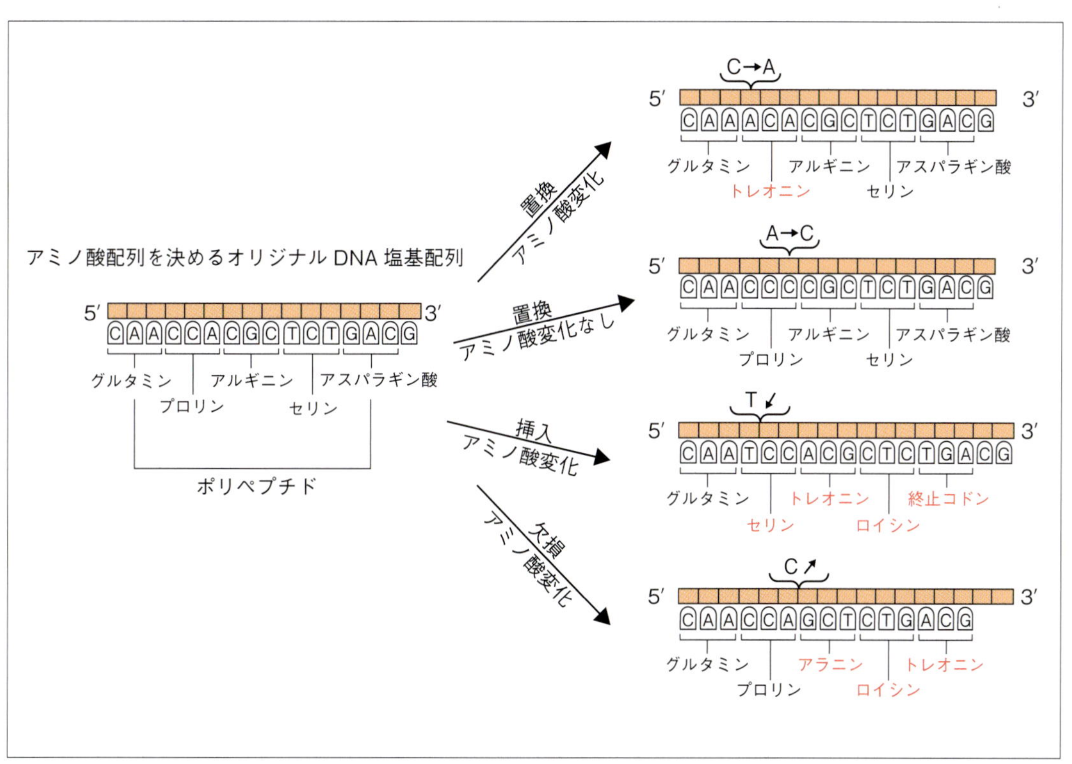

図1-1-15　DNA 変異の例（１塩基）

DNA の変異と多型

- 犬や猫など同じ種のなかでも DNA の塩基配列は多種多様である（図1-1-15）。一般に異なる DNA（遺伝子）の塩基配列が集団の中で１％以上の頻度である場合を多型、それより少ない場合は変異という。

変異

- 遺伝子変異（図1-1-15参照）には、核酸中の１個のヌクレオチドのみ変化（置換・欠損・挿入）する点突然変異（point mutation）があり、コドン内の塩基の変化または置換の結果により本来のペプチド鎖に異なるアミノ酸が取り込まれるミスセンス変異（missense mutation）、特定のアミノ酸に対応する正常なコドンが終止コドンに変えられるナンセンス変異（nonsense mutation）、そして塩基の挿入や欠失によって本来のコドンによるアミノ酸翻訳の順番がずれるフレームシフト変異（frame shift mutation）、アミノ酸が変化しないサイレント変異（silent mutation）などの

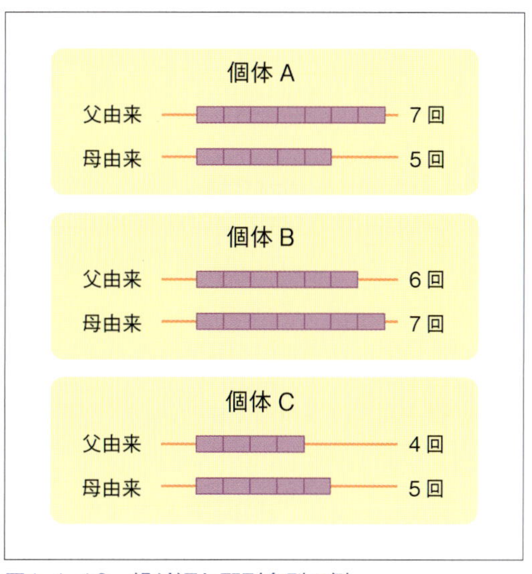

図1-1-16　繰り返し配列多型の例
■：GATC（例）

種類がある。

- アミノ酸変化を伴う DNA 変異のなかには、動物の体質や性格、あるいは病気と関連するものがある。

多型

- 遺伝的多型には反復配列多型と1塩基多型がある。
- 反復配列のなかで、短鎖縦列反復配列（short tandem repeat：STR）は、2～5塩基からなる配列が2～数十回反復し、この反復回数に多型がみられるため（図1-1-16）、親子鑑定や個体識別の DNA マーカーとしても利用されている。
- 1塩基多型は、SNP（single nucleotide polymorphism）と呼ばれ、1塩基の置換（点突然変異）によって生じた多型である。

CHECK!

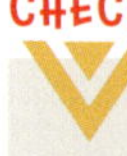

DNA マーカーとして注目される SNP

SNP はゲノム（DNA 全体を指す言葉）中に高頻度に分布しているため、疾患関連遺伝子を同定する DNA マーカーとして注目されている。

4. 上皮組織、腺組織、支持組織、筋組織、神経組織

ここがPOINT

- 上皮組織は、身体の外表面および体腔や器官の内面のすべての自由表面を被う組織である。
- 腺組織は、上皮から分化した腺細胞が多数集まって一定の配列構造を示したものである。
- 支持組織は、細胞・組織・器官をそれぞれ連結し、あるいはそれらの間隙を満たして、それらの形を保ち、さらにその支柱となるものである。
- 筋組織は運動を営む組織であり、その原動力は筋細線維（筋原線維）にある。
- 神経組織は、ニューロン（神経細胞）とグリア（神経膠）からなる。

上皮組織

- **上皮組織**は、身体の外表面および体腔や器官の内面のすべての自由表面を被う組織である。上皮組織は、上皮細胞が密に配列しており、細胞間質はきわめて少ない。
- 上皮細胞層を**上皮**といい、表面は自由面として遊離しているが、基底面は結合組織に接している。
- 通常、上皮と結合組織との境界には薄い基底膜が存在する。
- 上皮組織はその機能や細胞の形態・配列によって次のように分類される。

機能による分類

◆被蓋上皮（保護上皮）

- 皮膚の表皮など

◆腺上皮

- 外分泌腺や内分泌腺

◆**吸収上皮**

- 腸管の内表面上皮など

◆**感覚上皮**

- 網膜など

◆**呼吸上皮**

- 肺胞の上皮

形態による分類

◆**扁平上皮**

- 扁平な板状の上皮細胞からなる。核は扁平で細胞の中央にある。

◆**立方上皮**

- 上皮細胞の高さと幅がほとんど等しい。核は円形で細胞の中央にある。

◆**円柱上皮**

- 丈の高い円柱状の上皮細胞からなる。核は円形または楕円形で、細胞の中央または基底膜側にある。

配列による分類

◆**単層上皮**

- 1層の上皮細胞が基底膜上に並んでいる上皮であり、細胞の形から次の4種類に区別される。
  (1) 単層扁平上皮(**図1-1-17**)：漿膜上皮(中皮)や血管内皮など。
  (2) 単層立方上皮(**図1-1-17**)：腎臓の尿細管上皮や甲状腺の小胞(濾胞)上皮など。
  (3) 単層円柱上皮(**図1-1-18**)：胃や腸の粘膜上皮など。
  (4) 偽重層上皮(多列上皮)(**図1-1-19**)：単層であるが、上皮細胞の高さが不同のために重層上皮のようにみえる。呼吸器系の気道粘膜などに存在し、表面に線毛をもっている(多列線毛上皮)。

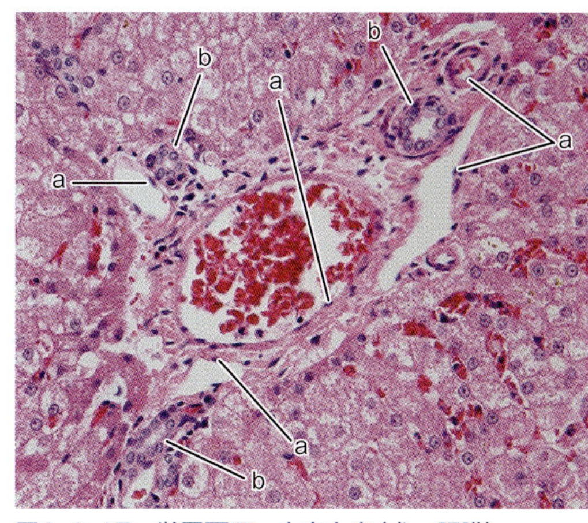

図1-1-17　単層扁平・立方上皮(犬、肝臓)
すべての脈管要素(動・静脈、毛細血管、リンパ管)は内皮と呼ばれる単層扁平上皮(a)で内張りされる。単層立方上皮(b)は細胞の幅と高さが等しく、腎尿細管や外分泌腺の導管の一部などにみられる。

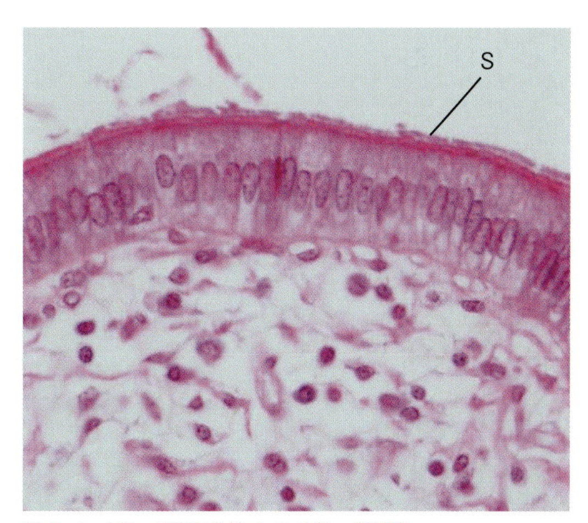

図1-1-18　単層円柱上皮(犬、胆嚢)
この上皮の細胞の核はほとんど同じ高さに位置し、細胞質は縦長の円柱状にみえる。単層円柱上皮は消化管などの管腔側をおおう。線条縁(S)は、管腔の内容物を吸収する表面積を増やすための細胞膜頂部の細長い突起である微絨毛でできている。

◆**重層上皮**

- 2層以上の上皮細胞が基底膜上に存在する上皮であり、細胞の形から次の4種類に区別される。
  (1) 重層扁平上皮(**図1-1-20a、b**)：最表層の細胞が扁平である上皮。表皮など。
  (2) 重層立方上皮(**図1-1-21**)：腺の導管。
  (3) 重層円柱上皮：最表層の細胞が円柱状の上皮。結膜円蓋など。

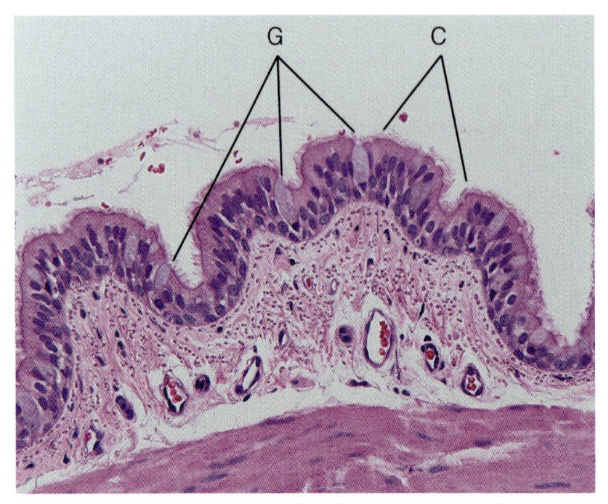

図1-1-19　偽重層上皮（多列上皮、犬、気管支）
すべての細胞は基底膜に接しているが、細胞の丈と核の位置が異なるので重層上皮にみえる。気管と気管支の偽重層上皮には、杯細胞（G）と線毛（C）が存在する。多列上皮は精巣上体などにもみられる。

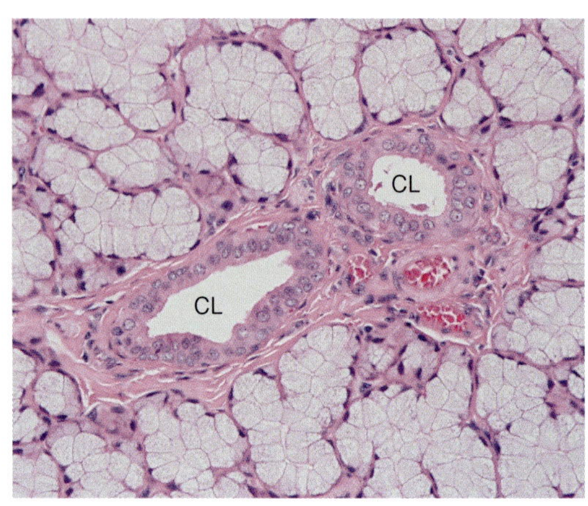

図1-1-21　重層立方上皮（犬、下顎線）
この上皮は、唾液腺、膵臓や汗腺などの外分泌腺の導管（CL）の内面にみられる。卵胞の顆粒層などにもみられる上皮である。

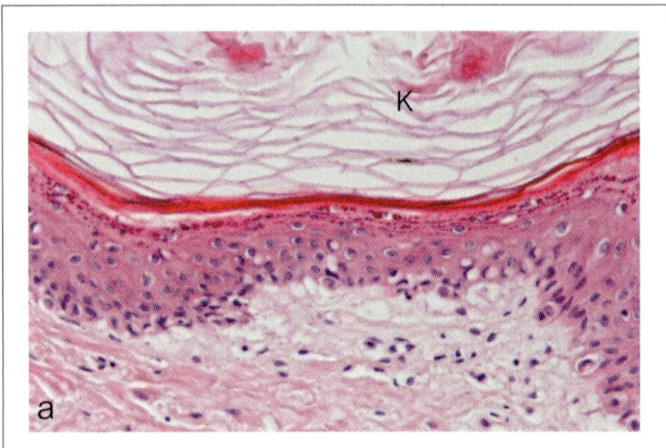

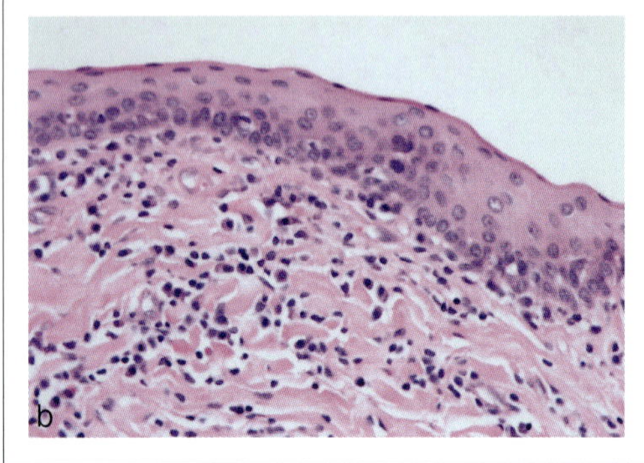

図1-1-20　角化重層扁平上皮（犬、皮膚）、非角化重層扁平上皮（犬、食道）
角化重層扁平上皮（a）は、死んだ細胞の遺残である扁平な板状の厚いケラチン層（K）を持っていて、主に皮膚の表皮にみられる。非角化重層扁平上皮（b）は、表層の扁平細胞が分類の指標となり、口腔、食道、角膜などにみられる。

(4)　移行上皮（図1-1-22）：機能に応じて上皮の形態が移行するもので、最表層の細胞が大型である。膀胱や尿管などの尿路の粘膜にみられる。

腺組織

- 分泌機能を行う上皮組織を腺上皮と呼ぶ。これは上皮から分化した腺細胞からなり、腺細胞が多数集まって一定の配列構造を示したものを**腺組織**（図1-1-22参照）という。腺には外分泌腺と内分泌腺がある。
- 最も簡単な腺は、被蓋上皮の中に単独で存在するもので、上皮内腺という。例として腸管などにみられる杯細胞（図1-1-19参照）や胃腸内分泌細胞がある。

外分泌腺

- 外分泌腺は分泌機能を営む腺部（主部、終末部、腺体）と分泌物を被蓋上皮表面に運ぶ導管からなっている（図1-1-23）。腺部は腺上皮が腺管腔を囲む配列を示し、分泌物は腺管腔に出て、しだいに細い導管から太い導管へと集まる。

◆腺の形態学的分類

- 外分泌腺は終末部の形と導管の分枝の状態によっていくつかの型に分類される。

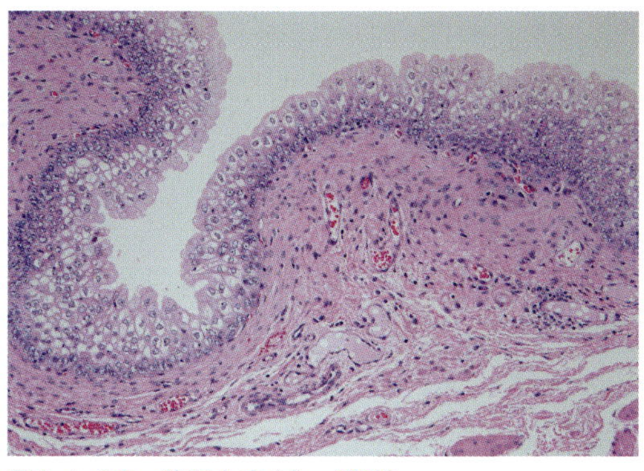

図1-1-22　移行上皮(犬、膀胱)
この上皮は尿路上皮とも呼ばれ、腎盤から尿道までの尿路に存在する。この上皮は、尿で伸展されていないときは図のように多層で皺があるが、膀胱の容量が増すと伸ばされて薄くなる。表層の上皮細胞は豊富な細胞質をもち、大型である。

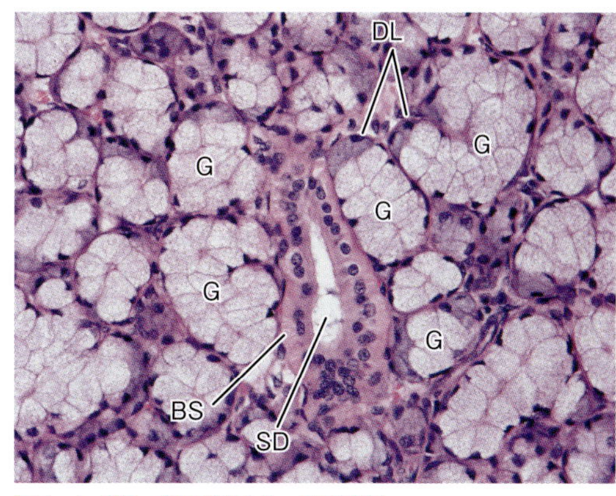

図1-1-23　腺組織(犬、下顎腺)
下顎線は、複合管状胞状腺であり、混合性の漿液粘液腺である。唾液を作る細胞の集まりが腺部(G)であり、主に粘液細胞からなるが、漿液細胞の集まりである半月(DL)も含む。腺部でつくられた唾液は導管によって口腔に運ばれる。導管の一部である線条導管(SD)は、明瞭な基底線条(BS)をもつ。

- 終末部の外形が管状のものを管状腺、終末部の外形が膨らんで袋状のものを胞状腺、胞状腺の終末部が引きのばされたような形のものを管状胞状腺という。
- 終末部が分枝するものを分枝腺、分枝しないものを不分枝腺といい、導管が枝分かれするものを複合腺、しないものを単一腺という。

◆分泌物の性状による腺の分類

- 腺細胞は分泌物の性状によって便宜的に次のように分けられる。
  (1) 漿液腺：分泌物が漿液性、つまり流動性が高く、水に近いような性質を有する分泌物を出す腺を漿液腺と呼ぶ。膵臓の外分泌部、胃底腺の主細胞、耳下腺、涙腺などがこれに属する。
  (2) 粘液腺：粘液性物質を分泌するのが粘液腺である。
  (3) 混合腺(図1-1-23参照)：分泌物が漿液や粘液など2種類以上の腺細胞からなるもので、舌下腺、下顎腺などがこれに属している。
  (4) 脂腺：[皮]脂腺のように脂質を分泌する腺のこと。

◆分泌様式による分類

(1) 全分泌腺：腺細胞内に分泌物がたまり、細胞自身が変性・死滅し細胞全体がそのまま分泌物となるもので、脂腺、眼瞼腺などがこれに属する。
(2) 部分分泌腺：腺細胞が分泌物を放出した後も生存して分泌機能を繰り返すもので、これには以下の2種類がある。
①漏出分泌腺：分泌物のみが細胞から放出されるもので、唾液腺、エックリン汗腺などがそうである。
②離出分泌腺：分泌物を含んだ細胞の一部が腺腔内に放出されるもので、乳腺、アポクリン汗腺などがこれに属する。

内分泌腺(第10章参照)

- 内分泌腺は導管をもたず、その分泌物(ホルモン)は腺細胞周囲の毛細血管などに排出されて全身に運ばれる。甲状腺、下垂体、副腎、性腺などが内分泌腺である。

支持組織

- 支持組織は身体のいたるところに広く分布し

ていて、細胞・組織・器官をそれぞれ連結し、あるいはそれらの間隙を満たして、形を保ち、さらにその支柱となるものである。

- この組織は細胞間質（線維と基質）が多量に存在することが特徴で、結合組織、軟骨組織、骨組織、血液、リンパに大別される。

結合組織

- **結合組織**は、細胞・組織・器官の形を規制し、それらを結合し、またそれらの空隙を満たしているもので、細胞成分と間質（細胞間成分）からなっている。さらに間質は線維性成分と基質からなる。

◆細胞成分

(1) 線維芽細胞：線維を生成する細胞で、線維細胞ともいう。やや丸みを帯びた紡錘形を示し、肉芽組織などの修復組織では活発に増殖しているのがみられる。

(2) 脂肪細胞：脂肪を貯える細胞で、細胞質が脂肪で満たされ、核は一側に圧されている。

(3) 組織球：偽足を出して徐々に移動し、強い貪食能を有しているので大食細胞（マクロファージ）ともいう。炎症病巣にも多数認められる。

(4) リンパ球：血液やリンパの細胞成分であるが、血管から遊出して結合組織に広く分布し、免疫に関与する。

(5) 形質細胞（プラズマ細胞）：免疫グロブリン（抗体）を産生する細胞で、リンパ球とともに免疫に関与する。車軸核を示すことがある。

(6) 肥満細胞：細胞質中に多量の顆粒を貯えている。この顆粒にはヒスタミンやヘパリンが含まれ、ヒスタミンは血管壁の透過性を高めて組織の代謝を円滑にするが、過剰にあると組織に浮腫を起こしたり、平滑筋を痙攣させてアレルギー反応を引き起こす。また、ヘパリンは血液の凝固を防ぐ。

◆間質

- 線維成分と基質からなっている。

(1) 線維成分

①膠原線維（図1-1-24）：この線維は膠原細線維からなっていて、細線維の基本単位はトロポコラーゲン（分子量約35万の線維状タンパク）である。膠原線維は張力に抵抗する構造物である。

②細網線維（図1-1-24）：細い膠原線維のことで、その配列から格子線維ともいう。また、銀染色で黒染することから好銀線維とも呼ばれる。

③弾性線維（図1-1-25）：膠原線維とは異なるタンパク質（エラスチン）からなる線維で、ゴムのように弾性があり、引き延ばされるともとに戻る機能がある。

(2) 基質：ヒアルロン酸やコンドロイチン硫酸などのムコ多糖類が重要な成分である。

軟骨組織

- **軟骨組織**（図1-1-26）は、身体または特定の器官を支持すると同時に、骨組織とともに受動的運動器官をつくる組織でもある。この組織は軟骨細胞と多量の細胞間質（軟骨基質）からなる。

◆軟骨細胞

- 軟骨の部位によって細胞の大きさ・形状が異なるが、基質にある多数の小腔（軟骨小腔）の中に軟骨細胞は１個または２個存在する。

◆軟骨基質

- 基質は線維と線維間質からなる。軟骨の線維

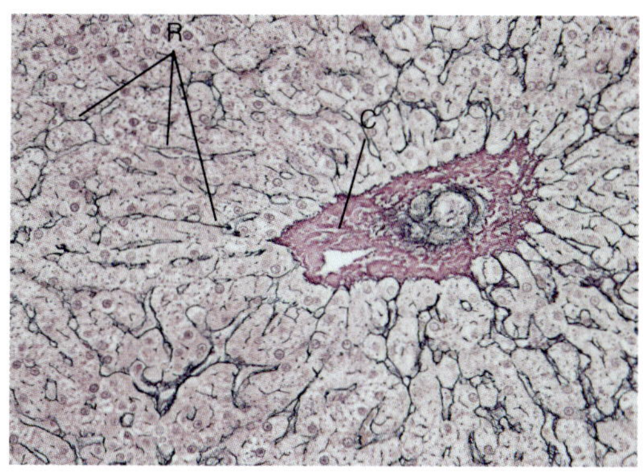

図1-1-24　膠原線維および細網線維（犬、肝臓、銀染色）
膠原線維（C）の構成タンパク質として知られるコラーゲンは線維芽細胞で合成される。これには現在少なくとも30種類以上が報告されているが、Ⅰ型コラーゲンが最も一般的に存在する。細網線維（R）は、Ⅲ型コラーゲンからなり、さまざまな組織の中で網状に分布し、組織の骨格をつくっている。

の大部分は膠原線維であるが、一部の軟骨では弾性線維である。間質はコンドロイチン硫酸などの酸性ムコ多糖が主成分である。軟骨組織は表面にいくに従ってしだいに線維が多くなり、結合組織性の軟骨膜に移行する。軟骨膜には多数の血管やリンパ管があるが、軟骨基質には侵入していない。

◆軟骨組織の種類

- この組織は基質の性質によって次の３種に分類される。
  - (1)　硝子軟骨：生鮮状態では半透明で均質無構造であるため、この名がある。線維は膠原線維が主である。硝子軟骨は体内で最も多い軟骨で、関節軟骨や気道の大部分の軟骨がこれである。
  - (2)　線維軟骨：多量の膠原線維を基盤とする軟骨で、軟骨細胞は少ない。椎間円板、関節半月、恥骨結合などがこれである。
  - (3)　弾性軟骨：基質に多量の弾性線維を含み、弾力性に富んでいる。この軟骨は外耳・外鼻・喉頭蓋などに存在する。

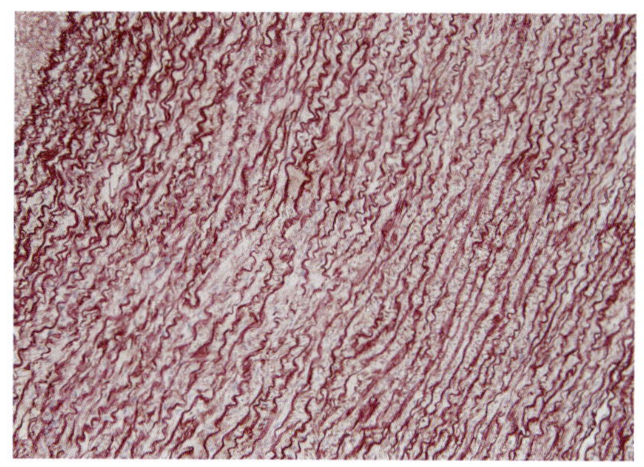

図1-1-25　弾性線維（犬、胸大動脈、オルセイン染色）
弾性線維はエラスチンという生体高分子とフィブリリンという微細線維でできている。これらの成分は、水を伴って線維に弾性を与える。弾性線維は枝分かれすることもあるし、動脈壁にみられるように、同心円状の板や扁平な膜をつくることもある。

骨組織

- **骨組織**（**図1-1-27**）は、軟骨組織同様に線維性結合組織が変化した特殊な組織である。細胞と基質からなるが、基質は多量のカルシウム塩を含むために著しく硬いことが特徴である。

◆骨細胞

- 基質中には骨細胞を入れる多数の骨小腔が存在する。骨細胞は骨小腔と同形で扁平な楕円形を呈し、多数の突起をもっている。この突起は、骨小腔からでる多数の骨小管に入り込んで、隣接する骨細胞の突起と連絡する。

◆骨基質

- 微細な膠原線維と線維間質（骨質）からなる。骨質には多量のカルシウム塩（リン酸カルシウム、炭酸カルシウムなど）が含まれている。骨基質は特有の層板構造（骨層板）を示し、次の４種が区別される。
  - (1)　オステオン層板（ハバース層板）：血管の通る穴（中心管、ハバース管）を中心として年輪の様に同心円状に配列する構造物をハバース層板という。骨細胞を入

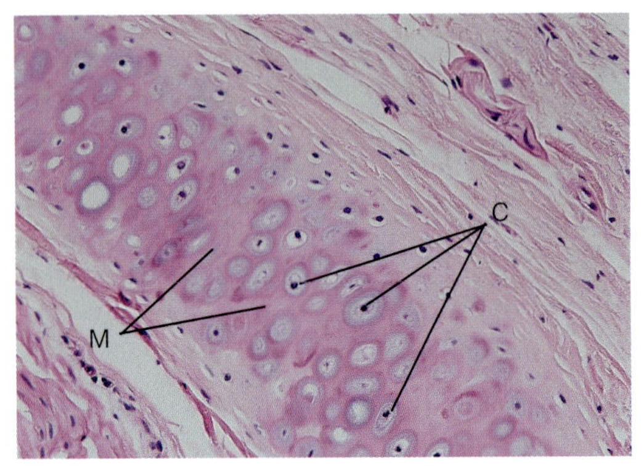

図1-1-26 軟骨組織（犬、気管軟骨）
この軟骨は硝子軟骨で、軟骨小腔に収まる軟骨細胞（C）と、その細胞が分泌した軟骨基質（M：コラーゲンとプロテオグリカン）から構成される。

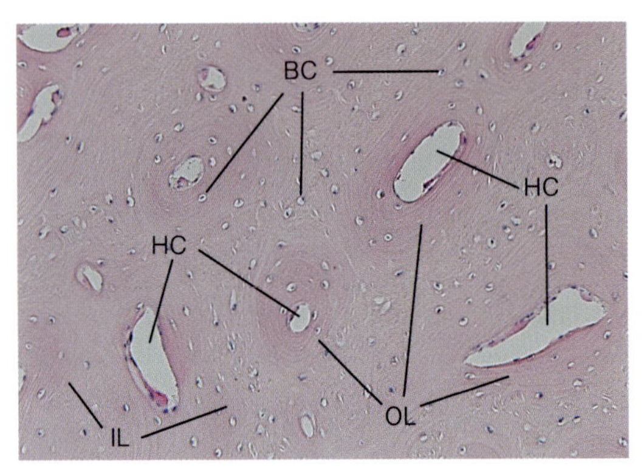

図1-1-27 骨組織（牛、大腿骨）
ハバース管（HC）を中心として同心円状に配列するオステオン層板（OL）と、その間を埋めている介在層板（IL）がみえる。骨細胞（BC）は骨小腔内に存在している。

れる骨小腔から多数の骨小管が出ているが、骨小管は分岐し互いに吻合（ふんごう）して、ハバース管に開いている。

(2) 介在層板：オステオン層板の間にあり、ハバース管をもたない不完全な層板。

(3) 外環状層板（外基礎層板）：骨の外面にそって平行に走る層板で、ハバース管をもたないが、血管や神経を通す貫通管（フォルクマン管）がみられる。外環状層板には外から膠原線維が侵入している。これは貫通線維（シャーピー線維）といわれ、腱や靱帯の付着部に多くみられる。

(4) 内環状層板（内基礎層板）：骨の内面すなわち骨髄腔に沿って平行に走る層板で、ハバース管をもたないが、貫通管はみられる。

◆骨の形成と吸収（図1-1-28）

- 骨では絶えず骨を溶かす破骨（はこつ）細胞と骨をつくる骨芽（こつが）細胞が密接に連係して、骨吸収と骨形成を行っている。骨芽細胞は分化して骨細胞になる。骨吸収と骨形成は絶妙なバランスを保っているが、このバランスが崩れると骨粗鬆症（骨多孔症）などになる。

血　液（第２章参照）

- 血液は細胞成分（血液細胞、血球）と基質（血漿）からなる。前者は赤血球、白血球、血小板からなり、後者はフィブリノゲン（線維素原）と血清からなる。

筋組織

- 筋は縞模様（横紋）の有無によって横紋筋と平滑筋に分類され、横紋筋はさらに骨格筋と心筋に区別される。
- 骨格筋は体性神経に支配されるので随意筋であるが、平滑筋と心筋は自律神経系の支配を受けるので不随意筋である。
- 筋細胞は線維のように細長いため筋線維とも呼ばれる。
- 筋組織は運動を営む組織であり、その原動力は筋細線維（筋原線維）にある。
- 平滑筋や骨格筋は再生能力をもつが、心筋はほとんどもたない。このため心筋梗塞などで壊死した心筋組織は二度と再生しない。

平滑筋

- 平滑筋（図1-1-29）は消化管の筋層や血管の

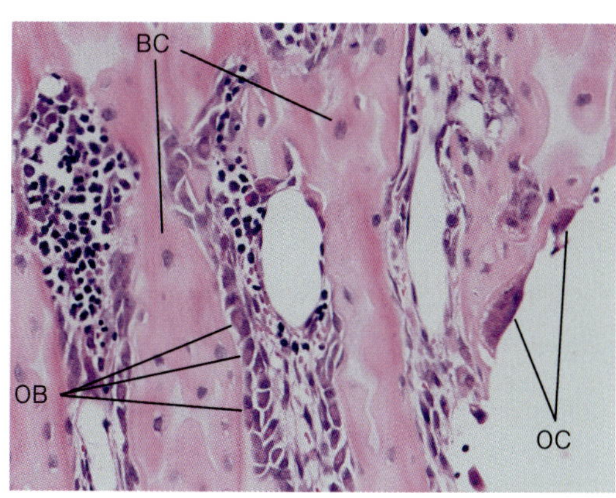

図1-1-28　骨の形成と吸収（ラット、脛骨）
骨芽細胞（OB）は、骨形成細胞で、核は１個で細胞質が好塩基性の細胞である。破骨細胞（OC）は、石灰化基質を分解する細胞で、大型の多核細胞で細胞質が酸好性の細胞である。骨細胞（BC）は骨基質に囲まれている。

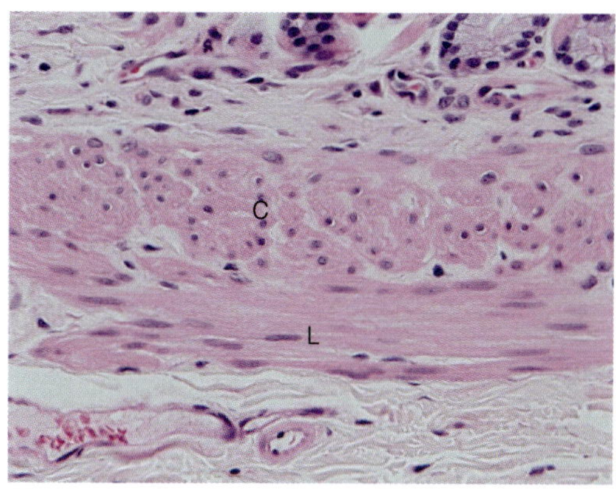

図1-1-29　平滑筋（犬、胃）
平滑筋細胞の横断像（C）と縦断像（L）で、核は中央に１個あり、細胞質は細長く紡錘形である。胃の粘膜筋板は比較的よく発達している。

壁などを構成する筋組織であるので、内臓筋とも呼ばれる。筋細胞は細長い紡錘状を示し、核は楕円形で細胞の中央に１個存在する。

- 光学顕微鏡で観察すると細胞質中に線維構造（筋原線維）が認められ、これを電子顕微鏡で観察すると筋原線維は筋細線維からなっている。筋細線維には太いミオシン細線維と細いアクチン細線維の２種類がある。

骨格筋

- 骨格筋（図1-1-30）の筋細胞は長さ数cmで幅10～100 μmの線維状の細胞で、１本の筋細胞は多数の核をもつ。核は細胞膜（筋鞘）側に偏在している。筋細胞は筋原線維とその間をみたす細胞質（筋形質）からなる。
- 筋原線維には縞模様（横紋）があり、暗い帯をA帯（暗帯）といい、明るい帯をⅠ帯（明帯）という。Ⅰ帯の中央にはZ帯があり、Z帯とZ帯の間を筋節という。A帯はミオシン細線維とアクチン細線維からなり、Ⅰ帯はアクチン細線維からなる。
- 横紋筋線維は、少量の結合線維からなる筋内膜によって束ねられ筋束（筋線維束）となり、さらにいくつかの筋束は厚い結合組織である筋周膜で束ねられている。筋全体は厚くて硬い筋上膜（肉眼では筋膜）でまとめられている。

心　筋

- 心筋細胞（心筋線維）の核は中央に１個（まれに２個）存在する。心筋（図1-1-31）においては、筋線維が網状につながっていることが特徴である。
- 隣接する心筋細胞の細胞膜は固く結合し、この部分を介在板（光輝線）と呼ぶ。この固い結合はネキサス（ギャップ結合）であり、心筋細胞間の電気的興奮の伝達に関与する。心筋細胞は骨格筋同様に筋細線維を有するが、骨格筋に比べまばらである。

CHECK!
心筋線維間には著しくよく発達した毛細血管がある
心臓は絶えず拍動し大きなエネルギーを消費するので、エネルギーを産生するための酸素・栄養を十分補給できるように毛細血管が発達している。

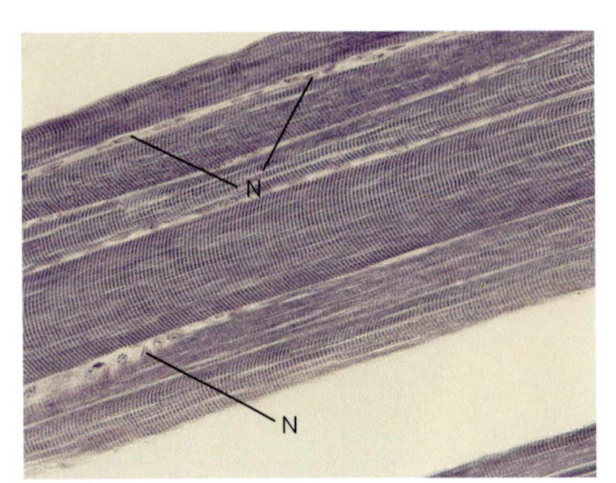

図1-1-30　骨格筋（犬、大腿四頭筋、PTAH 染色）
骨格筋の横紋は暗調なA帯と明調なI帯からなり、I帯の中央から隣のI帯の中央までの筋節が規則正しく並んでいる。筋形質に横紋が存在するため、筋線維の核（N）は周辺部に押しやられている。

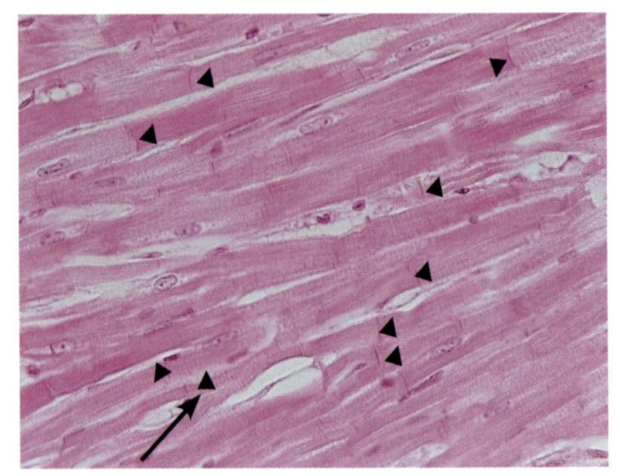

図1-1-31　心筋（犬、左心室壁）
心筋細胞の中央に核があり、細胞質には骨格筋と同様に横紋が存在する。筋線維が分岐（矢印）して隣の筋線維と連絡することもある。隣り合う心筋細胞は、介在板（矢頭）で結合し、洞房結節からの興奮を伝える。
（提供：日本獣医生命科学大学 神谷新司先生）

神経組織

- 神経組織（図1-1-32）はニューロン（神経細胞）とグリア（神経膠）からなる。

ニューロン（神経細胞）

- ニューロンは細胞体と２種類の突起（樹状突起、軸索）からなる。ニューロンは樹状突起の側から刺激を受けて興奮し、その興奮を軸索の方に伝える。

◆神経細胞体

- 核およびその周囲の細胞質（核周囲部）からなる部分で、核は１個の大きく明瞭な核小体をもつ。細胞質は塩基性色素に染まる顆粒状の物質を含み、これをニッスル小体（色素好質、虎斑物質）という。ニッスル小体は粗面小胞体とリボソームの集合体である。明瞭な核小体とニッスル小体は神経細胞の特徴である。銀染色で認められる神経原線維は神経細糸（ニューロフィラメント）の集合体である。メラニン色素やリポフスチンをもつ神経細胞もある。

◆樹状突起

- 通常複数の樹状突起が細胞体から出ている。この突起は分岐を繰り返して次第に細くなる。基本的には細胞体の構造に類似し、ニッスル小体などが認められる。別の神経細胞の軸索の終末より興奮を受容し、さらに興奮を細胞体、軸索に向かって伝達する部位である。

◆軸索（軸索突起）

- 通常１本が細胞体から出て、神経細胞の活動電位を伝達する機能をもつ。まれに軸索のない神経細胞がある（網膜のアマクリン細胞）。軸索の径は細いが一定である。標的の近くで分岐し（終末分枝）、瘤状の神経終末（軸索終末）となり、他のニューロンの樹状突起か細胞体に接続する。

◆シナプス

- 神経終末と樹状突起あるいは細胞体との接合部をシナプスという。また、神経終末はさまざまな効果器（筋、消化腺など）に接続し、筋を収縮させたり、消化液を分泌させる。この接続もシナプスである。シナプスで興奮は一方向に伝達される。興奮を伝える側の神経終末には伝達物質を含んだシナプス小胞がある。

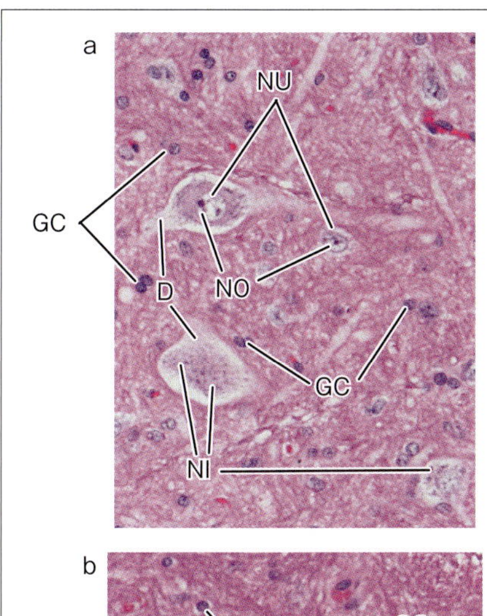

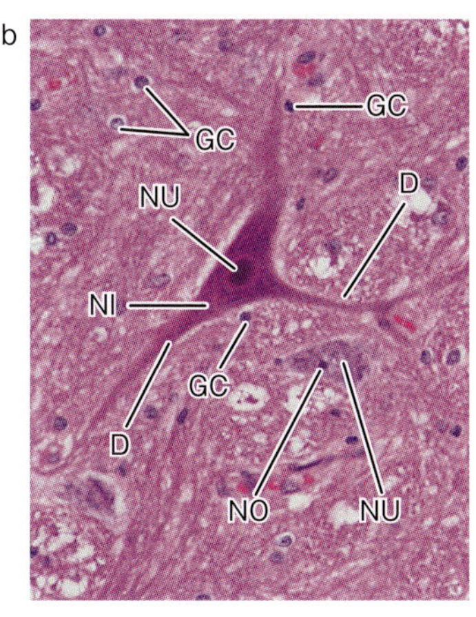

図1-1-32　神経組織（犬、a：中脳、b：延髄）
神経細胞は、明瞭な核（NU）と核小体（NO）をもち、細胞質にはニッスル小体（NI）が存在する。また、神経細胞は突起（D）を出している。神経細胞の周囲は、ニューロピル（神経絨）と呼ばれ、グリア細胞（GC）やシナプスなどが存在する部位である。

グリア

- 神経細胞の支持組織をグリア（神経膠）といい、以下のグリア細胞（神経膠細胞）からなる。グリア細胞は神経細胞を栄養・支持あるいは外部環境からの隔絶などを行う重要な細胞である。

◆中枢神経系（脳と脊髄）のグリア細胞（中枢性膠細胞）

(1)　上衣細胞：脳室と脊髄中心管を内張りする一層の単層立方ないし円柱上皮細胞で、脳・脊髄を脳脊髄液から遮蔽する（脳脊髄液関門）。

(2)　アストロサイト（星状膠細胞）：突起を出して血管や軟膜を裏打ちすることにより、グリア性境界膜を形成する。これにより脳は血管から遮断される（血液脳関門）。また、血液中の栄養物質などを輸送して神経細胞に栄養を与える。さらにシナプスを包んでいる。

(3)　オリゴデンドロサイト（希突起膠細胞）：髄鞘（ミエリン鞘）を形成する。

(4)　マイクログリア（小膠細胞）：食細胞の１種で、前の３種のグリア細胞が外胚葉に由来するのに対して、この細胞は中胚葉に由来する。

◆末梢神経系（脳神経と脊髄神経）のグリア細胞（末梢性膠細胞）

(1)　外套細胞（神経節膠細胞）：神経節の神経細胞（神経節細胞）の細胞体周囲を囲む細胞。

(2)　シュワン細胞（鞘細胞）：髄鞘と神経鞘（神経線維鞘、シュワン鞘）を形成する。

5. 器官の成り立ちと維持、調節システム

ここがPOINT

- 同じ形態と機能を有する細胞が集まって、一定の配列をとり、一定の機能を営むようになった細胞集団を組織という。
- 器官とは、組織が一定の配列をもって組み合わされ、一定の機能をもつものである。

- 生体を構成している細胞はすべて同一の形、構造、機能を有しているのではなく、部位により異なっている（**分化**）。
- 同じ形態と機能を有する細胞が集まって、一定の配列をとり、一定の機能を営むようになった細胞集団を組織という。これらの組織は一定の配列をもって組み合わされ、種々の器官を構成する。

中空器官

- 内部が空洞で、管状や袋状をした器官で、消化管、気管、尿管などをいう。
- 管壁は、粘膜（上皮、固有層、筋板、下組織）、筋層（輪走筋、縦走筋）、漿膜（または外膜）の３層で構成される。

実質性器官

- 実質とその間に入り込んだ結合組織性の間質からなり、肝臓、腎臓、肺、生殖腺、内分泌腺などを指す。
- 表面は、結合組織性または漿膜性の被膜に包まれ、被膜はさらに実質内部を葉や小葉に分ける。この中隔に沿って走る血管、神経が実質を出入りする部位を門（肝門、肺門、腎門など）という。
- また､いくつかの器官が一定の順序に配列し、全体として特定の生理機能を営む器官の系列を器官系といい、次のような器官系に区分される。

◆外皮系

- 身体の外皮･皮膚。防水、クッションで保護、外部情報の受理（受容体散在）など。

◆骨格系

- 身体の支持、器官保護、骨格筋と作動。造血、無機塩類の貯蔵。

◆筋肉系

- 収縮で運動を発生。表情形成、熱の産生。

◆神経系

- 内外環境の変化に応答。

◆内分泌系

- 代謝調節のホルモン分泌の腺。

◆循環系

- 血液の配送・集配とその動力源の心臓。

◆リンパ系

- 血管漏出体液の回収、免疫関与。

◆呼吸系

- 外呼吸を担当、血液に酸素を供給し、二酸化炭素を除く、ガス交換の場。発声に関与。

◆消化器系

- 食物を消化･吸収し、血管経由で全身に供給、消化されなかった残渣を糞便として体外へ排出。

◆泌尿器系

- 排泄系－老廃物の排出、身体の水分や無機塩類のバランスを維持し、血液の酸・塩基平衡を調節。

◆**生殖器系**

- 子孫産生のための配偶子を形成。
  雄（♂）：精子と男性ホルモンを産生する。
- 雌（♀）：卵子と女性ホルモン産生さらに胎子発育の場を提供する。

参考図書

・浅野隆司，浅野妃美（2000）：機能形態学入門，インターズー，東京．
・香川晴雄 編（2002）：生化学，東京化学同人，東京．
・Eurell JAC（2006）：獣医組織学イラストレイテッド，木村順平 監訳，インターズー，東京．
・斉藤昌之，鈴木嘉彦，横田　博（2006）：獣医生化学，朝倉書店，東京．
・前野正夫，磯川桂太郎（2008）：生化学・分子生物学，羊土社，東京．
・中村千春（2009）：遺伝学，化学同人，京都．
・Alberts B，Johnson A，Lewis J，et al（2010）：細胞の分子生物学，中村桂子，松原兼一 監訳，第５版，ニュートンプレス，東京．
・Lane DR，Cooper B（2012）：小動物獣医看護学，西田利穂 監訳，第３版，インターズー，東京．
・三輪一智（2012）：生化学，医学書院，東京．
・日本獣医解剖学会 編（2014）：獣医組織学，第６版，学窓社，東京．

第１章　生命のすがた　演習問題

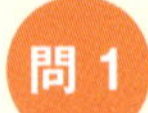

問１　mRNA からタンパク質を翻訳し、タンパク質を合成のする細胞小器官はどれか。

①核

②リボソーム

③リソソーム

④ゴルジ体

⑤ミトコンドリア

問２　次の記述のうち、正しいのはどれか。

①DNA は、通常一本鎖である。

②イントロンは、アミノ酸翻訳領域である。

③DNA は、損傷すると修復する機構がある。

④一つのアミノ酸は、４個のヌクレオチドの組み合わせで決定される。

⑤翻訳領域で一塩基置換が生じると必ずアミノ酸が変化する。

問３　次の組み合わせのうち、誤っているのはどれか。

①単層扁平上皮 － 腹膜上皮

②単層円柱上皮 － 食道粘膜

③多列上皮 － 精巣上体管

④重層円柱上皮 － 結膜円蓋

⑤移行上皮 － 尿管

問４　次の記述のうち、正しいのはどれか。

①形質細胞は、膠原線維を分泌する。

②肥満細胞は、免疫グロブリンを産生する。

③細網線維は、Ⅲ型コラーゲンからなる。

④弾性線維は、白色線維とも呼ばれる。

⑤膠原線維は、黄色線維とも呼ばれる。

問5 次の記述のうち、正しいのはどれか。

① 心筋は、高い再生能力をもつ。

② 骨格筋のA帯は、アクチン細線維のみからなる。

③ アストロサイト（星状膠細胞）は、髄鞘を形成する。

④ シナプスで興奮は一方向に伝えられる。

⑤ ナトリウム濃度は、細胞内液のほうが高い。

解　答

問 1　**正解②**

リボソーム

①核は遺伝情報、②リボソームはタンパク質合成、③リソソームは細胞外からの異物や細胞内の不要物の消化、④ゴルジ体は糖タンパクの合成、⑤ミトコンドリアはATPの産生などの働きがある。

問 2　**正解③**

DNAは、損傷すると修復する機構がある。

①DNAは通常二本鎖である。②遺伝子にはタンパク質に翻訳されるエクソン翻訳に関係しないイントロンと呼ばれる部分が介在する。③DNAは複製過程、食物や環境中の化学物質や紫外線など種々の要因で損傷を受けるが、これを修復する機構がある。④翻訳では、3個のヌクレオチドで一つのアミノ酸が決定される。⑤エクソン内で1塩基置換が生じたコドンが変化してもアミノ酸が変化しない場合がある。これをサイレント変異という。

問 3　**正解②**

単層円柱上皮 － 食道粘膜

単層円柱上皮は、胃や腸の粘膜上皮であり、食道粘膜は重層扁平上皮である。

問 4　**正解③**

細網線維は、Ⅲ型コラーゲンからなる。

①形質細胞は抗体を産生し、膠原線維は線維芽細胞が分泌する。②肥満細胞はヒスタミンやヘパリンを産生する。④、⑤弾性線維が黄色線維とも呼ばれ、膠原線維が白色線維とも呼ばれる。

問 5　**正解④**

シナプスで興奮は一方向に伝えられる。

①心筋の再生能力は低い。②I帯がアクチン細線維のみからなる。③髄鞘はオリゴデンドロサイト（希突起膠細胞）が形成する。⑤ナトリウム濃度は、細胞外液のほうが高い。

第2章 血液と造血器

この章の目標

1） 血球成分と血漿成分について説明できる。
2） 赤血球の構造と機能を説明できる。
3） 白血球の構造と機能を説明できる。
4） 血小板機能と血液凝固機序および線維素溶解を説明できる。

キーワード　赤血球　白血球　血小板　血液凝固　線維素溶解

1. 血球成分と血漿成分

ここがPOINT

- 血液には物質を輸送する働きと調節する働きがある。
- 血液は細胞成分の血球と液性成分の血漿で成り立つ。
- 血漿成分は水、タンパク質、電解質、栄養素、老廃物、ホルモン、抗体で成り立つ。

血液とは

- 血液は、心血管系を介して体組織の隅々まで運ばれ、物質輸送や調整を行うことで組織を間接的に支持する支持組織である。

血液の働き

- 血液は物質の輸送機能として、①酸素を肺から各組織へ運び、二酸化炭素を各組織から肺へ運ぶ、②消化器系から得られた各種の栄養素を必要とする組織へ運ぶ、③組織での代謝産物として出てくる老廃物を体外に排出するための器官へ運ぶ、④内分泌器官から分泌されたホルモンを標的器官へ運ぶ、などの運搬を担っている。
- 血液は調節機能として、①水分を各組織に運搬して細胞内外の浸透圧平衡を維持し、血漿タンパクによって血管と組織内にある体液間の流量を調節し、血液量と血圧を維持する、②体の熱を伝え体表面から熱の放出に関与する、③免疫担当として白血球や抗体による生体防御を行う、④外傷など損傷による過剰な流血を防ぐために血液を凝固する、などの役割を担っている。

血液の成分

血球と血漿

- 血液成分は、血液の35～65％の細胞成分である血球成分（赤血球、白血球、血小板。詳細は後述）と45～65％の液性成分である血漿で構成されている（図1-2-1）。

- 血球の大きさや数はさまざまである（表1-2-1、表1-2-2）。
- 血漿の構成成分は、①水、②血漿タンパク質、③血漿電解質、④栄養素、⑤老廃物、⑥ホルモン、⑦抗体で成り立っている。

CHECK!

血漿成分はほとんどが水

水は、血漿成分の約90％を占めている！

- 血漿タンパク質は、その分子サイズが大きいため血管から流出しない。このことは血液の浸透圧を維持し、血液中の水分を細胞間隙に多く流出することを防いでいる。主な血漿タンパク質は、アルブミン、グロブリン、フィブリノーゲン、プロトロンビンである。特にアルブミンは、血漿タンパク質の約50％を占め（動物種により割合が異なる）、膠質浸透圧を維持するための重要なタンパクである。
- 血漿電解質は、血漿中に陽イオンまたは陰イオンとして存在する物質のことである。主な電解質としては、ナトリウム、カリウム、クロール、カルシウム、マグネシウム、重炭酸イオンなどがある。
- 栄養素であるアミノ酸、糖質（グルコースなど）、脂質（脂肪酸、中性脂肪、コレステロールなど）は、血漿により各細胞へ輸送される。
- 老廃物である尿素やクレアチニンなどの代謝産物は、血漿により肝臓や腎臓に運ばれ、排

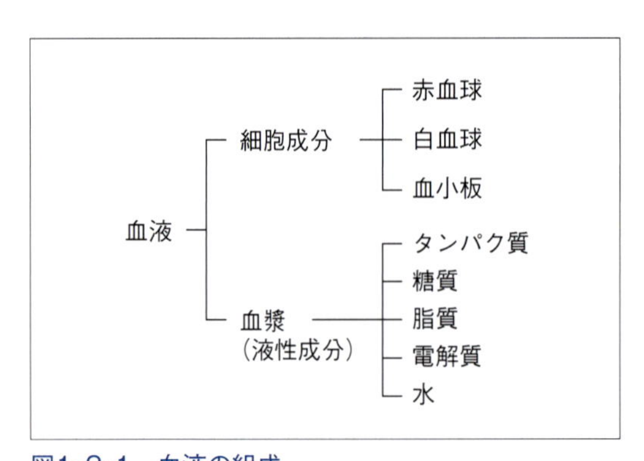

図1-2-1　血液の組成
血液は、細胞成分と血漿（液性成分）とで構成されている。

表1-2-1　血球の大きさ

	大きさ（直径）
赤血球	犬：6.0～7.0μm 猫：5.5～6.0μm
白血球	－
桿状核好中球	12～15μm
分葉核好中球	12～15μm
好酸球	12～20μm
好塩基球	12～20μm
単球	12～20μm
リンパ球	9～12μm
血小板	犬：2.2～3.7μm 猫：さまざま

表1-2-2　血球数

項目名	犬	猫	ウシ（平均値）	ブタ（平均値）
赤血球数（$\times 10^4$/μL）	550 ～ 850	600 ～ 1,000	700	650
白血球（WBC）数（/μL）	6,000 ～ 17,000	5,500 ～ 19,500	8,000	16,000
桿状核好中球数（/μL）	0 ～ 300	0 ～ 300	40	160
分葉核好中球数（/μL）	3,000 ～ 11,500	2,500 ～ 12,500	2,240	5,920
好酸球数（/μL）	100 ～ 1,250	0 ～ 1,500	720	560
好塩基球数（/μL）	0 ～ 100	0 ～ 100	40	80
単球数（/μL）	100 ～ 1,350	0 ～ 850	320	800
リンパ球数（/μL）	1,000 ～ 4,800	1,500 ～ 7,000	4,640	8,480
血小板（PLT）数（$\times 10^4$/μL）	16 ～ 50	20 ～ 60	50	52

泄処理がされる。

- ホルモンは、内分泌器官から分泌された血漿により標的器官へ運ばれる。
- 抗体（免疫グロブリン）は、生体防御機構として液性免疫を担当する。

2．赤血球の構造と機能

ここがPOINT

- 哺乳類の成熟赤血球は核がなく円盤状で、犬やヒトではセントラルペーラーがある。
- ヘモグロビンは、赤い色素タンパクで、酸素運搬機能を果たしている。

赤血球の特徴

- **赤血球**は、血球成分のなかでは最も多い血液細胞である。
- 犬や猫の場合、血液1μL中に約600～800万個の赤血球が含まれる。
- 哺乳類の成熟赤血球は核がなく、円盤状の形をしている。犬やヒトでは円盤の中心部の両側で陥凹がみられ、**セントラルペーラー**（血液塗抹標本を観察したときに赤血球の中央が周りと比較して淡く見える）（図1-2-2）が観察される。これに対してウシやブタはほとんど平坦であり、ウマや猫はその中間型である。
- 赤血球の形が円盤状であることには、①赤血球の最も重要な機能であるガス交換を容易にする、②外力によって容易に変形できるので隅々にまで赤血球は移動できる、などの利点がある。

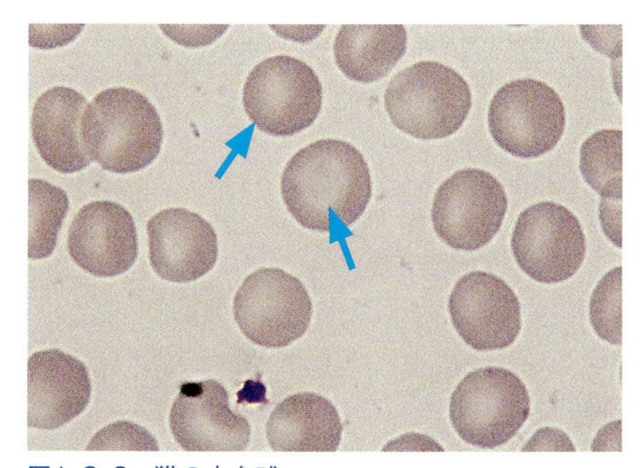

図1-2-2　猫の赤血球
→はセントラルペーラー。染色はライトギムザ染色。

- 赤血球膜は、リン脂質、コレステロール、膜タンパクからなり、内膜下には構造タンパクが形態を維持している。
- 赤血球の内容物は、多量のヘモグロビンと少量の酵素、および水分が約70%含まれる。
- ヘモグロビンは、赤い色素タンパクであり、赤芽球で合成され、酸素運搬をする重要な機能を果たしている。ヘモグロビンは、4個のグロビン（α鎖2個とβ鎖2個）と4個のヘムからなる複合タンパクである。このヘムの中心部に鉄原子が配位し、この鉄原子に酸素が可逆的に結合する。1個のヘムには1分子の酸素が結合できるので、4個のヘムをもつヘモグロビンは、4分子の酸素を結合することができる。このようにしてヘモグロビンをもつ赤血球は酸素運搬機能を担っている。

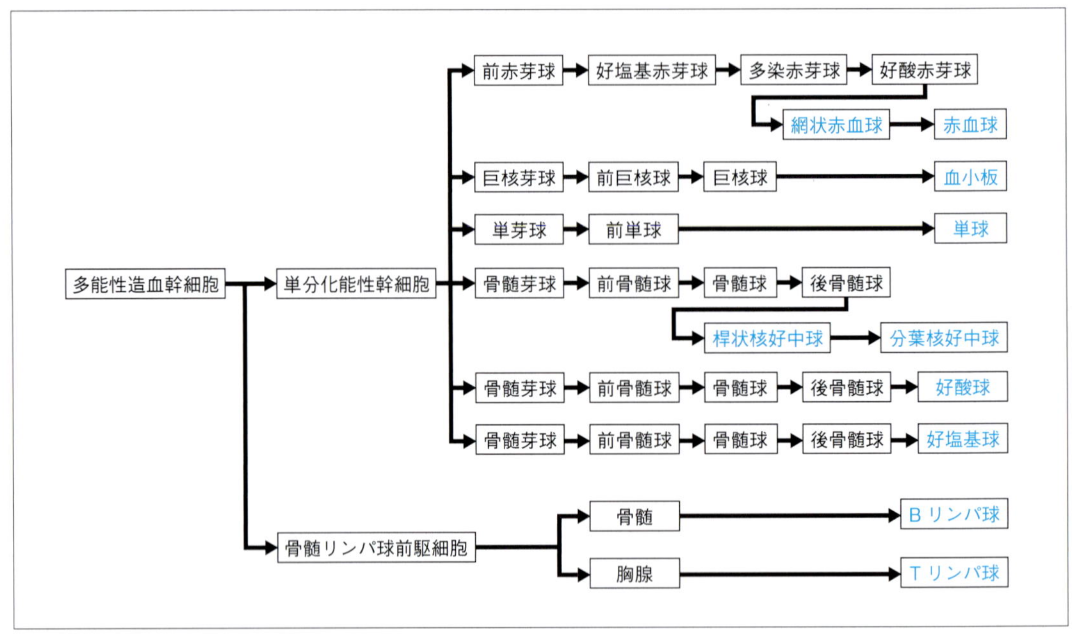

図1-2-3　血液細胞の分化と成熟
通常は、青字で記載した細胞が血液中を循環している。

CHECK!

赤血球の大きさ

赤血球の大きさ（直径）は、以下のように、動物種により異なっている。赤血球が小型であるほど、血液中の赤血球数は多くなる傾向にある。

犬：7.0μm　　ウシ：5.8μm
ブタ：6.0μm　　ウマ：5.5μm
猫：5.8μm

形成と寿命

- 赤血球の形成は、次のような過程でつくられる。骨髄中の多能性造血幹細胞（たのうせいぞうけつかんさいぼう）が単分化能性幹細胞になり、さらに前赤芽球に分化する。その後、好塩基赤芽球、多染赤芽球、好酸赤芽球（正赤芽球）を経た後、核が細胞外へ放出（脱核）され網状赤血球（もうじょうせっけっきゅう）となって最終的に赤血球に成熟する（**図1-2-3**）。この赤血球形成には、腎臓から分泌されるホルモンであるエリスロポエチンが深く関与する。前赤芽球は、赤芽球系の細胞中最も大きく、核は網状構造を示し、核小体が確認できる。細胞質はリボソームが多いため好塩基性（青色）に染色される。好塩基赤芽球の形状は前赤芽球と似るが、やや小型になり、核小体は不鮮明になる。多染赤芽球は、好塩基赤芽球より小型となり、核小体は確認できなくなる。好酸赤芽球は、多染赤芽球よりさらに小型になり、細胞質が成熟赤血球のような好酸性（赤色）となり、次いで脱核して網状赤血球（**図1-2-4**）となる。網状赤血球は、成熟赤血球より

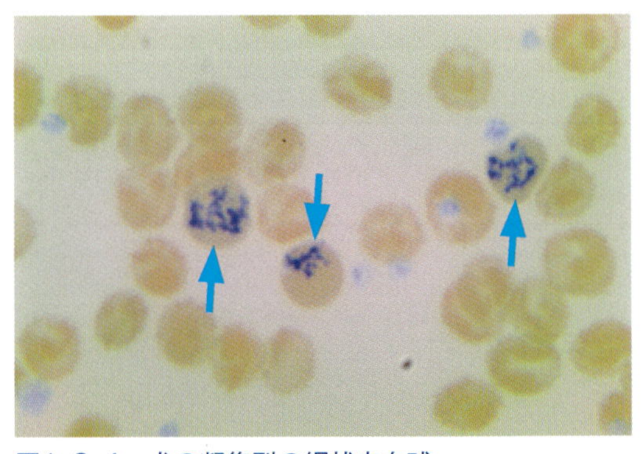

図1-2-4　犬の凝集型の網状赤血球
染色はニューメチレンブルー染色。
（提供：日本獣医生命科学大学 皆上大吾先生）

やや大きいが、好酸性はやや弱い。網状赤血球が成熟すると赤血球になる。網状赤血球は、超生体染色（ニューメチレンブルーなど）をするとリボソームのRNAが青く染まり、網状に見えるので名づけられた。成熟赤血球に認められる好塩基性小体は、ハウエルジョリー小体（図1-2-5）と呼ばれ、幼若期の赤血球内の核が脱核する際に残った核の遺残物であると考えられている。

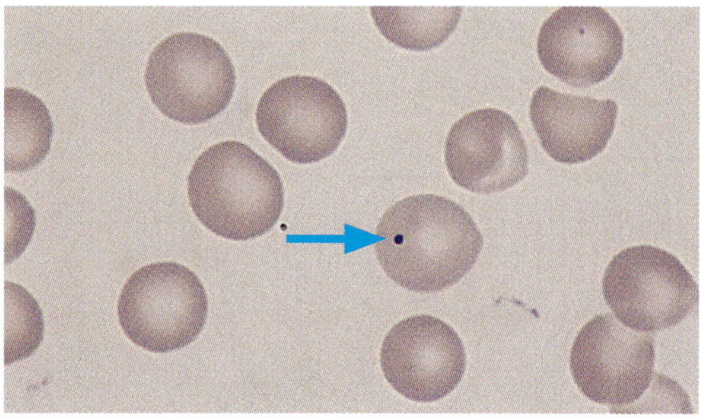

図1-2-5　犬の赤血球
→はハウエルジョリー小体（ライトギムザ染色）。

CHECK!

赤血球の寿命

赤血球の寿命は、以下のように動物種により異なっている。

・犬：100～120日
・猫：66～78日
・ウシ：160日
・ウマ：140～150日

- 赤血球が寿命を迎えると、主に脾臓の網状内皮系で捕捉され、溶血または貪食（どんしょく）により破壊される。破壊された赤血球のタンパクや脂質は分解され再利用される。ヘモグロビンは、マクロファージに取り込まれて鉄、グロビン、ヘムに分解される。鉄は、トランスフェリンを介して骨髄に運ばれヘモグロビン合成に再利用される。グロビンもアミノ酸まで分解され、タンパク合成に再利用される。ヘムはビリルビンとなり、非水溶性のためアルブミンと結合して（間接ビリルビン）、肝臓に運ばれる。肝細胞でグルクロン酸抱合され水様性となった抱合ビリルビン（直接ビリルビン）は、胆汁色素となり排泄される。

3．白血球の構造と機能

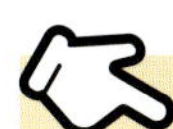

ここがPOINT

- 好中球は殺菌・分解作用、好酸球は抗ヒスタミン作用や抗炎症作用、好塩基球は、ヘパリンやヒスタミンが含まれ、即時型過敏症に関連する。
- 単球は、ウイルス、真菌、原虫などを貪食作用により殺菌・分解する。
- リンパ球は、免疫機構に重要な役割を果たす。

白血球の特徴

- 白血球は、顆粒球（好中球、好酸球、好塩基球）、単球およびリンパ球に分類される。それぞれ特徴的な役割を担っており（図1-2-6）、白血球における割合もさまざまである（表1-2-3）。
- 好中球は、クロマチン濃縮が明瞭な分葉核、あるいは多形核をもち、ギムザ染色やライトギムザ染色では、細胞質がほぼ透明で淡いピ

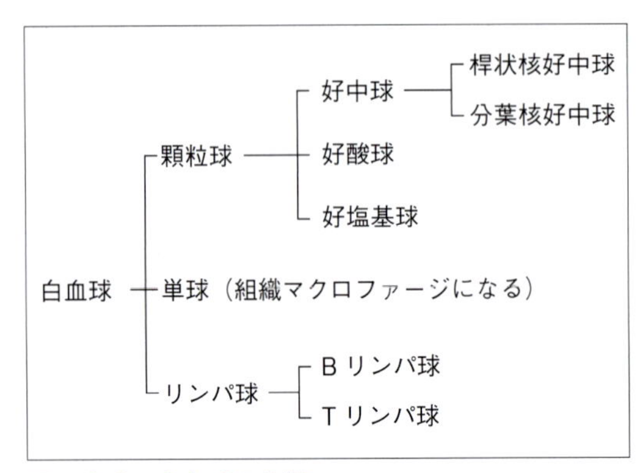

図1-2-6　白血球の分類
通常、循環血液中に認められる白血球。

表1-2-3　白血球における顆粒球、単球、リンパ球の割合（%）

	犬	猫
好中球	60～77	35～75
桿状核好中球	0～3	0～3
分葉核好中球	60～77	35～75
好酸球	2～10	2～12
好塩基球	まれ	まれ
単球	3～10	1～4
リンパ球	12～30	20～55

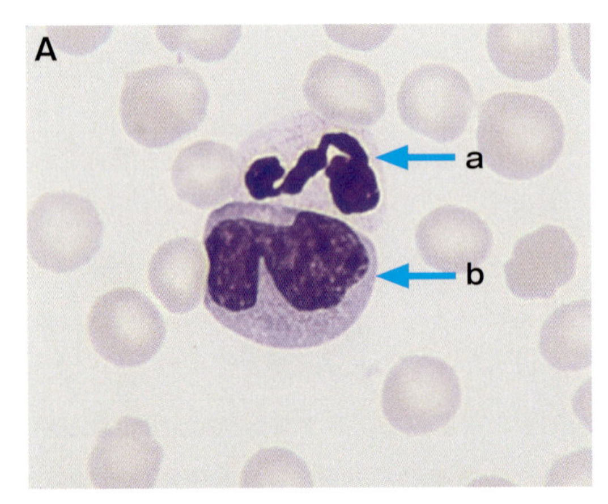

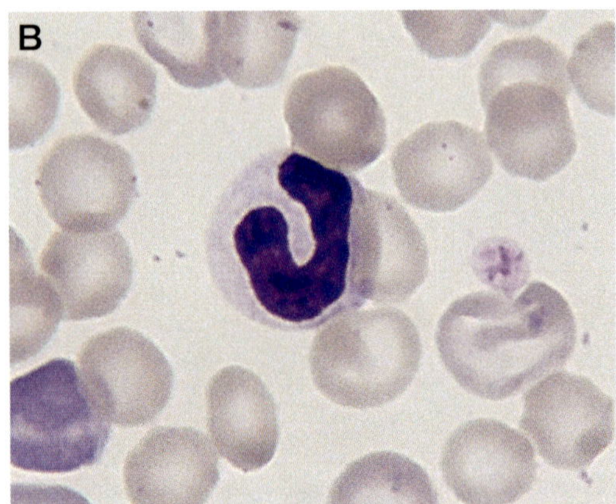

図1-2-7　犬の好中球と単球
A. 分葉核好中球（a）と単球（b）、B. 桿状核好中球。いずれも染色はライトギムザ染色。

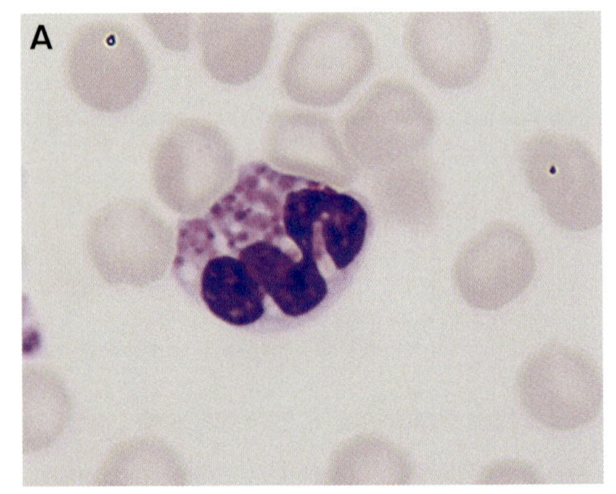

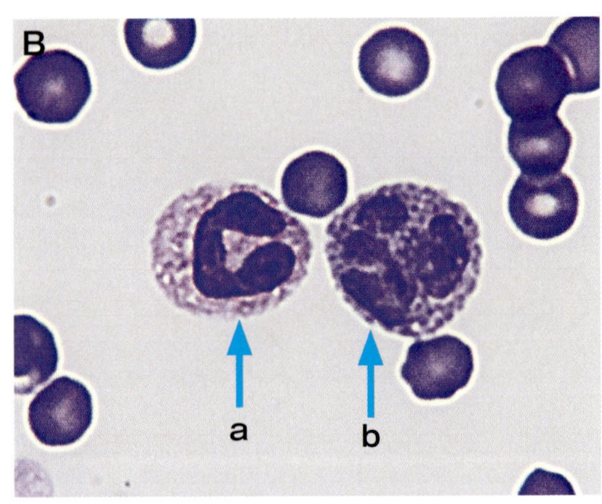

図1-2-8　犬と猫の好酸球と好塩基球
A. 犬の好酸球、B. 猫の好酸球（a）、好塩基球（b）。いずれも染色はライトギムザ染色。

ンク色に染まる顆粒を有している。ウサギ、モルモット、ラット、ニワトリの好中球は、赤色の顆粒をもつため偽好酸球と呼ばれる。好中球は、正常では**分葉核好中球**がほとんどだが、わずかに核にくびれのない桿状核好中球を認めることがある（図1-2-7）。**桿状核好中球の割合が増加した場合は、急性炎症**などの異常がある可能性を考慮する。好中球の機能は、感染や炎症が起きた組織に血管から遊走し、細菌などを貪食して殺菌・分解作用を行うことである。好中球の遊走は、感染や炎症などから産出される化学走性因子（ロイコトリエン、ケモカイン、補体成分など）に基づいて行われる。

- 好酸球は、好中球と同様の分葉核をもち、**明るい赤色の細胞質顆粒**が特徴である（図1-2-8A）。この好酸球顆粒は、ウマが最も大きく鮮やかな赤色をしており、犬、ウシ、ブタは中型、猫は短い桿状型を呈している。好酸球の機能は、**寄生虫感染**で重要な防御反応を示す。またアレルギー反応や炎症反応に対して、**抗ヒスタミン作用**や**抗炎症作用**を示す。
- 好塩基球は、好中球と同様の分葉核をもち、**好塩基性に染まる顆粒**が特徴である（図1-2-8B）。猫では、骨髄中にみられる幼若な好塩基球で、紫色の大型顆粒とラベンダー色の粒状顆粒が認められるが、血中の成熟した好塩基球では、ラベンダー色の粒状顆粒が認められる。好塩基球の顆粒には、炎症反応を増強するヒスタミンや抗血液凝固作用をもつヘパリンなどが含まれ、**即時型過敏症**などに関連すると考えられている。

CHECK!

好塩基球はまれ

好塩基球は、正常時には動物種にかかわらず末梢血中にほとんど認められない。

- 単球は、白血球のなかでは**最も大型**である（図1-2-7A参照）。核は多形で馬蹄形（ばていけい）、そらまめ型、分葉核、卵円形など多様である。核の特徴としては、クロマチン結節に乏しくレースのような網状を呈し、核の辺縁がスムースである。細胞質は、比較的豊富で、グレーあるいは薄いピンク色に染色される。また、細胞質にはしばしば**空胞**を認め、紫色の顆粒を認めることもある。単球は、血管から組織へ遊走して**マクロファージ**として働き、細菌、ウイルス、真菌、原虫などを貪食作用により殺菌・分解する。壊死（えし）組織や異物など体に不要なものを掃除する作用をもち、さらに炎症反応の制御、リンパ球への抗原提示、感染細胞や腫瘍細胞の破壊、肉芽腫反応への関与、鉄貯蔵の調節、血液凝固と線維素溶解への関与など、多種類の機能を有している。
- リンパ球は、円形、楕円形など類円形の核をもつ**比較的小型**な細胞（赤血球の1.5～2.0倍）である（図1-2-9）。核はクロマチン結節が少なく全体的に均一に染色され、核の辺縁はスムースである。
- 核の周囲にわずかな細胞質をもつ小リンパ球から中リンパ球、大リンパ球になるに従い、細胞質は幅広くなる。細胞質の辺縁は青色に染まるが、核に近づくと淡染する。疾患をもつリンパ球の場合には、細胞質が好塩基性に強く青く染まるもの、アズール顆粒をもつもの、核の形が不整なものなどが認められる。リンパ球は、Tリンパ球、Bリンパ球に分類されるが、通常の血液塗抹染色では区別することはできない。
- リンパ球の機能は、**免疫機構**に重要な役割を果たしている。免疫機構には、自然免疫と獲得免疫（適応免疫）があり、獲得免疫はさらに体液性免疫と細胞性免疫に区分される。**体液性免疫では、Bリンパ球**から分化した形質細胞より産生される免疫グロブリンが関与し、**細胞性免疫では、Tリンパ球**が細胞傷害性を有することで生体防御の役割を果たしている。またTリンパ球は、免疫記憶細胞としても機能している。免疫機構の詳細については第4章を参照されたい。

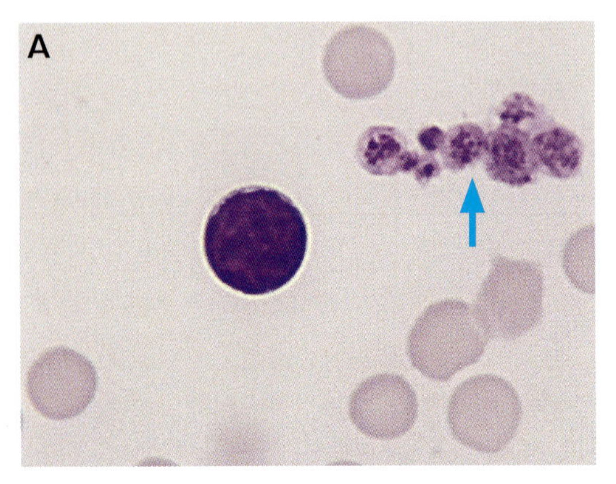

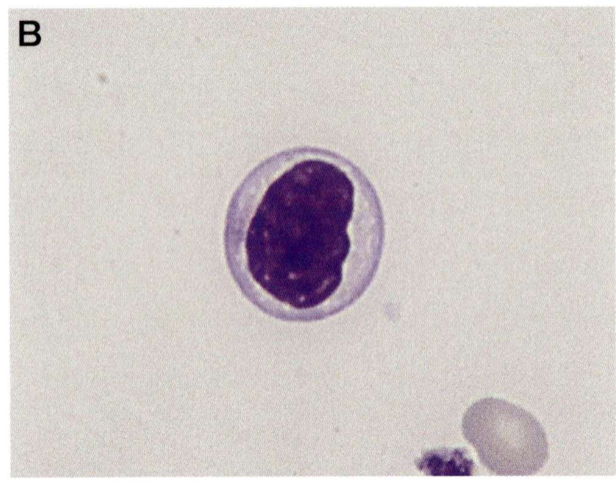

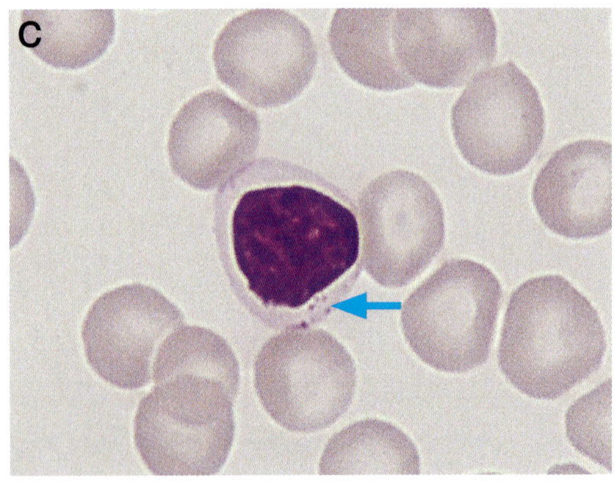

図1-2-9　犬のリンパ球
A. 小リンパ球（→は血小板）、B. 大リンパ球、C. アズール顆粒（→）をもつリンパ球。いずれも染色はライトギムザ染色。

形成と寿命

- 顆粒球（好中球、好酸球、好塩基球）と単球の形成は、図1-2-3のような過程でつくられる。骨髄中の多能性造血幹細胞が単分化能性幹細胞になり、さらに顆粒球では骨髄芽球→前骨髄球→骨髄球→後骨髄球→成熟顆粒球へと分化する。この成熟過程のうち、骨髄芽球、前骨髄球、骨髄球は細胞分裂を繰り返すが、後骨髄球以降では細胞分裂はしない。単球では単芽球→前単球→成熟単球へと分化する。
- リンパ球の形成は、図1-2-3のような過程でつくられる。骨髄中の多能性造血幹細胞が骨髄リンパ球前駆細胞になり、その後分化・成熟が骨髄で行われたものをＢリンパ球、胸腺で行われたものをＴリンパ球として区別される。
- 顆粒球の骨髄における成熟は、２～７日間とされている。好中球は、血液中を約６～10時間循環した後、組織に移行して１～４日間生存し、寿命を終える。このように好中球は短期間で入れ替わるが、感染や炎症などに対応するため、成熟好中球は骨髄の貯蔵プールに５日分貯蔵されている。また血液中では、循環プールと辺縁プールに分布している。循環プールは、好中球が血流に乗って全身を循環しており、血液検査で算定される。辺縁プールは、好中球が血管壁に沿ってゆっくりと移動しており、血液検査で算定されない。循環プールと辺縁プールの好中球の比率は、犬では１対１、猫では１対３である。
- 顆粒球（好中球、好酸球、好塩基球）、単球およびリンパ球の血液および組織中の存在期間を表1-2-4に示した。リンパ球は、組織

表1-2-4　白血球の存在期間

白血球	血液中（時間）	組織中（日）
好中球	6～10	1～4
好酸球	0.5～10	数日
好塩基球	6	数日
単球	24	長期間
リンパ球	8～12	長期間

と血液間を再循環できるが、顆粒球や単球は、血液から組織に出た後、再び血液中に戻ることはない。

4. 血小板機能と血液凝固機序および線維素溶解

ここがPOINT

- 血小板は、トロンボポエチンによって産生促進される核をもたない小型の細胞片である。
- 血小板は止血機構に重要な役割を果たす。

血小板の特徴

- 血小板は、トロンボポエチンによって産生促進され、骨髄内で多能性造血幹細胞→単分化能性幹細胞→巨核芽球→前巨核球→巨核球を経て、巨核球の細胞質の分画膜に沿ってちぎれるように産生される、核をもたない小型の細胞片である（図1-2-10、図1-2-3参照）。
- 血小板の大きさは、犬では赤血球より小さいが、猫では赤血球より小さなものから大きなものまでサイズに違いがある。
- 犬や猫の血小板は、3～7日間血液中を循環した後、マクロファージにより貪食され寿命を終える。

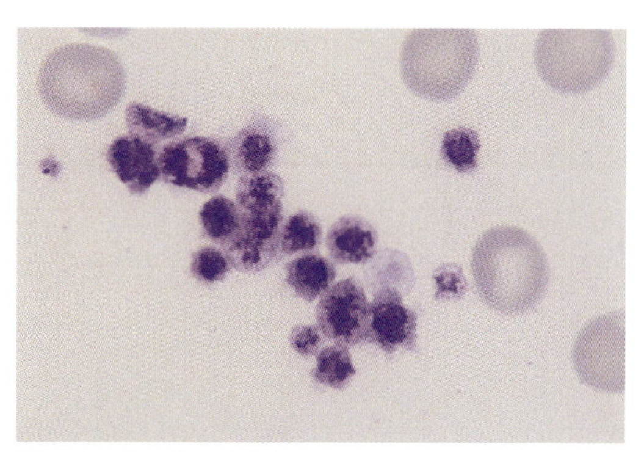

図1-2-10　犬の血小板
染色はライトギムザ染色。

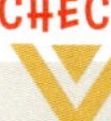

CHECK!

キャバリアは血小板が大きい

血小板の大きさは、犬では赤血球より小さいのが一般的だが、キャバリア・キング・チャールズ・スパニエルは、大型の血小板をもつ特徴があるので注意が必要である。

血小板の働き

- 血小板は血管損傷による出血を止める止血機構において重要な機能を果たしている。この止血機構とは、血管の破綻などで出血が起こるとこれを止めようとする機構と、血液の流れを円滑に保とうとする機構のことであり、血管系、血小板系、凝固系、線溶系など多くの要因が密接に関わり合っている。
- ①血管系：血管が損傷すると、疼痛刺激やトロンボキサン A_2（thromboxaneA_2：TXA_2）の作用により血管壁は収縮し、血液の流れを停滞させて流血を防ぎ、血小板の粘着・凝集が起こりやすくなる。
- ②血小板系：損傷した血管内皮下のコラーゲン線維に血小板がフォン・ヴィレブランド因子（vonWillebrand 因子：vWF 因子）を介して粘着する。vWF 因子は、血小板膜にある糖タンパクに結合しコラーゲンとの間を架橋する。粘着した血小板は、活性化してその形状を変化させ、また細胞内の Ca^{2+} 濃度が上がることにより脱顆粒してアデノシン二リン酸（adenosinediphosphate：ADP）、セロトニン、TXA_2を放出し、ほかの血小板を活性化させる。これら放出された因子は、血小板膜に糖タンパク複合体を形成させ、これに血漿タンパクのフィブリンが結合することで血小板同士が集まり、血小板血栓をつくる（**図1-2-11**）。

- ③凝固系（**血液凝固**）：血小板系でつくられた血小板血栓は不安定であるため、これをフィブリンが網状に補強することで安定した血栓が完成する（**図1-2-11**参照）。血液中の水溶性のフィブリノーゲン（第Ⅰ因子）を難溶性のフィブリンに変換する反応は、多くの凝固因子（**表1-2-5**）の働きによって行われる。フィブリノーゲンがフィブリン、安定化フィブリンに変換して血栓を形成する血液凝

表1-2-5　血液凝固因子一覧

因子名	一般名称
第Ⅰ因子	フィブリノーゲン
第Ⅱ因子	プロトロンビン
第Ⅲ因子	組織因子、トロンボプラスチン
第Ⅳ因子	カルシウムイオン
第Ⅴ因子	プロアクセレリン
第Ⅶ因子	プロコンバーチン
第Ⅷ因子	抗血友病因子
第Ⅸ因子	クリスマス因子
第Ⅹ因子	スチュアート・ブラウアー因子
第Ⅺ因子	血漿トロンボプラスチン前駆物質
第Ⅻ因子	ハーゲマン因子
第XIII因子	フィブリン安定化因子

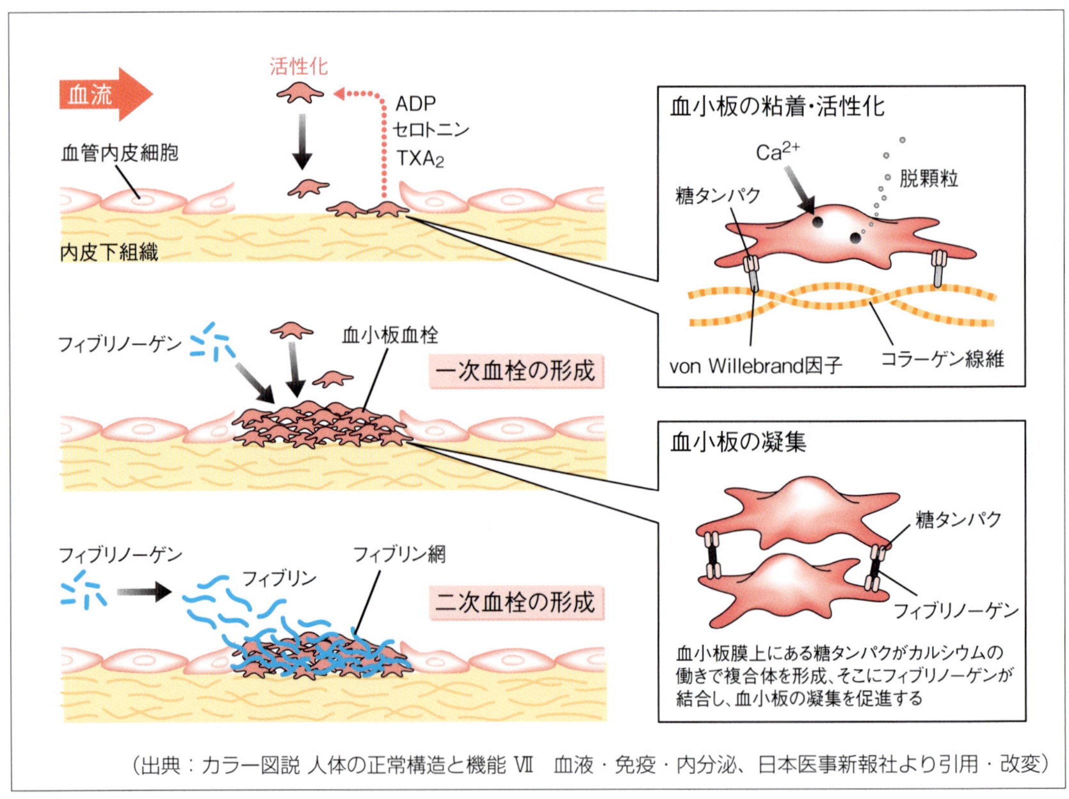

（出典：カラー図説 人体の正常構造と機能 Ⅶ　血液・免疫・内分泌、日本医事新報社より引用・改変）

図1-2-11　止血機序の模式図
TXA_2：トロンボキサンA_2、ADP：アデノシンニリン酸、von Willebrand 因子：フォン・ヴィレブランド因子、Ca^{2+}：カルシウムイオン

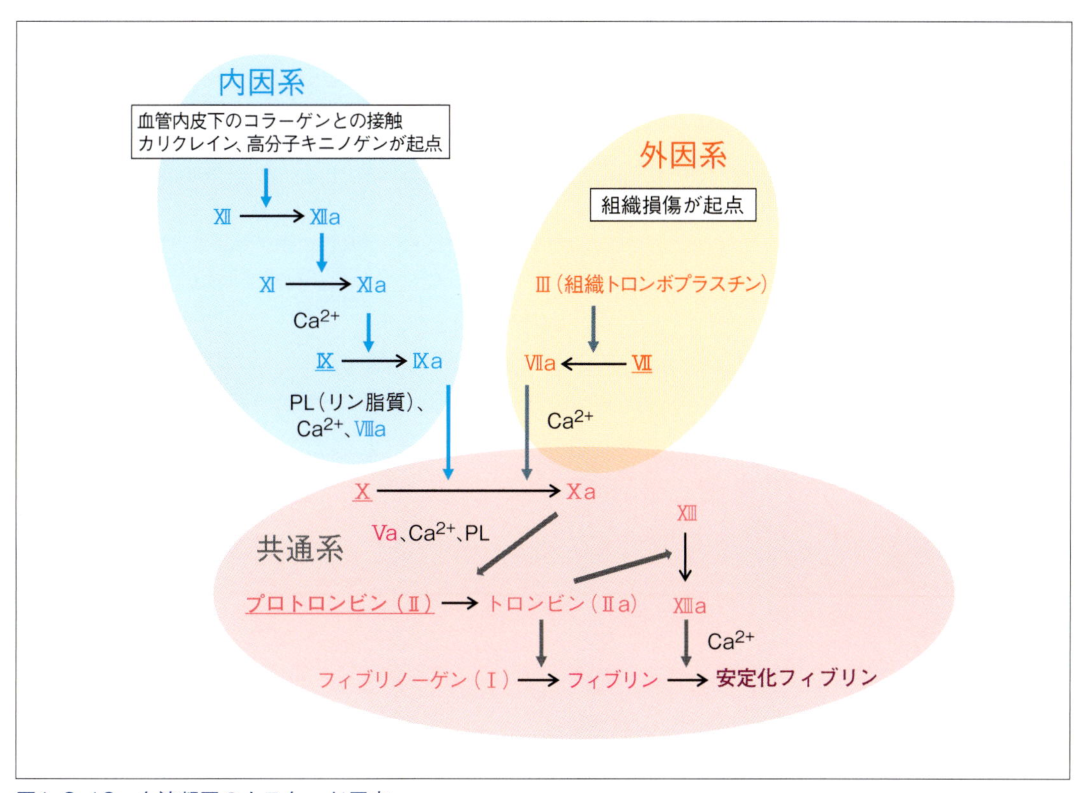

図1-2-12　血液凝固のカスケード反応
各ローマ数字は、血液凝固因子を示す。ローマ数字横の「a」は活性型を示す。

固のカスケード反応は、内因系、外因系、共通系と呼ばれる反応として進行する（**図1-2-12**）。内因系は、血管内皮下のコラーゲンとの接触とカリクレイン、高分子キニノゲンが起点となって第Ⅻ因子の活性化から始まり、外因系は損傷組織から放出された第Ⅲ因子が起点となって第Ⅶ因子の活性化が始まる。内因系と外因系はともに第Ⅹ因子を活性化し、活性化した第Ⅴ因子とともにプロトロンビン（第Ⅱ因子）をトロンビンへと変換させる。このトロンビンがフィブリノーゲンを加水分解してフィブリンを生成する。さらにトロンビンは第XIII因子も活性化し、フィブリン間を架橋することで安定化フィブリンとし血餅が形成される。この第Ⅹ因子の活性化から血餅が形成される過程を共通系と呼ぶ。第Ⅲ、Ⅷ因子およびvWF因子を除く凝固因子は、肝臓で合成される。特にプロトロンビン（第Ⅱ因子）、第Ⅶ因子、第Ⅸ因子および第Ⅹ因子は、合成にビタミンKを必要とするのでビタミンK依存性血液凝固因子と呼ばれる。第Ⅶ因子は、血中半減期が短いのが特徴である。

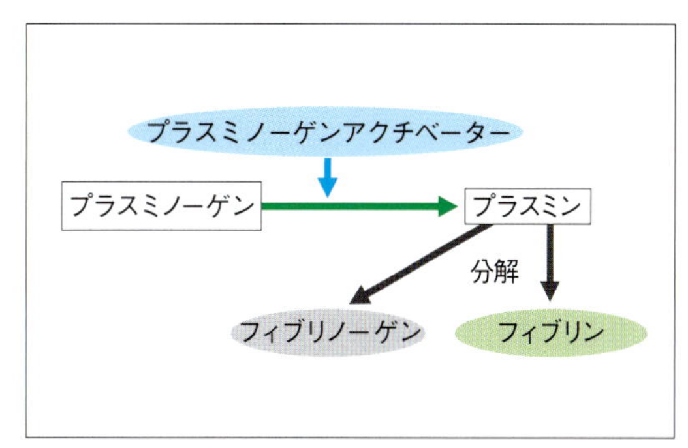

図1-2-13　線溶系の反応

- ④線溶系（**線維素溶解**）：血栓（析出したフィブリン）は、プラスミノーゲンアクチベーターにより肝臓で産生されるプラスミノーゲンがプラスミンに変換され、フィブリンを分解し血栓を除去する。プラスミンは、フィブリンだけでなくフィブリノーゲンやほかの凝固因子も分解する(図1-2-13)。

- ①と②の過程を一次止血と呼び、③の過程を二次止血と呼ぶ。また①、②、③の過程を凝固系、④の過程を線溶系と呼ぶ。

参考図書

- 小野憲一郎ほか (1988):獣医臨床病理学, 近代出版, 東京.
- 山本一彦, 松村譲兒, 多久和陽 (2002):カラー図説 人体の正常構造と機能 Ⅶ 血液・免疫・内分泌, 日本医事新報社, 東京.
- Alan H ほか (2003):Teton 最新獣医臨床シリーズ 犬と猫の臨床血液学, 鷲巣月美 監訳, インターズー, 東京.
- 日本獣医臨床病理学会 編 (2003):小動物の臨床病理学マニュアル, 小野憲一郎ほか 監修, 学窓社, 東京.
- 本郷利憲, 廣重　力, 豊田順一 監修 (2005):標準生理学, 第6版, 医学書院, 東京.
- 浅利昌男監訳 (2007):わかりやすい獣医解剖生理医学, 文永堂出版, 東京.
- 石田卓夫 (2008):伴侶動物の臨床病理学, チクサン出版, 東京.
- 日本獣医解剖学会 編 (2011):獣医組織学, 第5版, 学窓社, 東京.
- 獣医生理学・生理化学教育懇談会 (2012):(ネット上に公開されている) 獣医学教育モデル・コア・カリキュラム・生理学ガイドブック.
- 日本獣医解剖学会 編 (2012):獣医解剖・組織・発生学, 学窓社, 東京.

第２章　血液と造血器　演習問題

問１　血漿に関する記述について、正しいのはどれか。

① 水分が50%を占めている。

② アルブミンは、膠質浸透圧の維持に重要なタンパク質である。

③ 血漿電解質とは、血漿中に陽イオンとしてのみ存在する物質のことである。

④ 内分泌器官から分泌されたホルモンは、血漿中には存在しない。

⑤ 抗体（免疫グロブリン）は、血漿中には存在しない。

問２　赤血球に関する記述について、正しいのはどれか。

① 哺乳類の赤血球には、核が認められる。

② 正常な犬の赤血球には、セントラルペーラーが認められない。

③ ヘモグロビンは、赤芽球で合成され酸素運搬をする。

④ 赤血球形成に関与するエリスロポエチンは、骨髄で産生される。

⑤ 網状赤血球の網状に見えるものは、リボソームのDNAが染色されたものである。

問３　白血球に関する記述について、正しいのはどれか。

① 顆粒球とは、単球とリンパ球のことである。

② 好中球は、貪食作用をもたない。

③ 好酸球は、寄生虫感染で重要な防御反応を示す。

④ 単球と組織中のマクロファージとは、別の細胞とされている。

⑤ Bリンパ球は、細胞傷害性を有する。

問４　血小板、凝固系および線溶系に関する記述について、正しいのはどれか。

① 血小板には、核がある。

② 血小板は、二次止血の重要な因子である。

③ 凝固因子は、常に活性化された状態で血液中に存在する。

④ 第Ⅱ因子、第Ⅶ因子、第Ⅸ因子および第Ⅹ因子は、ビタミンK依存性血液凝固因子と呼ばれる。

⑤ プラスミンから活性化されたプラスミノーゲンがフィブリンを分解する。

解　答

問1　正解②

アルブミンは、膠質浸透圧の維持に重要なタンパク質である。

① 血漿の水分は約90%である。

③ 血漿電解質とは、陽イオンと陰イオンである。

④ 内分泌器官から分泌されたホルモンの多くは、血流を介して標的器官へ運ばれる。

⑤ 抗体は、血流を介して全身に分布する。

問2　正解③

ヘモグロビンは、赤芽球で合成され酸素運搬をする。

① 哺乳類の赤血球は、核をもたない。

② 正常な犬の赤血球には、セントラルペーラーが認められる。

④ エリスロポエチンは、腎臓で産生される。

⑤ リボソームのRNAが染色されたものである。

問3　正解③

好酸球は、寄生虫感染で重要な防御反応を示す。

① 顆粒球とは、好中球、好酸球、好塩基球のことである。

② 好中球の重要な機能は、貪食作用をもつことである。

④ 単球が血管から組織へ移行して、マクロファージとなるとされている。

⑤ 細胞傷害性を有するのは、Tリンパ球である。

問4　正解④

第Ⅱ因子、第Ⅶ因子、第Ⅸ因子および第Ⅹ因子は、ビタミンK依存性血液凝固因子と呼ばれる。

① 血小板は、核をもたない。

② 血小板は、一次止血の重要な因子である。

③ 凝固因子は、通常は非活性の状態で存在し、止血機構が作動したときに活性化される。

⑤ プラスミノーゲンが活性化されてプラスミンとなり、フィブリンを分解する。

第3章 血液循環とその調節

この章の目標

1） 心臓の構造を説明できる。
2） 心筋の性質を説明できる。
3） 心筋細胞の電気現象と心筋の興奮伝導系を説明できる。
4） 心臓の周期と心電図および心音を説明できる。
5） 心臓機能の調節を説明できる。
6） 血管の種類、およびその構造と働きを説明できる。
7） 循環系における血圧の変化と血圧調節機構を説明できる。

キーワード　心筋の自動性と興奮の伝播　心臓の周期　心電図　心臓機能の調節　血管の構造と機能　血液循環の調節　毛細血管を横切る物質の移動

1．循環器系の概要

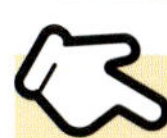

ここがPOINT

- 血液循環には体循環と肺循環がある。
- 動脈と静脈の間に二つの毛細血管網が直列に配置される門脈系がある。
- 間質液に漏れ出した血漿成分の一部はリンパ管に入りリンパ液となる。

循環とは

- 循環とは血液を体全体に送ることであり、循環器系は心臓と血管で構成される。心臓から出る血管は動脈、心臓に戻る血管は静脈である。
- 動脈と静脈の間をつなぎ、身体各部の細胞との間で物質を交換する場となるのは毛細血管である。

体循環と肺循環

- 血液は心臓から出て心臓に戻るが、この経路には二つある。一つは全身に血液を送る体循環であり、その経路は左心室→大動脈→全身の毛細血管→静脈→右心房である。もう一つは肺に血液を送る肺循環であり、その経路は右心室→肺動脈→肺の毛細血管→肺静脈→左心房である。
- ヒトでは安静時に心臓から拍出された血液が全身各臓器に供給される割合は、多い順に、消化器（30%）、腎（20%）、脳（15%）、骨格筋（15%）、皮膚（10%）、心臓（５%）、気道（５%）である（図1-3-1）。この割合は運動

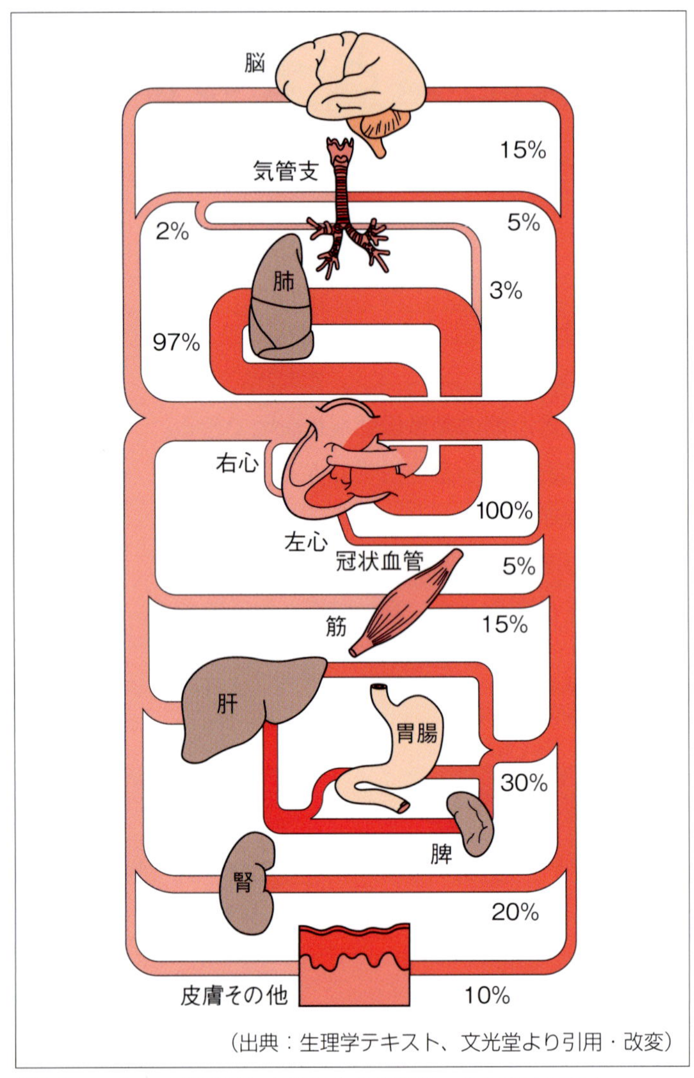

図1-3-1　ヒトの安静時における全身各臓器への血流量の割合
左心室から拍出された血液は全身の各臓器に分配される。この割合は運動や摂食などにより変化する。

や摂食などにより変化する。

門脈系

- 循環器系においては、その経路内で動脈と静脈の間に、基本的には一つの毛細血管網を介するが、二つの毛細血管網が直列に配置されている部位があり、**門脈系**と呼ばれる。胃腸と肝臓の毛細血管は肝門脈によって、視床下部の毛細血管は下垂体前葉の毛細血管と下垂体門脈によってつながっている。

CHECK!

腎臓の毛細血管をつなぐ血管は門脈ではない

腎臓の糸球体毛細血管は尿細管周囲毛細血管と直列につながっているが、間をつなぐ血管は動脈の構造をもつので、門脈とは呼ばれない。

リンパ系

- 毛細血管は透過性が高く、血漿成分は容易に間質液に移動し細胞との間で物質交換を行う。間質液に漏れ出した血漿成分の大部分は静脈に戻るが、一部はリンパ管に入り、リンパ液となる。リンパ系は組織の間に開いた毛細リンパ管として始まり、次第に集合して左の内頸静脈と鎖骨下静脈の合流部で静脈に注ぐ。

2. 心臓のしくみ

ここがPOINT

- 心臓は左右の心房と心室の４室からなる。
- 右心室からは肺動脈が出て血液を肺に送る。
- 左心室からは大動脈が出て、全身に血液を送る。

心臓のかたち

- 心臓は尖端を下に向けた円錐状で、縦隔（左右の肺と胸椎、胸骨に囲まれた部分）の腹位にあり、心膜に包まれて心膜腔中に遊離している。
- 心臓は左右の心房と心室の４室からなる。外観的には**冠状動脈**が走る冠状溝が心房と心室の境界であり、心房と心室には筋線維のつながりがほとんどなく、結合組織によりほぼ完全に隔てられている。心房は心房中隔により、心室は心室中隔（しんしつちゅうかく）により左右に区分される

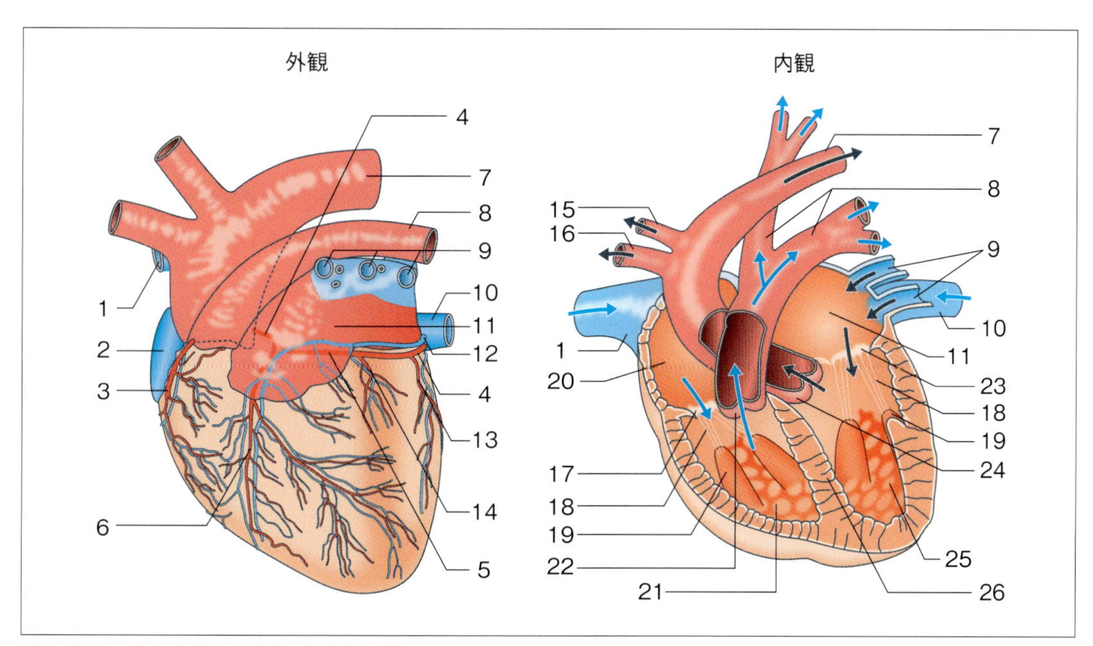

図1-3-2　犬の心臓の外観と内観（左側）
1．前大静脈　2．右心耳　3．右冠状動脈　4．左冠状動脈　5．回旋枝　6．前（円錐傍）室間枝　7．大動脈　8．肺動脈　9．肺静脈　10．後大静脈　11．左心房　12．大心臓静脈　13．左心室縁枝　14．近位左心室枝　15．左鎖骨下動脈　16．腕頭動脈　17．三尖弁　18．腱索　19．乳頭筋　20．右心房　21．右心室　22．肺動脈弁　23．僧帽弁　24．大動脈弁　25．左心室　26．心室中隔

（図1-3-2）。

右心房

- 右心房には前大静脈と後大静脈が接続し、静脈血が流入する。右心房は房室口で右心室とつながる。
- 右房室間には**右房室弁**（三尖弁）があり、右心室収縮時に血液が心房に逆流するのを防いでいる。弁は腱索により心室の乳頭筋と接続し、心室収縮時に弁が心房側に反転するのを防いでいる。

右心室

- 右心室からは肺動脈が出て血液を肺に送る。肺動脈口には肺動脈弁（3枚の半月弁）があり右心室に血液が逆流するのを防いでいる。

左心房

- 左心房には肺静脈がつながり、肺で酸素を取り込んだ血液が流入する。左心房は房室口で左心室とつながる。
- 左房室間には**左房室弁**（二尖弁、僧帽弁）があり、左心室収縮時に血液が心房に逆流するのを防いでいる。

左心室

- 左心室からは大動脈が出て、全身に血液を送る。大動脈口には大動脈弁（3枚の半月弁）があり、左心室に血液が逆流するのを防いでいる。
- 大動脈は心臓から出てすぐに小さな枝を出し、左右の冠状動脈となり心臓に分布し、心筋の栄養を担う。

CHECK!

左心室の筋層は厚い

左心室は全身に血液を送る強力なポンプであるため、心筋層は右心室よりも約3倍厚い。

3. 心筋の性質

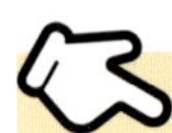

ここがPOINT

- ➤ 心臓はポンプとしての仕事をする固有心筋と興奮を伝える特殊心筋からなる。
- ➤ 心筋は骨格筋と同じく横紋筋である。
- ➤ 心筋細胞同士の結合部にはギャップ結合があり、興奮は隣接細胞に伝わる。
- ➤ 心筋の活動電位の経過が長く、収縮期とその後の拡張期が保証される。

構造的特性

- 心臓は2種類の心筋で構成される。大部分を構成しているのは、収縮して血液を送り出す心臓本来のポンプとしての仕事をする固有心筋である。
- もう一つは、**洞房結節**、**房室結節**、**ヒス束**、**脚**、**プルキンエ線維**など興奮を伝える特殊心筋線維で、**興奮伝導系**と呼ばれる。
- 心筋は、骨格筋と同じく横紋筋である。骨格筋よりもミトコンドリアが発達しており、酸化的リン酸化により活発にエネルギーを生成している。筋小胞体は骨格筋ほど発達せず、骨格筋では横行小管との間に三連構造(横行小管の両側に筋小胞体が付着)を形成するが、心筋では二連構造(横行小管の片側にだけ筋小胞体が付着)である。

- 心筋細胞同士は**介在板**(かいざいばん)で結合している。この介在板には**ギャップ結合**があり、興奮した細胞から隣の細胞に局所電流が流れ、隣の細胞に興奮を伝えることができる(図1-3-3)。したがって、心筋細胞同士は互いに電気的に連結して**機能的合胞体**を形成し、ひとたび興奮が起これば心臓全体が一つの細胞のように興奮し、収縮する。

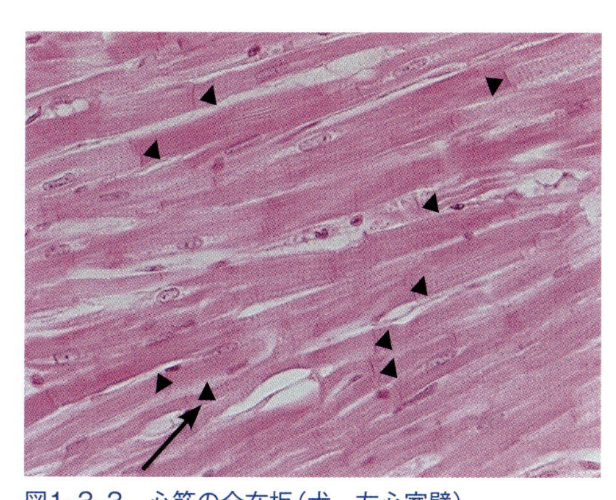

図1-3-3　心筋の介在板(犬、左心室壁)
心筋細胞の中央に核があり、細胞質には骨格筋と同様に横紋が存在する。筋線維が分岐(矢印)して隣の筋線維と連絡することもある。隣り合う心筋細胞は、介在板(矢頭)で結合し、洞房結節からの興奮を伝える。
(図1-1-31と同図、提供：日本獣医生命科学大学 神谷新司先生)

活動電位の特性

- 骨格筋やニューロンの活動電位は数ミリ秒という一瞬の経過でありスパイク電位と呼ばれるが、心筋ではその経過が長く200ミリ秒以上も持続する。それは、脱分極した膜電位がすぐには再分極せずに**プラトー電位**を形成するためである。このプラトー電位は細胞外のCa^{2+}が細胞内に流入することにより起こり、心筋の収縮と密接に関連している。
- 活動電位の経過が長いことにより不応期も長く、心筋の収縮は加重することなく収縮後に拡張期が保証される(図1-3-4)。

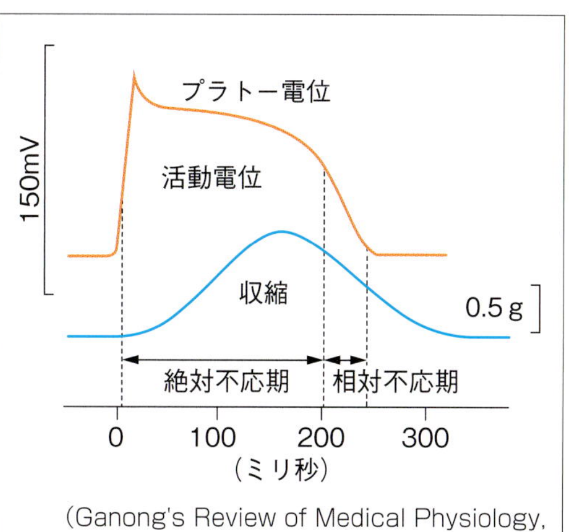

図1-3-4　心筋の活動電位と収縮
心筋では不応期の間に弛緩が始まるので強縮は起こらず、拡張期が保証される。

4．心筋の自動性と興奮の伝わり

ここがPOINT

- 心臓には自動性がある。
- 自動性を担っているのは洞房結節である。
- 心房の興奮は興奮伝導系によって心室に伝えられる。

心筋の自動性

- 心臓には迷走神経と交感神経が分布しているが、これらを切断しても心臓の拍動は止まらずに動き続ける。
- 心臓には、自ら周期的に興奮して収縮・拡張を繰り返す性質がある。これを心臓の**自動性**といい、前大静脈が右心房に開口する部位にある**洞房結節**の細胞がこれを担っている。
- 固有心筋では、活動電位が終了して再分極すると安定した静止電位の状態を維持し、興奮が到達すると瞬時に急速な脱分極を起こして活動電位を開始する。
- ところが洞房結節の細胞は、活動電位が終了して再分極すると一定の電位にはとどまらず、ゆるやかに脱分極を開始する。この脱分極が閾膜電位に達すると活動電位が発生する。
- この活動電位を発生させるゆるやかな脱分極を**歩調取り電位**という（図1-3-5）。また、活動電位が発生する前に起こることから前電位とも呼ばれ、心臓の拡張期に起こる脱分極なので拡張期脱分極とも呼ばれる。この歩調取り電位は、細胞膜にある数種のイオンチャネルが自動的に開閉を繰り返すことにより起こる。

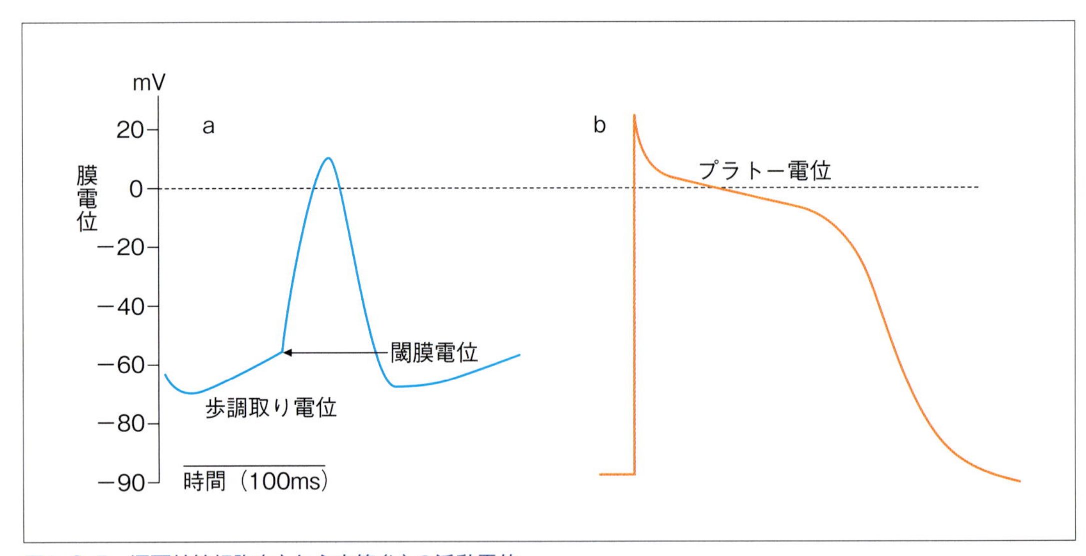

図1-3-5　洞房結節細胞（a）と心室筋（b）の活動電位
心室筋では静止電位から急速に脱分極が起こるが、洞房結節細胞では再分極後に一定の電位にはとどまらず、ゆるやかに脱分極する。この脱分極を歩調取り電位という。歩調取り電位が閾膜電位に達すると活動電位が発生する。

CHECK!

房室結節細胞やプルキンエ線維なども自動性をもつ

洞房結節のほかに、房室結節細胞やプルキンエ線維などにも自動性はあるが、閾膜電位に達する前に洞房結節細胞で起こった興奮が伝播してくるので、これらの細胞の自動性は潜在的である。洞房結節細胞に異常が発生し、歩調取りとして働かなくなると、リズムは遅いが、これら房室結節細胞やプルキンエ線維が歩調取りとして働くようになる。

興奮の伝わり方

- 洞房結節細胞に起こった興奮は周囲の心房筋に伝わり、心房全体に広がって心房筋の収縮を引き起こす。洞房結節から房室結節まで興奮伝導系の連絡はなく、心房筋の興奮を介して房室結節に興奮が伝わる（図1-3-6）。
- 心房と心室の間は非興奮性の結合組織で区切られているため、心房の興奮は直接心室に伝わらない。しかし、房室結節はヒス束によって心室と連絡していて、このヒス束を介して興奮を心室に伝える。ヒス束は心室に入ると右脚と左脚に分かれ、さらにプルキンエ線維となって枝分かれして心室内腔側から心室全体に分布し、固有心筋に興奮を伝える。

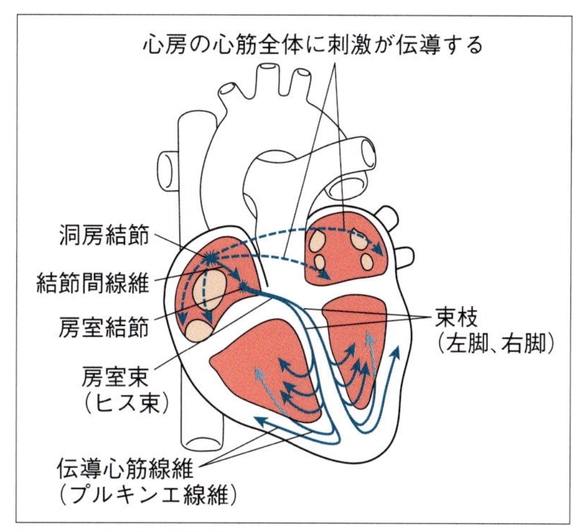

図1-3-6　心臓伝導系

5．心臓の周期

ここがPOINT

- 心臓の収縮および拡張の１回の経過を心周期という。
- 心周期は収縮の開始や弁の開閉によって五つの期に分けられる。
- 弁の開放や閉鎖、心筋収縮、血流などにより心音が発生する。

- 正常な心臓では、左右の心房は同時に収縮し、心房が拡張を始めると今度は心室が収縮を始める。心臓の収縮および拡張の１回の経過を心周期という。
- 心周期は収縮の開始や弁の開閉によって五つの期に分けられる。心周期における心室の圧や容積の変化、心房と動脈の圧変化、弁の開閉、心電図や心音図を同じ時間軸で図1-3-7に示す。

CHECK!

心周期は五つの期に分けられる

等容性収縮期、駆出期、等容性弛緩期、充満期、心房収縮期の五つの期である。

等容性収縮期

- 心室の収縮開始から動脈弁が開くまでの期間をいう。

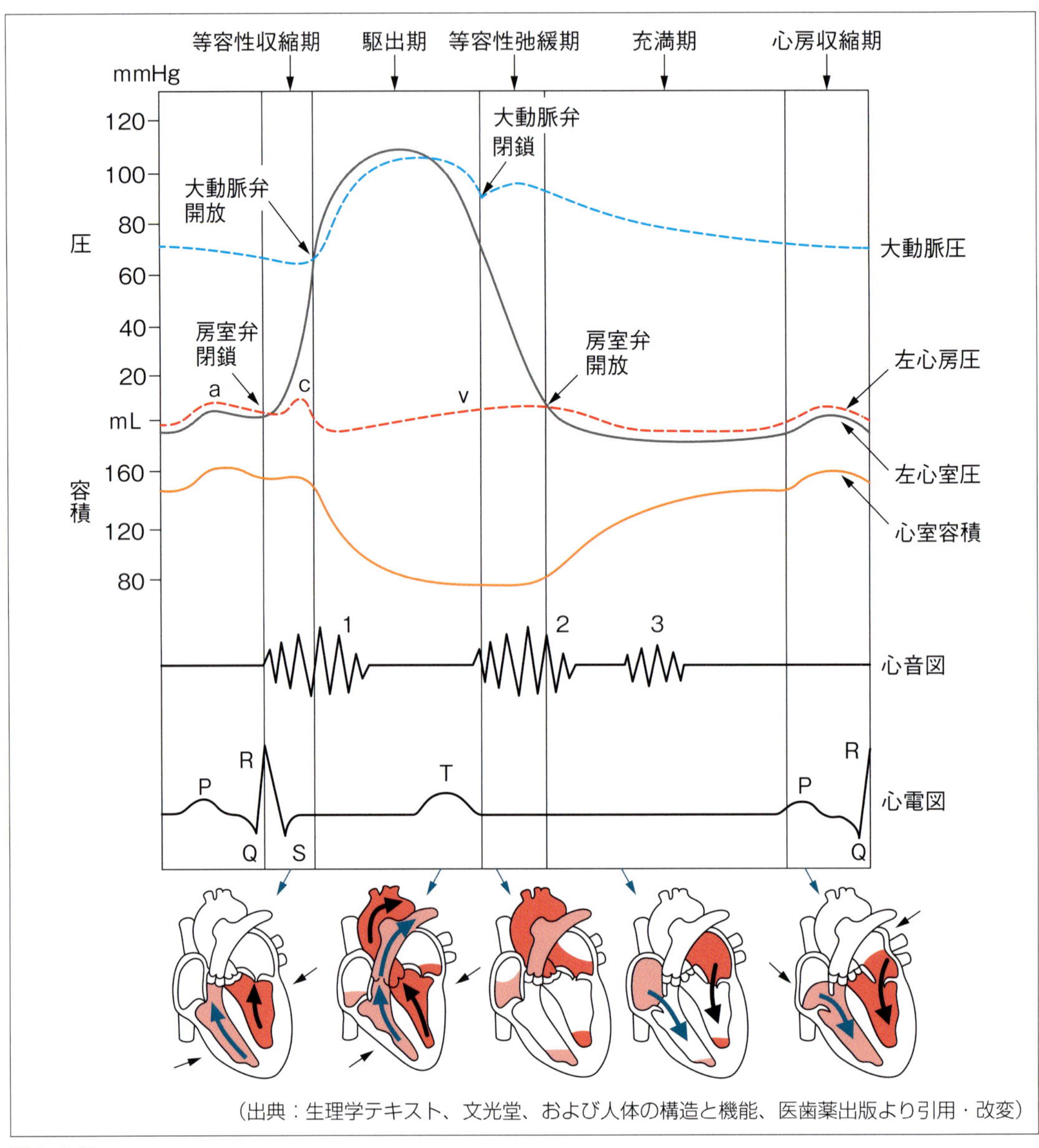

図1-3-7
心周期における心室の圧と容積の変化、心房と動脈の圧変化、弁の開閉、心電図および心音図を同じ時間軸で示す。各周期における心臓の模式図中の矢印は収縮している部位を示す。心房圧波のａ波は心房収縮による上昇、ｃ波は三尖弁開鎖による上昇、ｖ波は心房への血流充満による上昇を示す。➡は動脈血の流れ、➡は静脈血の流れを示す。

- 心室が収縮を開始すると心室内圧が高まり、心房側への血液の逆流によって房室弁が閉じる。心室の収縮によってさらに圧力は増加するが、動脈圧より低いため動脈弁を開放するまでには至らない。心室は収縮して圧力は増加し続けるが、房室弁も動脈弁も閉じていて容積が変わらないので、**等容性収縮期**という。

駆出期

- 大動脈弁が開いてから閉じるまでの期間をいう。
- 心室の収縮により心室内の圧力はさらに強まり動脈の圧力を超える。すると動脈弁が開き血液が駆出される。やがて心室は弛緩して圧力が低下し、動脈圧より低くなると血液の逆流により動脈弁が閉じ、血液の駆出は終わる。**駆出期**が終了したときの心室の容積を**収縮終期容積**という。

- １回の拍出によって駆出される血液の量は**拡張終期容積**（心房収縮期終了時の容積）のほぼ半分で、心室内の血液が全部駆出されるわけではない。

等容性弛緩期

- 動脈弁が閉じてから房室弁が開くまでの期間をいう。
- 心室が弛緩を始めても心室内圧はまだ心房圧より高く房室弁は閉じたままである。心室は弛緩して圧力は低下し続けるが、房室弁も動脈弁も閉じていて容積が変わらないので、**等容性弛緩期**という。

充満期

- 房室弁が開いてから心房が収縮するまでの期間を**充満期**という。
- 房室弁の開放により心房にたまっていた血液が心室に流入する。血液の充満は初期に速く、心房が収縮する前に拡張終期容積の70％はこの期に満たされる。

心房収縮期

- 心房の収縮が始まってから心室の収縮が始まるまでの期間を**心房収縮期**という。
- 心室への血液流入は、心房の収縮を開始する前に大部分終了しているので、心室への血液流入に果たす心房収縮の役割はそれほど大きくはない。しかし、心拍数が多くなると充満時間が短縮するので、短時間で心室に血液を充満させるときには心房の収縮が重要になる。

心　音

- **心音**の第１音は、心室収縮初期に房室弁閉鎖、動脈弁開放、心筋収縮などにより生じ、第２音は駆出期の終わりに動脈弁閉鎖によって生じる。第３音は充満期に血液の急速流入により生ずる。

6．心電図

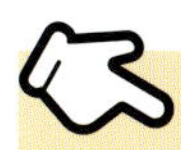

ここがPOINT

➤ 心電図は心臓全体の電気的活動を体表面から記録したものである。

➤ 心電図は、P、Q、R、S、Tの五つの波形からなる。

心電図とは

- **心電図**は心臓全体の電気的活動を体表面から記録したものであり、心臓の電気的障害を診断するために最も一般的に用いられる診断法である。

記録方法

- 心電図は、感度を１mV/cm、紙送り速度を50 mm/秒または25 mm/秒で記録することが標準となっている。
- 導出方法には**双極導出**と**単極導出**がある。双極導出は体に設置した二つの電極間の電位差

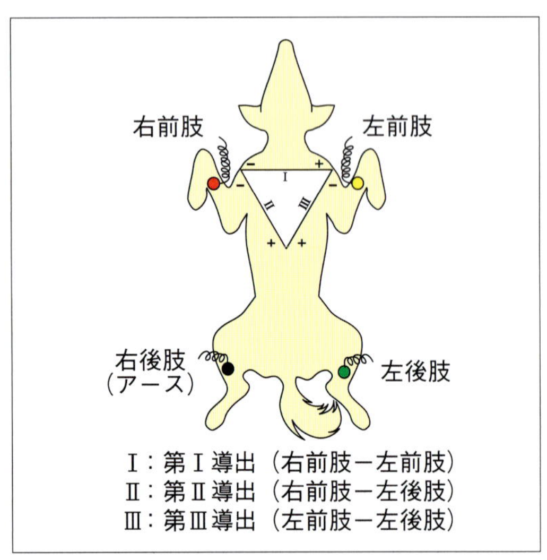

図1-3-8　心電図の標準肢導出

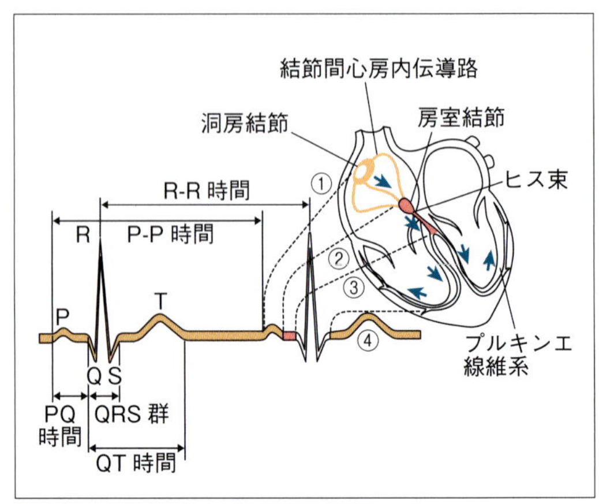

図1-3-9　心臓内の興奮伝播と心電図波形

①洞房結節に発生した電気的興奮が、左右の心房に伝わる。
②左右の心房は収縮し、電気的興奮は房室結節へと伝わる。
③房室結節の興奮は、ヒス束を経てプルキンエ線維に伝わり、乳頭筋や心室全体に伝わる。左右の心室も収縮する。
④心室の筋肉が再分極し、心臓全体の興奮が終了する。

を記録する方法である。単極導出は二つの電極の電位差を平均し、それを基準（不関電極）として、あるいは不関電極を心臓から距離的に遠い部位に置いて、測定する部位（関電極）の電位変化を記録する方法である。胸部から単極導出を行うことにより心臓局部の電位変化を調べることができる。

CHECK!

動物医療では双極導出法を用いる

動物医療では、双極導出法を用い標準肢導出により記録するのが一般的である。ウシでは肩部と腋窩部から双極導出法で記録される。

- 標準肢導出における電極の取り付けと第Ⅰ～Ⅲ導出を図1-3-8に示す。標準肢導出では、右前肢、左前肢、左後肢、右後肢に、それぞれ赤、黄、緑、黒に色分けされた電極を設置する。
- 右前肢と左前肢との間の電位差を記録したものが第Ⅰ導出、右前肢と左後肢との間の電位差を記録したものが第Ⅱ導出、左前肢と左後肢との間の電位差を記録したものが第Ⅲ導出である。
- 右後肢に設置した電極はアースである。これらの導出は、心臓を三角形に想定すると、三つの導出は三辺それぞれに対応する（アイントーベンの三角形）。

心電図の波形

- 心電図は、P、Q、R、S、T の五つの波形からなる。波形の大きさは電位を発生している筋線維の数に依存するので、心房よりも心室の電位変化が大きく、興奮伝導系のように筋線維の数が少ない部位の電位変化は心電図に

表1-3-1　心電図の波形の生理学的意義

心電図波形	生理的意義
P	心房内興奮伝播
PQ 間隔	心房脱分極と房室間興奮伝播時間
QRS 波	心室内興奮伝播
QT 間隔	心室脱分極および再分極
ST 部分	プラトー相
T 波	心室再分極

は現れない。

- 心臓内興奮伝播と心電図波形との関係を図1-3-9に、心電図波形の生理学的意義を表1-3-1に示す。
- P 波は小さな上向きの波形で、興奮が心房内を伝播しているときに発生する。PQ 間隔は心房から心室への興奮伝播時間であるが、房室結節の伝導速度が遅いので大部分は房室伝導に費やされる時間である。
- QRS 波は興奮が心室の心内膜から心外膜に伝播するときに発生する。Q 波は最初の下向きの振れ、R 波は上向きの振れ、S 波は R 波の後の下向きの振れである。
- ST 部分は基線を示すが、これは心室筋全体がプラトー電位を示している時期で両電極間に電位差がないためである。
- T 波は S 波のあとの上向きの振れであり、心室筋が再分極するときに現れる。T 波が上向きなのは、遅れて興奮を開始した心外膜側の心筋のほうが先に再分極するためである。
- 二つの R 波の間隔（RR 間隔）で60秒を割ると心拍数（回 / 分）が得られる。

7. 心臓機能の調節

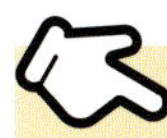

ここがPOINT

- 心拍出量は１回心拍出量と心拍数によって決まる。
- １回心拍出量は、スターリングの心臓の法則、心室への負荷、心室の伸展性、心筋の収縮性などにより調節される。
- 心拍数は交感神経の活動亢進により増加し、迷走神経の活動亢進により減少する。

心拍出量

- 心室の拡張終期容積と収縮終期容積の差が**1回心拍出量**である。
- 安静時の駆出率（心室から駆出される血液の割合）は50～60％で、１回の収縮で心室内の血液が全部駆出されるわけではない。
- １回心拍出量と心拍数の積が**毎分心拍出量**である。運動時には、心拍数が増加して駆出率も増加することにより、毎分心拍出量が安静時の数倍にも増加し、骨格筋が必要とする血液循環量を満たしている。

１回心拍出量の調節

スターリングの心臓の法則

- 心室に充満する血液量が増加し、拡張終期容積が増加すると１回心拍出量は増加する（**スターリングの心臓の法則**）。これは、心室に血液が流入して心室壁が拡張されると心室筋は引き延ばされ、ミオシンフィラメントの側枝がアクチンフィラメントの活性部位と連結橋を形成する割合が増え、それだけ張力を発生することができるからである（図1-3-10b）。

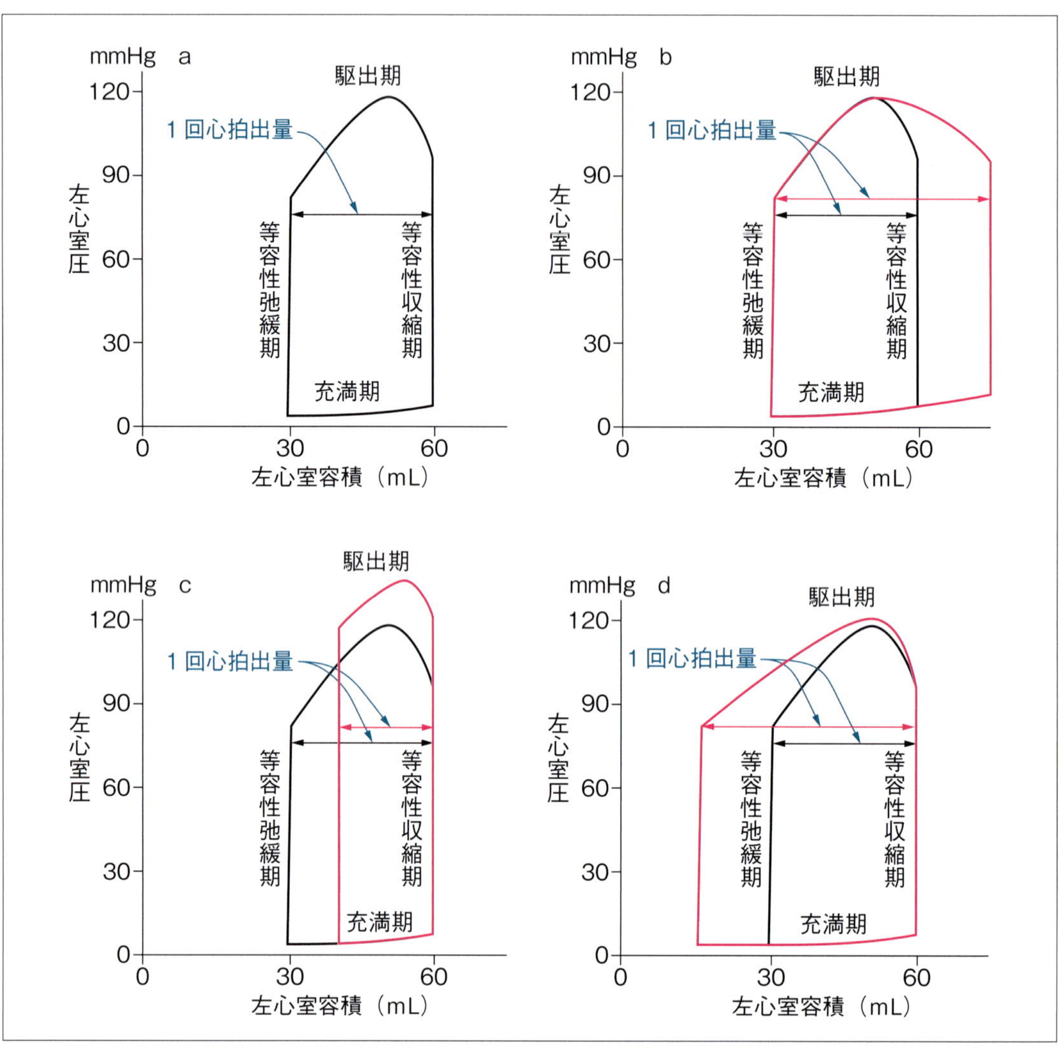

図1-3-10　左心室の容積―圧関係
左心室容積と圧の関係で心周期を表したものである。等容性収縮期と等容性弛緩期の心室容積の差が１回拍出量を示す。a は大型犬の正常な左心室圧と左心室容積との関係を示す。b は前負荷の増加やコンプライアンスの増加により拡張終期容積が増加した場合で、スターリングの心臓の法則により１回心拍出量が増加する。c は後負荷が増加した場合で、収縮性の増加を伴わないと１回心拍出量は減少する。d は心室筋の収縮性が増加した場合で、拡張終期容積の増加を伴わずに収縮終期容積が減少することにより、１回心拍出量が増加する。

CHECK!

発見者の名前に因んで命名

スターリングの心臓の法則は20世紀初頭、イギリスの生理学者である Ernest Henry Starling と彼の共同研究者の Otto Frank によって発見された。フランク・スターリングの心臓の法則とも呼ばれる。

前負荷

- 心室への血液充満に影響する要因の一つは**前負荷**である。前負荷とは心室が収縮を開始する前にかかっている負荷で心室圧に相当する。
- 収縮前の心室は心房や静脈と通じており、血液還流量の増大によって前負荷は増加する。前負荷が増加すると、スターリングの心臓の法則により１回心拍出量は増加する。

後負荷

- 後負荷とは心室が収縮を開始した後にかかる負荷で、動脈圧に相当する。動脈圧が高ければ、血液を駆出するために心室はより高い圧力を発生しなくてはならず、心室の負担が増すことになる。
- 後負荷が大きく、それに見合った収縮力を発生できなければ1回心拍出量は減少することになる(図1-3-10c)。

コンプライアンス

- 心室への血液充満量に影響するもう一つの要因は心室壁のコンプライアンスである。
- コンプライアンスとは心室壁の伸展性のことであり、コンプライアンスの増大は拡張終期容積を増大させ、1回心拍出量を増大させる。逆に、疾患などにより心室壁が硬くなりコンプライアンスが低下すると1回心拍出量は低下する。

心筋の収縮性

- 心筋の収縮性が増加すると、心室からの駆出率が増加し収縮終期容積の減少が起こる。この収縮性の増加は、拡張終期容積の変化なしに、1回拍出量を増加させることができる(図1-3-10d)。
- 心筋の収縮性の増加は、交感神経の活動亢進によって起こり、これを交感神経の心筋に対する正の変力作用(陽性変力作用)という。
- 交感神経は洞房結節や房室結節だけでなく、心房筋や心室筋のすべてに分布している。
- 交感神経終末から放出されるノルアドレナリンは、アドレナリン作動性β_1受容体と促進性Gタンパクを介してアデニル酸シクラーゼを活性化する。その結果、増加した細胞内cAMPはプロテインキナーゼAを活性化し、Ca^{2+}チャネルの開口時間を延長する。Ca^{2+}チャネルが開き続けることにより細胞内Ca^{2+}濃度が増加し、心筋の収縮性が増加する。
- 逆に迷走神経は、抑制性Gタンパクを介し

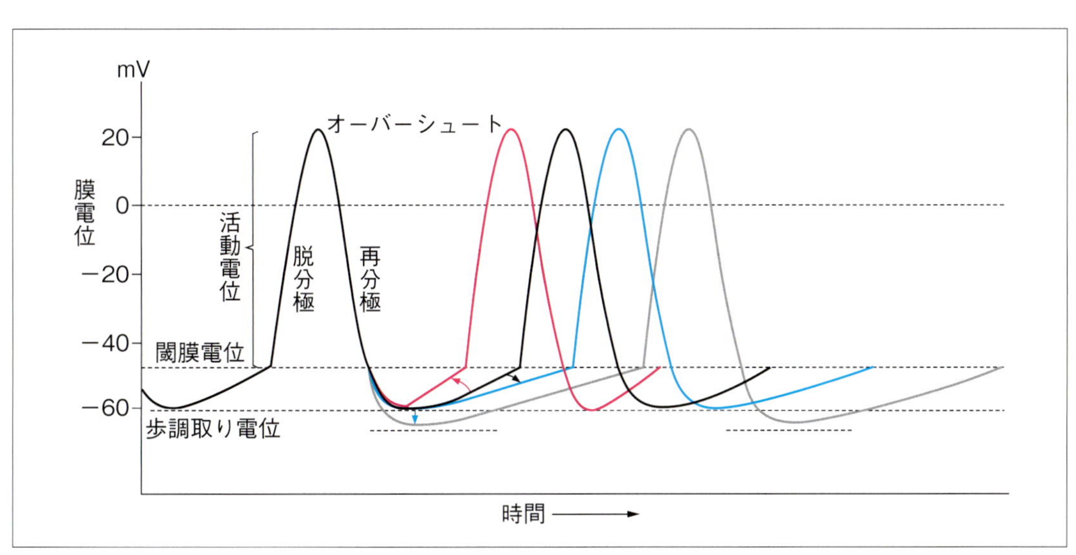

図1-3-11　洞房結節細胞の歩調取り電位に及ぼす自律神経の影響
黒線は正常時の歩調取り電位を示す。——は交感神経の活動が亢進した状態で、歩調取り電位の脱分極の速さは速くなり心拍数が増加する。——は迷走神経の活動が亢進した状態で、歩調取り電位の脱分極速度は遅くなり心拍数が減少する。——はさらに迷走神経の活動が亢進した状態で、膜電位の過分極が起こり、閾膜電位に達するのに時間がかかり、さらに心拍数は減少する。

て交感神経による細胞内cAMP増加を抑制することにより、負の変力作用（陰性変力作用）を示す。ただし、迷走神経は結節細胞と心房筋には分布しているが、心室筋への分布は少ない。

心拍数の調節

- 心臓の歩調取りである洞房結節の細胞には、ゆるやかに脱分極する歩調取り電位がある。この歩調取り電位が閾膜電位に達すると活動電位が発生し、この興奮が心臓全体に伝わって心臓の収縮が起こる。したがって、歩調取り電位が閾膜電位に達するまでの時間が、心臓拍動のリズムの速さを決定している。
- 交感神経の活動亢進により歩調取り電位の脱分極の速度が速くなり、心拍数が増加する（図1-3-11）。これを交感神経の心筋に対する正の変時作用（陽性変時作用）という。逆に迷走神経は心臓に対して負の変時作用（陰性変時作用）を示す。
- 迷走神経の活動が亢進すると脱分極の速度が遅くなり、心拍数が減少する。迷走神経の活動がさらに亢進すると、膜電位が過分極して閾膜電位に到達するのに時間がかかり、心拍数はさらに減少する（図1-3-11）。
- 心拍数に影響する要因として、活動電位の経過時間と興奮の伝導速度がある。
- 活動電位の経過は交感神経により短縮され、不応期は短くなり心拍数が増加する。また、通常伝導速度が遅い房室結節の伝導は交感神経により促進され（正の変伝導作用、陽性変伝導作用）、このことも心拍数を増加させる要因である。
- 迷走神経は活動電位の経過を遅らせ、房室結節の伝導速度をさらに遅延させ心拍数を減少させる（負の変伝導作用、陰性変伝導作用）。

8．血管のしくみと働き

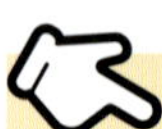
ここがPOINT

- 動脈は内膜、中膜、外膜の３層からなる。
- 動脈は弾性型動脈、筋型動脈、細動脈に分類され、膜成分の組成により異なる働きを担う。
- 毛細血管は１層の内皮細胞で構成され、血液と周囲の組織との間で物質交換を行う部位である。
- 静脈は伸展性が高く、血液を貯蔵できる。

動　脈

動脈とは

- 動脈は心臓から駆出された血液を、全身に分布し物質交換を行う毛細血管へと運ぶ血管である。
- 心臓から駆出された血流は、はじめは高圧力、高速度の間欠的なものであるが、動脈内を通過する間に次第に持続的で低圧力、低速度となり、毛細血管における物質交換が効率的に行えるようになる。

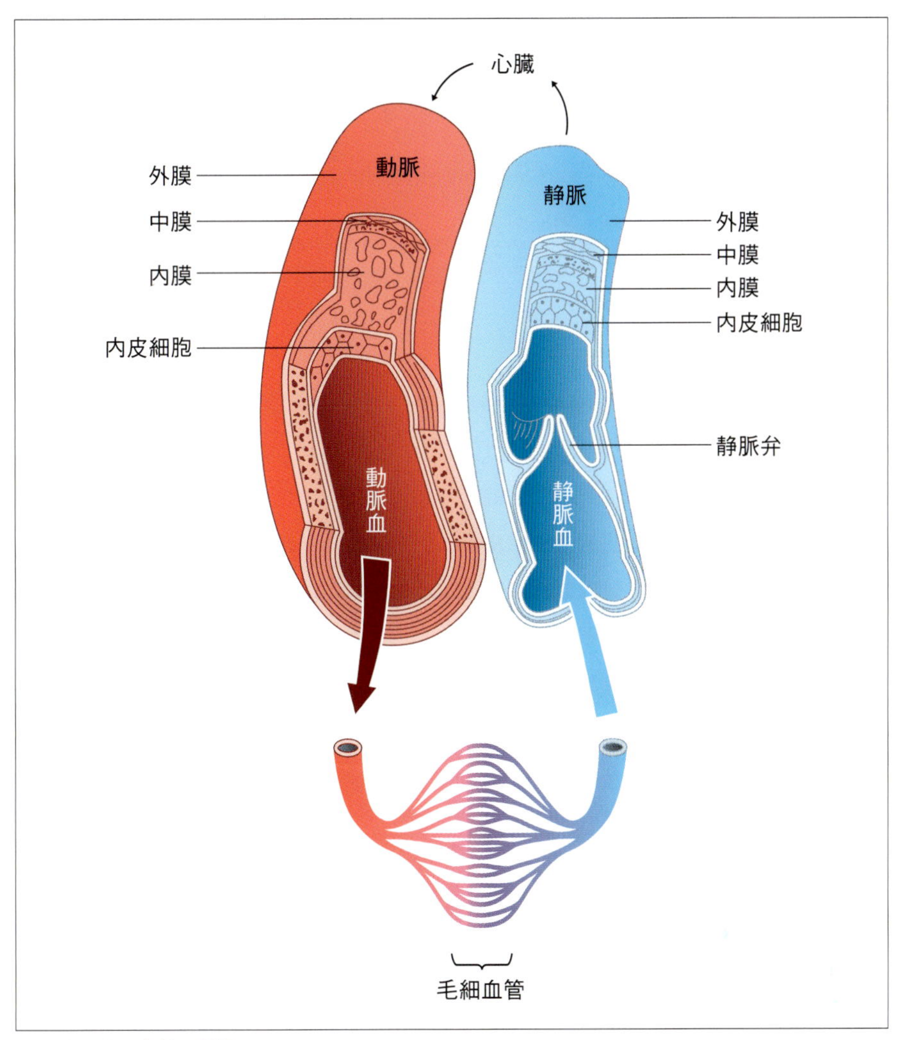

図1-3-12　血管の構造
動脈と静脈の壁は、内膜、中膜、外膜の３層からなっている。中膜は動脈で厚く、静脈では薄い。毛細血管は、動脈と静脈の間をつなぎ、内膜のみからなる。

動脈のしくみ

- 動脈の壁は、内腔に近い側から、内膜、中膜、外膜の３層からできている(図1-3-12)。
- このなかで中膜が最も厚く、動脈壁の本体をなしている。中膜には平滑筋細胞があり、また弾性線維がシート状に集まって弾性板をつくっている。
- 内膜は内腔を覆う一層の内皮細胞と、その外側の若干の結合組織からなり、外膜は動脈壁を取り巻く疎性結合組織からなる。

弾性型動脈

- 弾性型動脈には大動脈や肺動脈など、心臓に近い大きな動脈が含まれる。この動脈は壁に弾性線維が豊富なため弾力性に富むことが特徴で、心臓の収縮期に急激に大量の血液が高圧力で送られると、拡張して高圧に耐え、衝撃を吸収する。
- 続く心臓の拡張期には動脈壁の弾性復元力で収縮し、大動脈弁と肺動脈弁を閉鎖させながら血液を末梢側へ押し出し、心臓から駆出された血流を持続的なものに変える。

筋型動脈

- **筋型動脈**は弾性型動脈に続く動脈で、中膜における平滑筋細胞の発達がきわめて良いことが特徴で、その収縮によって動脈の内径を能動的に変化させ、分布領域の要求に応じた血液供給を行う。

細動脈

- **細動脈**は直径0.3mm 以下の細い動脈で、輪状に配列された１～２層の平滑筋細胞が内皮を直接囲み、内皮下層や内弾性膜は存在しない。ここで血圧は急激に下降し、細動脈の収縮と拡張によって毛細血管網の血流は調節される。

毛細血管

- **毛細血管**は内径7～10μｍと細く、壁の薄い管で、互いに吻合（ふんごう）して網を形成している。
- 単層に配列した内皮細胞、それに伴う基底膜で構成され、中膜は存在しない（図1-3-12）。
- 多くの毛細血管は連続性毛細血管で、内皮細胞に小孔はなく、隣接する内皮細胞は15～20nm の間隔で隔てられ、細胞膜同士はデスモソームや密着結合で結合されているが、その密着結合は点状または斑状に散在している。
- 内皮細胞の細胞膜には小窩がみられ、細胞質には飲小胞がみられる。内皮細胞の外側面は１層の連続した基底膜で支えられている。
- 毛細血管は、血液と周囲の組織や細胞との間で物質交換を行う部位である。器官や組織が活動していない時期には、そこに分布する毛細血管は細く、血液はほとんど流れないが、活動を始めると毛細血管は拡張し、循環する血液量は増加する。

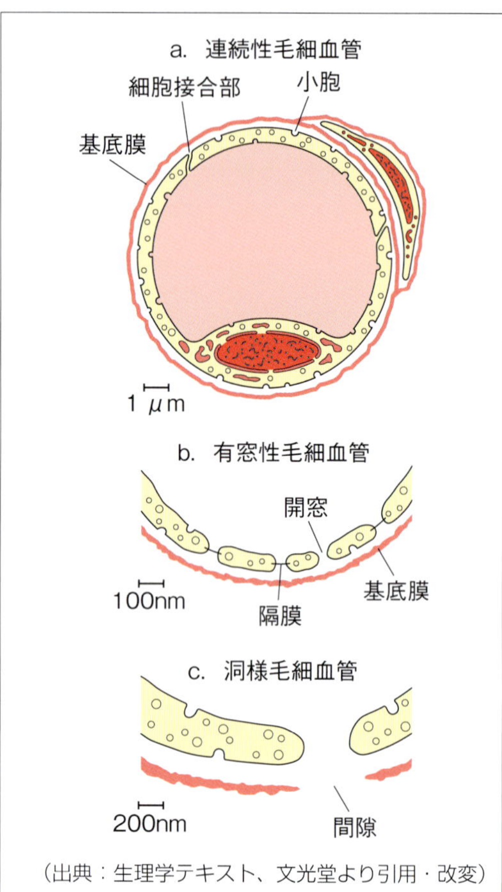

図1-3-13　毛細血管の断面の模式図
連続型毛細血管（a）は最も多い。有窓性毛細血管（b）は腎臓の糸球体でみられる。洞様毛細血管（c）は肝臓に多い。膜を横切る経路を構成するのは、基底膜、細胞接合部、小胞（飲作用）、開窓、隔膜、間隙であるが、これらの経路への関与は部位により特徴がある。

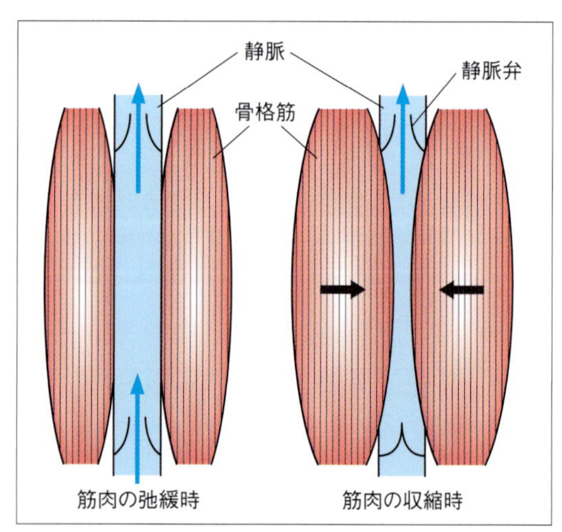

図1-3-14　骨格筋ポンプと静脈弁の模式図
四肢の筋が収縮すると、静脈の圧力が高まり下流の弁が閉じ、筋により圧迫された血液は、逆流することなく心臓に向かって送り出される。

- 腎臓、腸および内分泌腺などの毛細血管では、内皮細胞に多数の小孔があり、**有窓性毛細血管**と呼ばれる。
- 肝臓や腺性下垂体の毛細血管は、円筒状ではなく、肝細胞索や腺細胞索の間で不規則に大きく拡張しており、**洞様毛細血管**と呼ばれる。
- 内皮細胞には小孔が、また内皮細胞間には広い細胞間間隙があり、さらに基底膜も不連続で物質交換が容易である（図1-3-13）。

静　脈

- 静脈の壁は、動脈と同様に3層の構造をもつが、壁全体が薄く、特に中膜が薄い（図1-3-12）。
- コンプライアンスが高く、内圧が高くなると壁は伸展して容量が増える。

CHECK!
静脈には弁が備わっている
細い静脈には弁が備わっていて、血液の逆流を防ぎ心臓に向かって流している。

- 四肢の筋が収縮すると、筋により圧迫された血液は弁の作用により逆流することなく、心臓に向かって送り出される。これを**筋ポンプ**（図1-3-14）という。

9．血液循環の調節

ここがPOINT

- 大動脈は伸展性が低く、心臓から駆出される血液により血圧が発生する。
- 血圧は全身に血液を循環させる駆動力である。
- 血圧は心拍出量と総末梢抵抗によって決まる。
- 細動脈の収縮・拡張は総末梢抵抗を変化させ、血圧の調節に大きな役割を果たしている。
- 総末梢抵抗は、自律神経や液性因子による血管収縮状態の変化により調節される。

血　圧

- 血液は心臓から大動脈に駆出されるが、動脈は弾性血管であるために伸展性が低く、高い圧力が発生する。これが血圧であり、この圧力が全身へ血液を循環させる駆動力となっている。したがって、血圧は生命の活力を示す指標の一つとして非常に重要である。

CHECK!
生命維持には一定の血圧が必要
血圧が高すぎると、くも膜下出血や動脈瘤の破裂など生命を脅かすことがあるが、生命を維持するためには一定の血圧が必要である。

- 生体機能を維持するための血圧の役割は以下のようなことが挙げられる。

①全身に血液を循環させる。平均100mmHgほどある大動脈の高い血圧は、右心房に戻るときにはほとんどゼロになる。これは全

身を循環する間に圧力が使い果たされたことを意味する。

②重力に逆らって心臓より上にある脳に血液を送る。

③腎臓において血液を濾過して尿を生成する。

④毛細血管において物質交換を行う。

血圧を決定する要因

- 血圧を決定する要因は、心拍出量と**総末梢抵抗**である。
- 血管に限らず、管は細いほど抵抗が大きく、太ければ抵抗が少ない。この管の抵抗は圧差を流量で割ると求めることができる。式で表すと、「抵抗＝圧差／流量」である。これを体循環に置き換えると、「総末梢抵抗＝（平均大動脈圧－平均大静脈圧）／心拍出量」となる。
- 総末梢抵抗とは、左心室を出てから右心房に戻るまでの血管の全抵抗を意味する。ここで、平均大静脈圧はほとんどゼロに近いので無視することができる。したがって、「総末梢抵抗＝平均大動脈圧／心拍出量」と言い換えることができる。この式を移項すると、「平均大動脈圧＝心拍出量×総末梢抵抗」となり、平均大動脈圧すなわち血圧は、心拍出量と総末梢抵抗によって決まることがわかる。

最高血圧、最低血圧、脈圧、平均血圧

- 動脈の血圧は心室の収縮と拡張に伴って周期的に変動する。
- 駆出期に血液が動脈内に拍出されると血圧は上昇する。血圧が最も高くなったときの値を**最高血圧（収縮期血圧）**という。血液の拍出が止まると血圧は次第に低下し、次の収縮開始直前に最低値となる。これが**最低血圧（拡張期血圧）**である（図1-3-15）。最高血圧と

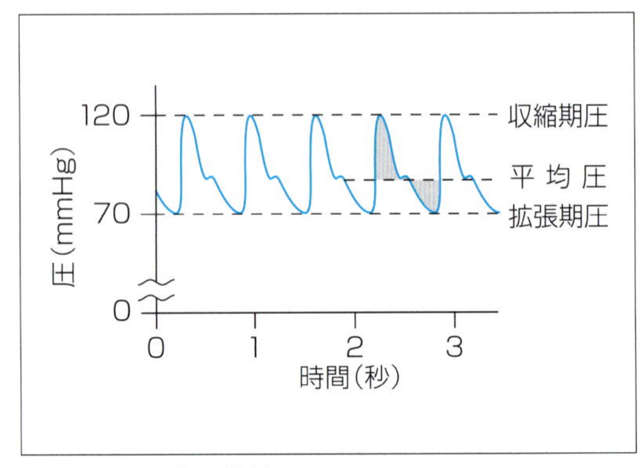

図1-3-15　血圧曲線
最高血圧、最低血圧および平均血圧を示す。平均血圧以上と以下の陰影部の面積は等しい。

最低血圧の差を**脈圧**という。

- 平均血圧は１心周期を通しての血圧の時間平均をいう。収縮期は拡張期よりふつうは短いので、平均血圧は最高血圧と最低血圧の単純平均よりも少し低くなる。近似的には「最低血圧＋脈圧／３」である。

血圧の測定

- 血圧は通常、間接法により測定される。間接法では、上腕動脈にマンシェット（圧迫帯）を巻き、中に空気を送って血管を圧迫する。
- マンシェット内の圧が最高血圧を超えると下流への血流が止まり、触診法で橈骨（とうこつ）動脈の脈拍が触れなくなる。ここでゆるやかに圧を下げていくと、下流の血流が再開して脈拍に触れることができる。このときの圧が最高血圧である。聴診法では血管音が聴取され始める。
- 聴診法で聞く血管音は、血管が圧迫されるために生ずる乱流の音で、**コロトコフ雑音**と呼ばれる。マンシェットの圧をさらに下げるとコロトコフ雑音は増大するが、それより下げると減少し、消失する。コロトコフ雑音が消失する直前の圧が最低血圧である。
- 血圧は重力の影響を受けるので、正確な値を得るには心臓の高さで測定しなければならない。

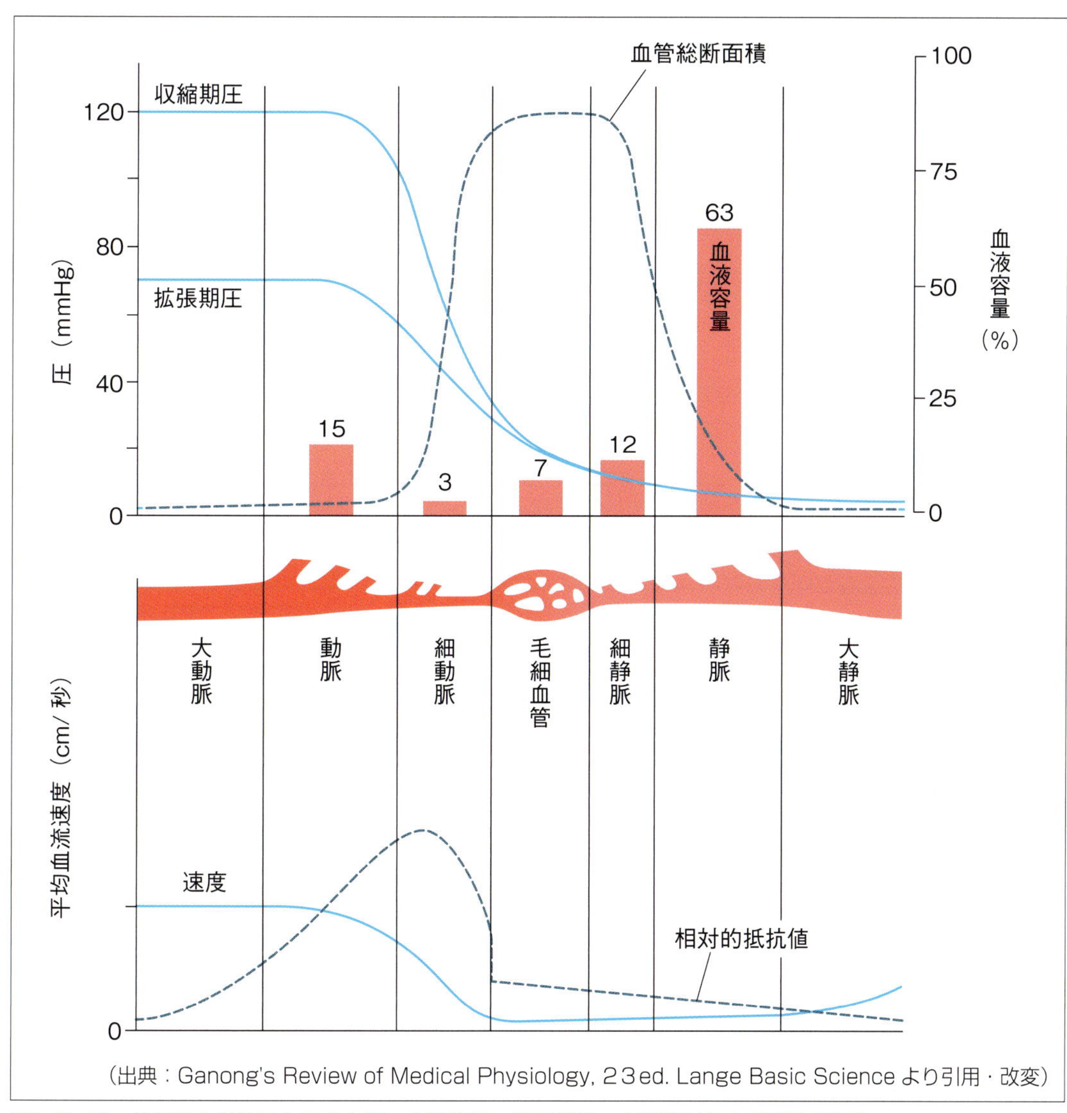

図1-3-16　体循環各部位における血圧、血液容量、総断面積、血流速度および抵抗の変化
血管の抵抗は細動脈で最も大きく、血圧の低下が最も大きい。毛細血管の総断面積は、大動脈の約1,000倍にもなる。

- 心臓より低い位置では心臓からその位置までの血液の静水圧が加わり血圧は高い値となる。逆に心臓より高い位置では低い値となる。
- 動物実験では、動脈を切開して動脈カニューレを挿入し、それを圧トランスデューサーに連結して測定することがある。これを直接法という。
- 循環器医療においては、トランスデューサーのついたカテーテルを末梢血管から挿入し、心臓、動脈、静脈など循環器各部位の圧を直接測定することも行われる。

体循環各部位における血圧、血液容量、総断面積、血流速度および抵抗の変化（図1-3-16）

- 血圧は、大動脈から細動脈にかけては、ほんのわずかしか低下しない。
- 血圧が大きく低下するのは細動脈においてである。この部位の収縮・拡張は、血圧の調節に最も大きな役割を果たしている。つまり、

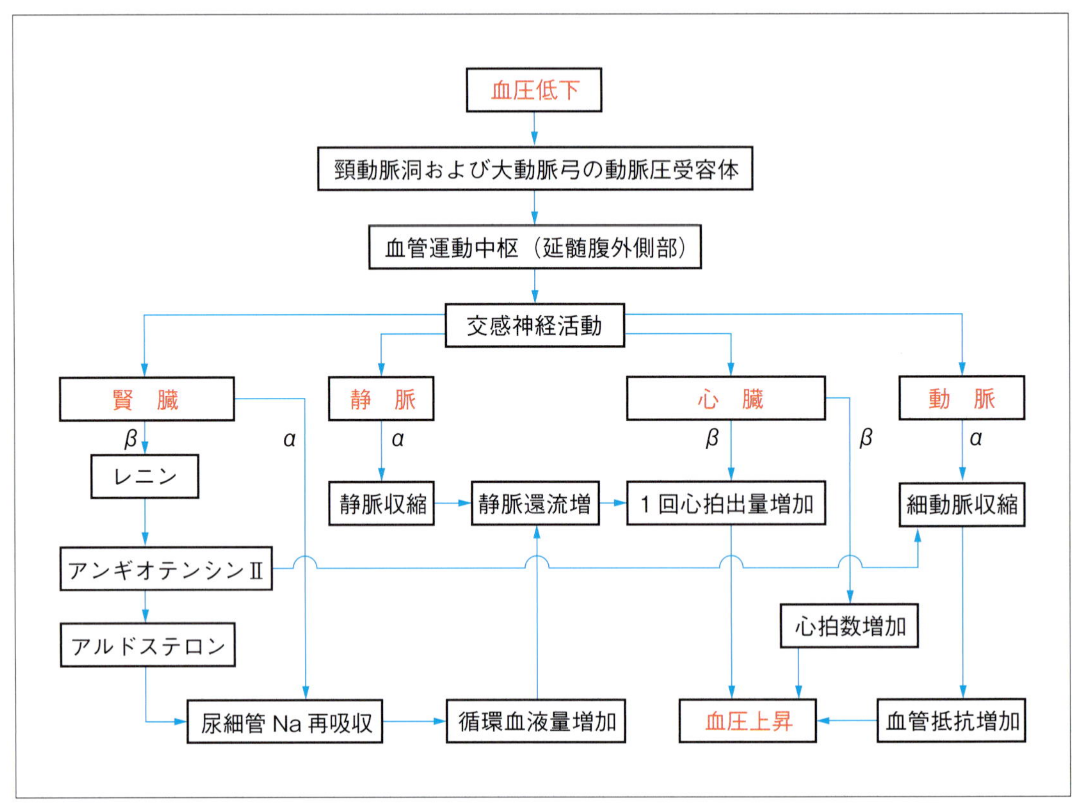

図1-3-17　血圧調節機構

細動脈部は、循環器における抵抗血管であり、圧力調節部である。

- 体循環の血液の75％は静脈系に存在する。静脈は伸展性が高く、貯蔵血管としての役割を果たしている。
- 血管の総断面積は、動脈の分枝とともに次第に増加し、毛細血管で最大になる。静脈は次第に合流し、総断面積は再び減少する。
- 総断面積の拡大は、河川に例えると次第に川幅が広くなることであり、流れがゆるやかになる。
- 毛細血管では、総断面積が最大で血流速度は最も遅くなり、効率良く物質交換を行うことができる。

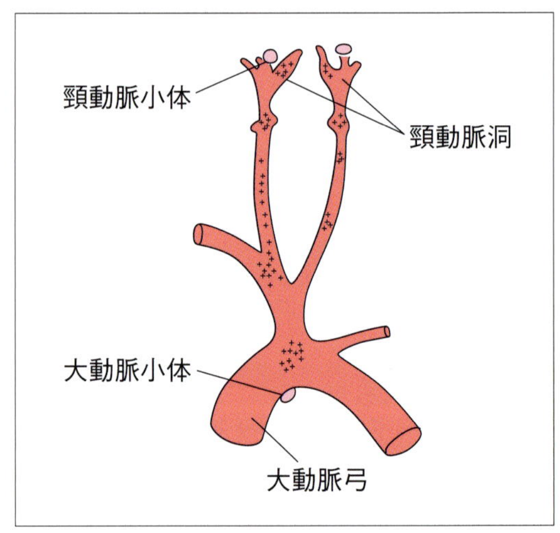

図1-3-18　圧受容器と化学受容器
＋は受容器の存在する部位を示す。

血圧の調節

- 血圧は心拍出量と総末梢抵抗によって決まり、血圧の調節はこれらを調節することによって行われる。
- 心拍出量の調節は、心収縮機能を変化させることと、腎臓における体液量保持を変化させることにより行われる。

- 総末梢抵抗の調節は、自律神経やホルモンなどの液性因子による血管収縮状態を変化させることにより行われる（図1-3-17）。

血管の自律神経支配

- 交感神経性ノルアドレナリン作動性線維は体のすべての部位の血管に分布し、血管収縮を引き起こす。この血管収縮神経支配に加えて、骨格筋の抵抗血管は血管拡張線維の支配も受ける。これらの線維は交感神経に属するコリン作動性線維である。
- ほとんどの組織では、血管収縮線維の緊張性活動の低下が血管拡張をもたらすが、筋血管では交感神経性コリン作動性線維の活動によっても血管拡張が生ずる。

神経系による血圧調節

- 血圧を感知する受容器は、頸動脈洞（外頸動脈と内頸動脈が分岐する部分）と大動脈弓に存在する（図1-3-18）。
- 血圧が上昇すると、これらの圧受容器が興奮し、その情報は迷走神経（求心性線維）と舌咽神経を介して延髄の**血管運動中枢**と**心臓抑制中枢**に伝えられる。これによって交感神経の緊張が低下し、血管が拡張すると同時に、迷走神経（遠心性線維）の緊張が亢進して心拍数が減少し、心拍出量が減少する。
- このようにして血圧は低下するが、こうした反射を**減圧反射**という。血圧が低下した場合はまったく逆に、**昇圧反射**が起こる。

液性因子による血圧調節

◆血管収縮物質

①カテコールアミン

- 交感神経終末や副腎髄質から放出されるノルアドレナリンやアドレナリンなどの**カテコールアミン**は血管を収縮させる。

②**レニン・アンギオテンシン系**

- 腎臓の血圧低下や遠位尿細管における NaCl の再吸収低下によって傍糸球体細胞からレニンが分泌される。
- レニンは血漿中のアンギオテンシノーゲンに働きアンギオテンシンⅠ、さらにはアンギオテンシンⅡに変換する。
- アンギオテンシンⅡは直接血管に作用して血管収縮を起こし、血圧を上昇させる。
- また、アンギオテンシンⅡは副腎皮質に作用し、**アルドステロン**の分泌を刺激して腎臓からの Na^+ と水の再吸収を促進する。
- これにより循環血液量が増加して血圧上昇がさらに増強される。

③**トロンボキサン A_2**（TXA_2）

- 出血により血小板から放出され、出血部位の血管を収縮させ、止血を促進する。

④**エンドセリン**

- 血管内皮細胞から放出される強力な血管収縮物質で、局所的に、またパラクリン的に血管緊張を調節する。

◆血管拡張物質

①**一酸化窒素**（NO）

- 血管内皮細胞から放出される血管拡張物質で、NO シンターゼによってアルギニンから生合成される。
- NO シンターゼは、血管拡張物質であるアセチルコリンやブラジキニンのような細胞内 Ca^{2+} 濃度を増加させる物質により活性化される。

②ヒスタミン

- 組織の損傷により放出され、炎症反応に関与する。炎症が起こるとその部分が発赤するのは、**ヒスタミン**による血管拡張作用による。

また、毛細血管の透過性を亢進させ、局所的な浮腫を生じさせる。炎症部位が腫脹するのはこのためである。

③**プロスタグランジン** I_2 (PGI$_2$、**プロスタサイクリン**)

- 血管内皮細胞から放出され、血小板凝集を抑制し、血管を拡張させる。これはトロンボキサン A_2 と逆の作用で、トロンボキサン A_2 が血管を収縮させ血小板を凝集する一方で、プロスタサイクリンは血餅の過度の生成を防止し、周辺の血流を維持するようにバランスを維持している。
- 他に心房性ナトリウム利尿ペプチド (ANP) などもある。

10. 毛細血管を横切る物質の移動

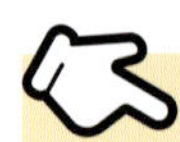

ここがPOINT

- 水溶性の物質は毛細血管内皮細胞間の小孔(間隙(かんげき))や毛細血管壁のチャネルを通って移動する。
- 脂溶性の物質は小孔だけでなく内皮細胞膜のリン脂質二重層も通過できる。
- 分子量が一定以上のタンパク質は内皮細胞の飲作用により血管から間質液へ移動する。
- 肝臓の毛細血管小孔は大きく洞様毛細血管と呼ばれ血漿タンパク質が通過できる。
- 脳の毛細血管小孔は非常に小さく、血液と脳との間の障壁となっており血液脳関門と呼ばれる。
- 水は毛細血管の動脈側で血管内から間質液へと濾過され、静脈側で血管内に再吸収される。
- 間質に正常以上に水が貯留した状態を浮腫(ふしゅ)という。

溶質の移動

- 毛細血管壁を横切る溶質と水の移動は、主に拡散による。一部は**飲作用**によって移動する。
- 拡散とは、濃度勾配に従って移動することである。
- 水溶性の物質は毛細血管内皮細胞間の**小孔**(間隙)や毛細血管壁のチャネルを通って移動する。水溶性である電解質、グルコース、アミノ酸は小孔を通って移動する。水は**アクアポリン**というチャネルを通っても移動できる。
- 脂溶性である O_2、CO_2、脂肪酸、アルコール、脂溶性ホルモンなどは、小孔だけでなく内皮細胞膜のリン脂質二重層も通過できるので、効率的に移動できる(図1-3-19)。
- 分子量が一定以上のタンパク質は、小孔を通過することができないため、内皮細胞の飲作用により血管から間質液へとゆっくり移動する。
- 毛細血管の構造は一様でなく部位により異なる。
- 肝臓の毛細血管小孔は大きく洞様毛細血管と呼ばれ、アルブミンやグロブリンのような血漿タンパク質がそのまま通過できる。このことは、肝細胞で合成されたタンパク質が血流に入ることを可能にしている。
- 脳の毛細血管小孔は非常に小さく、水や電解質しか通過できない。脳が必要とするグルコースも輸送体を介さなければ通過できな

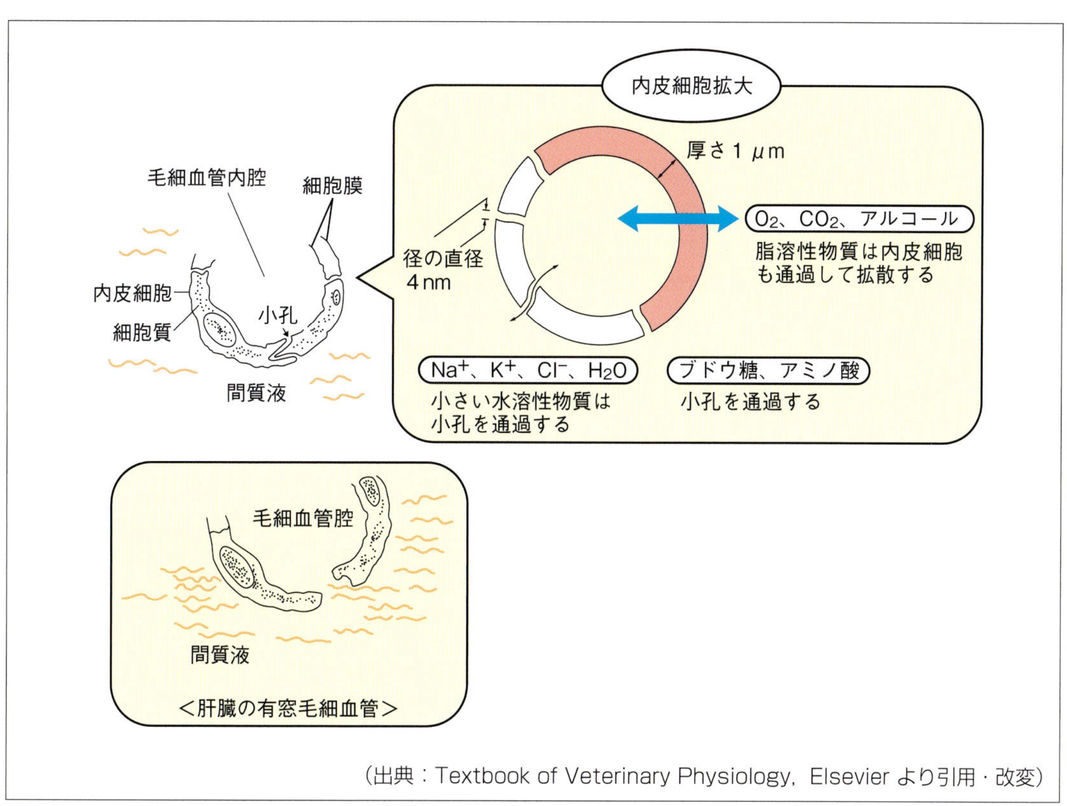

図1-3-19　毛細血管における物質の移動
脂溶性物質は小孔のほかに内皮細胞の細胞膜を通過して拡散できる。電解質やブドウ糖など水溶性物質は小孔を通過する。タンパク質など分子量の大きい物質は小孔を通過できない。

い。この構造は、血液と脳との間の障壁となっており、血液脳関門と呼ばれる。

CHECK!

「血液脳関門」は脳の保護機構

血液脳関門により、脳の神経細胞は毒性物質に曝されないように保護されている。

水の移動

- 毛細血管の血圧は、水を血管外へ押し出す力として働く。一方、血漿タンパク質は毛細血管壁を通過しないため血管内に残り膠質浸透圧を生じる。このタンパク質によって生じる膠質浸透圧は水を血管内に引き込む力として働く(図1-3-20)。
- 毛細血管の抵抗により血圧は次第に減少するが、間質液の圧や血漿と間質液の膠質浸透圧は変わらないために、毛細血管の動脈側では血圧が勝り、水は血管内から間質液へと濾過されるが、静脈側では膠質浸透圧の力が上回り、水は血管内に再吸収される。
- 血管外に出た水の一部はリンパ管に流入し、リンパとなる。

浮　腫

- 間質に正常以上に水が貯留した状態を浮腫という。以下のようなことが浮腫の原因となる。

①毛細血管圧の上昇

- 心不全、犬糸状虫症(犬フィラリア症):心拍出量が減少し、血液が静脈系にうっ滞し、毛細血管圧が上昇する。

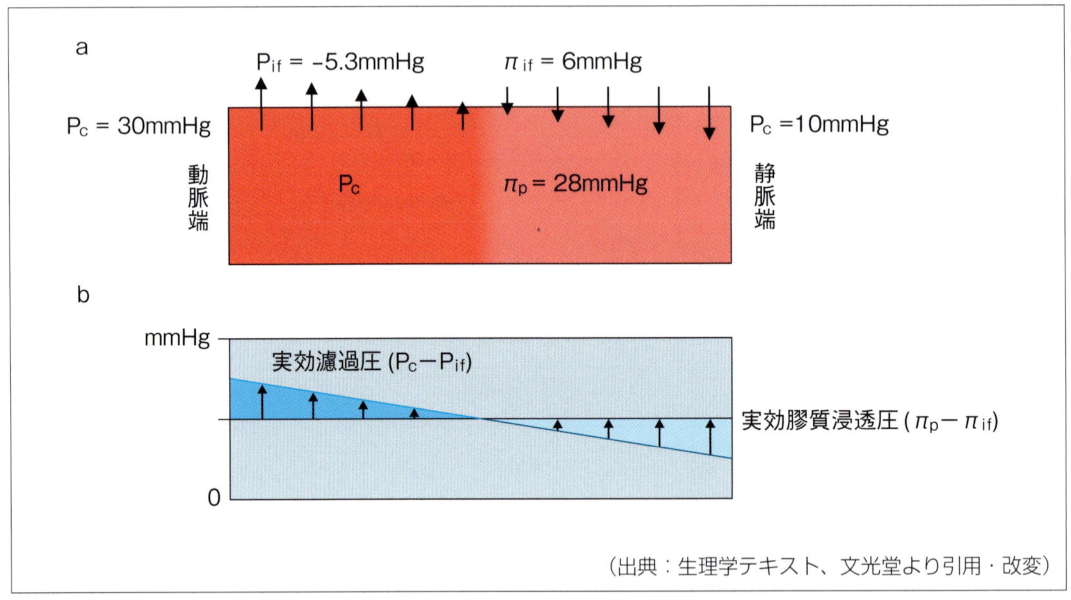

図1-3-20　毛細血管における液体の交換

a：毛細血管内の圧の分布。各圧は矢印の方向の力を発生する。全体の圧は動脈端では血管より外向きに13.3{30−(−5.3)−(28−6)}mmHg であり、静脈端では内向きに6.7〔(28−6)−{10−(−5.3)}〕mmHg となる。b：毛細血管での濾過圧と再吸収圧の分布。斜線の実効濾過圧（$P_c - P_{if}$）が横線の実効膠質浸透圧（$\pi_p - \pi_{if}$）より大きいと濾過、小さいと再吸収が起こる。P_c：毛細血管圧、P_{if}：間質液圧、π_p：血漿膠質浸透圧、π_{if}：間質液膠質浸透圧

②血漿膠質浸透圧の低下

・飢餓：栄養不良により血漿タンパク質が合成されず、血漿膠質浸透圧が低下する。腹水として現れ、手足はやせ細っているのに腹部だけがふくれる。

・肝硬変：肝機能障害のため血漿タンパク質が合成できない。

・ネフローゼ症候群：尿中にタンパク質が失われる。

③リンパ管の閉塞

・リンパ管を圧迫する癌

・フィラリアのリンパ節感染

④毛細血管の透過性上昇

・外傷、アレルギー反応：ヒスタミンが放出され、毛細血管の透過性が増加することにより濾過が促進される。またタンパク質が間質に移動し、血漿膠質浸透圧が低下する。

⑤細胞外液量の増加

・腎機能不全：尿量が減少し、体内に水とNa^+が貯留する。

参考図書

・今道友則ほか 訳（1990）：デュークス生理学，学窓社，東京.
・山内昭二，杉村　誠，西田隆雄 監訳（1998）：獣医解剖学，第２版，近代出版，東京.
・加藤嘉太郎，山内昭二（2003）：新編家畜比較解剖図説，上・下巻，養賢堂，東京.
・津田恒之，小原嘉昭，加藤和雄（2004）：家畜生理学，第二次改訂増補第１版，養賢堂，東京.
・高橋迪雄 監訳（2007）：獣医生理学，第２版，文永堂，東京.
・本郷利憲，廣重　力，豊田順一 監修（2007）：標準生理学，第６版，医学書院，東京.
・日本獣医解剖学会 編（2008）：獣医組織学，第４版，学窓社，東京.
・岡田泰伸 監訳（2011）：ギャノング生理学，原著23版，丸善出版，東京.
・大地陸男（2013）：生理学テキスト，第７版，文光堂，東京.

第３章　血液循環とその調節　演習問題

問１　**心室筋の活動電位のおおよその経過時間として正しいのはどれか。**

①0.2ミリ秒

②2ミリ秒

③20ミリ秒

④200ミリ秒

⑤2,000ミリ秒

問２　**左房室弁が閉じるのは、心周期のどの時期が始まるときか。**

①心房収縮期

②等容性収縮期

③駆出期

④等容性拡張期

⑤充満期

問３　**心臓は律動的に興奮して収縮と拡張を繰り返しているが、この律動的な興奮の起源となっているのはどこか。**

①洞房結節

②房室結節

③プルキンエ線維

④交感神経

⑤副交感神経

問４　**心電図において、興奮が心室の心内膜から心外膜に伝播するときに発生する波形はどれか。**

①P 波

②Q 波

③S 波

④T 波

⑤QRS 波

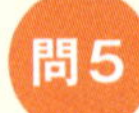

血液循環に関する記述について、正しい組み合わせはどれか。

a．血管抵抗が最大なのは大動脈である。

b．血圧は毛細血管で最低である。

c．血管横断面積は毛細血管で最大である。

d．血流速度は毛細血管で最も遅い。

e．血液容量が最大なのは毛細血管である。

①a、b　②b、c　③c、d　④d、e　⑤a、e

解答

問1 正解④

200ミリ秒

骨格筋やニューロンの活動電位は数ミリ秒という一瞬の経過であり、スパイク電位と呼ばれるが、心筋ではその経過が長く、200ミリ秒以上も持続する。これは、脱分極した膜電位が、すぐには再分極せずにプラトー電位を形成するためである。活動電位の経過が長いことにより、不応期も長く、心筋の収縮は加重することなく収縮後に拡張期が保証される。

問2 正解②

等容性収縮期

心室が収縮を開始すると心室内圧が高まり、心房側への血液の逆流によって房室弁が閉じる。心室の収縮によってさらに圧力は増加するが、動脈圧より低いため動脈弁を開放するまでには至らない。心室は収縮して圧力は増加し続けるが、房室弁も動脈弁も閉じていて容積が変わらないので、この心室の収縮開始から動脈弁が開くまでの期間を等容性収縮期という。等容性収縮期の開始時に左右の房室弁が閉じる。

問3 正解①

洞房結節

心臓には迷走神経と交感神経が分布しているが、これらを切断しても心臓の拍動は止まらずに動き続ける。心臓には、自ら周期的に興奮して収縮・拡張を繰り返す性質がある。これを心臓の自動性といい、前大静脈が右心房に開口する部位にある洞房結節の細胞がこれを担っている。固有心筋では、活動電位が終了して再分極すると安定した静止電位の状態を維持し、興奮が到達すると瞬時に急速な脱分極を起こして活動電位を開始する。ところが、洞房結節の細胞は活動電位が終了して再分極すると、一定の電位にはとどまらず、ゆるやかに脱分極を開始する。この脱分極が閾膜電位に達すると活動電位が発生する。この活動電位を発生させるゆるやかな脱分極を歩調取り電位という。

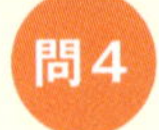

正解⑤

QRS 波

心電図はP、Q、R、S、T波からなり、Q波からT波までが心室筋の興奮を反映している。QRS波は心室筋の興奮が開始して心室筋全体に興奮が伝わっていくときに発生し、心室筋全体が興奮している時期がST分節で基線に戻り、興奮が終了するときにT波が発生する。したがって、興奮が心室の心内膜から心外膜に伝播するときに発生する波形はQRS波である。

問5 **正解③**

c、d

血管の総断面積は、動脈の分枝とともに次第に増加し、毛細血管で最大になる。静脈は次第に合流し、総断面積は再び減少する。総断面積の拡大を河川に例えるならば、次第に川幅が広くなって流れがゆるやかになることである。毛細血管では、総断面積が最大で、血流速度は最も遅くなり、効率良く物質交換を行うことができる。また、血管抵抗が最大なのは細動脈であり、抵抗血管と呼ばれる。血圧は循環の駆動力であり、心臓から出た大動脈が最大で、心臓に戻る大静脈で最小になる。血液容量が最大なのは静脈で、貯蔵血管とも呼ばれる。

第4章 生体の防御機構

この章の目標

1） 免疫機構の分類を理解する。
2） 免疫の種類を理解する。
3） 免疫系の基本的なしくみと働きについて説明できる。

キーワード　自然免疫　獲得免疫　細胞性免疫　液性免疫　抗体

1．生体を守る防御機構

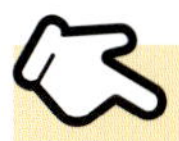

ここがPOINT

- 免疫とは、自己と非自己を認識し、非自己だけを生体から攻撃・排除し、生体の恒常性を維持する防御機構のことである。
- 免疫機構には、非特異的（先天的）防御機構と特異的（後天的）防御機構がある。
- 生体の防御機構として、一番手のバリアには生体表面の被毛や皮膚・粘膜などが、二番手のバリアには自然免疫が、三番目のバリアには獲得免疫（細胞性免疫、液性免疫）がある。

免疫とは

- 免疫とは「疫病を免れる」と書くように、病気にならないための防御機構であるが、正確には自己と非自己（異物、抗原などの侵入物）を認識し、非自己だけを生体から攻撃・排除し、生体の恒常性（ホメオスタシス）を維持する防御機構のことである。

二つの防御機構

- その機構には、非自己を無差別に排除する非特異的（先天的）防御機構と、特定の細胞や刺激に反応する特異的（後天的）防御機構がある（表1-4-1）。

三つのバリア

- 一番手のバリアとしては、生体表面に被毛（ひもう）や皮膚・粘膜など重要な防御機構がある。被毛は、物理的刺激を和らげ寄生虫の寄生を防止する働きがある。角化した皮膚は主に病原体の侵入を、あらゆる腔の表面を覆う粘膜は非自己の侵入を防止する作用がある。
- 皮膚の皮脂腺や胃粘膜から分泌される胃酸は酸性のため殺菌作用がある。また皮膚の皮脂腺や粘膜の唾液や涙には酵素であるリゾチームが含まれ、こちらも細菌などの細胞壁を攻撃する殺菌作用がある。
- 二番手のバリアとして、生体内に侵入した侵

表1-4-1　生態を守る三つのバリア

非特異的（先天的）防御機構		特異的（後天的）防御機構
一番手バリア	二番手バリア	三番手バリア
生体表面のバリア	自然免疫	獲得免疫
被毛 皮膚 粘膜 皮膚・粘膜の分泌物（胃酸、リゾチームなど）	マクロファージ 顆粒球 自然リンパ球（NK 細胞含む） その他：発熱、炎症反応*、抗菌物質（インターフェロン、補体）など	液性免疫：抗体 細胞性免疫：リンパ球 いずれもヘルパーT 細胞が関与

*非特異的な防御機構である炎症の過程では、肥満細胞から分泌される炎症性物質であるヒスタミンが血管を拡張し、毛細血管内皮の透過性を高め、好中球が遊走され食作用が行われる。それで治まらない場合は、好中球に続いて単球が血管外に出てマクロファージに分化し、食作用が強化される。

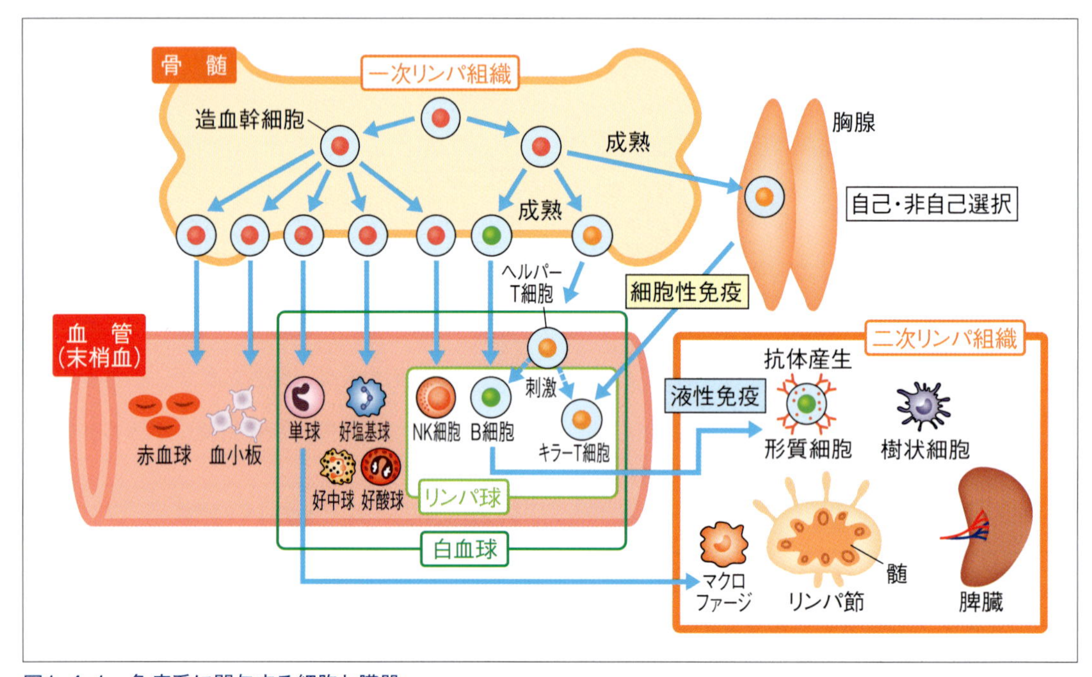

図1-4-1　免疫系に関与する細胞と臓器

入物に対して非特異的防御機構である自然免疫が働く。その担い手にはマクロファージや顆粒球（好中球、好酸球、好塩基球）、リンパ球の一種である自然リンパ球がある。自然リンパ球にはナチュラルキラー細胞（NK 細胞）を含む1型から3型まである。

- そのほか、好中球やマクロファージの食作用を強化させる「炎症反応」、細菌や血液型の異なる赤血球と結合すると破壊（オプソニン化、p.80参照）する「補体」、ウイルスに侵入された際、正常細胞を守るタンパク質の「インターフェロン」（INF）、マクロファージの刺激で発現し細菌増殖を抑制する「発熱」がバリア機能として働く。
- 三番手のバリアとしては特異的防御機構である獲得免疫がある。獲得免疫には、T 細胞主体の細胞性免疫と、B細胞から分化した形質（プラズマ）細胞から出される抗体による液性免疫の二つがある。

- 獲得免疫には抗原提示細胞である樹状細胞やマクロファージがあり、攻撃対象の情報を伝えたり、情報をB細胞に記憶させることで、次に同じ抗原が侵入した際に速やかに抗体が産生される（表1-4-1）。
- これら細胞性免疫、液性免疫は、主にT細胞の一種であるヘルパーT細胞から産生される可溶性糖タンパク質であるサイトカインにより刺激される（図1-4-1）。

CHECK!

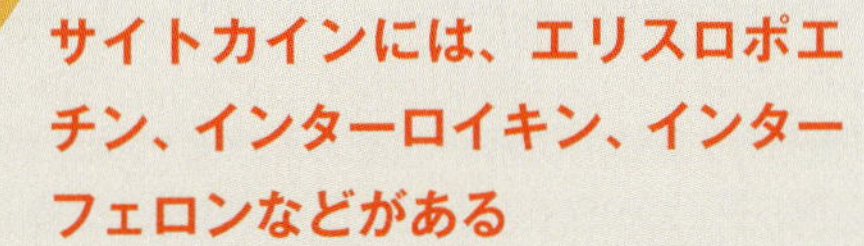

サイトカインには、エリスロポエチン、インターロイキン、インターフェロンなどがある

ヘルパーT細胞から産生される可溶性糖タンパク質であるサイトカインには、エリスロポエチン、インターロイキン（IL）、INF、ケモカインなどがある。

2. 自然免疫

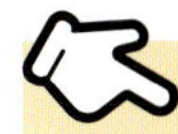

ここがPOINT

➤ 自然免疫を担う細胞には、マクロファージ、好酸球などの顆粒球、肥満細胞、自然リンパ球がある。

自然免疫を担う細胞

マクロファージ

- マクロファージは、自然免疫として病原体などの異物を直接取り込み、貪食（どんしょく）して小胞（ファゴソーム）となる（食作用）。その後、小胞がリソソームと結合後（ファゴリソソーム）、マクロファージ内にあるリソソームが働き、リソソーム内の分解酵素（リソソーム酵素）で消化し、未消化のものや残渣は除去される（図1-4-2）。その過程で得られた情報をT細胞に送ることから抗原提示細胞と呼ばれる。この情報伝達は獲得免疫の一過程である（p.77参照）。

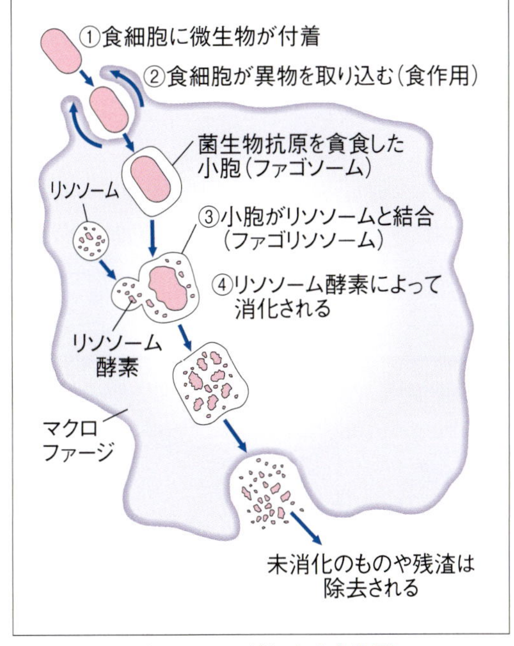

図1-4-2　マクロファージによる食作用

CHECK!

抗原提示細胞は病原体などの異物の情報を伝える

抗原提示細胞は免疫系のなかで最も重要な細胞で、マクロファージや樹状細胞がこれに相当する。抗原提示細胞から情報を受けたヘルパーＴ細胞はサイトカインを放出し、Ｂ細胞は液性免疫を、Ｔ細胞は細胞性免疫を実行する。

好中球

- 生体内に侵入した細菌などの非自己のタンパク質や異物を処理し生体を防御する。好中球がそれらを処理する過程は、遊走、貪食（食作用）、殺菌の３相となっている。

CHECK!

好中球は顆粒球と呼ばれる

白血球のうち、好中球、好酸球、好塩基球が細胞内に顆粒があるため顆粒球と呼ばれる。

好酸球

- 寄生虫に対する免疫に関与していると考えられている。好酸球の顆粒は膜構造をもつ小器官で、周囲の基質とは電子密度が異なる結晶状のコアをもつ。肥満細胞からのヒスタミンの遊離を促進し、好中球·血小板を活性化し、気道を収縮させるなどしてアレルギーの病態にも強く関わる。

好塩基球

- 好塩基球は、循環血液中にごく少数存在し、アレルギー反応の際に肥満細胞とともに重要な役割を果たす。

肥満細胞

- 肥満細胞は、組織や骨髄中にのみごく少数存在する。アレルギーの原因となる抗原であるアレルゲンに対して脱顆粒し、細胞内顆粒を

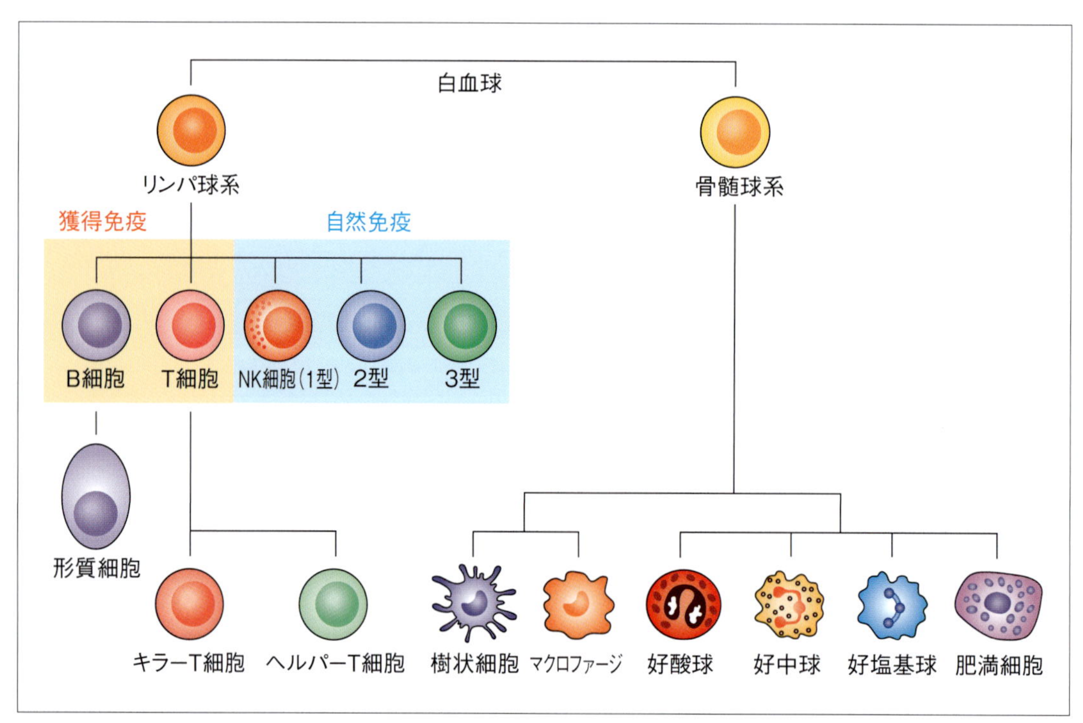

図1-4-3　白血球の分化

放出する。細胞内好塩基性顆粒内にはヒスタミン、ロイコトリエン、ヘパリンなどが含まれている。

- 細胞表面にはIgEと結合する受容体があり、受容体に結合したIgEが抗原と橋渡し(架橋)することで、細胞内に刺激が入り細胞質内顆粒放出が行われ、ヒスタミンなどの炎症性メディエーターが作用して炎症反応が発生する(アレルギー反応、p.81参照)。

自然リンパ球

- T細胞やB細胞の表面マーカーをもたないリンパ球で、一部を除きほとんどが血中になく臓器に存在する。抗原を認識できないため、上皮細胞からのサイトカインの刺激を受け、自ら大量のサイトカイン(INF-γ、IL)を産生し感染防御を行う。
- 自然リンパ球は三つに分類され、INF-γを産生する1型(NK細胞含む)、IL-5、IL-13を産生し寄生虫感染やアレルギーに関与(IgE産生を促す)する2型、IL-17、IL-22の刺激を受け、抗菌ペプチド産生により腸管細菌の恒常性を維持する3型がある。
- なかでもNK細胞は、血中リンパ球の15%を占め、マクロファージからの情報(抗原提示)なしに感染細胞や腫瘍細胞を攻撃するなど、自然リンパ球で中心的な役割を担うリンパ球である(図1-4-3)。

3. 獲得免疫

ここがPOINT

- ➤ 細胞性免疫は、細胞傷害性T細胞やNK細胞などが直接的に非自己に反応する防御機構である。
- ➤ 液性免疫は、B細胞から分化した形質細胞からの抗体産生により非自己に反応する防御機構である。

細胞性免疫と液性免疫

- 獲得免疫とは、微生物や異物、アレルゲンなどの非自己に**特異的**に反応する防御機構である。
- 主に白血球系がその働きを担うが、**細胞傷害性(キラー)T細胞**やNK細胞などが直接的に非自己に反応する防御機構を**細胞性免疫**という。また、B細胞から分化した形質細胞からの抗体産生により非自己に反応する防御機構を**液性免疫**(体液性免疫)という。
- 形質細胞に分化しなかったB細胞は記憶細胞となり同一抗原の侵入に備える。
- その特異性にはマクロファージなどの抗原提示細胞からの情報を伝達したヘルパーT細胞が関与しており、それぞれ細胞性免疫の担い手であるキラーT細胞や、液性免疫の担い手であるB細胞へ、サイトカインで刺激することで特異的防御機構を発動させる(図1-4-4)。

リンパ球

- 造血幹細胞のリンパ系幹細胞から最終的にT細胞、B細胞、NK細胞へと分化・成熟する(図1-4-3参照)。

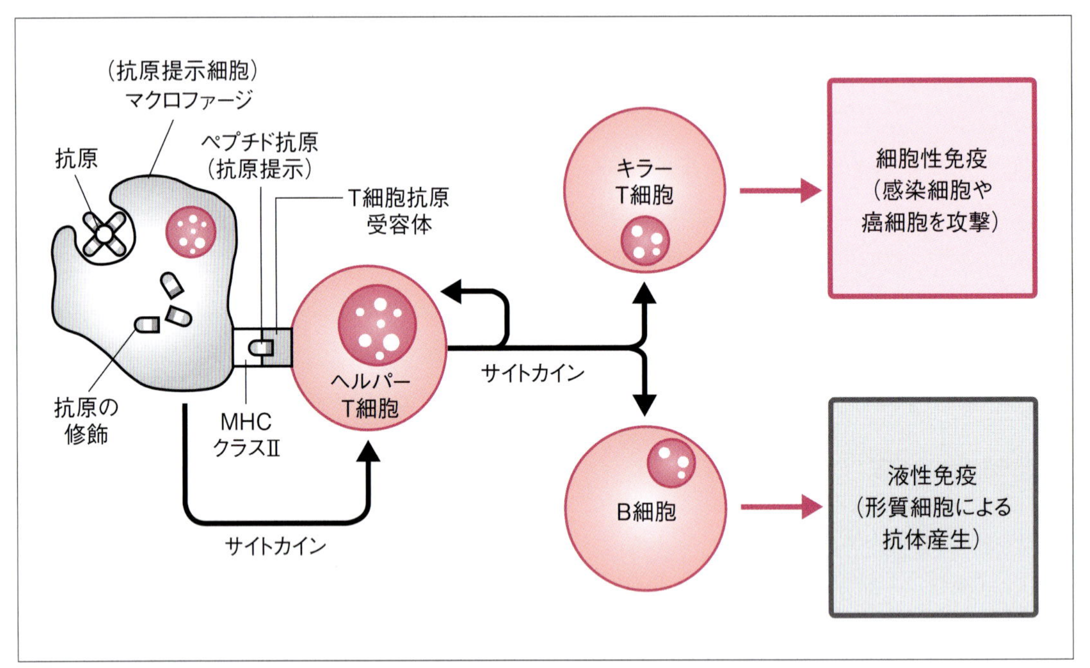

図1-4-4　細胞性免疫と液性免疫
末梢血中には単球が存在し、組織内に移行するとマクロファージに成熟・分化して非自己の物質を貪食してペプチドへと分解する。分解されたペプチド抗原は細胞にある主要組織適合遺伝子複合体（major histocompatibility complex：MHC）クラスⅡに結合し、記憶した情報（抗原提示）を、T細胞抗原レセプターを介してヘルパーT細胞へ伝達する。その情報によりB細胞は、抗体産生する形質細胞へ分化し、T細胞はその情報を受け取り、正常細胞に紛れ込んでいる非自己（ウイルス感染細胞や癌細胞など）を認識（T細胞抗原受容体が認識）し攻撃する。なお、樹状細胞はリンパ節や脾臓に存在する（図1-4-1参照）。

T細胞

- T細胞は、細胞性免疫を司るリンパ球である。まず細胞表面の受容体（T細胞受容体、T cell receptor：TCR）を介して抗原を認識する。造血幹細胞から分化した前駆細胞は胸腺に移動してT細胞に分化する。胸腺に移動してヘルパーT細胞（主にB細胞の抗体産生を調節する）またはキラーT細胞（ウイルス感染細胞や癌細胞を攻撃する）に分化*し、胸腺を離れて抹消のリンパ組織に移動する（図1-4-3参照）。

*CD4、CD8のいずれかを細胞表面にもってそれぞれの細胞に分化する。

B細胞

- 抗体を産生し、液性免疫を司るリンパ球である。リンパ系幹細胞から分化した未分化な前駆細胞は、細胞表面にIgMが発現し、未熟B細胞となる。未熟B細胞は、骨髄から末梢の二次リンパ組織へ移動し、IgMやIgDを発現し成熟B細胞になる。成熟B細胞の表面にある膜型抗体が認識する抗原に出会うと活性化し、T細胞やマクロファージからのサイトカイン（IL-4、IL-5、IL-6など）の作用を受けて抗体（IgM、IgG、IgE、IgA）を産生する形質細胞へ分化する（図1-4-3参照）。

リンパ系

- リンパ組織とリンパ管でリンパ系という。リンパ組織が一つの器官を形成したものがリンパ小節、リンパ節、胸腺、脾臓、（口蓋）扁桃、ファブリキウス嚢（B細胞の分化・成熟を行う鳥類の一次リンパ組織)、虫垂(ウサギ)などで、リンパ組織には数多くのリンパ球が存在する。

- 成熟T細胞や成熟B細胞をつくる**一次リンパ組織**は**胸腺**と**骨髄**で、哺乳類では**T細胞**は胸腺で、**B細胞**は骨髄と胎児肝で成熟する。特に胸腺の細胞性免疫に重要な役割として、骨髄でできたT細胞が胸腺内で自己・非自己の選択を受けてキラーT細胞に分化する働きをもつ。皮質ではリンパ球の増殖が盛んで、髄質では成熟リンパ球やハッサル小体(胸腺小体)があり、胸腺自体は加齢とともに退縮する。**二次リンパ組織**は**脾臓**や**リンパ節**であり、T細胞やB細胞だけでなく、形質細胞やマクロファージが存在する(図1-4-1参照)。

抗体

- 抗体(γ(ガンマ)グロブリン)は血漿タンパク質のうち、グロブリン分画にある(図1-4-5)。免疫に関係するので免疫グロブリン(イムノグロブリン、immunoglobulin：Ig)と呼ばれている。
- 基本構造は2本の重鎖(heavy chain：H鎖)と2本の軽鎖(light chain：L鎖)からなり、4本の鎖が結合すると抗体は対称的な構造(主にY字の形)となる。重鎖(H鎖)と軽鎖(L鎖)の上部分は抗原の結合部分であり、抗体の種類により構造が違う可変領域(variable region：V領域)である。この可変領域は二つあり、抗原との結合部分も二つある。この抗原と抗体の結合を**抗原抗体反応**という。重鎖(H鎖)と軽鎖(L鎖)の下部分は定常領域(constant region：C領域)でどの抗体でも同じ構造である(図1-4-6)。
- この種類は、IgG、IgM、IgA、IgD、IgEの五つのアイソタイプがある。これらはT細胞から出されるサイトカインによって誘導され、**クラススイッチ**と呼ばれる定常領域の変化(例:IgGよりIgEは長くなる)が行われる。
- 抗体は、抗原抗体反応により、抗原同士をくっ

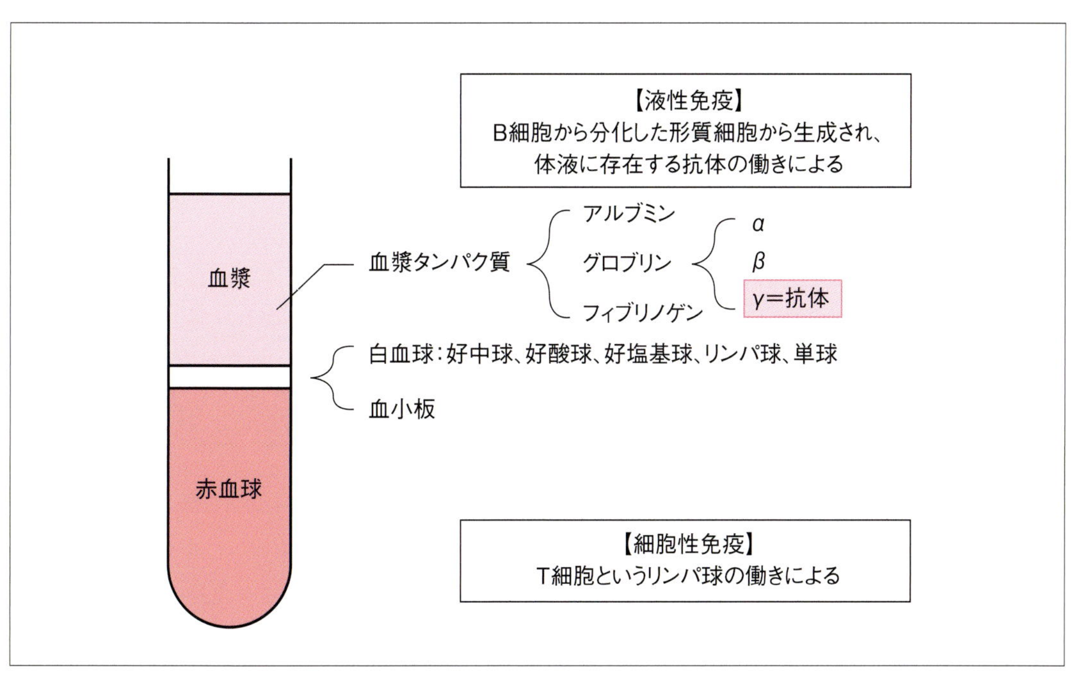

図1-4-5　血液からみた液性免疫と細胞性免疫

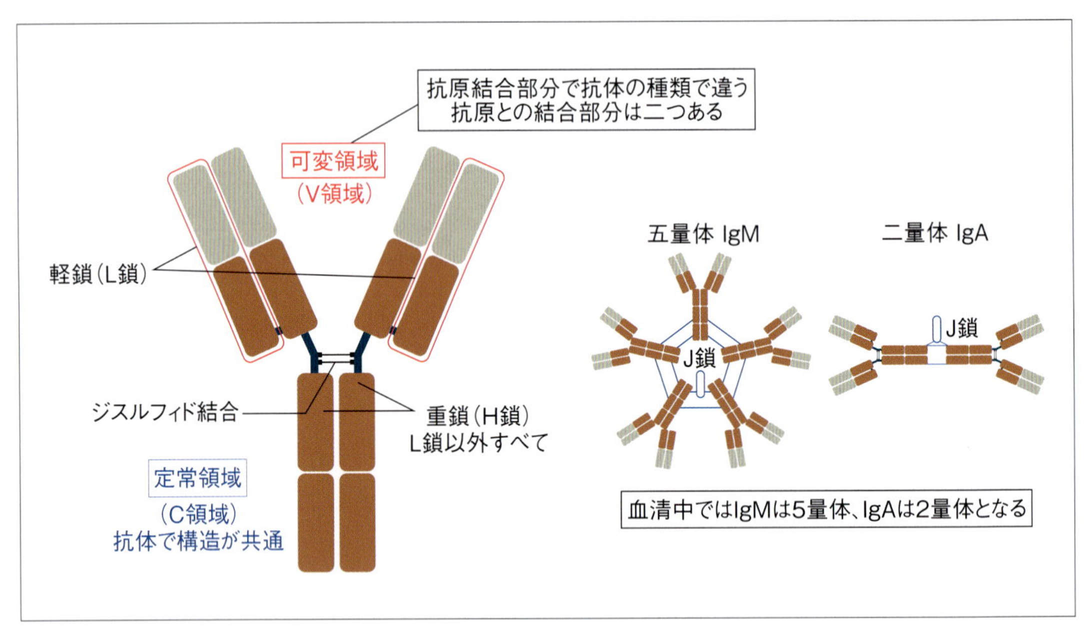

図1-4-6 抗体の構造

表1-4-2 抗体の種類と特徴

免疫グロブリン	構造[*1]	中和	オプソニン化	肥満細胞への感作	NK 細胞への感作	補体系の活性化	主な分布	備考
IgM	五量体	○	○			◎	血液	
IgG[*2]	単量体	◎	◎	△	○	◎	血液(最も多い)、胎盤	抗原刺激後に最も早く産生
IgA	二量体	◎	○			○	上皮細胞(涙、唾液、消化液など)	消化管に最も多い
IgD	単量体						血液中にわずかに存在	不明な点が多い
IgE	単量体			◎			皮膚、粘膜、血液(最も少ない)	肥満細胞や好塩基球の表面に結合し、ヒスタミンを放出する(アレルギー反応)

[*1] 図1-4-6を参照のこと。
[*2] IgGには四つのサブクラスがあり、それぞれで作用が異なる。

つけてしまう「凝集」、抗原と抗体が結合した複合物は大きくなるため不溶性となり析出する「沈降」、毒になる部分を覆いつくし感染できなくさせる「(毒素の)中和」などの作用がある。いずれにしても動きまわる抗原より動きの鈍った抗原のほうが、食細胞が食べやすくなる(オプソニン化)。

CHECK!

味付けすると食細胞が食べやすくなる

抗原をふりかけのように食べやすくしている作用を「味付け」という意味で「オプソニン化」という。

● これ以外に、アレルギーに関わる肥満細胞への感作、自然免疫の担い手であるNK細胞への感作、抗体によるオプソニン化と殺菌を促進する補体の活性化などの作用がある。このような各抗体の作用と特徴に加え主な分布を**表1-4-2**に示す。

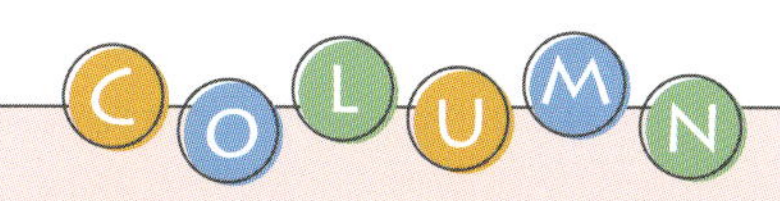

IgE抗体が関わる病態例

抗体を利用する液性免疫を応用したものとして、狂犬病やジステンパーウイルスなどの病原体から犬や猫を守るためのワクチンがあるが、時に有害な反応を引き起こしてしまうことがある。その一つがワクチンアレルギーである。

ワクチンアレルギーはIgE抗体が関わるアレルギー反応（Ⅰ型過敏症）で、主に肥満細胞（好塩基球もある）と結合しているIgEがワクチン内にある本来有害ではない抗原（ウシが多い）に過剰に反応し、肥満細胞の表面に結合し、ヒスタミンを放出し、生体が障害を受けるというものである。

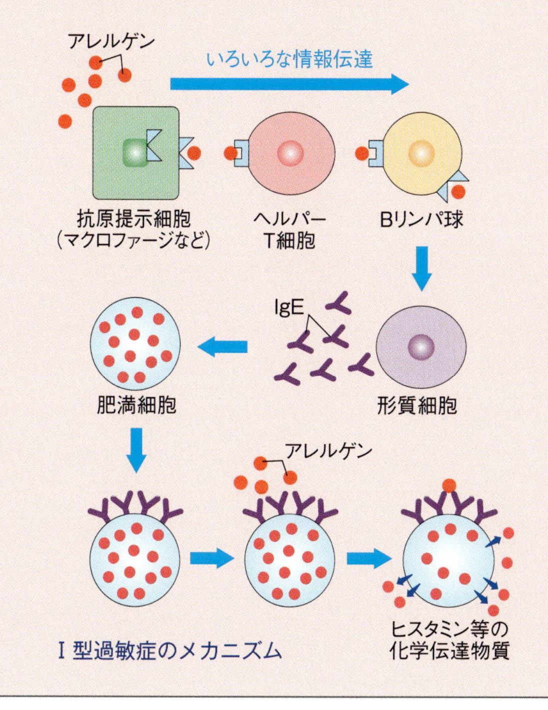

Ⅰ型過敏症のメカニズム

参考図書

・医療情報科学研究所（2009）：病気がみえる vol.6 免疫・膠原病・感染症，第1版，メディックメディア，東京.
・Murphy K, Travers P, Walport M（2010）：Janeway's 免疫生物学，第7版，笹川健彦 監訳，南江堂，東京.
・長谷川篤彦，増田健一 監修（2016）：獣医臨床のための免疫学，学窓社，東京.
・増田敦子（2015）：身体のしくみとはたらき―楽しく学ぶ解剖生理，サイオ出版，東京.
・矢田純一（2016）：医系免疫学，改訂14版，中外医学社，東京.

第４章　生体の防御機構　演習問題

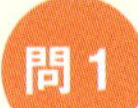

問１　生体の防御機構に関する記述について、誤っているのはどれか。

① 免疫には、非自己に対し非特異的、特異的に反応する防御機構がある。

② 一番手のバリアには、生体表面の被毛や皮膚・粘膜などがある。

③ 二番手バリアには、マクロファージや顆粒球、NK 細胞や自然リンパ球がある。

④ 三番手バリアには、細胞性免疫と液性免疫がある。

⑤ 抗原提示細胞には、マクロファージと形質細胞がある。

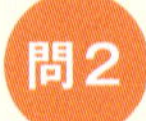

問２　自然免疫に関する記述について、正しいのはどれか。

① 好中球、好酸球、単球は顆粒球と呼ばれている。

② 好酸球には、遊走、貪食、殺菌の三つの作用がある。

③ 好塩基球は、肥満細胞からヒスタミンの遊離も促進するなどアレルギーの病態に関わる。

④ 自然免疫を担うリンパ球には、自然リンパ球と NK 細胞がある。

⑤ NK 細胞は、マクロファージからの抗原提示により、感染細胞や腫瘍細胞を攻撃する。

問３　獲得免疫に関する記述について、正しいのはどれか。

① 獲得免疫とは後天的に備わる防御機構である。

② 獲得免疫とは、微生物や異物、アレルゲンなどの非自己へ非特異的に反応する防御機構である。

③ キラー T 細胞や NK 細胞などが直接的に非自己に反応する防御機構を液性免疫という。

④ 形質細胞からの抗体産生により非自己へ反応する防御機構を細胞性免疫という。

⑤ キラー T 細胞は、ヘルパー T 細胞や B 細胞をサイトカインで刺激し特異的防御機構を発動させる。

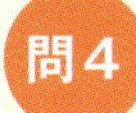

リンパ球に関する記述について、正しいのはどれか。

① 造血幹細胞のリンパ系幹細胞から T 細胞、B 細胞、NK 細胞へと分化・成熟する。

② T 細胞は液性免疫、B 細胞は細胞性免疫を担うリンパ球である。

③ リンパ系幹細胞は、脾臓でヘルパー T 細胞または細胞傷害性 T 細胞に分化する。

④ B 細胞は反応する抗原に出会うと活性化し、サイトカインの作用を受けてマクロファージへ分化する。

⑤ T 細胞は、形質細胞だけでなく情報を記憶しておく記憶細胞にも分化する。

問5 **抗体に関する記述について、正しいのはどれか。**

① 抗体は、血漿タンパク質のうち α グロブリンにある。

② 基本構造は、2 本の H 鎖と 1 本の L 鎖からなる。

③ 抗体の種類により構造が異なるのは、定常領域（C 領域）である。

④ 抗原と抗体の結合を、抗原抗体反応という。

⑤ 種類として、IgM、IgA、IgD、IgE の四つのアイソタイプがある。

解　答

問1　正解⑤

抗原提示細胞には、マクロファージと形質細胞がある。

⑤抗原提示細胞には、マクロファージと樹状細胞がある。

問2　正解④

自然免疫を担うリンパ球には、自然リンパ球とNK細胞がある。

①好中球、好酸球、好塩基球は顆粒球と呼ばれている。

②好中球には、遊走、貪食、殺菌の三つの作用がある。

③好酸球は、肥満細胞からヒスタミンの遊離も促進するなどアレルギーの病態に関わる。

⑤NK細胞は、マクロファージからの情報なしに感染細胞や腫瘍細胞を攻撃できる。

問3　正解①

獲得免疫とは後天的に備わる防御機構である。

②獲得免疫とは、微生物や異物、アレルゲンなどの非自己へ特異的に反応する防御機構である。

③キラーT細胞やNK細胞などが直接的に非自己に反応する防御機構を細胞性免疫という。

④B細胞から分化した形質細胞からの抗体産生により非自己へ反応する防御機構を液性免疫という。

⑤ヘルパーT細胞は、キラーT細胞やB細胞をサイトカインで刺激し特異的防御機構を発動させる。

問4　正解①

造血幹細胞のリンパ系幹細胞からT細胞、B細胞、NK細胞へと分化・成熟する。

②T細胞は細胞性免疫、B細胞は液性免疫を担うリンパ球である。

③リンパ系幹細胞は、胸腺でヘルパーT細胞または細胞傷害性T細胞に分化する。

④B細胞は反応する抗原に出会うと、活性化しサイトカインの作用を受けて形質細胞へ分化する。

⑤B細胞は、形質細胞だけでなく情報を記憶しておく記憶細胞にも分化する。

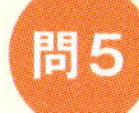

正解④

抗原と抗体の結合を、抗原抗体反応という。

① 抗体は、血漿タンパク質のうちγグロブリンにある。

② 基本構造は、２本の重鎖（heavy chain：H 鎖）と２本の軽鎖（light chain：L 鎖）からなる。

③ 抗体の種類により構造が異なるのは、定常領域（V 領域）である。

⑤ 種類として、IgG、IgM、IgA、IgD、IgE の五つのアイソタイプがある。

第5章 脳と神経

この章の目標

1）ニューロンの構成、興奮の発生と伝導およびシナプス伝達を説明できる。
2）脳の構造と機能を説明できる。
3）脊髄の構造と機能を説明できる。
4）体性神経系の構成と機能を説明できる。
5）自律神経系の構成と機能を説明できる。

キーワード　ニューロン　グリア細胞　活動電位　シナプス　神経伝達物質　自律神経系　大脳辺縁系　情動　概日周期

1．脳と神経系の役割

ここがPOINT

- 脳を中心とした神経系は、生体の情報処理システムである。
- 求心性神経は、神経系における情報の入力系の役割を担っている。
- 遠心性神経は、中枢神経から信号を出力する役割を担っている。

- 動物が植物と最も異なる点は、動物には五感があり、外界（環境）からの情報を取り込むことができること、そしてその情報をもとに移動を伴う反応ができることであろう。これによって動物は、適応能力を著しく高めることができた。そして神経系こそ、このような機能の基盤であり、動物を動物たらしめる原点ともいえる。
- 脳を中心とした神経系は、いわば生体の情報処理システムであり、感覚器から入力された信号は、末梢神経から中枢神経系（脳および脊髄）に送られる。このような神経系における情報の入力系を「求心性神経（afferent nerves）」と呼ぶ。そして入ってきた情報が、その動物にとって良いものであれば接近行動を引き起こし、悪いものであれば逃避や回避反応を引き起こす。いずれの場合も運動系である骨格筋に指令を送るが、これらの出力系を「遠心性神経（efferent nerves）」と呼ぶ。

CHECK!
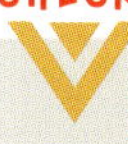

脳の能力は最新のコンピューターをはるかにしのぐ

脳は、しばしばコンピューターと類比される。コンピューターが画像処理をして人間の顔を認識するように、動物においても感覚器官で知覚されたばらばらな信号は、脳で情報処理され、どのような物体であるかが識別（認知）される。しかし、脳は最新のコンピューターをはるかにしのぐ情報処理能力をもっている。

2. 神経系を構成する細胞

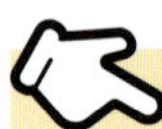

ここがPOINT

- 中枢神経系は、興奮性細胞であるニューロン（神経細胞）と支持細胞であるグリア細胞（神経膠細胞）から構成されている。
- ニューロンは形態から、単極性細胞、偽単極性細胞、双極性細胞、多極性細胞の４種類に大別される。
- グリア細胞はニューロンの支持細胞であり、その種類として、アストロサイト、オリゴデンドロサイト、上衣細胞、マイクログリア、シュワン細胞がある。

- 中枢神経系は、興奮性細胞である**ニューロン（神経細胞）**と支持細胞である**グリア細胞（神経膠細胞）**から構成されている。神経系の機能の中心はニューロンが担っているが、数のうえではグリア細胞のほうが圧倒的に多く、ニューロンの50倍ともいわれる。

ニューロン

- 興奮性膜をもつ細胞で、細胞体(soma)、樹状（じゅじょう）突起(dendrite)、軸索（じくさく）(axon)、終末(terminal)から構成される。図1-5-1には、脊髄運動ニューロンの典型的な例を示している。しかし、一概にニューロンといっても、脳の部位や役割によってさまざまな形のものがあり、その形態から図1-5-2に示すような４種類に大別される。

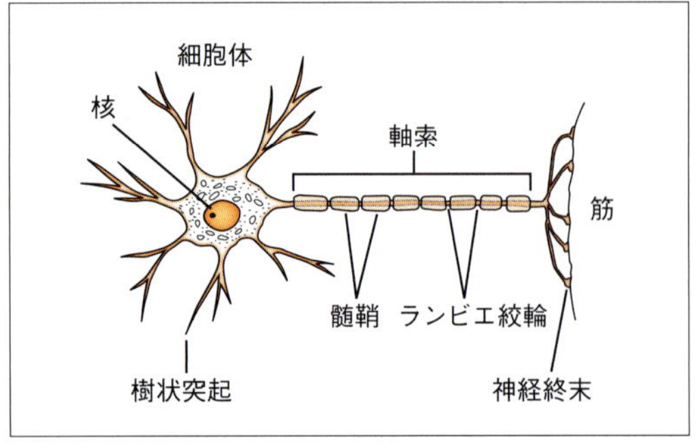

図1-5-1　典型的なニューロン（運動ニューロン）

単極性細胞

- **単極性細胞**は細胞体から１本の軸索が伸びているもので、昆虫では一般的な形だが哺乳類ではほとんどみられない。

偽単極性細胞

- 同様に、細胞体から１本の軸索を出すが、途中でＴ字型に分岐する**偽単極性細胞**は、哺乳類でも感覚神経節で一般的にみられるものである。分岐した軸索の一方が感覚器から信号を受け、もう一方が中枢内でほかの細胞に信号を送るシナプスを形成している。

双極性細胞

- 細胞体から軸索と樹状突起を１本ずつ出す**双極性細胞**には、網膜の双極細胞、嗅粘膜上の嗅覚細胞などを例として挙げることができる。

多極性細胞

- **多極性細胞**は最も一般的なニューロンの形で、細胞体から１本の軸索と多数の樹状突起が出ている。樹状突起は細胞によって特有な

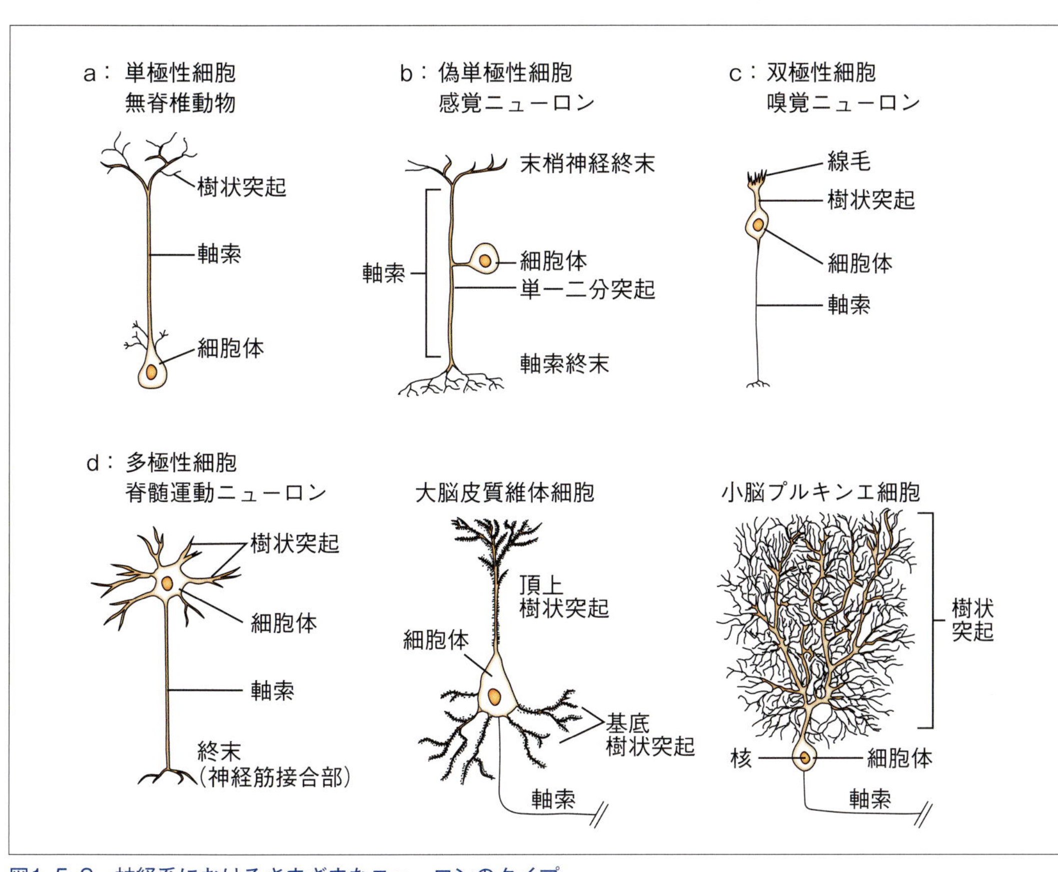

図1-5-2　神経系におけるさまざまなニューロンのタイプ

形をもち、特に小脳の出力ニューロンである**プルキンエ細胞**は、非常によく発達した**樹状突起**をもつ。細胞によっては樹状突起にたくさんの棘（きょく）(spine) をもつものがあるが、これは後述するシナプスを形成する構造であり、光学顕微鏡でシナプスの増減を測定する手掛かりとして用いられている。図1-5-1のニューロンの図では髄鞘（ずいしょう）（ミエリン鞘、myelin sheath）が描かれているが、局所介在ニューロン（local interneuron）のように髄鞘をもたないものもある。

グリア細胞

- グリア細胞はニューロンの支持細胞であるとともに、ニューロンに栄養を送っている。ほとんどのニューロンは、直接血管と接することなくグリア細胞から栄養を得ている。つまり、血液中に毒性のある物質が含まれていても、ニューロンが直接それに触れることはなく、グリア細胞によって守られていることになる（**血液脳関門**、blood brain barrier）。ニューロンの新生は脳の特定領域に限られており、安定した神経回路の構築をするために多くのニューロンは再生能力をもたない。以下にグリア細胞を種類別に分けて説明する。

アストロサイト（星状膠細胞、astrocyte）

- 脳のなかで最も多いグリア細胞であり、ニューロンとニューロンの隙間を埋めて前述した血液脳関門を形成している（図1-5-3a）。また、**アストロサイト**は細胞外液に漏れ出した神経伝達物質を除去または阻害し

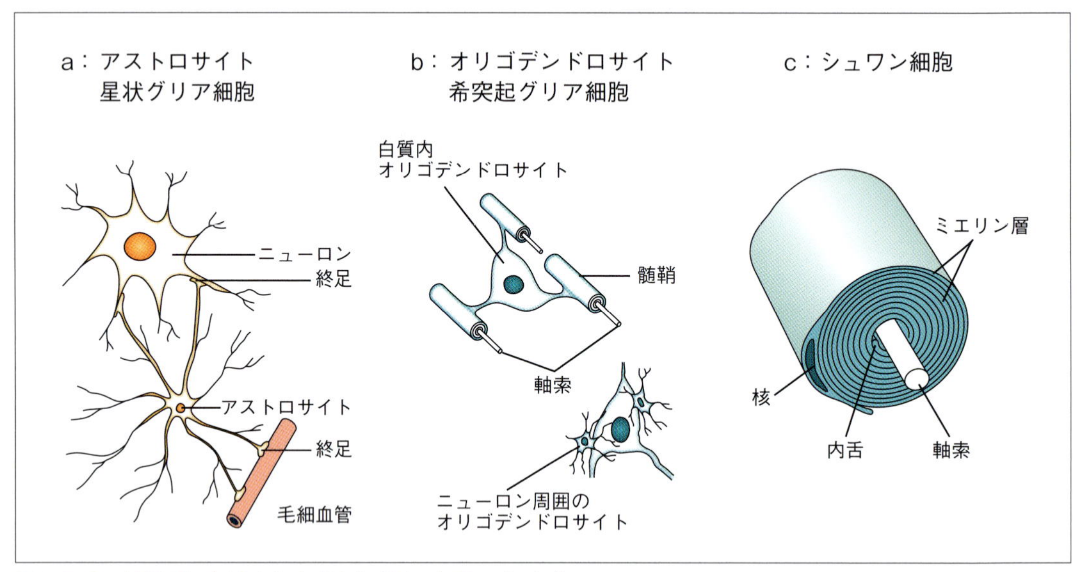

図1-5-3　神経系におけるさまざまなグリア細胞のタイプ

て、ニューロンを取り巻く環境を整える役割を果たしている。

オリゴデンドロサイト（希突起膠細胞、oligodendrocyte）

- 中枢内でニューロンの軸索に髄鞘を形成している細胞である。髄鞘は後述するように軸索の興奮伝導を速くする仕組みである。扁平な細胞体が軸索に何重にも巻きついて絶縁体を形成する。図1-5-3bに示すように一つの**オリゴデンドロサイト**が複数の軸索の髄鞘を形成している。

上衣細胞（ependymal cell）

- **上衣細胞**は脳室の壁をつくっている細胞で、発生過程におけるニューロンの移動を調節する。また、脳室側には線毛が生えていて、脳室内の循環や脳脊髄液（cerebrospinal fluid）から実質内への物質の取り込みにも関わっている。

マイクログリア（microglia）

- 中枢内にあって変性または死滅したニューロンをマクロファージ様の食作用によって除去する。ただし、ニューロンやほかのグリア細胞が外胚葉由来であるのに対し、**マイクログリア**は白血球などと同じ中胚葉由来である。

シュワン細胞（Schwann cell）

- 中枢から出た軸索（神経線維）は、**シュワン細胞**によって髄鞘化されている（図1-5-3c）。オリゴデンドロサイトが中枢内でのみみられるのに対して、シュワン細胞は中枢外に局在する。オリゴデンドロサイトと異なり、一つのシュワン細胞は1本の軸索のみを髄鞘化している。

3. 静止膜電位と活動電位

ここがPOINT

- ニューロンが興奮していない状態の膜電位を静止膜電位といい、一般的なニューロンの静止膜電位はおよそ−70mV である（分極）。
- 脱分極とは、細胞膜が分極している状態から膜内外の電位差がない状態に向かう（0 に向かって変化）現象をいい、これを細胞膜の興奮という。
- ニューロンの活動電位と興奮性の変化は、シナプス入力による興奮性シナプス後電位（EPSP）が閾値を超える ➡ 電位依存性 Na^+ チャネルが開き活動電位が生じる ➡ Na^+ チャネルはすぐに不活性化し、遅れて開く電位依存性 K^+ チャネルによって膜の興奮は急速に終息する ➡ この活動電位終了後の再分極に伴って一時的に反応性が高くなる過常期 ➡ 過分極によって反応性が低くなる次常期 ➡ 一連の反応の終了、という過程をとる。

細胞膜におけるイオンの流れ

- 細胞内外に存在する主な**イオン**は K^+、Na^+、Cl^-、Ca^{2+} である（表1-5-1）。ニューロンの細胞膜には、これらのイオンに対して選択的透過性をもつ**イオンチャネル**が発現している。このような条件で、イオンは濃度勾配に従って膜間を移動するほか、電気的な平衡が保たれるような動きを示す（**平衡電位**、equilibrium potential）（図1-5-4）。
- イオンチャネルの数や、開口しているかどうか、またそれぞれのイオンによっても膜の透過性は異なる。これを**選択的透過性**（selective permeability）といい、例えばカエルの骨格筋では、イオンによる透過性の違いを $P_K : P_{Na} : P_{Cl}$ = 1：0.04：0.2という比で表す。この値からもわかるように最も高いのは K^+ で、細胞膜の電位に一番大きく寄与する。

表1-5-1　ニューロンの細胞内外のイオン濃度と平衡電位

イオン	細胞外濃度（mM）	細胞内濃度（mM）	平衡電位（mV）
K^+	5.5	150	−90
Na^+	150	15	+60
Cl^-	125	9	−70
Ca^{2+}	2	2×10^{-4}	+123

膜電位の変化

- ニューロンが興奮していない状態の膜電位を**静止膜電位**（resting membrane potential）といい、一般的なニューロンの静止膜電位はおよそ−70mV である。膜電位が0mV から逸脱しているという意味で、この状態を**分極**しているという。
- ニューロンや筋細胞といった興奮性細胞は、細胞膜に刺激を与えると膜電位が大きく変化する。細胞膜が分極している状態から膜内外の電位差がない状態、すなわち0に向かって変化する現象を**脱分極**（depolarization）といい、これを細胞膜の興奮（excitation）という。このとき膜に与える刺激は、静止膜電位をわずかに脱分極させるだけでよい。

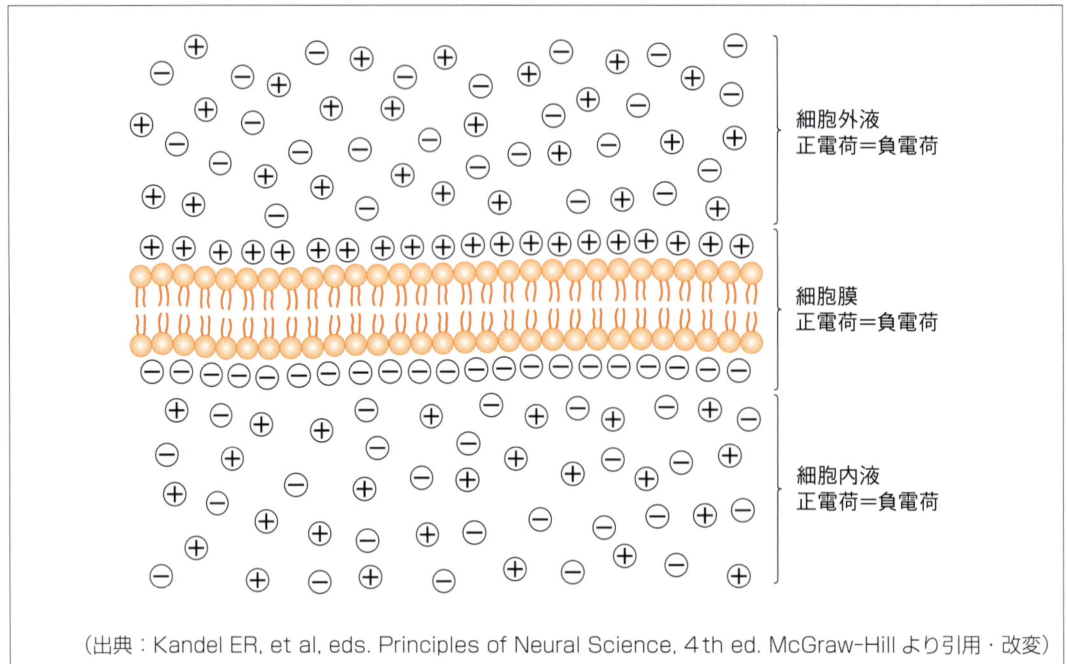

図1-5-4　膜電位をつくるイオンの分布
静止膜電位の状態では、細胞外液、細胞内液および細胞膜それぞれで正電荷と負電荷が等しく分布している。

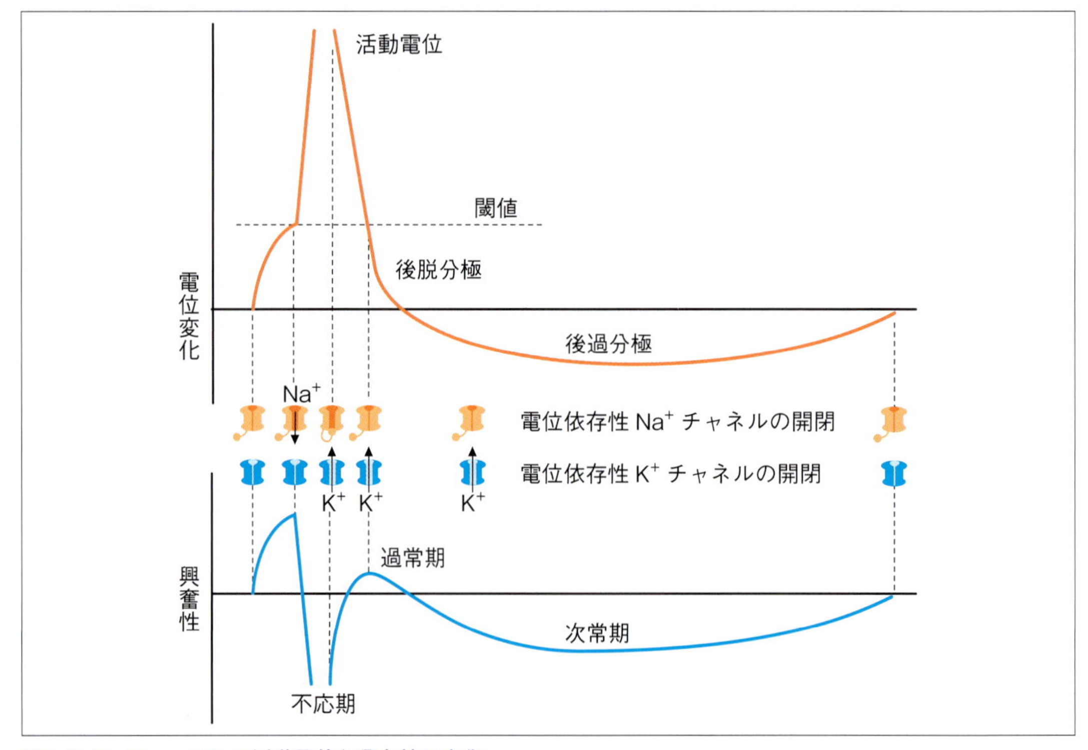

図1-5-5　ニューロンの活動電位と興奮性の変化
シナプス入力による興奮性シナプス後電位（EPSP）（後述）が閾値を超えると電位依存性 Na^{+} チャネルが開き、活動電位が生じる。しかし、Na^{+} チャネルはすぐに不活性化されるため、遅れて開く電位依存性 K^{+} チャネルによって膜の興奮は急速に終息する。この活動電位終了後の再分極に伴って一時的に反応性が高くなる過常期、過分極によって反応性が低くなる次常期が続き、一連の反応が終了する。

- 刺激によって静止膜電位がわずかに脱分極し、閾値(threshold)を超えると膜電位は一過性の急激な変化、**活動電位**(action potential)を引き起こす(図1-5-5)。刺激の強さは閾値を超えるかどうかが重要であり、閾値を超えてどれほど強いかは関係がない(全か無かの法則)。活動電位はスパイク(spike)またはインパルス(impulse)、そしてそれらが生じることを発火(fire)と呼ぶ。

活動電位が起こるしくみ

- 興奮性細胞の細胞膜上には電位依存性の Na^+ チャネル(voltage-gated sodium channel)があり、静止膜電位のレベルではこのチャネルは閉じている。ところが、膜に刺激が加わり閾値を超えて脱分極を起こすと、電位依存性 Na^+ チャネルが開き、選択的透過性の比は、$P_K : P_{Na} : P_{Cl} = 1 : 20 : 0.23$ に変化する。Na^+ の透過性が高くなると、膜電位は Na^+ の平衡電位に向かって脱分極し、さらに0 mVを超えてプラスにまで達する(オーバーシュート)。ところが電位依存性 Na^+ チャネルは約1ミリ秒で不活性化してしまうため Na^+ の平衡電位にまでは達しない。そしてこの不活性化は膜電位が－65mV以上分極しないと解消されない。
- 一方、膜の脱分極は電位依存性 K^+ チャネル(voltage-gated potassium channel)も開口させる。ところが電位依存性 K^+ チャネルは Na^+ チャネルに比べると、開口するまで時間を要し、持続時間も長い。そのため Na^+ チャネルの開口と入れ替わるようにして K^+ チャネルが開くことになり、電位依存性 K^+ チャネルは活動電位の積極的な終結、すなわち再分極に働くことになる。また、活動電位に続く過分極も、開口の持続時間が長い電位依存性 K^+ チャネルのためだと考えられている。
- このように興奮性細胞膜の近くでは、活動電位が生じるたびに Na^+ が細胞内に流入し、それに引き続いて K^+ が細胞外に流出する。活動電位が繰り返されれば、細胞内外の濃度勾配が減少し、活動電位が生じにくくなってしまうため、これらの膜には濃度勾配を維持するしくみが備わっている。これは**ナトリウム－カリウムATPアーゼ(Na^+-K^+ ATPase)**と呼ばれる膜タンパクで、これらのイオンを濃度勾配に逆らって移動させるポンプの役割を果たす。細胞外には K^+ の、細胞内には Na^+ の結合部位がそれぞれあり、活動電位に伴って細胞外の K^+ 濃度、細胞内の Na^+ 濃度が上昇すると、Na^+-K^+ ATPaseが活性化し、ATPを加水分解することによって得るエネルギーを使って、細胞外に Na^+ を3分子、細胞内に K^+ を2分子同時に移動させる。このように、濃度勾配に逆らい、エネルギーを使って分子を移動させることを**能動輸送**(active transport)と呼ぶ。
- いったん、細胞膜に活動電位が生じると、しばらくの間は刺激を加えても活動電位が生じない期間があり、これを**不応期**という。これは Na^+ チャネルが不活性化している時期であり、脱分極が閾値に達して活動電位が開始してから再分極が3分の1完了するまでを絶対不応期(absolute refractory period)、また、絶対不応期が終了してから過分極が開始するまでを相対不応期(relative refractory period)という。過分極が開始する直前、一時的に活動電位が起こりやすい期間がある。これを**過常期**(supernormal period)という。すべての K^+ チャネルが開口し終わらないうちに再分極によって Na^+ チャネルが再び反応できるようになったためである。この期間は K^+

チャネルのさらなる開口によって終了し、K^+の平衡電位−90mVのために生じる過分極期に入る。この期間を**次常期**(subnormal period)という。

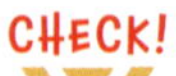

フグ毒は電位依存性 Na^+ チャネルを阻害する

電位依存性 Na^+ チャネルは、フグの卵巣から単離された毒、テトロドトキシン(tetrodotoxin)によって阻害することができる。フグ毒は興奮性細胞(特に呼吸筋)の活動電位を阻害することによって、それを食した人を死に至らしめる。

4. 興奮の伝導とシナプス伝達

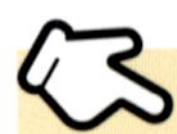

ここがPOINT

- 活動電位が軸索から終末に伝わっていく現象を伝導といい、細胞膜の非興奮部から興奮部に生じる局所電流によって引き起こされる。
- シナプス伝達によって生じるEPSPは、閾値を超えても活動電位を起こさないため、興奮から遠くなるほど興奮は弱くなっていく。
- 興奮の伝導速度は軸索の太さに依存している。
- 哺乳類の神経系では髄鞘化によって、伝導速度が飛躍的に高くなっている。

活動電位の発生

- ニューロンの活動電位は、実は樹状突起や細胞体では発生しない。これらの領域では電位依存性 Na^+ チャネルの数が少ないためである。ニューロンの活動電位は**スパイク発火帯**(spike-initiation zone)と呼ばれる電位依存性 Na^+ チャネルが豊富な領域で起こる。
- 一般のニューロンでは、ほかのニューロンからシナプスにおける神経伝達物質によって、樹状突起や細胞体でシグナルを受け取ると、後述する**興奮性シナプス後電位**(excitatory postsynaptic potential:EPSP)が生じる(p.99「6. 興奮性シナプスと抑制性シナプス」参照)。これがスパイク発火帯である軸索起始部(軸索小丘、axon hillock)に伝わり、その電位が閾値を超えていると、そこで活動電位が発生することになる(偽単極細胞である感覚細胞のスパイク発火帯は軸索末端部にある)。

興奮の伝導

伝導のしくみ

- 活動電位が軸索から終末に伝わっていく現象を**伝導**という。伝導は、細胞膜の非興奮部から興奮部に生じる局所電流によって引き起こされる。細胞膜の一部分が活動電位に達すると、興奮部分では膜電位が反転し、細胞内がプラスに、細胞外がマイナスに帯電する

(図1-5-6)。一方、静止状態にある細胞膜では細胞内がマイナス、細胞外がプラスに帯電しているため、細胞内では興奮部から非興奮部に向かって、細胞外では非興奮部から興奮部に向かって電流が生じる。すなわち、非興奮部では膜を横切る外向き電流が流れるため、これによって非興奮部でも脱分極が生じる。この連鎖反応によって興奮は軸索を伝わって神経終末へと伝導していく。これらの連鎖反応は、それぞれの局所における全か無かの法則に従う脱分極反応である。したがって、興奮がどれほどの距離を伝導したとしても興奮が弱くなることはなく、不減衰伝導と呼ばれる(エネルギーの伝搬をドミノ倒しでイメージするとわかりやすい。どれほど長い距離でたくさんのドミノを倒そうと、一つひとつの反応はドミノが倒れるという同じ反応から成り立っている)。これに対して、樹状突起や細胞体におけるシナプス伝達によって生じるEPSPは、閾値を超えても活動電位を起こさないため、興奮から遠くなるほど興奮は弱くなっていく減衰伝導である。

- 細胞膜で生じた興奮は軸索に伝わり、終末に向かって一方向にのみ進んでいく(図1-5-6a)。これは活動電位の脱分極に続いて不応期が引き継ぐためで、軸索の性質ではない。軸索の途中を人為的に刺激して興奮をつくり出すと、軸索の興奮は終末側と細胞体側の両方に向かって進んでいく(図1-5-6b)。

伝導の速さ

- 興奮の伝導速度は軸索の太さに依存している。軸索が太ければ太いほど興奮部と非興奮部の境界面も広くなるため、局所電流も大きくなり伝導速度は速くなる。局所電流は境界面から遠くなるほど弱くなるが、局所電流自体が大きくなればそれだけ遠くの非興奮部を脱分極させることができる。歩行に例えるならば、大股で歩くほど伝導速度も速くなるのである。

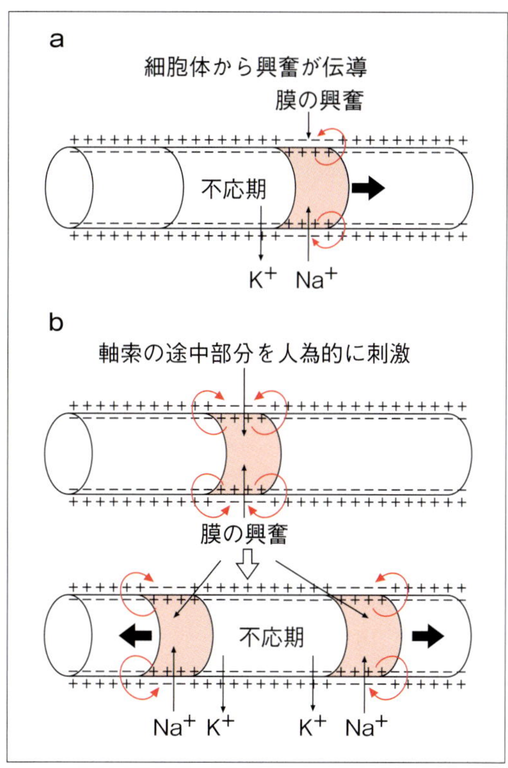

図1-5-6　軸索における興奮の伝導と局所電流
➡は興奮伝導の方向、→は局所電流。

- しかし、軸索が太いほど伝導速度が速くなるといっても限界がある。哺乳類の神経系では髄鞘化というもっと効率の良い方法を用いている(図1-5-1参照)。

CHECK!
イカの軸索は直径1mmにもなる
軸索が太いほど伝導速度が速くなるため、イカは直径1mmにもなる巨大軸索を進化させた。

- 髄鞘は、前述したように中枢内ではオリゴデンドロサイトが、末梢においてはシュワン細胞が軸索に巻きついて絶縁体を形成している(図1-5-3参照)。興奮が軸索を伝って髄鞘

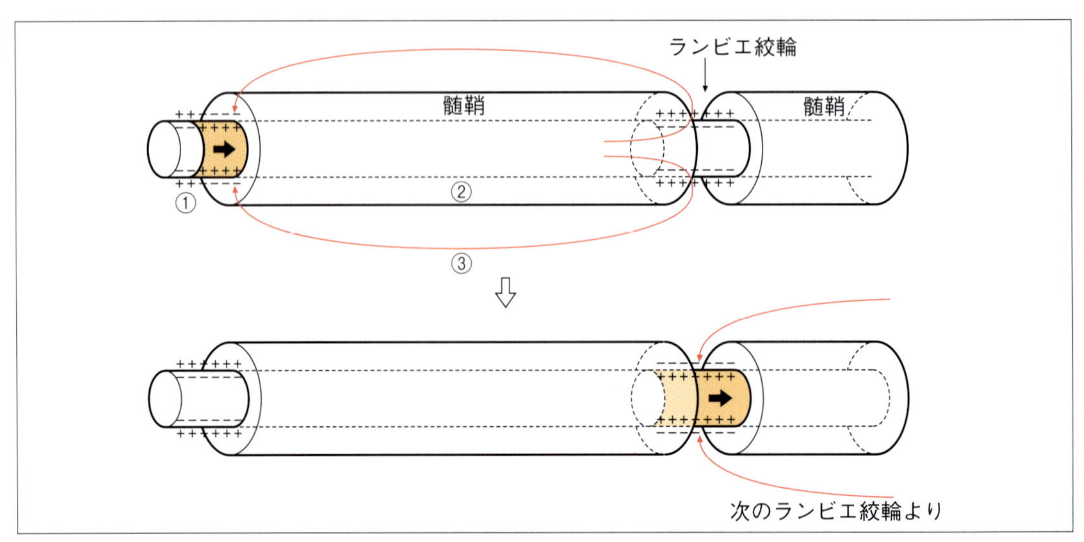

図1-5-7　髄鞘による跳躍伝導
①膜の興奮が不減衰伝導で伝わってくる。②髄鞘は絶縁性が高く、髄鞘内では膜の興奮は起こらない。③逃げ場を失った膜電位は電流となってランビエ絞輪にあるむき出しとなった膜へ伝わる。
➡は興奮伝導の方向、→は局所電流。

まで到達しても、髄鞘による絶縁体があるため、近接する静止膜の外向き電流を介した局所電流を形成することができない。興奮部から非興奮部に流れる軸索内の電流は、逃げ場を失ってそのまま軸索内を流れ、髄鞘の継ぎ目で軸索が露出している**ランビエ絞輪**(こうりん)に到達し、そこでようやく外向き電流が生じ、興奮は一気に髄鞘を飛び越えて露出したランビエ絞輪の軸索膜に伝わることになる(図1-5-7)。これを跳躍伝導(saltatory conduction)といい、軸索の伝導速度を飛躍的に改善している(表1-5-2)。

表1-5-2　末梢の神経線維の直径と伝導速度

分類	髄鞘	平均直径(μm)	平均伝導速度(m/s)	役　割
Aα	有	15	100	骨格筋や腱からの感覚、骨格筋の運動
Aβ	有	8	50	皮膚の触圧覚
Aγ	有	8	20	筋紡錘の錘内筋運動
Aδ	有	3	15	部位が比較的明瞭な皮膚の温痛覚
B	有	3	7	交感神経の節前線維
C	無	0.5	1	交感神経の節後線維、皮膚の温痛覚

5. シナプス

ここがPOINT

- シナプスには、電気シナプスと化学シナプスの２種類がある。
- 化学シナプスは、神経終末とそこからの信号を受け取る細胞の間にあるシナプス間隙をもった結合構造を指す。
- 運動神経の終末と筋細胞は、神経筋接合部と呼ばれる化学シナプスを形成する。

シナプスの発見

- オーストリアのレーヴィ（Otto Loevi）は、1920年にカエルの心臓を支配する迷走神経を刺激すると徐拍となることを確認した後、その心臓の灌流液を別のカエルの心臓に適用すると、もとのカエルの迷走神経を刺激したときと同じように、別のカエルでも徐拍が引き起こされることを発見した。この実験によって、迷走神経の終末から何か物質が出て心臓に作用していることが強く示唆された。その後、神経終末には**シナプス**という構造があり、シナプスにおいては**神経伝達物質**（neurotransmitter）を介した信号伝達が行われていることが示されたのである。
- 現在、シナプスには**電気シナプス**（electrical synapse）と**化学シナプス**（chemical synapse）の２種類が知られている。

電気シナプス

- ザリガニの神経系で発見された電気シナプスは、細胞と細胞が密着したギャップ結合（gap junction）と呼ばれる構造を指す。この密着部分は細胞間が約３nm ときわめて短い。
- 二つの細胞の細胞膜にはコネクソン（connexon）と呼ばれるイオンチャネルがあり、各細胞膜のコネクソン同士が結合して二つの細胞を貫く小孔（pore）を形成している。小孔は直径1.5nm ほどで、分子量1,000以下の分子を通すことができ、Ca^{2+} 濃度によって開閉が調節されている（濃度上昇によって閉じる）。ほとんどの場合、ギャップ結合ではイオンの流れは両方向性であり、イオンの形で電流が通過できるため電気的に結合されている。

CHECK!

電気ニューロンは哺乳類の脳にも豊富にある

ザリガニのような無脊椎動物では、逃避反応のようなスピードを要する感覚ニューロンと運動ニューロンの間でよくみられるが、近年では哺乳類の脳でも豊富にあることがわかってきた。

化学シナプス

- 一方、レーヴィによって示された神経伝達物質を介する化学シナプスとは、神経終末とそこからの信号を受け取る細胞の間にある**シナプス間隙**（かんげき）（synaptic cleft）と呼ばれるわずかな隙間をもった結合構造を指す（図1-5-8）。
- シナプス間隙における細胞間距離は20～50nm あり、この間を線維性タンパクが結合している。終末側の細胞膜をシナプス前膜、受け手細胞側の細胞膜をシナプス後膜と呼ぶ。

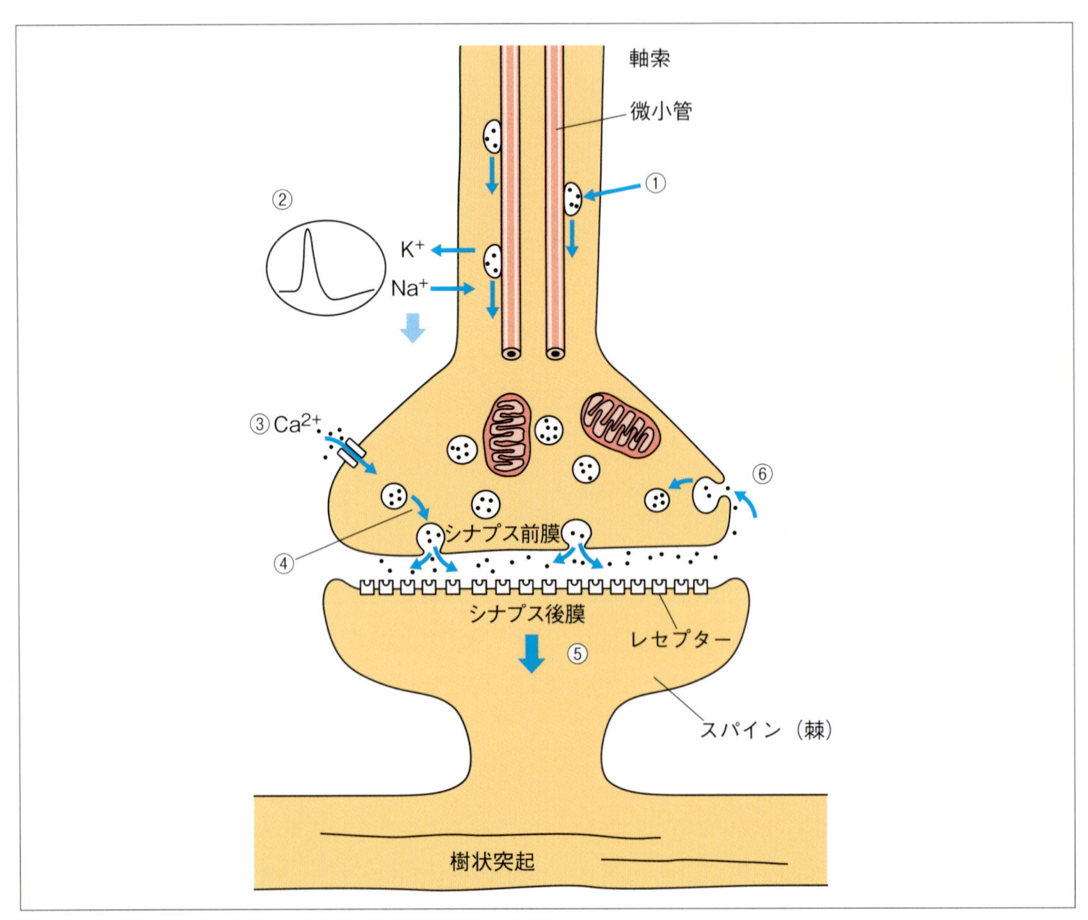

図1-5-8　化学的シナプスにおける神経伝達物質の放出

①ペプチド型の神経伝達物質は細胞体でつくられ、シナプス小胞前駆体に入れられて終末に輸送・蓄積される。アミノ酸やアミン類は終末内で合成される。②膜の興奮が伝導してくる。③膜の興奮が Ca^{2+} の流入を引き起こす。④ Ca^{2+} によりシナプス小胞内の神経伝達物質が開口放出（エキソサイトーシス）される。⑤神経伝達物質がレセプターに結合することによってシナプス後膜側のニューロンに信号が伝わる。⑥神経伝達物質はエンドサイトーシスあるいは膜輸送タンパク（トランスポーター）によって終末内に取り込まれてリサイクルされる。

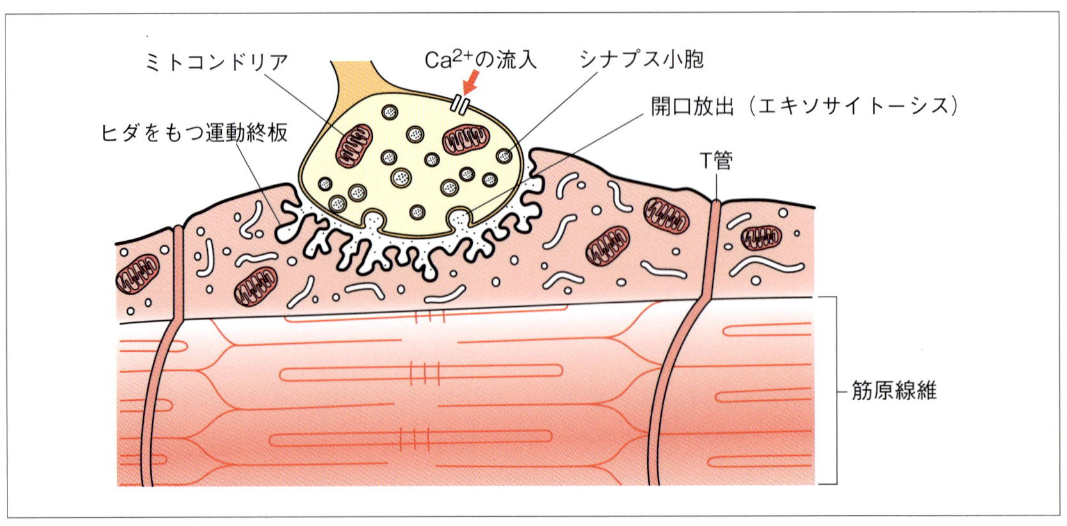

図1-5-9　神経筋接合部

- 電子顕微鏡でシナプス前膜を観察すると、電子密度が高い（暗く見える）領域が観察されるが、これが神経伝達物質が放出される活性帯（active zone）である。
- 終末にはミトコンドリアに混じって、シナプス小胞と呼ばれる直径50nmほどのたくさんの球形構造物がみられる。シナプス小胞内には神経伝達物質が蓄えられている。
- シナプス後膜側にはシナプス後肥厚部というタンパク質の密な領域が存在し、神経伝達物質の受容体（receptor）が含まれている。
- これらのシナプス構造は、アストログリアによって完全に遮蔽されており、神経伝達物質が漏れ出してほかのシナプスに影響することを防いでいる。

神経筋接合部

- 神経筋接合部（neuromuscular junction）の構造も中枢神経系内の化学シナプスと同様の構造である。しかしシナプスのサイズは大きく、たくさんの活性帯が含まれる。それぞれの活性帯領域のシナプス後膜は、運動終板（motor endplate）と呼ばれるヒダ構造になっており、面積を増やして受容体をたくさん分布させることによって、筋肉への信号伝達を確実なものにしている（図1-5-9）。

神経伝達物質の放出

- 軸索までは電位依存性Na^+チャネルによって興奮が伝導されてくるが、終末には電位依存性Ca^{2+}チャネル（voltage-gated calcium channel）が開き、終末内にCa^{2+}が流入する（図1-5-8参照）。するとシナプス小胞は活性帯の細胞膜に融合し、開口放出（exocytosis）によって小胞内の含有物である神経伝達物質をシナプス間隙に放出する。細胞膜に融合したシナプス小胞は完全に細胞膜の一部と化すが、後にエンドサイトーシス（endocytosis）によって回収され、再びシナプス小胞を形成する。放出された神経伝達物質は終末膜上あるいはアストロサイトの細胞膜上のトランスポーター（transporter）タンパクによって回収され、再びシナプス小胞内に充填される。

6. 興奮性シナプスと抑制性シナプス

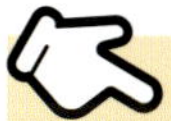

ここがPOINT

- ➤ 興奮性シナプス後電位とは、Na^+が細胞内に流入して脱分極が生じるときにみられる膜電位変化のことをいう。
- ➤ 抑制性シナプス後電位とは、Cl^-が細胞内に流入して過分極が生じるときにみられる膜電位変化のことをいう。

興奮性シナプス

- シナプス前膜から放出された神経伝達物質は、シナプス後膜の受容体に結合し、シナプス後細胞のイオンチャネルの開口を引き起こす。例えばNa^+を通すチャネルが開口すれば、

Na^+の流入が生じて脱分極が生じる。これをEPSPという（図1-5-10）。

- 脱分極が生じれば、局所電流が起こるために興奮は周囲の細胞膜へと伝わっていく。しかし、樹状突起や細胞体にあるシナプス近傍のイオンチャネルが開口して脱分極が生じたとしても、その付近には電位依存性Na^+チャネルが少なく、軸索のような活動電位が生じないため減衰伝導となる。したがって、スパイク発火帯から遠い樹状突起の先端におけるEPSPは活動電位を引き起こすには不十分となりうる。
- しかし、一つのニューロンには、1万にも及ぶシナプスが形成されているとされる。これらのシナプスのうち、複数が同時にEPSPを引き起こすと、より大きな脱分極が得られる。これをEPSPの加重（EPSP summation）という。また、EPSPの持続時間が十分に長ければ、単一のシナプスでも連続してEPSPが起きるとEPSPは加重されることになる。前者を空間的加重（spatial summation）、後者を時間的加重（temporal summation）という。
- このようにして十分に大きなEPSPが得られれば、減衰伝導であっても膜の興奮はスパイク発火帯にまで伝わることになる。
- スパイク発火帯には電位依存性Na^+チャネルがたくさんあり、発火帯にまで伝わったEPSPが電位依存性Na^+チャネルの閾値を超えていれば活動電位が惹起される。言い換えると、いくつものシナプス入力が一つの活動電位に統合されたことになる。

抑制性シナプス

- 一方で、神経伝達物質の受容体によってはCl^-チャネルを開くものもある。これは抑制性シナプスと呼ばれる。
- Cl^-のみを透過すると、濃度勾配にしたがってCl^-は細胞内に流入する。ただしCl^-の平

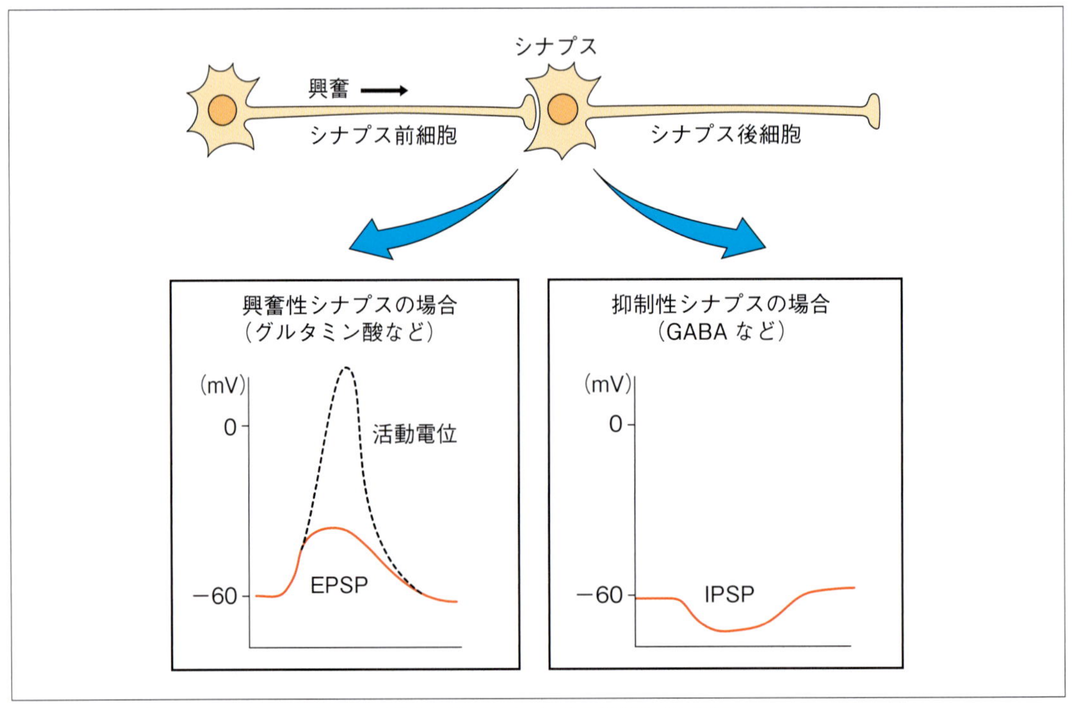

図1-5-10　興奮性シナプス後電位（EPSP）と抑制性シナプス後電位（IPSP）

衡電位は−70mVである。もし静止膜電位の分極が−70mVよりも小さい状態にあれば、静止膜電位はCl^-の平衡電位である−70mVにまで分極が大きくなり、すなわち過分極となる。この静止膜電位の過分極を**抑制性シナプス後電位**(inhibitory postsynaptic potential：IPSP)という(図1-5-10参照)。

- Cl^-の平衡電位は−70mVであるので、静止膜電位がすでに−70mVあるいはそれ以上であれば、IPSPによる電位変化は観察されない。しかしながら、IPSPの電位変化がみられないからといって、細胞膜の脱分極の抑制が起こらないわけではない。Cl^-チャネルが開口している間に興奮性シナプスによるEPSPが伝わってきた場合、細胞膜分極が−70mVより小さくなった時点でCl^-の流入が生じ、脱分極を抑制してしまうことになる。
- 抑制性シナプスは、細胞体や樹状突起ばかりでなく、シナプス終末に形成されている場合もある。この場合は軸索に伝わってきた興奮を、神経伝達物質の放出前に抑制することになる。また、発火帯である軸索小丘に集中している場合もあり、効率的に活動電位を抑制している。

7. 神経伝達物質と受容体

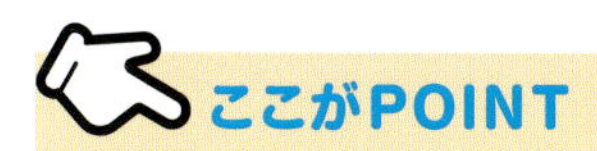

ここがPOINT

- 神経伝達物質には、アセチルコリン、カテコールアミン、セロトニン、グルタミン酸、GABA、グリシン、神経ペプチドなどがある。

神経伝達物質

- 神経終末から放出される神経伝達物質は、**アミノ酸**(amino acid)、**アミン**(amine)、**ペプチド**(peptide)の三つに分類される。
- グルタミン酸とグリシンは、タンパク質を構成する20のアミノ酸に含まれるので細胞体に内在しており、合成酵素も特別なものを必要としない。しかし、γアミノ酪酸(GABA)はニューロンにおいてのみつくられている。
- アミノ酸やアミン類の神経伝達物質は小型で、終末内において合成され、シナプス小胞の膜上にあるトランスポーターによって小胞内に取り込まれて蓄積、濃縮される。一方、ペプチド、すなわち小型のタンパク質の神経伝達物質は、DNAのコードに基づいて合成されなければならない。細胞体のリボソームで前駆体が合成され、ゴルジ装置で完成され、小胞体に詰められて、軸索輸送によって終末まで運ばれる(図1-5-8参照)。
- かつては、一つのニューロンは1種類の神経伝達物質をつくると考えられていた(デールの法則)。そして現在も名称には、ニューロンが信号として放出する神経伝達物質の名前の後ろに「作動性」とつけて表す習慣がある(英語では'-ergic'という接辞語をつける)。
- 例えば**アセチルコリン(ACh)**を放出するニューロンはコリン作動性ニューロン(cholinergic neuron)、同様に、ノルアドレナリン作動性ニューロン(noradrenergic neuron)、ドーパミン作動性ニューロン(dopaminergic neuron)、セロトニン作動性ニューロン（serotonergic neuron）、GABA作動性ニューロン（GABAergic neuron）といった具合である。

受容体

- 神経伝達物質が信号として伝わるためには、シナプス後膜側に受容体が必要である。しかし多くの場合、受容体はシナプス前膜側にも存在し（自己受容体、autoreceptor）、神経伝達物質が分泌過剰になるのを抑えている。
- それぞれの神経伝達物質に対して受容体は1種類とは限らず、サブタイプがある場合が多い。
- これらのサブタイプは薬理学的に同定されたものが多く、例えばタバコの葉から抽出されるニコチンは、骨格筋のACh受容体を特異的に作動するため、ニコチンで作動するACh受容体（nicotinic receptor）をニコチン性受容体という。また、ベニテングタケという毒キノコから抽出されたムスカリンは、骨格筋に影響せず心筋に作用するため、これはムスカリン受容体（muscarinic receptor）と呼ばれる。

CHECK!

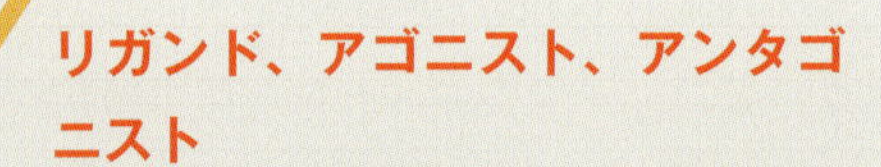

リガンド、アゴニスト、アンタゴニスト

薬理学用語として、受容体に結合する物質を総称してリガンド（ligand）と呼ぶ。また、受容体に結合して生体が本来もっているリガンドと同様の生理的反応を引き起こす物質を作動薬（アゴニスト、agonist）、受容体には結合するが、本来のリガンドのような生理的反応は引き起こさず、かえって本来の物質が結合するのを阻害してしまう物質を拮抗薬（アンタゴニスト、antagonist）と呼ぶ。

アセチルコリン

- 神経筋接合部、自律神経節、副交感神経節後神経とその効果器の接合部、そして一部の交感神経節後神経とその効果器の接合部では、AChが神経伝達物質として使われている。また、脳内にも大脳基底核や中脳、橋上背側部などにコリン作動性ニューロンがたくさん存在する（図1-5-11）。
- 上述したようにAChの受容体には、ニコチン性とムスカリン性の2種類がある。ニコチン性受容体は五つのサブユニットから構成されるイオンチャネルで、αサブユニットにリガンド結合部位があり、細胞表面に露出している（図1-5-12）。この結合部位に神経終末から放出されたAChが結合するとチャネルが開く。ニコチン性受容体は、Na^+とK^+を選択的に透過させる。Na^+の流入により脱分極が生じ、K^+の流出によって再分極が生じる。
- ムスカリン受容体は、膜7回貫通型タンパクで、Gタンパク共役型受容体である（図1-5-13）。細胞内側には、α、β、γサブユニットからなるヘテロ3量体Gタンパクが結合している。
- AChが細胞表面のリガンド結合部位に結合すると、αサブユニットに結合しているGDP（グアノシン二リン酸、guanosine diphosphate）がGTP（グアノシン三リン酸、guanosine triphosphate）に置き換えられる。するとGTP結合αサブユニットからβサブユニットとγサブユニットが離れ、生理作用を引き起こす。
- 現在、ムスカリン受容体はM_1からM_5の5種類が知られており、興奮性のものと抑制性のものがある。図1-5-13は心筋におけるムスカリン受容体（M_2）の例を示している。
- 前述したレーヴィのカエルの実験では、心臓の迷走神経を刺激すると徐拍となること、それを灌流した溶液を別のカエルの心臓に適用

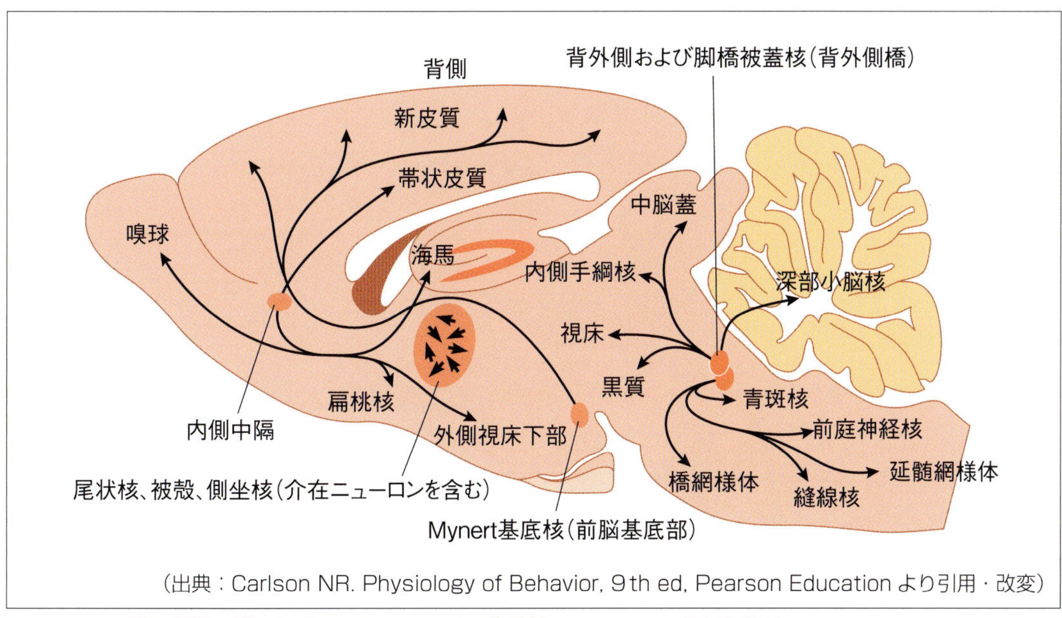

（出典：Carlson NR. Physiology of Behavior, 9th ed, Pearson Education より引用・改変）

図1-5-11　げっ歯類の脳におけるアセチルコリン作動性ニューロンの分布と投射

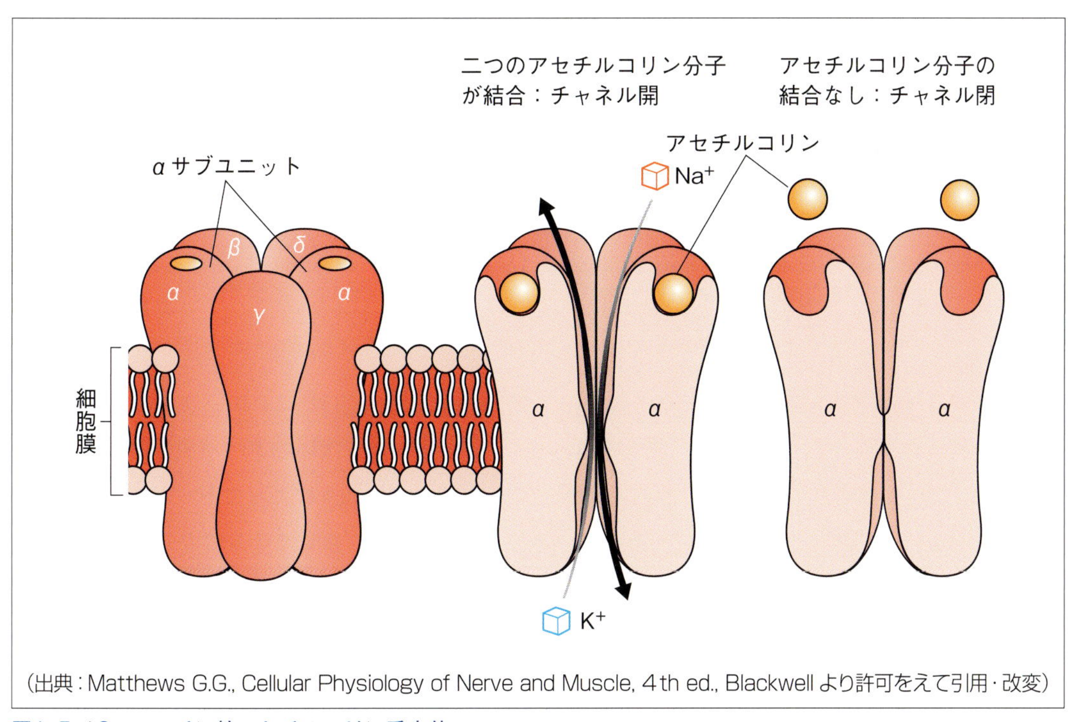

（出典：Matthews G.G., Cellular Physiology of Nerve and Muscle, 4th ed., Blackwell より許可をえて引用・改変）

図1-5-12　ニコチン性アセチルコリン受容体

しても徐拍となったことから、心臓の ACh は抑制性に作用していることがわかる。

- βサブユニットとγサブユニットは、K^+ チャネルに結合してチャネルを開口する。K^+ の流出によって IPSP が生じることになる。
- 放出された ACh は、アセチルコリンエステラーゼ（acetylcholinesterase：AChE）という酵素によって加水分解され、酢酸とコリンと

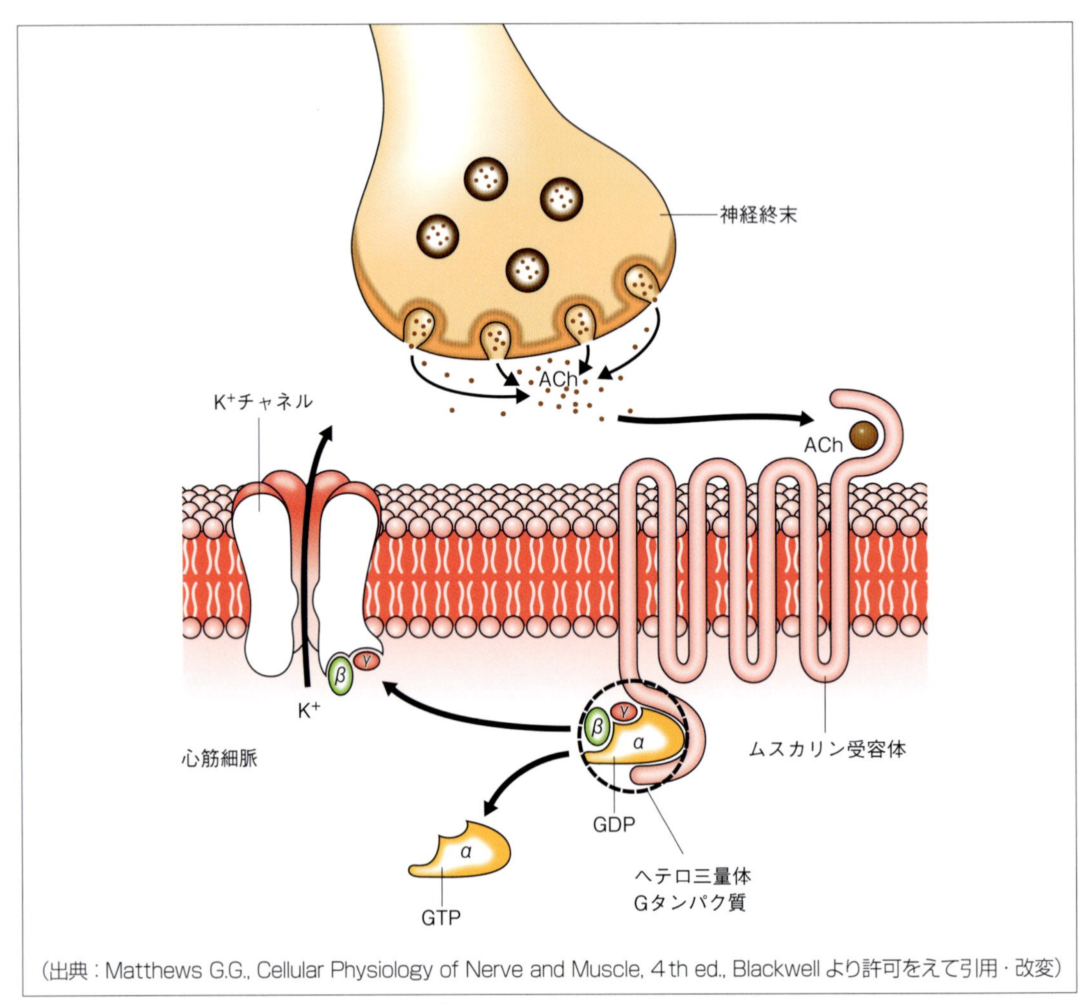

（出典：Matthews G.G., Cellular Physiology of Nerve and Muscle, 4th ed., Blackwell より許可をえて引用・改変）

図1-5-13　ムスカリン性アセチルコリン受容体

なる。コリンはトランスポータータンパクによって神経終末内に取り込まれる。神経終末内では、コリンアセチルトランスフェラーゼ（choline acetyltransferase：ChAT）という酵素により、アセチルCoAのアセチル基をコリンに結合させ再びAChに合成する。

カテコールアミン

- アミノ酸のチロシンから合成されるドーパミン（DA）、ノルアドレナリン、アドレナリンを**カテコールアミン**と呼ぶ（チロシンのカテコール基が残っているため）。
- チロシンはチロシン水酸化酵素（tyrosine hydroxylase：TH）によりL-ドーパ（L-DOPA）に変換され、次いでドーパ脱炭酸酵素（dopa decarboxylase）によってドーパミン（DA）が合成される。DAはさらにドーパミンβ水酸化酵素（dopamine β-hydoroxylase：DBH）によってノルアドレナリンとなり、さらにノルアドレナリンはフェニルエタノールアミン-N-メチルトランスフェラーゼ（phenylethanolamine-N-methyltransferase）によってアドレナリンへと変換される。
- ノルアドレナリンおよびアドレナリンは、細胞内においてはモノアミン酸化酵素（monoamine oxidase：MAO）によってアミ

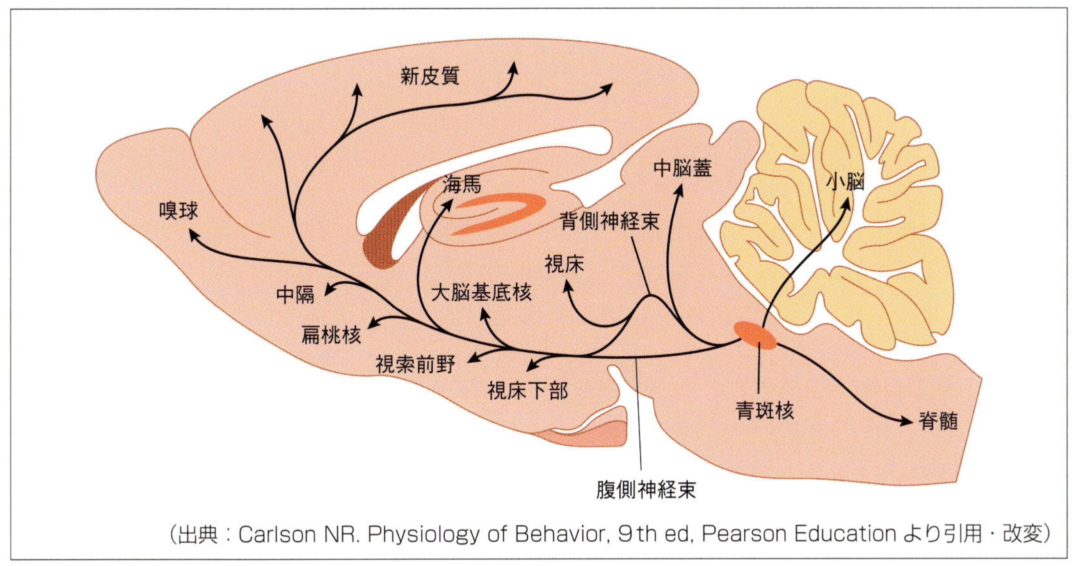

図1-5-14　げっ歯類の脳におけるノルアドレナリン作動性ニューロンの分布と投射

ノ基が酸化除去され、また放出後はカテコール-O-メチルトランスフェラーゼ（catechol-O-transferase：COMT）によってメチル化されて生理活性がない状態へと処理される。

- アドレナリンとノルアドレナリンの受容体は、いずれもアドレナリンα受容体とアドレナリンβ受容体で、どちらもGタンパク共役型受容体である。Gタンパクが細胞内で行う作用は受容体によって異なるが、ここでは一例だけ挙げておく。
- リガンドがβ受容体に結合すると、細胞内でGタンパクはアデニル酸シクラーゼ（adenylyl cyclase）を活性化する。このアデニル酸シクラーゼはアデノシン三リン酸（adenosine triphosphate：ATP）を細胞内のセカンドメッセンジャーであるサイクリックアデノシン一リン酸（cyclic adenosine monophosphate：cAMP）に変換する。cAMPはプロテインキナーゼ（protein kinase）を刺激して樹状突起のK^+チャネルをリン酸化し、K^+チャネルを閉じさせてしまう。開口しているK^+チャネルの減少はK^+コンダクタンスの減少、すなわち膜抵抗の増加を引き起こす。これは樹状突起の興奮伝導の効率を上げるため、ニューロンの興奮性を高めることになる。
- ノルアドレナリン作動性ニューロンの細胞体は主として橋上背側部の青斑核（locus ceruleus）にあり、脳の広範な領域に軸索を送っている（図1-5-14）。
- DA受容体は、現在のところD_1からD_5の5種類が知られているが、さらにそのサブタイプもあり、DAの生理作用の複雑化をもたらしている。いずれの受容体もGタンパク共役型で、D_1受容体とD_5受容体は興奮性、D_2～D_4受容体は抑制性と考えられているが、未だ不明な点が多い。
- 脳内には二つの大きなドーパミン神経系が存在する（図1-5-15）。一つ目は黒質線条体系（nigrostriatal system）で、中脳の黒質から線条体（尾状核・被殻）および淡蒼球に投射する。ヒトではパーキンソン病に関わる領域として知られ、運動系の調節と関わっている。
- 二つ目は、腹側被蓋野系（ventral tegmental

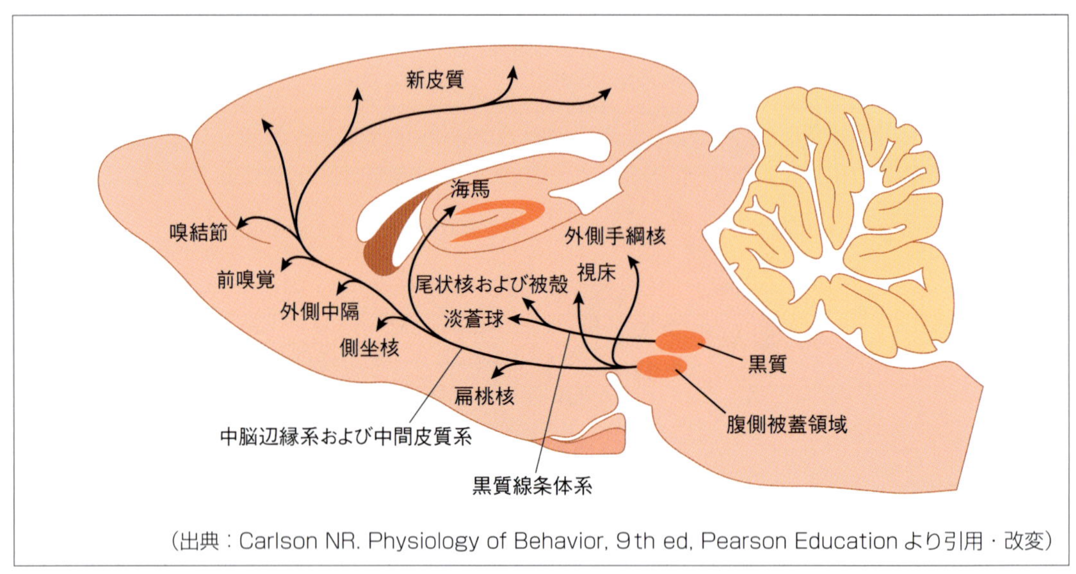

図1-5-15　げっ歯類の脳におけるドーパミン作動性ニューロンの分布と投射

system）で、これは中脳腹側被蓋野のドーパミン作動性ニューロンが視床下部、側坐核、中隔、そして大脳皮質に投射を送っている。この腹側被蓋野系は、脳の報酬系としても知られ、動物のさまざまな行動の動機づけを調節していると考えられている。

セロトニン

- **セロトニン**（serotonin）は、カテコールアミンと同様にモノアミンに属するが、必須アミノ酸トリプトファンからつくられる（インドール基をもつためインドールアミンと呼ばれる）。トリプトファンは、トリプトファン水酸化酵素（tryptophan hydroxylase：TPH）によって5-ヒドロキシトリプトファン（5-hyroxy-L-tryptophan：5-HTP）となり、5-HTP脱炭酸酵素（5-HTP decarboxylase）によってセロトニン（5-hydroxytriptamine：5-HT）が合成される。カテコールアミンと同様、不活性化はモノアミン酸化酵素（MAO）により5-ヒドロキシインドール酢酸（5-hydroxyindole acetic acid：5-HIAA）となるため、血中および尿中の5-HIAAは生体のセロトニン代謝の指標として用いられている。
- 現在、セロトニンの受容体は7種類が知られ、サブタイプを合わせると14種類となる。サブタイプをアルファベットで表し、5-HT_{1A}などとなる。

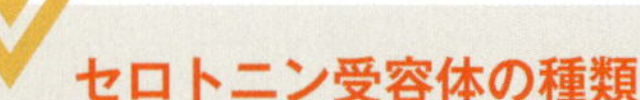

CHECK!

セロトニン受容体の種類

5-HT_{1A}、5-HT_{1B}、5-HT_{1D}、5-HT_{1E}、5-HT_{1F}、5-HT_{2A}、5-HT_{2B}、5-HT_{2C}、5-HT_{3}、5-HT_{4}、5-HT_{5A}、5-HT_{5B}、5-HT_{6}、5-HT_{7}と非常に複雑な種類がある。5-HT_{3}受容体がイオンチャネル型受容体である以外は、すべてGタンパク共役型受容体である。

- セロトニン作動性ニューロンは、中脳および脊髄の縫線核群にのみ存在する（**図1-5-16**）。中脳縫線核のセロトニン作動性ニューロンは、前脳および小脳に広く投射をもっており（上行性投射、ascending projection）、延髄縫線核のセロトニン作動性ニューロンは脊髄に投射している（下行性投射、descending

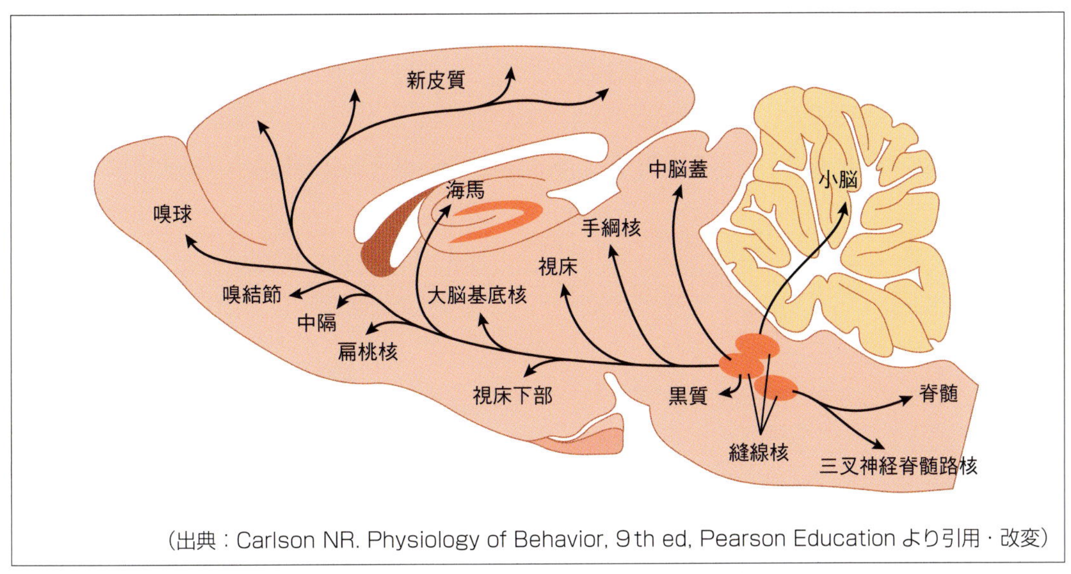

図1-5-16　げっ歯類の脳におけるセロトニン作動性ニューロンの分布と投射

projection)。

- 現在、うつ病治療薬として広く出回っている選択的セロトニン再取り込み阻害薬(selective serotonin reuptake inhibitor：SSRI)は、軸索終末で放出されたセロトニンのトランスポータータンパクを阻害するもので、再取り込みの阻害によってシナプス間隙のセロトニン量を増加させ、うつ症状の改善を図っている。

グルタミン酸

- アミノ酸であるグルタミン酸(glutamate)は、脳における最も一般的な興奮性神経伝達物質である。興奮性神経伝達をする細胞の75%がグルタミン酸作動性であるといわれている。
- グルタミン酸の受容体は、Gタンパク共益型である代謝調節型受容体(metabotropic receptor)とイオンチャネル型の3種類、カイニン酸受容体(kainate receptor)、AMPA受容体(α-amino-3-hydroxy-5-methyl-isoxazole-4-propionate acid〔AMPA〕receptor)、NMDA受容体(N-methyl-D-aspartate〔NMDA〕receptor)が知られている。さらに、これらの受容体にはサブタイプがある。
- カイニン酸受容体にグルタミン酸が結合すると、チャネルが開きNa^+とK^+を通す。AMPA受容体も同様に、陽イオンチャネルでリガンド結合によってNa^+とK^+を通す。これらに対してNMDA受容体は特殊で、開口にはリガンド結合が必要だが、通常の電位では開口できない。そのため、NMDA受容体をもつニューロンは同時にAMPA受容体をもっていて、AMPA受容体によって脱分極が生じたときにのみNMDA受容体を開口させる。

GABA

- GABAは脳で特別につくられるアミノ酸で、グルタミン酸脱炭酸酵素(glutamate decarboxylase：GAD)によりグルタミン酸から合成される。また、GABAトランスアミナーゼ(GABA transaminase：GABA-T)

によってコハク酸セミアルデヒドに代謝される。発生の一時期を除くと、GABAは抑制性の神経伝達物質であり、中枢神経系のほとんどの部位で観察される。

- 受容体は$GABA_A$、$GABA_B$、$GABA_C$の3種類だが、$GABA_C$は網膜に限局しており、神経系では$GABA_A$と$GABA_B$の2種類が存在する。
- $GABA_A$受容体はイオンチャネル型で、リガンド結合によってCl^-を通す。一方、$GABA_B$受容体はGタンパク共役型でK^+チャネルを開口し、Ca^{2+}の流入を抑制する。これらのイオンの移動はいずれもIPSPを生じ、ニューロンの興奮を抑制する。
- $GABA_A$受容体はα、β、γ、δ、ε、π、θサブユニットから構成される5量体で、$\alpha 1 : \beta 2 : \gamma 2$や$\alpha 2 : \beta 2 : \delta 1$などさまざまな組み合わせをつくる。さらに$\alpha$、$\beta$、$\gamma$サブユニットには数種類が知られているが、脳の発現部位によってその機能はきわめて多様である。
- GABAはβサブユニットに結合するが、抗不安薬としても使用されるベンゾジアゼピンがαサブユニットに結合することによって、Cl^-の透過は増強される。バルビツール系麻酔薬やアルコール、ステロイドホルモンであるプロゲステロンやデオキシコルチコステロンも、$GABA_A$受容体のCl^-透過性を増強するため、これらの物質による睡眠誘導や麻酔作用は$GABA_A$受容体を介したものであると考えられている。

グリシン

- アミノ酸の**グリシン**（glycine）も、脳幹や脊髄で抑制性の神経伝達物質として働いている。受容体は二つのサブユニットからなる5量体で、GABAと同様にCl^-の透過性を増強し、IPSPを惹起する。特に脊髄では、GABAとグリシンの両方を分泌するニューロンがあることが知られている。ところが一方で、グリシンはNMDA受容体に結合してNMDA受容体の機能を増進するため、興奮性神経伝達物質としても作用する。

神経ペプチド

- ペプチドとは、アミノ酸が一定の順序でペプチド結合して構成される分子である。特に大型の分子をタンパクと呼んでいるため、小型のタンパクと考えればよい。したがってペプチドを合成するためにはDNAからの転写が必要である。
- ペプチドは、リボソームでより大きな分子である前駆体として合成される。そして同時に転写、合成された酵素によって切り出され、小胞体に封じ込められて、軸索輸送によって終末まで運ばれる。
- 生体内でつくられる麻薬様物質である内因性オピオイド（endogenous opioid）などは神経伝達物質として働くと考えられているが、多くは神経伝達物質というより神経調節物質（neuromodulator）と考えたほうがよい。その理由として、①神経終末においては、前述したほかの神経伝達物質のシナプス小胞と共存する、②**神経ペプチド**は神経終末の活性帯から放出されるとは限らない、③いくつかの神経ペプチドでは軸索ではなく樹状突起からも放出（dendritic release）されていることが知られている。
- 表1-5-3に代表的な神経ペプチドを挙げたが、これはほんの一部である。これらの物質はGタンパク共役型受容体と結合するが、現在、遺伝子分析によりGタンパク共役型

表1-5-3　代表的な神経伝達物質

アミノ酸	アミン	ペプチド
・γアミノ酪酸（GABA）	・アセチルコリン（ACh）	・コレシストキン（CCK）
・グルタミン酸（Glu）	・ドーパミン（DA）	・ダイノルフィン
・グリシン（Gly）	・アドレナリン	・ニューロペプチドＹ（NPY）
	・ノルアドレナリン	・ソマトスタチン
	・セロトニン（5-HT）	・サブスタンスＰ
	・ヒスタミン	・血管作動性腸ペプチド（VIP）
		・オレキシン
		・オキシトシン
		・バソプレシン

受容体であると推定されるものの、リガンドが不明な受容体が多数知られているが（孤児を意味するオーファン受容体〔orphan receptor〕と呼ばれる）、今後もまだ増え続けていくと思われる。

その他の化学物質

- 以上に述べてきた物質のほかにも、神経伝達物質あるいは神経調節物質と考えられている物質はまだたくさんある。ATPやアデノシン、ウリジンといったヌクレオシド、あるいは一酸化窒素（NO）なども脳機能を調節する重要な物質である。
- また、性ホルモンや副腎皮質ホルモンのように、脳の外で分泌されたステロイドは血液脳関門を通過できるため、脳内の受容体に直接作用するが、最近では脳内においてつくられるニューロステロイド（neurosteroid）の重要性も指摘されている。

8．神経回路

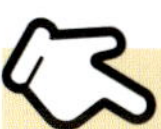

ここがPOINT

- 発散は、単一のニューロンの興奮信号を軸索分岐によって複数のニューロンに伝えるものである。
- 収斂は、複数のニューロンからの興奮信号を単一のニューロンで受けるものである。

- 前節まで、単一のニューロンの基本的な機能を学んだが、これらのニューロンがさまざまなネットワークを織りなして高次な機能を実現している。また、複数のニューロンが組み合わさることによって、さまざまな神経回路のパターンが生じる。その代表的なパターンは、**発散**と**収斂**である（図1-5-17）。
- 発散は、単一のニューロンの興奮信号を軸索分岐によって複数のニューロンに伝えるものである。

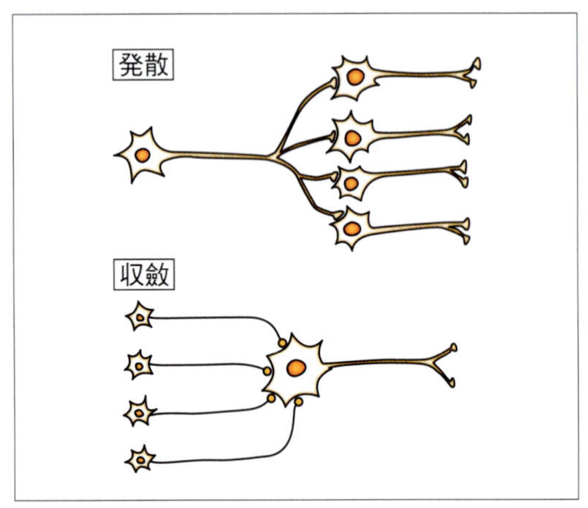

図1-5-17　神経回路における発散と収斂の二つの接続パターン

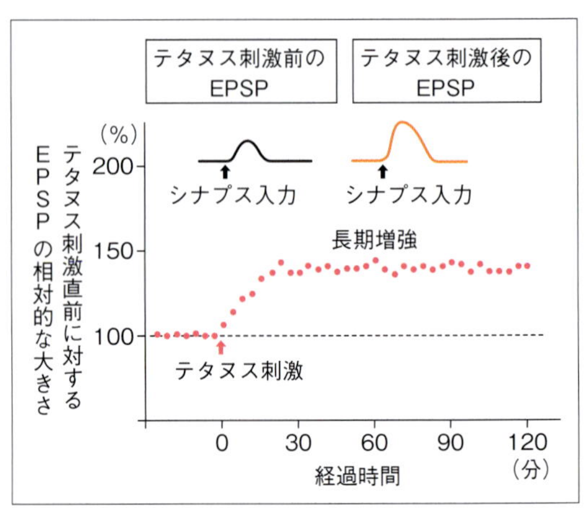

図1-5-18　テタヌス刺激によるEPSPの長期増強

- 反対に収斂では、複数のニューロンからの興奮信号を単一のニューロンで受ける。
- 生体内における情報は、全か無かの法則からもわかるように、興奮1と非興奮0というデジタル回路であるので、収斂の場合にはさまざまな論理演算が行われることになる。

CHECK!

収斂による論理演算

例えば二つのシナプス前ニューロンから一つのシナプス後ニューロンに入力する場合、いずれか一方あるいは両方のシナプス前ニューロンから信号を受けたときに、シナプス後ニューロンが興奮する場合は論理和という。また、両方のシナプス前ニューロンから同時に信号を受けた場合のみに興奮するパターンは論理積となる。

- これらの回路は、前述したEPSPの加重や抑制ニューロンの組み合わせなどによってつくり出すことができるが、信号の時間的パターンによっても信号の伝達効率を変えることができる。すなわち、同じ神経回路を頻繁に使うと、その回路の情報の通りが良くなるという現象が知られている。
- 海馬のNMDA受容体シナプスに1秒間に100回（100Hz）という連続した刺激（テタヌス〔tenanus〕刺激という）を与えると、1刺激に対するEPSPが大きくなり、それが数時間にわたって続く。これを長期増強（long-term potentiation：LTP）といい、学習や記憶が成立するための生理学的なメカニズムではないかと考えられている（図1-5-18）。

9．神経系

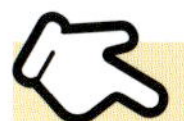

ここがPOINT

- 哺乳類の神経系は、中枢神経系と末梢神経系の二つに大きく分類できる。
- 末梢神経系は、体性神経系と自律神経系に分けることができ、さらに自律神経系は、交感神経系と副交感神経系の二つに分類できる。

- **神経系**は、動物が環境情報を集め、その環境に適応するために生理学的・行動学的な反応を決定する、高度に発達した情報処理器官である。これは、餌の探索や他個体への接近、天敵からの逃避など動物が自発的に行うものばかりでなく、呼吸や排泄、ホルモン調節なども含んでおり、生体をトータルに制御しているのが神経系といえる。
- 神経系は外胚葉から発生するが、最も早く発生が開始し、最も遅く成熟が終了する器官である。
- 外胚葉の一部が活発に分裂を開始すると、正中部分に厚い板状の神経板（neural plate）が形成される。やがて正中部分は陥没していき、その両脇が隆起して結合すると、**神経管**（neural tube）という構造になる。この吻側から尾側にわたって伸びる1本の神経管が、脳と脊髄へと発生していく。
- 哺乳類の神経系は、**中枢神経系**（central nervous system）と**末梢神経系**（peripheral nervous system）の二つに大きく分類できる。
- 中枢神経系は、頭蓋骨および椎骨に埋め込まれ、さらに**硬膜**（dura mater）、**くも膜**（arachnoid mater）、**軟膜**（pia mater）の3層構造によって保護されている。
- くも膜は硬膜と軟膜の間にある網目状の構造をもち、中枢神経系のサスペンションの役割を果たしていて、この空間（くも膜下腔）は脳脊髄液（cerebrospinal fluid）で満たされている。
- 末梢神経系は、頭蓋骨および椎骨から外に出た神経組織であり、頭蓋骨（脳）から出たものを脳神経（cranial nerves）、椎骨（脊髄）から出たものを脊髄神経（spinal nerves）と呼ぶ。
- さらに末梢神経系は、求心性である**体性感覚**、遠心性である運動支配を司る**体性神経系**（somatic nervous system）と、循環や内臓機能を調節する**自律神経系**（autonomic nervous system）に分けることができる。
- 自律神経系は、さらに**交感神経系**（sympathetic nervous system）と**副交感神経系**（parasympathetic nervous system）の二つに分類できる。

10. 脳の構成要素

ここがPOINT

- 脳は、大脳、視床、視床下部、中脳、小脳、橋、延髄に区分される。
- 延髄は、呼吸や循環、消化など生命維持に直接かかわる機能を調節している。
- 小脳は、運動機能の統合、運動学習やスキルの獲得などの学習機能を担っている。
- 中脳の網様体は、睡眠・覚醒を調節していると考えられている。
- 視床は、大脳皮質で処理される信号の入出力の重要な中継核となっている。
- 視床下部は、ホルモン分泌や自律神経系の統括を行うほか、本能行動の調節など多様な機能をもつ。

- 前述したように、脳と脊髄は神経管より発生する。神経管の最吻側部では特に細胞分裂が活発化して脳が形成される。脳はその構造の複雑さと種による多様性がゆえに、初学者にはわかりにくい器官であるが、発生過程を追って理解すると比較的容易に学習できる。
- 発生初期の脳の水平断面を図1-5-19に示す。中空になった管構造をしていることがわかる。一部の領域の細胞分裂が盛んになってくると、膨大部分が生じてくるが、特に吻側部分では膨大部が二つに分かれ、前脳が形成される。この時期では、前脳、中脳、菱脳が区別できるが、神経管の管腔部分は、将来、脳室（cerebral ventricle）に発達する。左右の側脳室、第三脳室、第四脳室の計四つに分けられる。

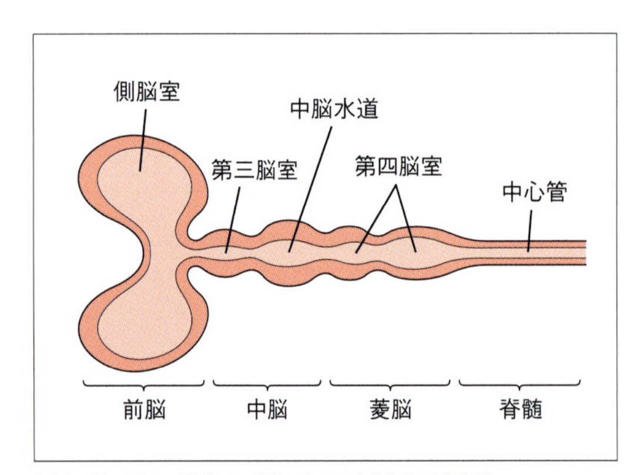

図1-5-19　発生初期における脳室の形状

- 図1-5-20a～cは、発生過程の脳を側面から描いたものである。図1-5-19は、図1-5-20bに相当する。前脳の先端には眼球の原基である眼胞が形成され、口腔上皮の一部は頭蓋に入り込み、漏斗（ろうと）に結合して下垂体前葉（anterior lobe of pituitary）となる。下垂体後葉（posterior lobe of pituitary）は漏斗の一部から発生する。図1-5-20cになると前脳の一部から終脳である大脳半球（cerebral hemisphere）と嗅球（olfactory bulb）が形成される。残りの部分が間脳で、視床（thalamus）と視床下部（hypothalamus）が含まれる。一方、菱脳も前方が小脳と橋、後方が延髄となる。図1-5-20dは図1-5-20cの正中部分の矢状（しじょう）断図である。
- 図1-5-20の構造を踏まえたうえで図1-5-21に描かれているさまざまな動物の脳を観察すると、いずれの動物の脳も図1-5-20の延長線上にあることがわかる。
- 魚類、両生類、爬虫類では中脳背側部に発達

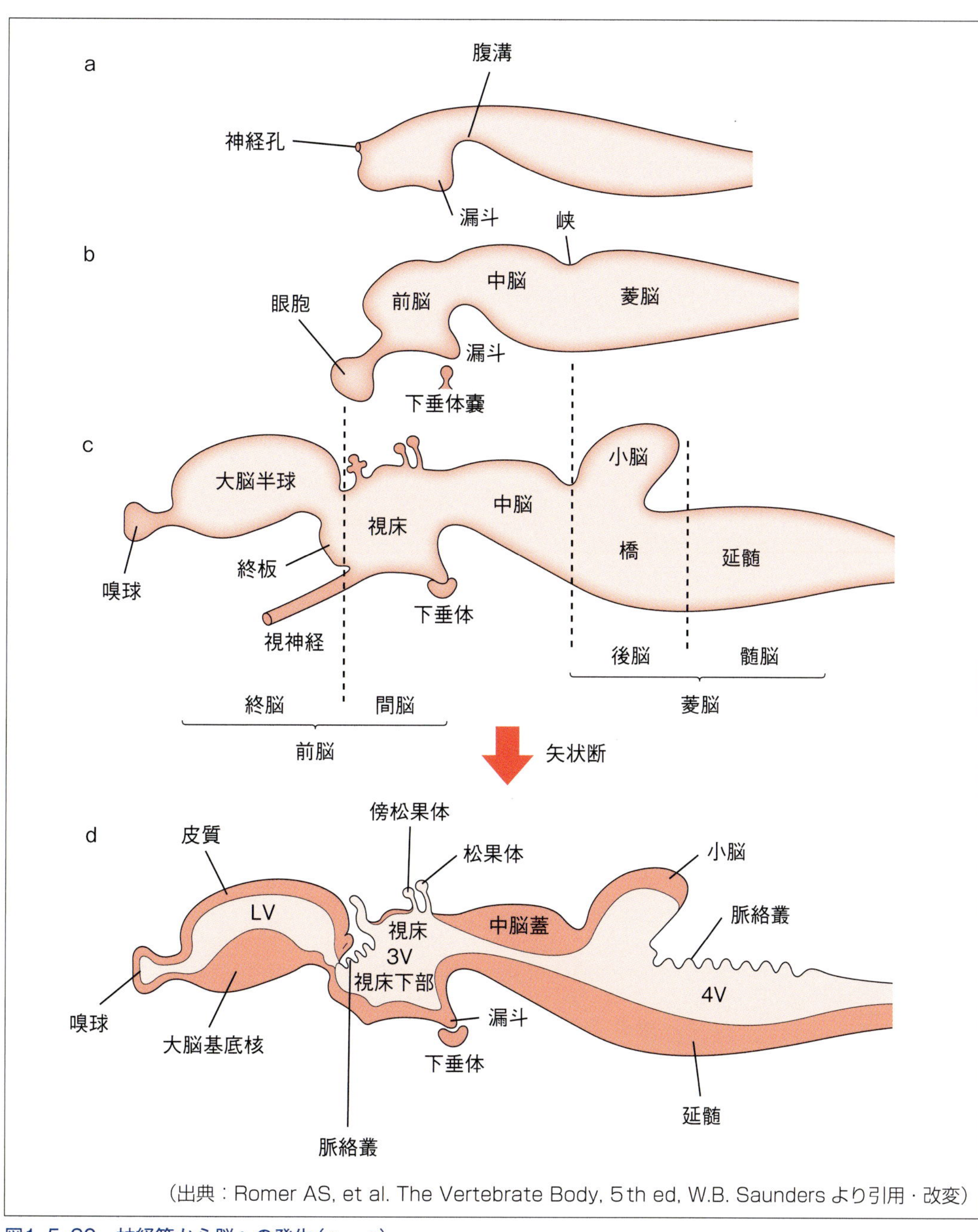

図1-5-20　神経管から脳への発生（a ～ c）
d は c の矢状断面を表す。
LV：総脳室、3V：第三脳室、4V：第四脳室。

した視覚中枢である視葉がみられる。これは哺乳類における上丘（じょうきゅう）に相当する構造だが、哺乳類では感覚情報処理機能が大脳皮質に移行したため、上丘を損傷しても視覚を完全に失うことはない。

- これらの動物の脳を比較してみると、進化とともに大脳と小脳が大きく発達していくのがみて取れる。爬虫類以降、大脳が皮質化していくが、鳥類の大脳は皮質構造がない。大脳が皮質化すると、皮質の機能ユニットである

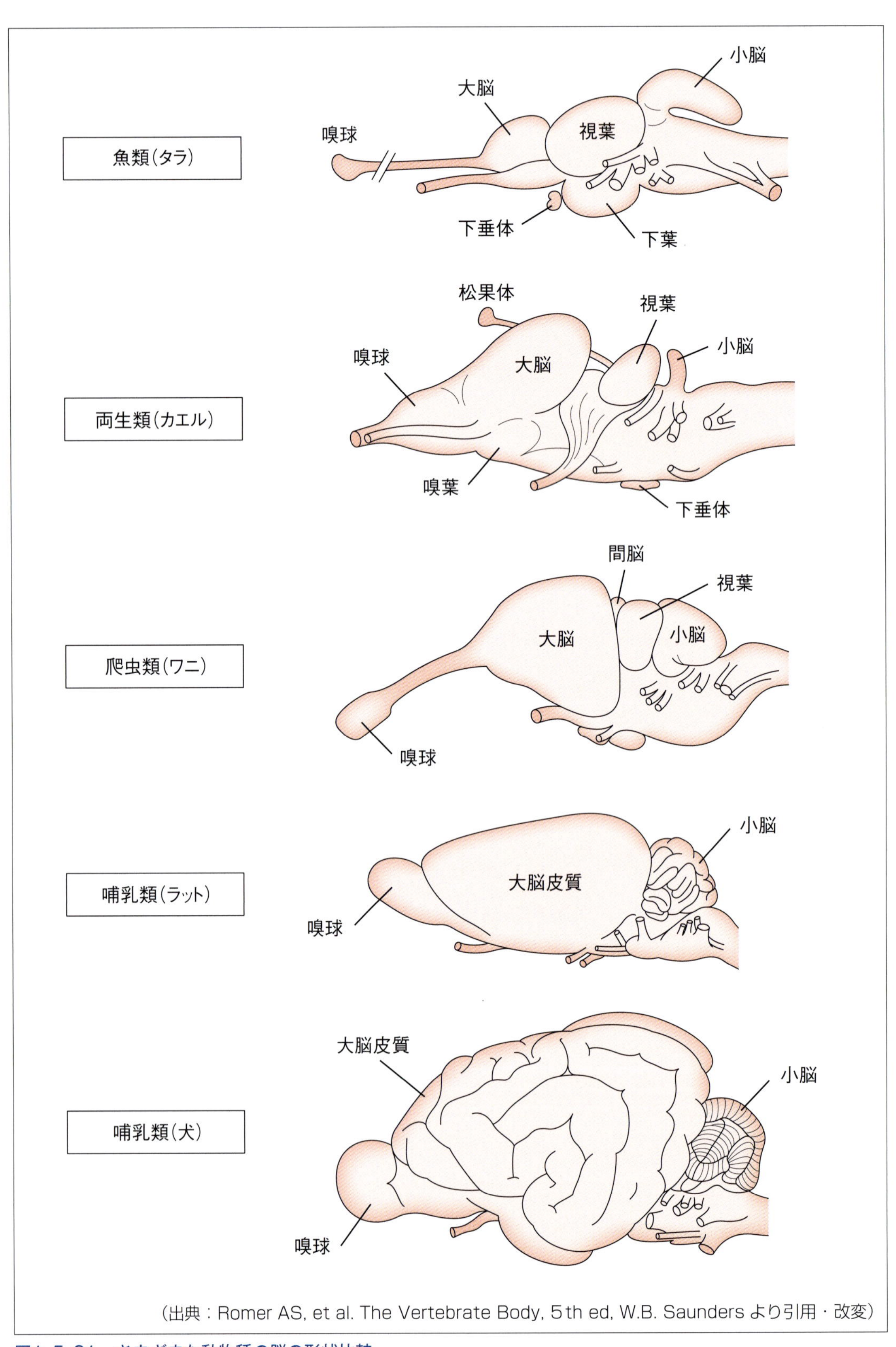

図1-5-21　さまざまな動物種の脳の形状比較

円柱構造（後述）を増やすために表面積が必要になり、溝（sulcus）や回（gyrus）が生じて**大脳皮質**や**小脳皮質**に皺が形成されてくる。しかしながら、それらの構造の違いを除くと、図1-5-20の基本要素から構成されていることがわかる。

- 犬では大脳皮質が発達して複雑な皺を形成しているために、脳幹部はそれらに覆われ、側面からは観察できない。

CHECK!

犬や猫などと異なりヒトの脳幹部は90度屈折している

ヒトを含む霊長類では直立姿勢となったために顔面が体軸に対して90度屈折した。それに伴って脳幹部も同様に90度屈折している。

- このように脳は、**大脳**、**視床**、**視床下部**、**中脳**、**小脳**、**橋**、**延髄**と大まかな構造分類がなされるが、それぞれの部位の断面を観察すると、白っぽく見えるところとくすんだ色に見えるところがある。
- 白く見えるところは**白質**（white matter）と呼ばれ、有髄線維束を含み、ニューロンはほとんどない。くすんで見えるところは**灰白質**（かいはくしつ）（gray matter）と呼ばれ、ニューロンが密に存在する領域である。さらに脳を薄切して顕微鏡で観察すると、灰白質であっても細胞が密に存在する部分とまばらな部分があることがわかる。
- このような細胞の集合の仕方、並び方の違いを細胞構築（cytoarchitecture）というが、脳の領域はこれらの構造をもとにさまざまな細胞集団に分類されている。これを神経核（nucleus）と呼んでいる（細胞核〔nucleus〕と混乱しないように注意）（図1-5-22）。

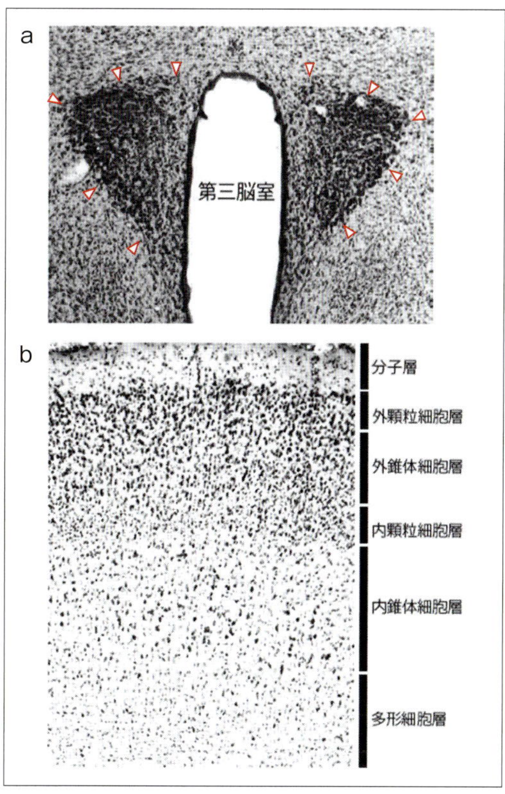

図1-5-22　脳における細胞構築
a：実質内の細胞密集領域を神経核という。写真の矢頭に囲まれた部分は視床下部室傍核。b：大脳皮質における6層構造。

延髄（medulla oblongata）

- **延髄**は脳の最も尾側にある構造で、呼吸や循環、消化など生命維持に直接かかわる機能を調節している。また、嘔吐や嚥下、唾液分泌なども延髄が関わっている。

小脳（cerebellum）および橋（pons）

- **小脳**の重量は脳全体の10％といわれるが、小脳ニューロンは脳全体の50％ともいわれ、非常にたくさんのニューロンを含んでいる。
- 小脳は外側より分子層、プルキンエ細胞層、顆粒細胞層の3層からなる皮質で構成されている。プルキンエ細胞層にはプルキンエ細胞（Purkinje cell）という大型の細胞体が1層に並んでいる。プルキンエ細胞は矢状面に対して発達した樹状突起をもっているが（図1-5-2参照）、この樹状突起は左右にはほとんど延びておらず、きわめて扁平なシナプス受容領域をつくっている。

- 入力系としては、脊髄小脳路を経て筋紡錘やゴルジの腱器官など筋固有受容器からの情報や、前庭神経核からの姿勢情報が、苔状線維（mossy fibers）を通って小脳顆粒細胞に入力されるほか、延髄下オリーブ核を介して大脳皮質運動野と回路を形成している。下オリーブ核や、そのほかの領域から登上線維（climbing fibers）を通ってプルキンエ細胞に直接投射するものもある。
- 小脳からの出力はプルキンエ細胞の軸索のみである。これらの出力線維は束となって左右から脳幹を覆うように小脳脚を形成するが、これが脳幹の左右を結ぶ橋（bridge）のように見えるため、橋（pons）と命名された。
- 小脳の役割は、運動機能の統合である。姿勢反射や歩行といった行動は、多くの筋が強調して働く必要がある。また、運動学習やスキルの獲得などの学習機能も小脳が担っている。

中脳（midbrain、mesencephalon）

- 中脳は橋と間脳の間の領域で、背側部には四丘体と呼ばれる四つのコブ状構造が観察される。吻側の二つが上丘（superior colliculus）、尾側の二つが下丘（inferior colliculus）で、前者は視覚、後者は聴覚の中継核である。
- 中央には第三脳室と第四脳室を結ぶ中脳水道（aquaduct）があり、その周囲を中脳中心灰白質（midbrain central gray）が取り囲んでいる。
- 腹側部にはメラニン色素を含む黒質（substantia nigra）があり、前脳へ投射するドーパミン作動ニューロンの起始核となっている。中脳の前方には鉄を多く含んだ大型細胞が集まった赤核（red nucleus）がある。
- 中脳腹側部から延髄にわたる領域は、神経細胞の間を網目状に有髄線維が走っており、白質とも灰白質とも区別ができないため、網様体（reticular formation）と呼ばれている。この領域を電気刺激すると、覚醒時に観察される脳波が得られること、網様体から上行する神経線維を切断すると動物は昏睡状態になってしまうことから、睡眠・覚醒を調節していると考えられており、網様体賦活系（reticular activating system）と呼ばれる。

視床（thalamus）

- 図1-5-20からもわかるように、視床は大脳（皮質）の基部に位置しており、大脳皮質で処理される信号の入出力の重要な中継核となっている。視床には非常にたくさんの神経核が含まれているが、大きく分けると次のように分類できる。

視床非特殊核群

- 網様体を含む不特定な領域から入力を受け、大脳皮質に信号を送るとともに、大脳皮質からの入力を網様体、視床下部、線条体などさまざまな領域に返す。

視床特殊感覚核群

- 脊髄からの体性感覚や三叉神経からの頭部体性感覚の信号を中継し、大脳皮質の一次体性感覚野に送る。また、内側膝状体（medial geniculate nucleus）は、聴覚入力を中継するほか、脊髄からの痛覚信号の中継にも関わっている。外側膝状体（lateral geniculate nucleus）は、視索からの入力を受け、後頭葉の一次視覚野に信号を送る。内側膝状体、外側膝状体は、それぞれ下丘、上丘からの間接的な感覚情報も中継する。

非感覚性特殊核群

- 黒質や淡蒼球から信号を受けて前頭葉全般に信号を送るほか、大脳皮質運動野と小脳の間の回路を形成している。

視床連合核群

- 大脳皮質連合野や辺縁系の信号を中継するほか、網様体賦活系の中継核にもなっている。

大脳基底核（basal ganglia）

- 大脳基底核は、大脳皮質に広く投射するニューロン群で構成される尾状核（caudate nucleus）、被殻（putamen）、淡蒼球（globus pallidus）の三つの核を指す。アセチルコリン作動性ニューロンを多く含み、大脳皮質に向かって放射状に線維を伸ばしていることから、線条体（striatum）と呼ばれることもある。GABA作動性局所介在ニューロン（interneuron）もたくさん含まれる。

視床下部（hypothalamus）

- 視床下部は視床の腹側部に位置し、ホルモン分泌や自律神経系の統括を行うほか、本能行動の調節など多様な機能をもつ。
- 視床下部のニューロンは、直接体液をモニターしたり、血中にホルモンを放出したりすることから、血液脳関門を介さず直接血液と接している。第三脳室の脇にある室傍核（しつぼうかく）（paraventricular nucleus）（図1-5-22a参照）のニューロンは、下垂体後葉に軸索を伸ばし、そこからバソプレシンまたはオキシトシンを放出する。
- 腹内側核（ventromedial nucleus）を破壊すると動物は極度の肥満になり、逆に視床下部外側野（lateral hypothalamus）を破壊すると餌をほとんど食べなくなるので、摂食調節領域とされている。
- 視床下部前方の視索前野（preoptic area）は、母性行動や生殖行動に不可欠な領域であるとともに、体温調節の制御も行っていることがわかっている。

大脳皮質（cerebral cortex）

- 哺乳類の大脳皮質は間脳や中脳を覆うほど発達しており、側面や背面からの観察では、嗅球および小脳や脳幹の一部が見える以外はほとんど大脳皮質といえるほどである。
- 大脳皮質は大まかに、頭頂葉（parietal lobe）、後頭葉（occipital lobe）、側頭葉（temporal lobe）、前頭葉（frontal lobe）の四葉に分けられるが、これはヒトや霊長類の脳における溝をもとにした葉であって、すべての哺乳類で肉眼的に線引きができるわけではない（図1-5-23）。
- また、大脳皮質は正中において大脳縦裂により左右に分けられている。左右の皮質は、皮質下の視床や大脳基底核を介した間接的な神経連絡のほか、脳梁（corpus callosum）、前交連（anterior commissure）、後交連（posterior commissure）によって直接連絡し合っている。
- 大脳皮質は、進化的に古い古皮質（paleocortex）と、より新しい新皮質（neocortex）とに分けられる。なかでも後述する海馬体は進化的に最も古い原皮質（archicortex）と考えられている。新皮質は6層をもつとされているが、発生の途中から層構造が崩れてはっきりしない領域もある。原皮質や古皮質は発生を通して6層になることはない。
- 新皮質の6層は、以下のとおりである（図1-

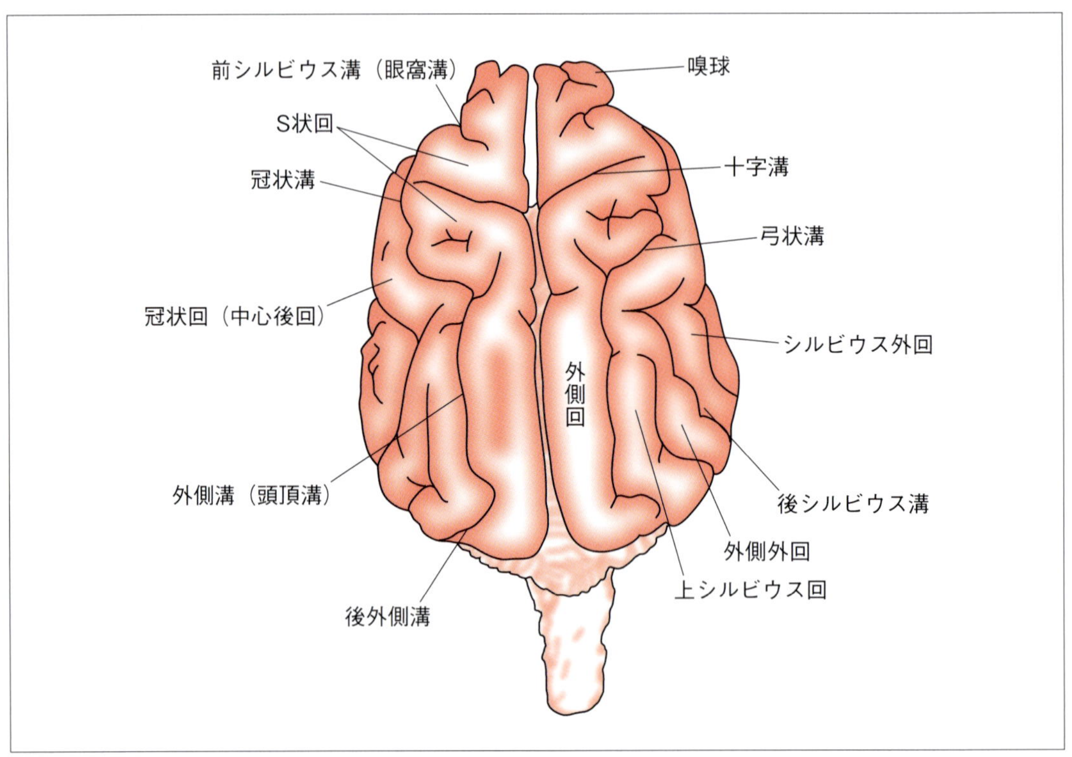

図1-5-23　犬の大脳新皮質

5-22参照)。

・分子層：一番外側で神経細胞をほとんど含まない。
・外顆粒細胞層：分子層の内側で小型の神経細胞が集まっている。
・外錐体細胞層：錐体細胞と呼ばれる三角形の比較的大型の細胞を含む。
・内顆粒細胞層：小型の神経細胞が集まっている。
・内錐体細胞層：錐体細胞と呼ばれる三角形の比較的大型の細胞を含む。
・多形細胞層：一番深層でさまざまな形の細胞の層である。

- この共通する層構造は、大脳新皮質に共通する神経回路を想定させる。実際、生体脳に電極を挿入してニューロンの活動を記録すると、類似した刺激に反応するニューロンは、6層を貫くひと塊の集団として見つかることが多い。これらのことから、新皮質では直径約500 μm の円柱（コラム）構造で一つの機能を担うユニットを形成し、それが集まったものが大脳皮質であると考えられている。
- 哺乳類は進化とともに大脳皮質を広くしていったが、これはとりもなおさず機能ユニットの数を増やして、より複雑な演算を可能にするためだと考えることができよう。

大脳辺縁系（limbic system）

- 大脳皮質のなかでも古い原皮質である海馬(hippocampus)、古皮質である嗅内皮質(entorhinal cortex)や梨状葉皮質(piriform cortex)、扁桃体(amygdala)、新皮質と古皮質の中間にあたる帯状皮質(cingulate cortex)といった領域はお互いに強い関係をもって情動や動機づけ、学習などを調節していることが古くから知られていた。

- これらの領域は、いずれも大脳皮質の辺縁にあたるため、これらの領域と関係が深い皮質下の中隔（septum）や視床下部、視床前核などを含めて大脳辺縁系（limbic system）と呼ばれている。

11. 脳神経

ここがPOINT

➤ 脳神経は、脳から左右に12対出る神経線維である。

- 脳神経（cranial nerve）は、脳から左右に12対出る神経線維である（図1-5-24、表1-5-4）。
- Ⅰの嗅神経とⅡの視神経、Ⅷの内耳神経は純粋に求心性の感覚神経であり、Ⅳの滑車神経、Ⅵの外転神経、Ⅺの副神経およびⅫの舌下神経は純粋に遠心性運動神経である。残りは感覚神経と運動神経の両方を含んでいるが、Ⅲの動眼神経、Ⅶの顔面神経、Ⅸの舌咽神経、Ⅹの迷走神経は副交感神経をも含んでいる。Ⅰ～Ⅸ、Ⅻは頭部・顔面に対する支配だが、ⅩとⅪは下行して胴体部も支配している。

12. 脊髄と脊髄神経

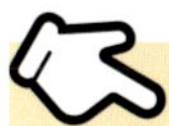

ここがPOINT

➤ 脊髄は、脊柱管内に納められており、上行性および下行性の神経線維、筋肉を支配する運動ニューロンおよび介在ニューロンを含み、反射回路を形成している。

➤ 脊髄では中心管を取り巻くように灰白質があり、その周囲を白質が覆っている。

➤ 脊髄からは、運動ニューロンからの出力線維である腹根と感覚ニューロンの入力線維である背根という二つの神経束が出ている。

- 脳の右側の運動皮質は左側の運動を支配し、左側の運動皮質は右側の運動を支配している。これは大脳皮質と脊髄を結ぶ軸索の80％が延髄直下で左右交叉しているからで、錐体交叉（pyramidal decussation）と呼ばれる。また、中枢神経系の錐体交叉より尾側は脊髄と呼ばれる。
- 脊髄も脳と同様、膜に覆われ脊柱管内に納められており、上行性および下行性の神経線維、筋肉を支配する運動ニューロン（motoneuron）および介在ニューロン（interneuron）を含み、反射回路を形成している。
- 脊髄は、椎骨間にある椎間孔から脊髄神経を出しているため、それぞれの脊髄神経の支配によって四つの区分に分けられる。さらに椎間孔に番号を振り、犬や猫では、頸髄（C）1

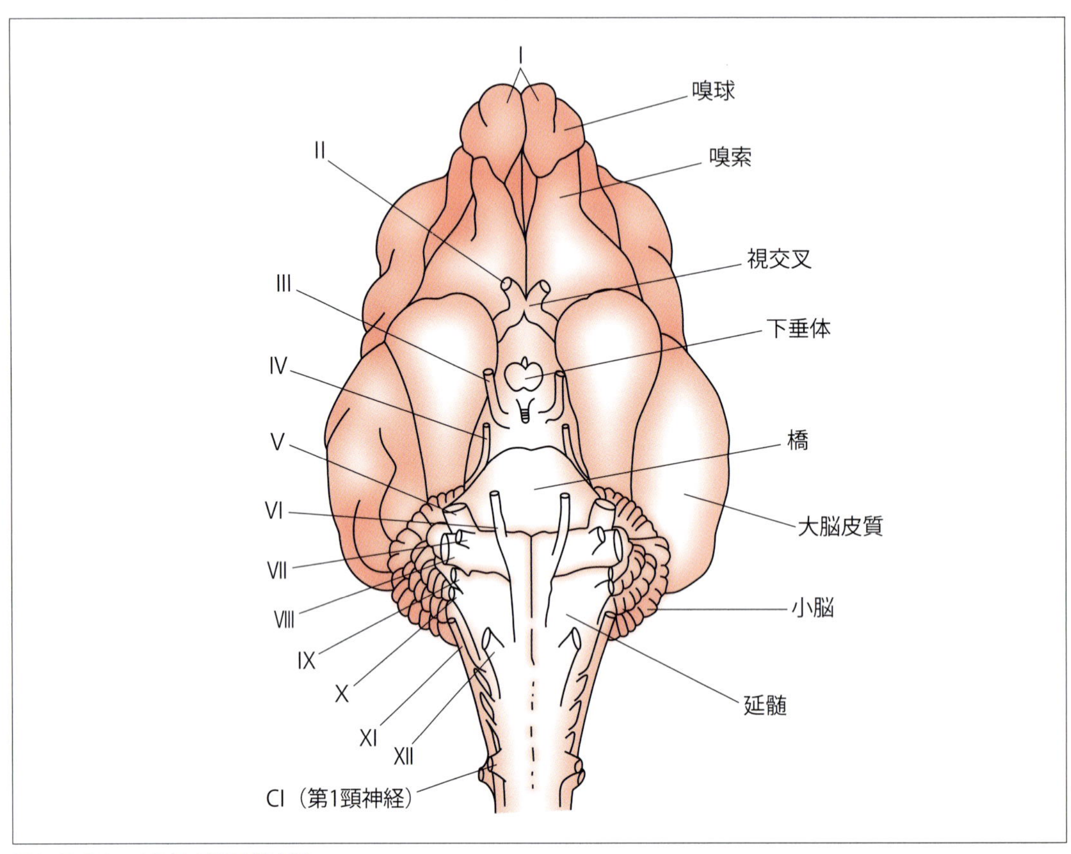

図1-5-24　12対の脳神経（犬）
Ⅰ：嗅神経、Ⅱ：視神経、Ⅲ：動眼神経、Ⅳ：滑車神経、Ⅴ：三叉神経、Ⅵ：外転神経、Ⅶ：顔面神経、Ⅷ：内耳神経、Ⅸ：舌咽神経、Ⅹ：迷走神経、Ⅺ：副神経、Ⅻ：舌下神経

表1-5-4　脳神経の名称と機能

番号	名称	機能
Ⅰ	嗅神経（olfactory nerve）	嗅覚
Ⅱ	視神経（optic nerve）	視覚
Ⅲ	動眼神経（oculomotor nerve）	眼球運動・縮瞳・遠近調節
Ⅳ	滑車神経（trochlear nerve）	眼球運動（背側斜筋）
Ⅴ	三叉神経（trigeminal nerve）	顔面の触覚・咀嚼・嚥下
Ⅵ	外転神経（abducens nerve）	眼球運動（外側直筋）
Ⅶ	顔面神経（facial nerve）	表情筋・舌前2/3の味覚・涙腺・舌下腺・下顎腺
Ⅷ	内耳神経（vestibulocochlear nerve）	聴覚、平衡感覚
Ⅸ	舌咽神経（glossopharyngeal nerve）	舌後1/3の味覚・耳下腺
Ⅹ	迷走神経（vagus nerve）	咽頭と喉頭の知覚・頸胸腹部の臓器の運動と知覚
Ⅺ	副神経（accessory nerve）	僧帽筋と胸鎖乳突筋の収縮
Ⅻ	舌下神経（hypoglossal nerve）	舌の運動

～8、胸髄 (T) 1～13、腰髄 (L) 1～7、仙髄 (S) 1～3と、各区分をアルファベットと数字で表す (頸椎は七つだが、頭蓋骨と第一頸椎の間を含め椎間孔は8になる)。椎骨数は動物によって異なるので、それに伴って脊髄区分の数も違ってくる (表1-5-5)。

表1-5-5　犬・猫以外の動物の脊髄区分数

動物種	頸髄 (C)	胸髄 (T)	腰髄 (L)	仙髄 (S)
ウマ	8	18	6	5
ウシ	8	13	6	5
ヒツジ	8	13	6～7	4
ブタ	8	14～15	6～7	4
ラット	8	12～13	5～6	3
ヒト	8	12	5	5

CHECK!

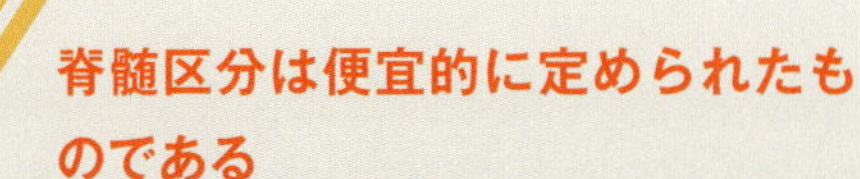

脊髄区分は便宜的に定められたものである

脊髄区分はあくまでも位置を示す便宜的なものであって、機能的な意味は含まない。実際には、一つの機能が複数の区分にまたがっていることがほとんどである。

- 脊髄では中心管を取り巻くように灰白質があり、その周囲を白質が覆っている (図1-5-25)。
- 白質は有髄線維であり、脳と脊髄を結ぶ上行性・下行性伝導路を含んでいる。灰白質はH字型を呈し、前方に伸びる2脚を腹角 (ventral horn)、後方の2脚を背角 (dorsal horn) という。白質・灰白質の形態は脊髄の各レベルの断面によって異なるが、全般的には腹角が太く、背角が細長い。
- 腹角には骨格筋を直接支配する運動ニューロンを多く含むため、前肢の筋肉を支配する運動ニューロンを含むC5～T2、後肢の筋肉を支配する運動ニューロンを含むL1～S2は、ほかの脊髄レベルに比べて太く膨れ上がっている (頸膨大と腰膨大)。
- 背角には中程度の大きさのニューロンが多くみられ、白質伝導路に軸索を送り、体性感覚

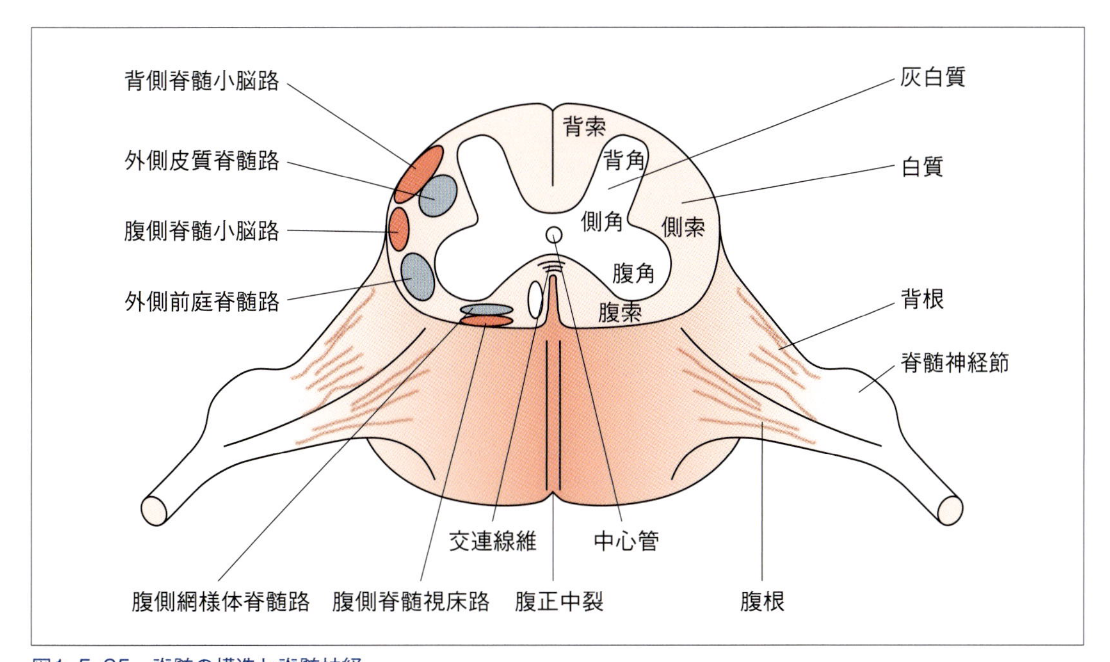

図1-5-25　脊髄の構造と脊髄神経
脊髄背根には、感覚ニューロンの細胞体を含む脊髄神経節がある。●：上行性伝導路、●：下行性伝導路。

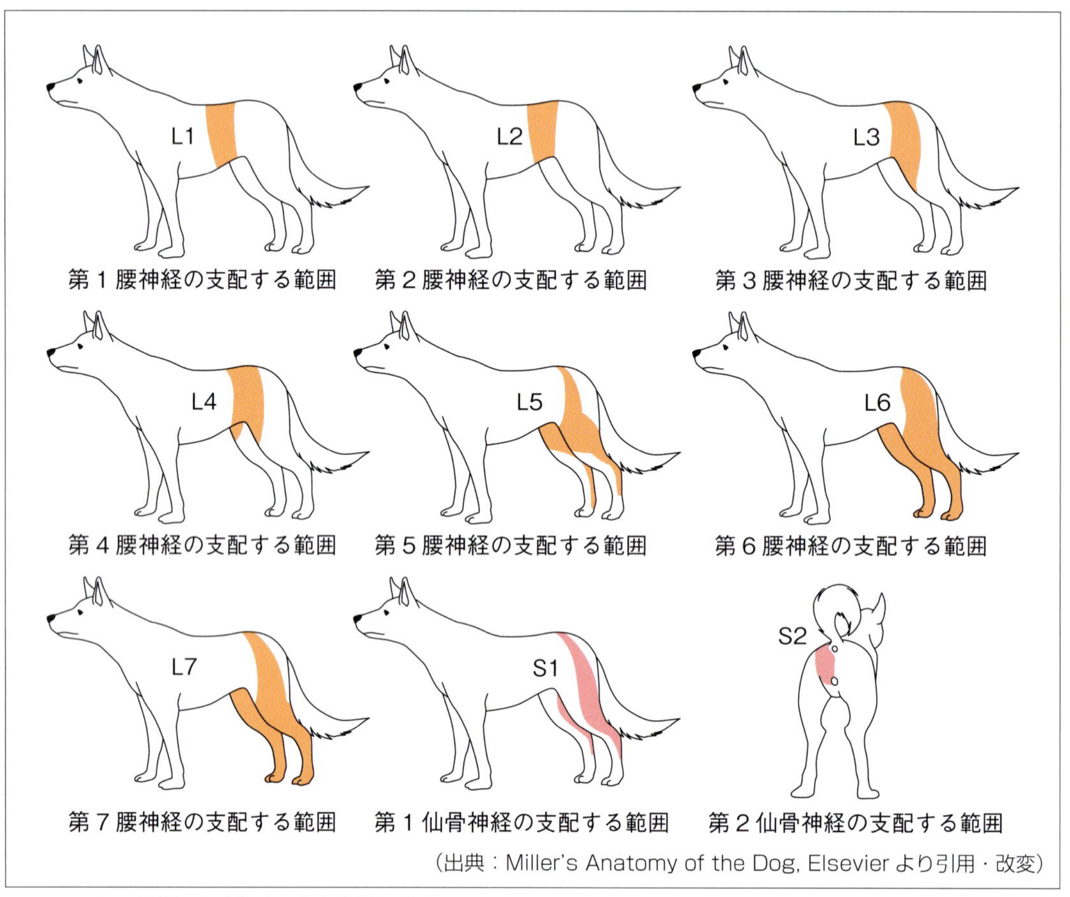

図1-5-26　腰髄および仙髄の皮膚感覚細胞支配

を上位中枢に伝えるものや、脊髄背角の上下レベルの神経連絡を担うものなどが含まれている。

- 脊髄からは腹根（ventral roots）と背根（dorsal roots）という二つの神経束が出ている。腹根は運動ニューロンからの出力線維であり、背根は感覚ニューロンの入力線維である。前述したように、脊髄に入力する感覚ニューロンは軸索途中の分岐に細胞体をもつ偽単極細胞であるため、背根には感覚細胞の細胞体が集まった脊髄神経節（spinal ganglion）を形成している。図1-5-26にL1～S2に入力される体性感覚ニューロンの受容野（感覚ニューロンが入力を受けもつ範囲）を示してある。

13. 自律神経系

ここがPOINT

- 自律神経系は、呼吸や循環、消化、体温調節、立毛、内分泌、排泄、生殖など不随意反応を司る末梢神経系である。
- 自律神経系は、交感神経系と副交感神経系の二つの系からなり、多くの器官ではこれら両方の支配を受け、生体のホメオスタシスを維持するよう調節している。

- **自律神経系**（autonomic nervous system）は、呼吸や循環、消化、体温調節、立毛、内分泌、排泄、生殖など不随意反応を司る末梢神経系である。随意的でない（意識が及ばない）という意味で“自律”という名称がついている。
- 自律神経系は、交感（sympathetic）神経系と副交感（parasympathetic）神経系の二つの系からなる。多くの器官ではこれら両方の支配を受けているが、その仕方はさまざまであり、あるものは背反的に、あるものは協調して生体の**ホメオスタシス**を維持するよう調節している。
- 交感神経の中枢内のニューロンはT1～L3の脊髄内にあるのに対して、副交感神経のニューロンは中脳および延髄の脳幹、そして仙髄S2～S4にある。そして一部の器官を除き、交感神経幹または神経節において、別のニューロンにシナプスを形成し、間接的に効果器を調節している（図1-5-27）。そこで中枢内に細胞体をもつ自律神経細胞を**節前ニューロン**（preganglionic neuron）、交感神経幹または神経節において、シナプスによって信号を引き継ぐ細胞を**節後ニューロン**（postganglionic neuron）という。
- 節前ニューロンの神経伝達物質は、交感・副交感神経ともアセチルコリンである。一方、節後ニューロンでは、副交感神経系では**アセチルコリン**が、交感神経系では**ノルアドレナリン**が神経伝達物質として放出される。
- 交感神経幹（sympathetic trunk）は、頸椎から尾骨に至るまで脊椎の外側および腹側を這うように連なる左右対の神経節群で相互に太い神経線維束で結ばれている。図1-5-28でもわかるように交感神経節前ニューロンは、交感神経幹の節後ニューロンにシナプスを形成し、また一部の節前ニューロンの軸索は、交感神経幹を通過して別の神経節の節後ニューロンにシナプスを形成している。
- 交感神経は全身の細動脈平滑筋に投射し、血圧・血流量を調節している。
- ほとんどの器官の血管平滑筋にはα受容体があり、交感神経の活動によって筋収縮を生じるが、骨格筋の血管平滑筋にはβ受容体があって、反対に筋弛緩を引き起こして血流量を増加させる。
- 一方、副交感神経は頭部と顔面、生殖器の血管にのみ投射している。雄の陰茎勃起は、副交感神経による海綿体流入血量の増加によって引き起こされる。
- 消化管では、粘膜下層に**マイスネル神経叢**（Meissner's plexus）があって消化液の分泌を調節している。また、輪走筋と縦走筋の間

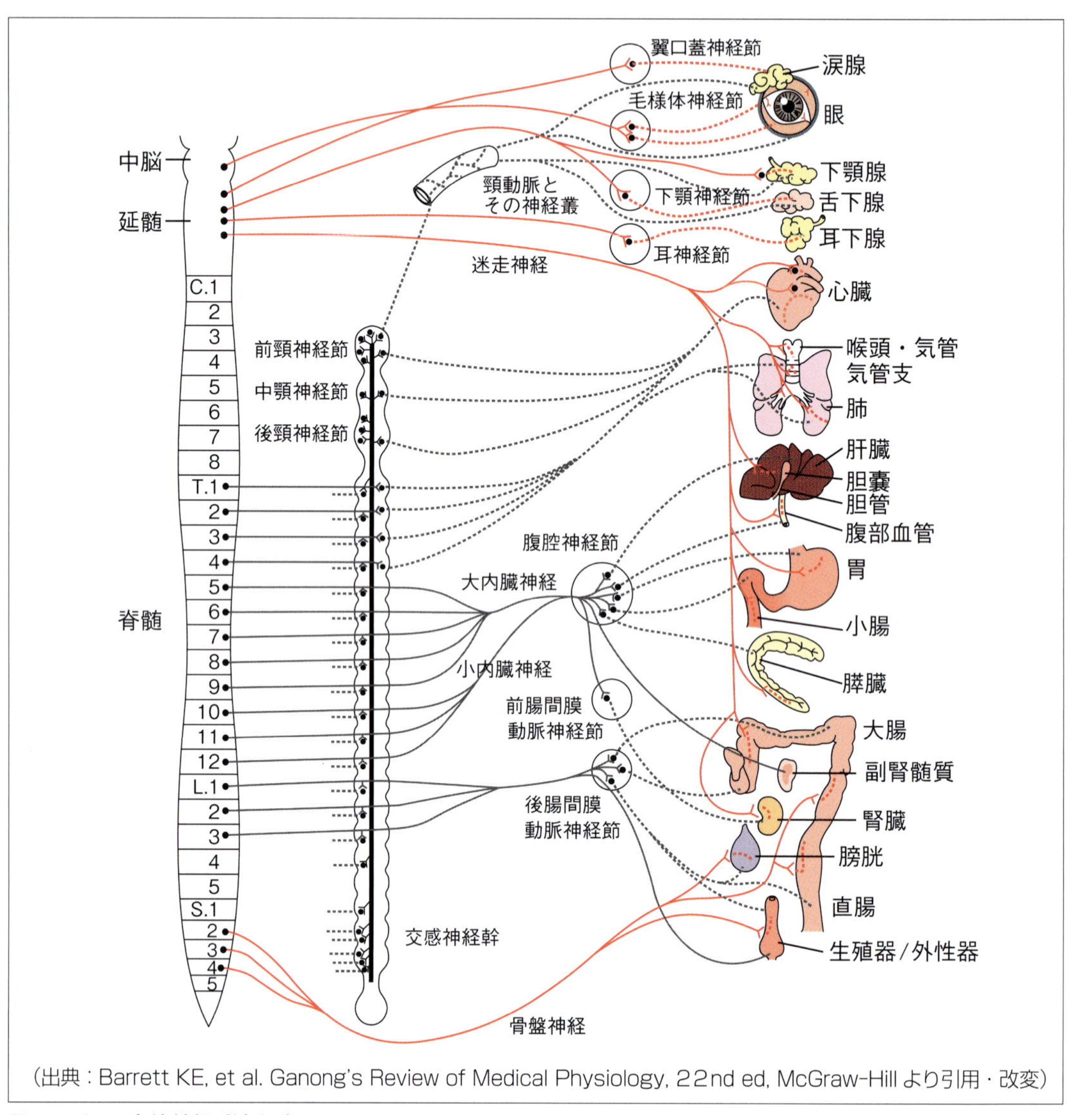

図1-5-27　自律神経系遠心路
—— 線・------ 線は副交感神経系の節前・節後神経、—— 線および ------ 線は交感神経系の節前・節後神経を表す。

にアウエルバッハ神経叢(Auerbach's plexus)と呼ばれる神経節が多数存在し、相互に神経線維で連絡して、網目のように消化管を取り巻いて蠕動運動を調節している。蠕動運動はアウエルバッハ神経叢によって自律的にコントロールされているが、自律神経系はさらにそれを促進的・抑制的に調節している。

- 交感神経による刺激は蠕動運動や消化液分泌を低下させ、反対に副交感神経による刺激は増加させる。肛門括約筋のみは反対で、蠕動運動が引き起こされたときは弛緩し、排泄が促される。
- 胸髄および腰髄の交感神経節前ニューロンは、交感神経幹を介して皮膚の発汗と立毛を調節しているが、これらの支配は図1-5-26で示した体性感覚支配の領域と一致する。交感神経の興奮によって節後ニューロンの終末からノルアドレナリンが放出されて、立毛筋が収縮することによって体毛が逆立つ。
- 内臓求心神経は、痛みや膨満感、酸・塩基平

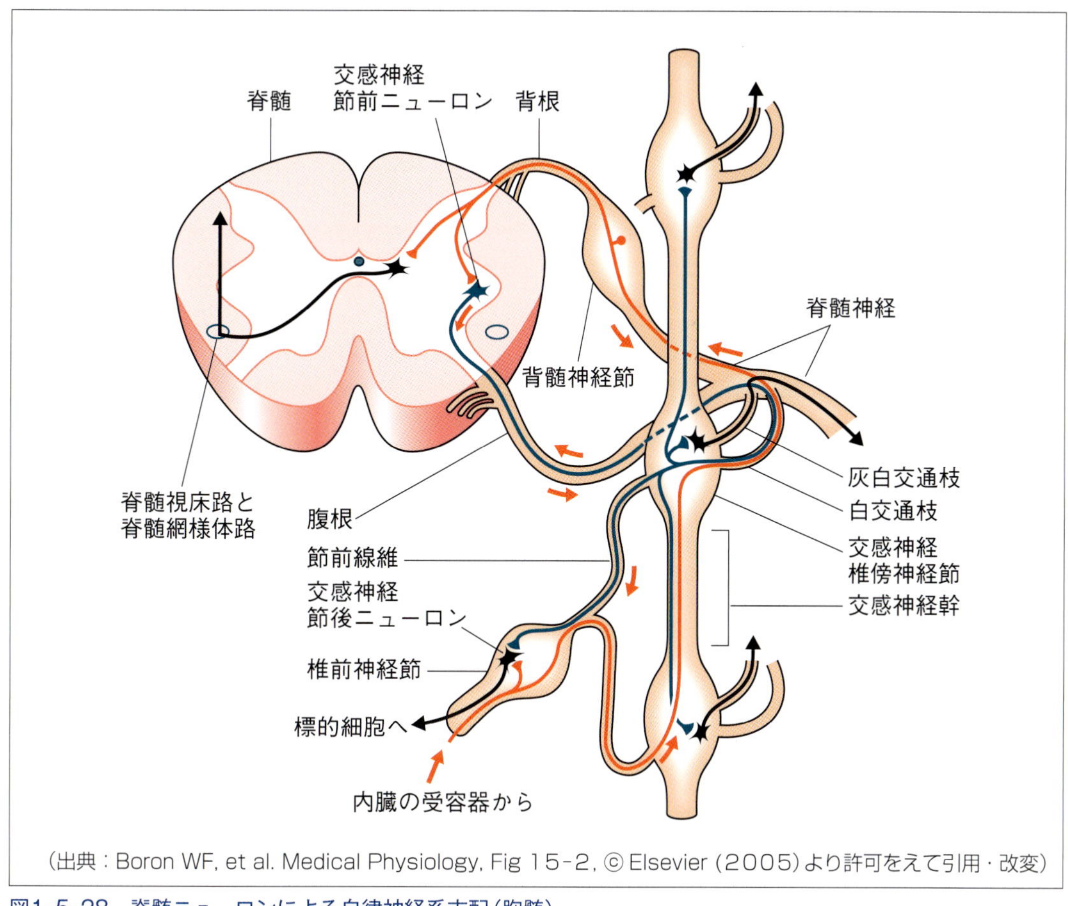

図1-5-28　脊髄ニューロンによる自律神経系支配（胸髄）

衡、血圧などの内臓からの情報を交感神経系である腹腔神経節、交感神経幹を介して対側の脊髄へと伝えるさまざまな内臓反射（自律神経反射）を担っている。

- 内分泌腺である副腎髄質は節前線維が直接支配する。すなわち、アセチルコリンによってクロム親和性細胞が刺激され、血中へのアドレナリン分泌が引き起こされる。
- これらの自律神経系による調節は、それぞれがばらばらに行われているのではなく、さらに上位の中枢、視床下部の支配下にあって統合的に行われている。すなわち、視床下部は体中のさまざまな情報をモニターし、それらを総合して体内環境を整える（ホメオスタシスを維持する）よう自律神経系に指令を出しており、まさしく自律神経系の頂点ともいうべき存在である。

14. 行動の神経調節

ここがPOINT

- 中性刺激と無条件刺激の対提示を繰り返すことによって、中性刺激であった音刺激に対しても唾液の分泌やフリージングといった本来無条件刺激によって引き起こされる反応を示すようになることを、古典的条件づけ（またはパブロフ型条件づけ）という。
- 動物は新規な場面に置かれたときに示す不安反応として、特定の刺激がなくともフリージングなどの反応が観察される場合がある。
- 哺乳類の体内時計は視交叉上核にあると考えられている。
- グレリンは、胃が空のときに胃から放出されて摂食行動を引き起こす。
- 社会行動の神経調節においては、オキシトシンとバソプレシンが重要な役割を果たしていると考えられている。
- ミラーニューロンは、模倣学習では重要な役割を果たすと考えられている。
- 学習は、非連合学習と連合学習の二つに大きく分類され、前者は馴化や鋭敏化で、ある刺激に対して反応が減弱あるいは増強する現象を指し、後者は特定の二つの事象を連合する学習である。

- 以上に述べてきたように、動物の神経系は、中枢神経系が自律神経系と末梢神経系を介して生体を統括的にコントロールしている。動物はこの神経系によってさまざまな運動を実現し、それを合目的的に利用することによって環境への適応を果たしているのである。神経系による運動の制御に関しては第７章「からだの支持と運動」に譲るとして、本章の残りの部分では脳の機能として行動の制御についてみてみよう。

情動（emotion）

- **情動**とは、快・不快、恐怖などを含むいわゆる感情のことであるが、動物では実験的に定義された状況に現れる典型的行動として測定される。例えば、動物にある特定の音を聞かせても特別な反応は現れないが（中性刺激）、痛覚を引き起こす電気ショックを提示するとうずくまって動かなくなるフリージングや、毛を逆立てるといった行動を示す（無条件刺激に対する無条件反応）。
- しかし、中性刺激と無条件刺激の対提示を繰り返すことによって、中性刺激であった音刺激に対しても唾液の分泌やフリージングといった本来無条件刺激によって引き起こされる反応を示すようになる。これを**古典的条件づけ**（classical conditioning、またはパブロフ型条件づけ〔Pavlovian conditioning〕）というが、このような状況において動物が示す反応は恐怖反応（fear response）と考えられている。
- 動物は、条件づけを行わなくても、生得的に恐怖反応を引き起こす刺激もある。ラットやマウスなどの小型げっ歯類においては、猫やフェレットなどの肉食動物のにおいが、マカクサルでは蛇などの視覚刺激が恐怖反応を引き起こすことが知られている。

- また、動物は特定の刺激がなくともフリージングなどの反応が観察される場合がある。新規な場面に置かれたときに示す不安反応である。ラットやマウスを図1-5-29に示されるような高架式十字迷路に置くと、壁のない走路（オープンアーム）よりも壁のある走路（クローズアーム）における滞在時間が長くなるが、ベンゾジアゼピン系の抗不安薬を投与するとオープンアームにおける滞在時間が長くなる。このようにオープンアームとクローズアームの滞在時間や、侵入回数の比を求めることによって動物の不安傾向を測定することができるが、このような行動傾向を情動性(emotionality)と呼んでいる。
- 20世紀初頭、犬や猫の大脳半球をほとんど取り除くと、それまでおとなしかった動物が、少し背中を撫でただけで激しい怒りを表出するという実験が報告された。ところが、この破壊部位を少し広げて視床下部の一部を含むようにすると、怒りの表出はほとんど起こらない。
- チューリッヒ大学のHessは猫の視床下部の一部を電気刺激すると、特定の刺激なしに怒りの反応が現れることを発見した。電気刺激を終了すると猫はすぐさま平静な状態に戻ってしまう。これらの反応は見せかけの怒り(sham rage)と呼ばれている。
- シカゴ大学のKlüberとBucyは、サルの扁桃体および梨状葉皮質を含む側頭葉を破壊してしまうと、快・不快をほとんど示さなくなることを発見した。このサルはヘビを提示しても恐怖反応を示さず、ヒトが近づいたり手で触ったりしてもほとんど抵抗を示さなくなったという（クリューバー・ビューシー症候群、Klüber-Bucy syndrome）。
- これらのことからアメリカの神経学者Papezは、大脳皮質と視床下部を結びつける神経回路が情動を調節していると考えた（パペッツの情動回路）（図1-5-30）。彼は、当時すでにわかっていた解剖学的な神経投射の知識を用い、帯状皮質－海馬－乳頭体－視床前核と

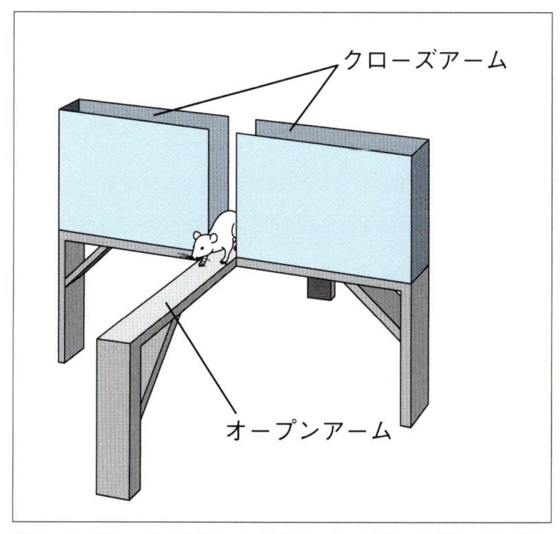

図1-5-29　効果型十字迷路によるげっ歯類の情動性テスト

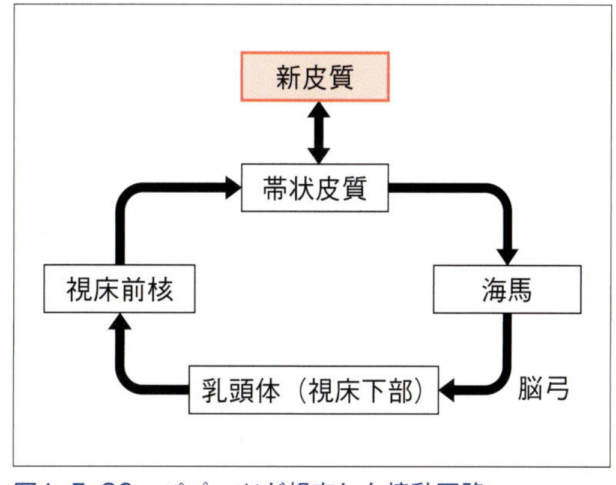

図1-5-30　パペッツが想定した情動回路

いう循環回路を想定し、帯状皮質が大脳新皮質の橋渡しとなって情動を生み出すと考えたのである。

- 現在では、海馬は情動よりむしろ学習や記憶を調節する座として考えられているが、同じくアメリカの神経学者 MacLean はこれらに扁桃体、視床下部、中隔野を加えて大脳辺縁系という概念をつくり（大脳辺縁系と名づけたのも MacLean である）、これが情動の制御を行っていると提唱した。

CHECK!

哺乳類の脳は機能的に３層に分類される

MacLean は哺乳類の脳を３層に分け、自律神経や生命活動を調節する爬虫類脳、情動を調節する原始哺乳類脳、学習や認知、理性を調節する新哺乳類脳の「三位一体脳」を唱えた。

概日周期（circadian rhythm）と睡眠（sleep）

- 私たちヒトを含む霊長類の多くは、昼間活動して夜間休息をとる昼行性動物（diurnal animal）であり、また反対に小型げっ歯類の多くは、夜間活動して昼間休息をとる夜行性動物（nocturnal animal）である。

CHECK!

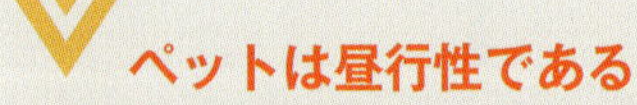

ペットとして飼われている犬や猫は、家畜化に伴ってヒトの生活に馴化しほぼ昼行性の生活を送っている。

- このような活動のリズムも、脳が調節しており、例えばラットを数週間、１日中暗闇で過ごさせても、およそ24時間の周期（**概日周期**（がいじつ）という）で活動を続けることが知られている。ところが視床下部前部にある視交叉上核（suprachiasmatic nucleus）を破壊してしまうと概日周期は消失してしまう。このことから、哺乳類の体内時計は視交叉上核にあると考えられている。
- 現在では、時計遺伝子と呼ばれる一連の遺伝子群が分子サーキットを構成して**概日リズム**を刻んでいることがわかっている（図1-5-31）。
- 睡眠は、休息期の最も大きな要素である。草食動物のなかにはほとんど休息をとらない動物もいるが、多くの動物は睡眠をとる。
- ラットを睡眠がとれないような装置に入れて長期間過ごさせると、食餌量は大きく減少していないにもかかわらず、次第に体重が減少して最終的には死に至るという報告がある。
- ヒトでは、1963年にアメリカの高校生が11日間（264時間）眠らなかった記録がある。途中、軽い幻覚を見たり言語が不明瞭になったりしたが、結果としては精神異常に陥ることはなく、終了後15時間連続した睡眠をとり、１週間後には正常な活動に戻ったという。
- シロハラアマツバメという渡り鳥は、ヨーロッパからサハラ砂漠を横切り、西アフリカまで７カ月間一度も休まずに飛び続けることが報告されている。
- 睡眠の生理学的役割は、現在も議論の的であるが、その影響は種によって大きな違いがあるようである。
- ヒトでは、睡眠は脳波のパターンによって４段階に分類されており、いずれも覚醒時よりも周波数の長い徐波が観察される（徐波睡眠、slow wave sleep、または **non-REM 睡眠**）。また、徐波睡眠に続いて体部の骨格筋は弛緩しているものの、覚醒時の脳波にみられる速波、急速眼球運動（rapid eye movement：REM）や、雄で陰茎勃起が観察される逆説睡

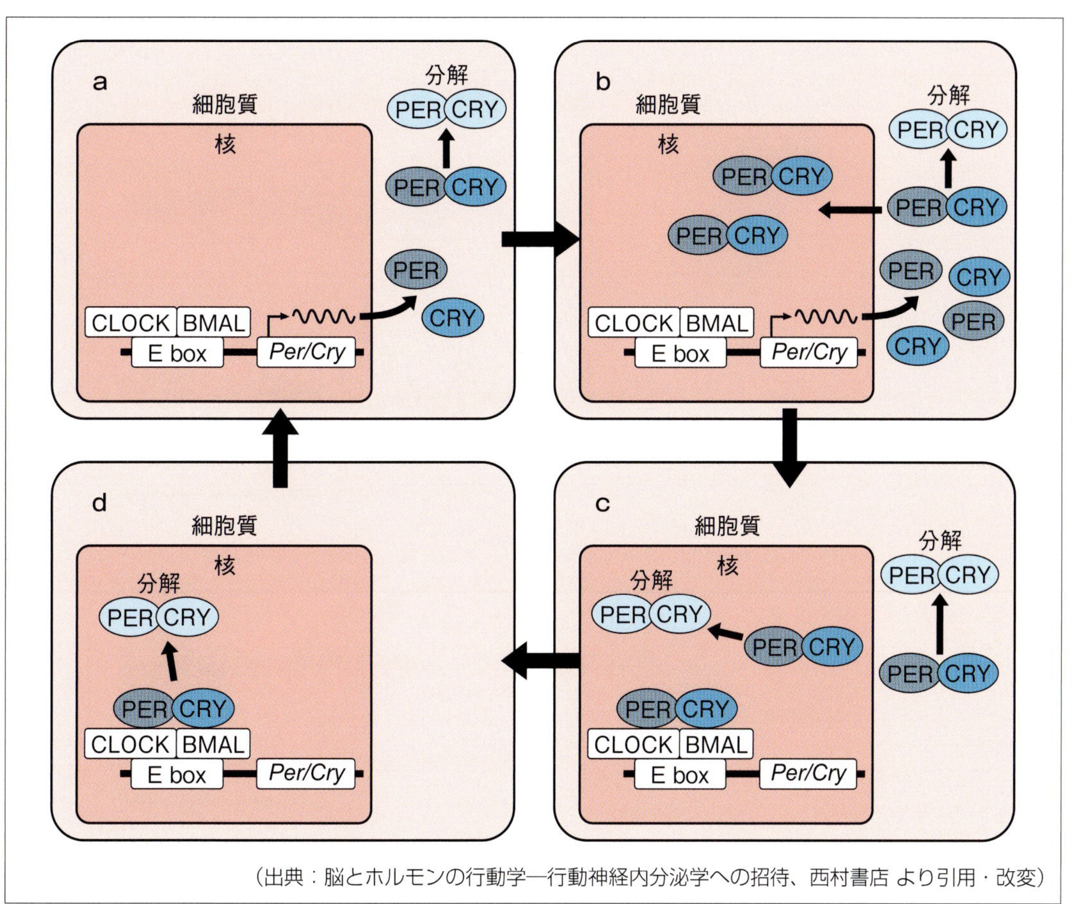

（出典：脳とホルモンの行動学―行動神経内分泌学への招待、西村書店 より引用・改変）

図1-5-31　哺乳類時計遺伝子群の負のフィードバックサイクル
BMAL と CLOCK の二つのタンパクが結合し、*Per* 遺伝子と *Cry* 遺伝子のプロモーター配列に結合することで、PER と CRY という二つのタンパクが合成される（a）。PER と CRY も複合体をつくるが、リン酸化酵素によって分解されてしまう（b）。しかし、次第に分解が追いつかなくなり、PER-CRY 複合体が細胞内に蓄積されてくると、PER-CRY 複合体は BMAL-CLOCK 複合体による転写活性を阻害し、PER と CRY の合成を抑制する（c）。すると細胞内に PER-CRY がなくなるので、再び BMAL-CLOCK による PER と CRY の合成が開始される（d）。このサイクルが24時間で繰り返されていると考えられている。

眠（paradoxical sleep、または **REM 睡眠**）が周期的に訪れる。

- 動物でも脳波計や筋電図計を装着すると、睡眠周期や逆説睡眠を観察することができる（**図1-5-32**）。
- スタンフォード大学では、突発的に睡眠に陥るナルコレプシー（narcolepsy）を呈する犬を系統的に維持している。**ナルコレプシー**は、時を選ばない睡眠発作と感情の高ぶり（情動）によって生じる脱力発作（cataplexy）を主症状とし、また、睡眠も徐波睡眠を経ずに逆説睡眠から開始する。このナルコレプシー犬の原因が、視床下部外側野で食欲をコントロールしている神経ペプチド、オレキシン（ハイポクレチン）の受容体異常であることが発見された。
- オレキシン受容体の機能を遺伝子操作によって無効化した（ノックアウト〔KO〕という）マウスでは、発作性睡眠と逆説睡眠からの睡眠開始が観察されている。

摂食行動

- 生物の恒常性を維持するためには、消費したエネルギーを外部より取り入れなければなら

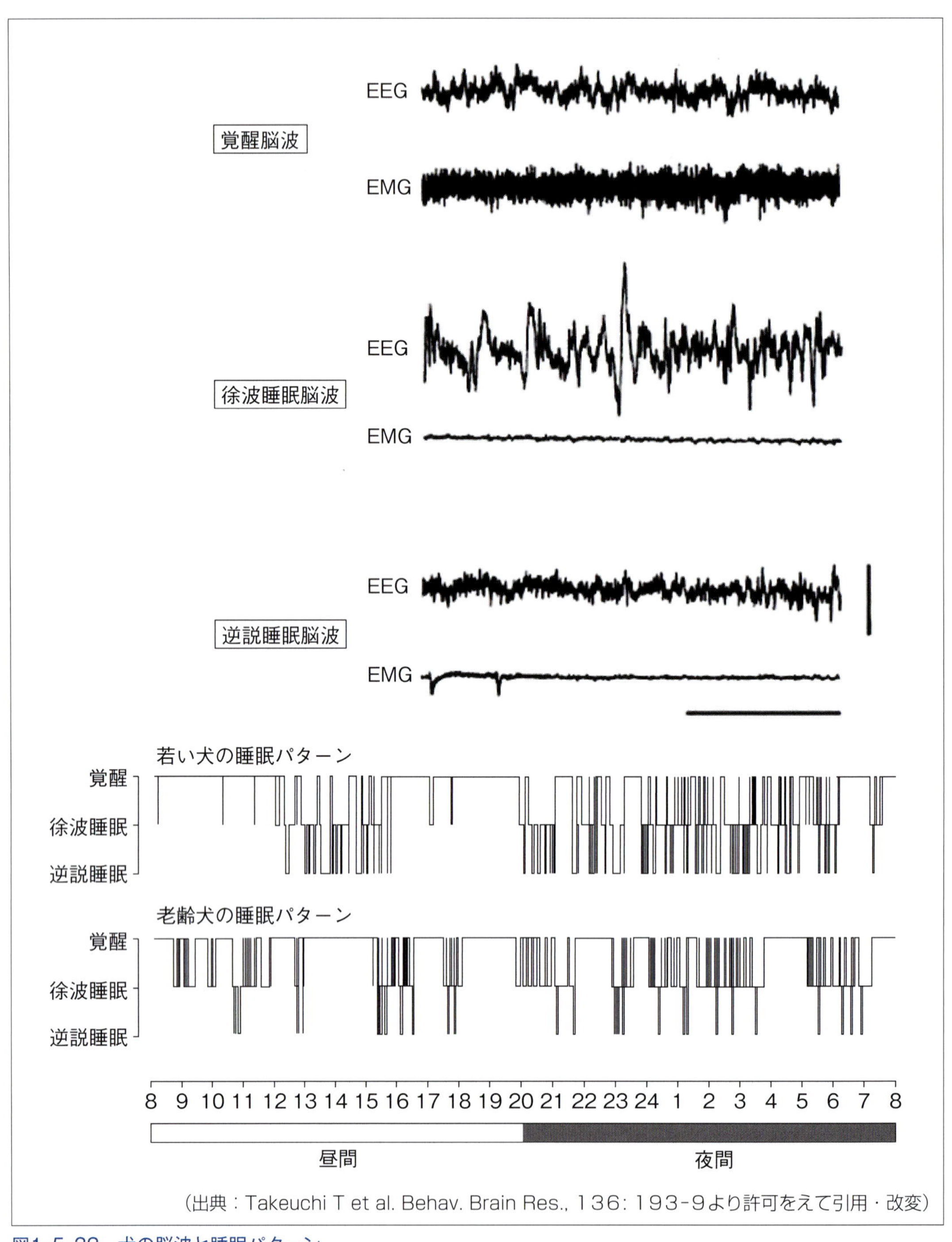

図1-5-32　犬の脳波と睡眠パターン
EEG：脳波、EMG：筋電図。

ないが、動物はそれを摂食という行動によって賄っている。

- 当初、成長ホルモンの放出因子として発見されたグレリンは、胃が空のときに胃から放出されて摂食行動を引き起こすことがわかった。グレリンは、視床下部弓状核のNPYやAgRPといった神経ペプチド産生ニューロンを刺激する。

- 睡眠の項で述べたオレキシン（ハイポクレチン）産生ニューロンは、視床下部外側野に細胞体を置き、脳全体に広い投射をもつが、NPY/AgRPニューロンは、オレキシンニューロンを活性化して摂食行動を調節している。
- 反対に胃の膨満信号は、迷走神経を経て脳に入力される。
- また、食餌による血糖値の上昇は、おそらく視床下部腹内側核で感知されている。これらの満腹信号は、視床下部背内側核のコレシストキニン（CCK）産生ニューロンを刺激し、摂食行動を抑制する。
- ラットの食事を制限して体重を減少させた後、再び自由に摂食させると、ラットは摂食量を増やして体重を回復させる。一方、食べるカロリーを高くして強制的に肥満にした後、自由に摂食させると、食べる量を減らして脂肪量をコントロールする。このことから、体内には脂肪量をモニターして摂食を調節するしくみがあることがわかる。
- これは、*ob*という遺伝子を欠損した肥満マウス（*ob/ob*マウス）および*db*という遺伝子を欠損した肥満マウス（*db/db*マウス）の研究から明らかになってきた。研究当初、*ob*と*db*は何をコードしているのか不明であったが、後に*ob*は脂肪細胞から分泌される**レプチン**というホルモンをコードし、*db*はレプチン受容体をコードしていることがわかった。いずれのマウスも、視床下部弓状核がレプチンを感知できないことから摂食が抑制されず、肥満となってしまう。
- このようなレプチンによる肥満のコントロールは完全ではなく、私たちヒトを含めペットの犬や猫でも、しばしば飽食による肥満がみられることは周知の事実である。特に高カロリーの摂取は、脳の報酬系である腹側被蓋野ドーパミン作動性ニューロンを刺激し、摂食行動を促す。また、ラットに高カロリーの餌を与え続けると、報酬系のニューロンが活性化される閾値が上昇してしまうことが報告されている。すなわち、報酬系が活性化されて、満足感を得るためにより多くの高カロリー食が必要となり、それがさらに活性化の閾値を上げてしまうのである。この悪循環が肥満を引き起こすと考えられている。

社会行動

- 動物は、有性生殖を行う以上、単独では種を維持していくことは不可能であり、異性個体との生殖行動を行わなければならない。また、すぐれた生殖パートナーを獲得するためには、同性個体との競争も重要であり、そのためにテリトリーをつくり、侵入者に対する攻撃行動が生じる。さらに哺乳類では、出産後、授乳のために親子関係を維持しなければならず、さまざまな社会行動が必要となってくる。したがって、動物における社会行動は、個体におけるホメオスタシスの維持と同様、種におけるホメオスタシスの維持ともいうべき重要な役割を果たしている。
- 社会行動の際に他個体の手掛かりとして用いられる刺激は、種によって多様である。
- 鳥類では外見的あるいは行動的に派手なディスプレイを用いたり、さえずりといった音声による信号を用いることが多い。哺乳類でも角や牙が性の信号となったり、霊長類では充血して腫脹した性皮が発情のサインとなったりする。しかし、圧倒的に嗅覚およびフェロモン信号が重要な役割を果たす。したがって、社会行動を制御する神経系も、嗅覚系および鋤鼻神経系（フェロモン受容器である鋤鼻器に発する神経系）になぞられるよう構成され

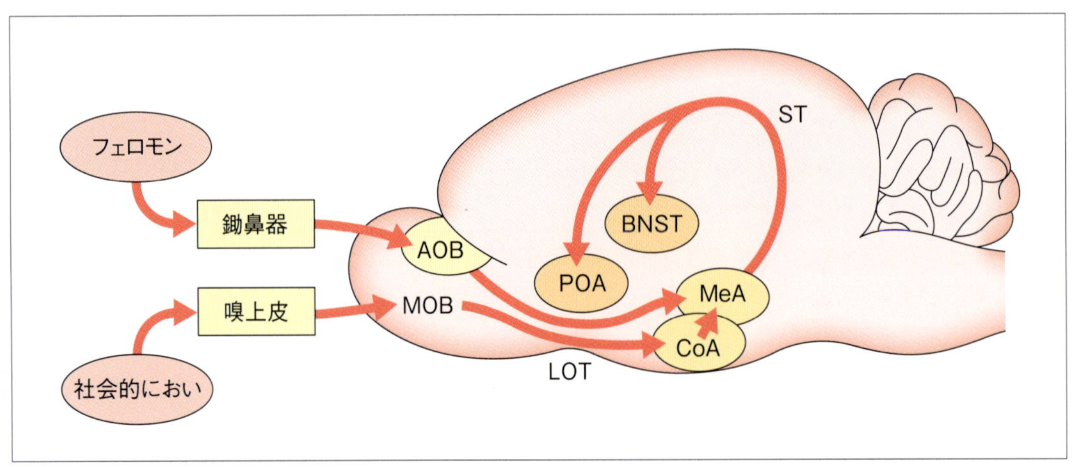

図1-5-33　社会行動を制御する二つの化学感覚系
鋤鼻器はフェロモンを感受、嗅上皮は一般的においを含む揮発性化学物質を感受する。これらの情報は扁桃体内側核（MeA）で統合される。
AOB：副嗅球、BNST：分界条床核、CoA：扁桃体皮質核、LOT：外側嗅索、MeA：扁桃体内側核、MOB：主嗅球、POA：視索前野、ST：分界条。

ている（第6章「感覚と情報伝達」の嗅覚系の項参照）。

- 霊長類を除く哺乳類の鼻腔内には、揮発性の化学刺激を受容する嗅上皮（olfactory epithelium）とフェロモン受容器である鋤鼻器（vomeronasal organ）の2種類の感覚受容器が存在する。
- 嗅上皮で感知された信号は主嗅球（main olfactory bulb）を経て、嗅覚系皮質および皮質扁桃体（cortical amygdala）に送られる。一方、鋤鼻器で感知されたフェロモン信号は副嗅球（accessory olfactory bulb）を経て内側扁桃体（medial amygdala）に送られる。これらの信号は扁桃体にて統合され、さらに視床下部の視索前野（preoptic area）および分界条床核（bed nucleus of stria terminalis）へと送られて、さまざまな社会行動が調節されている（図1-5-33）。
- 社会行動の神経調節においては、オキシトシンとバソプレシンという二つの神経ペプチドが特に注目されている。
- 北米に住むプレイリーハタネズミという小型げっ歯類は、哺乳類としては珍しく一夫一婦制（monogamy）の社会構造をもつが、つがい形成の際には、雌ではオキシトシンが、雄ではバソプレシンが重要な役割を果たしていることが報告された。これをきっかけに、これらの神経ペプチドが、特に社会行動に特化した調節系であることがわかってきたのである。
- オキシトシンが欠損したマウスでは、他個体の認識ができなくなったり、母性行動が低下することが報告されている。また、ペットの犬と飼い主が見つめ合うことによって脳内のオキシトシンのレベルが上昇することも報告された。
- オキシトシンやバソプレシンは、一夫一婦制のつがい形成のみならず、母子関係や、さらには種を越えたペットと飼い主の関係性の構築にも重要な役割を果たしていることが示唆される。

ミラーニューロン

- イタリアのパルマ大学のRizzolattiらは、マカクサルの腹側運動前野（ventral premotor cortex）に電極を挿入し、例えばオモチャや餌をつかむといった、特定の手の動きに対するニューロンの反応を記録していた。そのうち、彼らは奇妙なことに気がついた。例えばオモチャをつかんだときに反応したニューロンは、実験者がオモチャを提示するためにつかんだときにも同じように反応したのである。すなわち、これらのニューロンは、動物自身が特定の動きをしたときに活動するのみならず、自分が見ている他者が同じ動きをしたときにも活動することがわかったのである。そこで彼らは、これらのニューロンは、他者の行為を脳の中で自分の動きとして映し出していると考え、ミラーニューロンと名づけた。

- ミラーニューロンは、模倣学習では重要な役割を果たすと考えられる。さらにこのニューロンは、視覚刺激だけでなく聴覚刺激に対応するものもあることがわかった。
- さえずり学習をするカナリアにも、他個体のさえずりを聞いたときに反応するさえずり中枢のニューロンがあることが報告されている。また、ヒトの自閉症児は、ミラーニューロンの機能に障害があることが示唆される報告もあり、ミラーニューロンは模倣学習だけでなく社会行動の調節にも関わっていることが示唆される。

学習と記憶

- **学習**は経験によって生じる比較的永続的な行動変容であり、さまざまな環境変化に対する動物の適応能力の根源となっている。
- 学習は、非連合学習と連合学習の二つに大きく分類されている。
- 前者は**馴化**（じゅんか）（habituation）や**鋭敏化**（sensitization）で、ある刺激に対して反応が減弱あるいは増強する現象を指す。
- 後者は特定の二つの事象を連合する学習であり、前述した古典的条件づけ（パブロフ型条件づけ）では、例えば餌刺激（無条件刺激、unconditioned stimulus：〔US〕）と音刺激（条件刺激、conditioned stimulus：〔CS〕）を同時に提示し続けることで、本来餌によって引き起こされる唾液分泌（無条件反応、unconditioned response：〔UR〕）が、音刺激のみの提示によって引き起こされる（条件反応、conditioned response：〔CR〕）。
- **道具的条件づけ**（instrumental conditioning、またはオペラント条件づけ〔Operant conditioning〕）では特定の反応に対して報酬や罰が与えられることによって、その反応の生起頻度を増加させるというもので、動物が普段生活する場面で頻繁に生じる**学習**である。オペラント条件づけの研究成果は、特にペットの行動をトレーニングする際にも盛んに利用されている。
- 1953年、アメリカのJ. OldsとP. Milnerは、ラットの中隔野に電極を挿入して、実験装置の特定の場所にいるときだけ微弱な電流を流すようにすると、ラットはずっとその場所にとどまるようになると報告した。この研究を皮切りに、特定の行動を強化する脳領域の探索が電気刺激を使って行われ、次第にそれが中脳腹側被蓋野から内側前脳束（medial forebrain bundle）に沿った領域で確認できることがわかってきた。これは前述したドーパミン作動性ニューロンの投射系であり、現在では**報酬系**（reward system）と呼ばれている。
- 一方、特定の行動に対して電気ショックのような痛覚を伴う不快刺激を提示すると、罰として作用し、行動を抑制することができる。

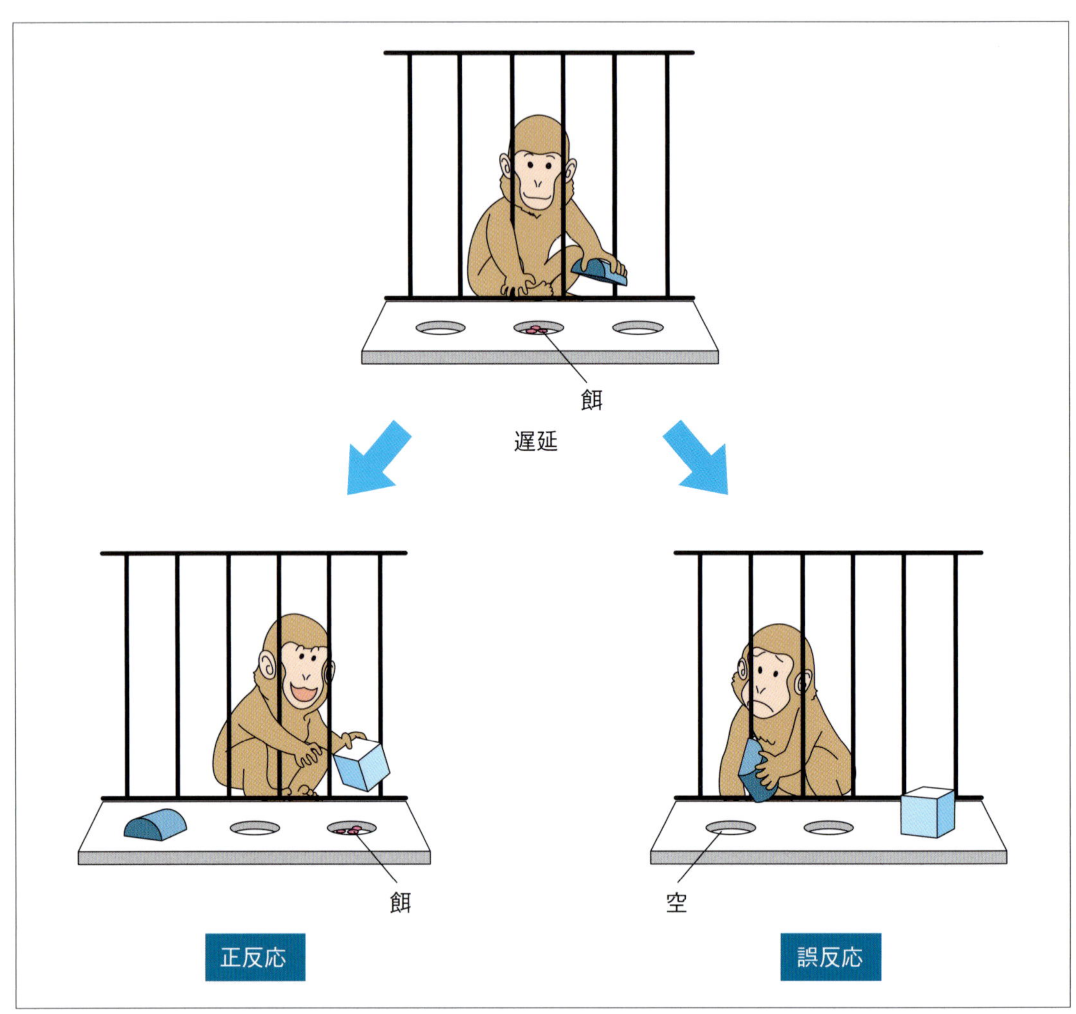

図1-5-34　マカクサルにおける遅延非見本見合わせ課題
被験体サルは、はじめ中央の見本（積み木）の下の餌を得た後、しばらく経ってから左右に二つの見本（先のものと同じ積み木と異なる積み木）が提示される。先に提示された見本と異なる積み木をとれば餌が得られるが、同じものを選ぶと餌が得られず試行が終了する。

このような刺激は、扁桃体を含む辺縁系を活性化し、情動反応を引き起こす。このように報酬系と情動反応を引き起こす辺縁系の活性化を基礎として、さまざまな学習が形成されている。

- 記憶や学習機能において、海馬およびその周辺皮質は、特に重要な役割を果たしているようである。
- 動物に見本としてある形を提示し、少し間を空けて二つの刺激のうち、先に提示した見本の形と異なるものを選ぶと餌の報酬が得られる実験を、遅延非見本見合わせテスト（delayed nonmatching-to-sample test）という（図1-5-34）。サルやラットの海馬傍皮質と呼ばれる嗅内皮質（entorhinal cortex）や、嗅周皮質（perirhinal cortex）に損傷を加えると、このような課題が著しく障害される。しかし、海馬の損傷は遅延非見本見合わせ課題にはほとんど影響がない。
- 一方、濁った水を張った円形プールに足が届くようなプラットホームを沈めておき、そこにラットを入れると、しばらく泳いだ後にプラットホームを発見するが、これを繰り返すとラットは速やかにプラットホームに向かって泳ぐようになる。このような課題は考案者の名前をとってモリス水迷路テスト（Morris water maze test）と呼ばれ（図1-5-35）、動物の空間学習能力を測るといわれている。また、このような課題では、海馬傍皮質よりも海馬そのもののほうが重要であることが知られている。さらに、これらの領域のシナプスでは、前述した長期増強（LTP）が生じることが知られており、LTPを引き起こすことによって、シナプスの形態も変化することが報告されている。

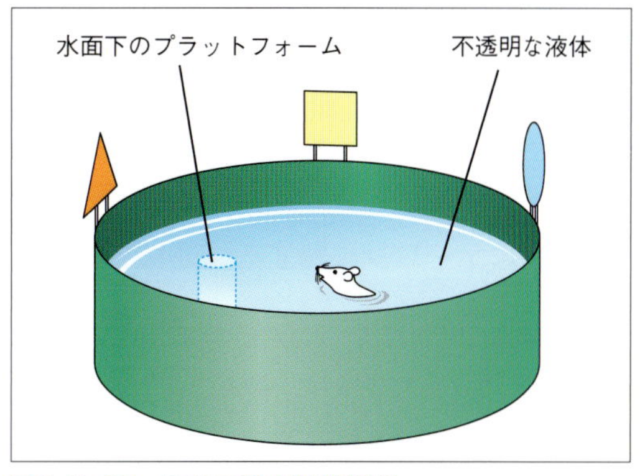

図1-5-35　モリス型水迷路課題
ラットやマウスをスキムミルクのような不透明な液体で満たしてあるプールに入れる。プールは十分に深いので被験体は泳ぎ続けなければならないが、一カ所だけ足が届くプラットフォームが沈めてあり、ここに達するとゴールとなる。被験体は、はじめランダムに泳ぎ回るが、次第にプラットフォームに向かって、まっすぐ泳ぐようになる。プールの周りには、相対的位置を表す視覚的手がかりが設置される場合が多い。

- 現在のところ、これらが学習や記憶形成の生理学的・形態学的基盤となっていると考えられている。

参考図書

・ブルーム，フロイド・E（2004）：新・脳の探検―脳・神経系の基本地図をたどる（上・下巻，ブルーバックス），講談社，東京．
・Bear, Mark F ほか（2007）：カラー版 ベアー コノーズ パラディーソ 神経科学―脳の探求，西村書店，東京．
・近藤保彦ほか（2010）：脳とホルモンの行動学―行動神経内分泌学への招待，西村書店，東京．
・Caelsom, Neil R（2013）：第4版 カールソン神経科学テキスト 脳と行動，丸善出版，東京．
・Kandel, Eric R ほか（2014）：カンデル神経科学，メディカル・サイエンス・インターナショナル，東京．

第5章　脳と神経　演習問題

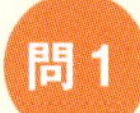

問1　ニューロンに関する記述について、誤っているのはどれか。

① 樹状突起のシナプスにおいて、受容体に興奮性神経伝達物質が結合すると、そこから活動電位が生じ、軸索へと伝えられる。

② 軸索の興奮伝導は、軸索が太いほど速い。

③ 軸索の興奮伝導は、細胞体から終末、終末から細胞体のどちらの方向にも伝わる。

④ ニューロンが脱分極を起こすと、しばらくほかのニューロンからの信号を受けつけることができない。

⑤ 軸索の髄鞘は不減衰伝導を抑制し、跳躍伝導を引き起こす。

問2　神経伝達物質に関する記述について、正しいのはどれか。

① ドーパミンは興奮性神経伝達物質である。

② シナプス後膜における受容体は、いずれもＧタンパクを介して細胞膜を脱分極させる。

③ ノルアドレナリンはドーパミンからつくられる。

④ 一つのニューロンは、１種類の神経伝達物質をもつ。

⑤ アゴニストとは、本来の神経伝達物質を阻害する薬剤のことである。

問3　哺乳類の神経系に関する記述について、誤っているのはどれか。

① 脳は管状の構造であり、脳の中央には管腔がある。

② 大脳は皮質構造を有するが、小脳には皮質はない。

③ 大脳皮質や海馬だけでなく、小脳も学習機能を担っている。

④ 大脳皮質は基本的に６層構造をもつが、層がみられない領域もある。

⑤ 大脳辺縁系とは大脳皮質の辺縁部という意味だが、皮質下の領域も一部含んでいる。

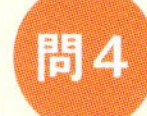

自律神経系に関する記述について、正しいのはどれか。

① 自律神経系のニューロンは、アセチルコリンを神経伝達物質として使っている。

② 交感神経系と副交感神経系は、まったく逆の生理学的作用を及ぼす。

③ 交感神経の興奮は全身の血管平滑筋の収縮により血圧上昇を引き起こすが、骨格筋の血管平滑筋はこの限りではない。

④ 消化管の蠕動運動は、交感神経節後ニューロンによって引き起こされる。

⑤ 自律神経系では、すべてにおいて中枢の節前ニューロンが節後ニューロンを介して末梢器官を調節している。

解　答

問1　正解①

樹状突起のシナプスにおいて、受容体に興奮性神経伝達物質が結合すると、そこから活動電位が生じ、軸索へと伝えられる。

樹状突起シナプスにおいて興奮性神経伝達物質が放出され、シナプス後膜の受容体に結合すると Na^+ イオンチャネルが開き、膜電位は脱分極を起こす。しかし、樹状突起や細胞体では電位依存性 Na^+ チャネルの量が十分ではなく、活動電位のような大きな反応は生じず、興奮性シナプス後電位（EPSP）として興奮が減衰伝導として細胞膜上に広がっていく。これが発火帯である軸索小丘にまで伝わり、その時点における膜電位が発火の閾値を超えていたときに初めて活動電位が生じることになる。また、シナプスによっては抑制性のものもあり、抑制性シナプス後電位を惹起し活動電位をむしろ抑制するものもある。

問2　正解③

ノルアドレナリンはドーパミンからつくられる。

① 神経伝達物質が興奮性であるか抑制性であるかは、リガンドではなくむしろ受容体によって決まる。5種類が知れているドーパミン受容体は、D_1 が興奮性、D_2 ～ D_5 は抑制性と考えられている。

② シナプス後膜にある受容体には、イオンチャネル型のものとGタンパクを介してEPSPを引き起こすタイプの2種類がある。

④ 一つのニューロンが1種類の神経伝達物質を持つというデールの法則としてかつては信じられていたが、多くのニューロンで神経ペプチドとの共存が知られるようになってきた。

⑤ アゴニストとは受容体に作用して生理的作用を引き起こす物質の総称であり、一方、アンタゴニストとは受容体に作用するが生理作用を引き起こさず、本来のリガンドと拮抗し、阻害する物質を指す。

正解②

大脳は皮質構造を有するが、小脳には皮質はない。

小脳は、分子層、プルキンエ細胞層、顆粒細胞層の３層から構成される皮質を特徴としている。

問４　正解③

交感神経の興奮は全身の血管平滑筋の収縮により血圧上昇を引き起こすが、骨格筋の血管平滑筋はこの限りではない。

① 交感・副交感神経系の節前ニューロンはともにアセチルコリンを神経伝達物質としているが、副交感神経節後ニューロンの神経伝達物質はアセチルコリン、交感神経節後ニューロンの神経伝達物質はノルアドレナリンである。

② 交感神経系と副交感神経系は強調して作用することもあり、必ずしも背反的な作用を及ぼすとは限らない。

④ 消化管の蠕動運動は、消化管の外縦走筋と内輪走筋の間にあるアウエルバッハ神経叢の細胞群によって自律的にコントロールされているが、副交感神経系がこれを促進し、交感神経系は反対に抑制する。

⑤ 中枢における副交感神経ニューロンは、多くの内臓器官において直接支配しており、また、副腎髄質の内分泌細胞は中枢交感神経によって直接支配を受ける。

第6章 感覚と情報伝達

この章の目標

1） 感覚の一般的性質について説明できる。
2） 体性感覚：皮膚感覚について説明できる。
3） 特殊感覚：①視覚、②聴覚、③平衡感覚、④嗅覚、⑤味覚について説明できる。

キーワード　受容器　順応　閾値　嗅上皮　鋤鼻器　味蕾　半規管　蝸牛　網膜　杆体　錐体

1．感覚系とは

ここがPOINT

- 感覚系とは、神経系が環境から情報を得るための仕組みである。
- 特殊感覚には、視覚、聴覚、平衡感覚、嗅覚、味覚がある。
- 体性感覚には、皮膚感覚（触角、圧覚、冷覚、温覚、痛覚）や運動感覚がある。

- 前章では動物の神経系について学んだが、神経系は環境より情報を得て動物に適応的な反応を引き起こす仕組みである。すなわち、神経系が機能するには環境から情報を得ることが第一条件であり、そのための仕組みが**感覚系**ということになる。
- 生体は、**感覚器官**を通して体の内部・外部より情報を得る。しかし、この情報はそのままの形で処理されるわけではない。情報は、末梢および中枢神経系でさまざまな処理を受け、生体にとって最も都合がよいように加工される。一般にこの感知された加工前の情報を**感覚**（sensation）といい、加工された情報を**知覚**（perception）という（心理学では、知覚よりさらに情報の加工が進んだものを認知（cognition）と呼んでいる）。
- 体外の環境を感知するにはさまざまな物理・化学エネルギーを信号に変換する必要がある。ある波長の電磁波を感知する感覚が視覚であり、光子の数（明るさ）と波長（色）を神経の活動電位に変換する。これが音波であれば聴覚であり、重力であれば平衡感覚、化学物質であれば味覚や嗅覚となる。これらは特殊感覚（special sense）と呼ばれ、脳神経を介して入力される。
- 皮膚感覚（触覚、圧覚、冷覚、温覚、痛覚）や運動感覚（筋紡錘、腱紡錘）から入力される感覚は体性感覚（somatic sense）と呼ばれ、脊髄神経および脳神経の一部から入力される。また内臓感覚（visceral sense）と呼ばれるものは、脊髄神経および自律神経を介して入力される。

2. 受容器と閾値

ここがPOINT

- 感覚受容器は、物理・化学エネルギーを信号に変換する役割を担い、通常、一つの感覚受容器は適刺激という１種類の刺激によって興奮を引き起こす。
- 刺激強度を上げていって最初に反応が得られる臨界値を検知閾(いき)、味覚や嗅覚において、その質までも判断できる刺激強度を認知閾、刺激強度をさらに強くしていき、それ以上感覚が変化しなくなる状態に達するまでの刺激強度を最終閾と呼ぶ。
- ２種類の強さの刺激を比較する際、違いが区別できる最小の刺激強度を弁別閾と呼ぶ。
- 感覚受容器に適刺激が加えられると受容器電位が発生する。

感覚受容器とは

- 感覚は、上述したように物理･化学エネルギーを信号に変換するところから始まる。これを担っているのが**感覚受容器**(sensory receptor)である。
- 動物の体にはさまざまなタイプの感覚受容器があるが、通常、一つの感覚受容器は**適刺激**(adequate stimulus)という１種類の刺激によって興奮を引き起こす。しかし感覚受容器は、適刺激以外にも強い刺激を加えることによって興奮を引き起こすこともある(例えば、目をつむって瞼を指で圧迫すると視細胞が刺激されて視覚が得られる)。
- 適刺激は強度やエネルギーの全範囲をカバーするものではない。非常に弱い刺激に対しては反応は起こらず、また、例えば視細胞は紫外線や赤外線には反応しない。

各種閾値

- 刺激強度を上げていって最初に反応が得られる臨界値を**検知閾**(detection threshold)と呼ぶ(単に**閾値**といった場合にはこれを指すことが多い)。
- 検知閾では刺激の有無が検出されるが、味覚や嗅覚では、その質までも判断できる刺激強度として**認知閾**(recognition threshold)が知られる。認知閾は検知閾の２倍の濃度で達するといわれている。刺激強度をさらに強くしていくと、それ以上感覚が変化しなくなる状態に達するが、この刺激強度を最終閾(terminal threshold)という。
- ２種類の強さの刺激を比較する際、違いが区別できる最小の刺激強度を**弁別閾**(discrimination threshold)と呼ぶ。1834年にウェーバー(Weber)は、さまざまな感覚に対する弁別閾を調べると、刺激強度Ｓに対して弁別閾ΔＳは、

$$\frac{\Delta S}{S} = C\text{（一定値）}$$

であることを見出した。これを**ウェーバーの法則**という(**表1-6-1**)。例えば、ある被験者が重さ50ｇの重りと52ｇの重りの違いをぎりぎり区別できた場合、50ｇの重さの弁別閾は２ｇとなりウェーバー比は４％と計算される。ウェーバーの法則によると、この被

表1-6-1　弁別閾から求められるウェーバー比感覚

感覚	ウェーバー比
触覚	1～2%
視覚(明るさ)	2～3%
圧覚	3%
痛覚	7%
聴覚(強さ)	10%
味覚(塩味)	5～15%

験者は100gの重りで弁別閾を測ると、104gが区別可能なぎりぎりの重さであり、200gで重りの弁別閾を測ると208gが区別可能なぎりぎりの値ということになる。

- ある物理・化学エネルギーに対する感覚の強さ自体は直接測定することができないが、フェヒナー(Fechner)やスティーブンス(Stevens)らはこの弁別閾を利用して感覚強度の定義を試み、それぞれ**ウェーバー・フェヒナーの法則**、**スティーブンスのベキ関数**の法則として知られている。

感覚受容器における電位発生

- 感覚受容器に適刺激が加えられると受容器電位が発生する。受容器電位は、適刺激の物理・化学エネルギーを電気エネルギーに変換する機構であり、刺激の強度に応じた電位変化である。
- 多くの器官における受容器電位は静止膜電位の脱分極だが、視細胞のように過分極を発生するものもある。
- 嗅細胞やパチニ細胞(「体性感覚」の項を参照)は自身が神経細胞であるため、アナログ信号である受容体電位は軸索(じくさく)においてデジタル信号の活動電位に変換される(刺激強度は活動電位の発生頻度によって表現される)。一方、視細胞や有毛細胞のような神経細胞でない感覚細胞はシナプス間隙に神経伝達物質を放出し、それを受け取ったシナプス後膜細胞において活動電位に変換される。
- 感覚受容器に同じ強さの刺激が持続的に与え続けられると、感覚神経の活動電位の頻度が減少する。これを**順応**(adaptation)という。順応の最も速い受容器では、同じレベルの刺激強度が続くと活動電位が消失してしまうことから、刺激の変化に応じて発火することになる。一方、順応が遅い受容器は、刺激が維持されている間も発火し続けることから、刺激の有無に応じて発火を生じる。

3. 体性感覚

ここがPOINT

- 体性感覚は、特殊感覚および内臓感覚以外の感覚の総称で、皮膚感覚と運動感覚に大別される。
- 皮膚感覚には、触覚、圧覚、温度、痛覚、かゆみなど多くの感覚が含まれ、それらを感知している感覚受容器の種類の数はそれ以上に及ぶ。
- 代表的な皮膚組織における機械受容器として、マイスネル小体、メルケル細胞、パチニ小体、ルフィニ小体、自由神経終末がある。

体性感覚とは

- **体性感覚**は、特殊感覚および内臓感覚以外の場所で感知される感覚の総称である（表1-6-2）。前述したように大きく分けて**皮膚感覚**（粘膜・関節などの感覚を含む）と**運動感覚**に分けられる。
- 皮膚感覚にはさらに**触覚**、**圧覚**、**温度**、**痛覚**、**かゆみ**など多くの感覚が含まれ、それらを感知している感覚受容器の種類の数はそれ以上に及ぶ。
- 運動感覚（kinesthesia）は**固有感覚**（proprioception）とも呼ばれ、筋肉の伸展の状態を感知する。目をつむっていても自分がどのような体勢にあるかがわかるのはこれらの感覚情報のおかげである。しかし、運動感覚はいつでも意識に上るわけではなく、さまざまな脊髄反射を引き起こす刺激の入力器官でもある。運動感覚（筋紡錘・腱紡錘）に関する説明は第7章「からだの支持と運動」に譲るとして、ここでは皮膚感覚について解説する。

表1-6-2　体性感覚の種類と受容器

分類	種類	適刺激	受容器の分類	受容器
皮膚感覚	触覚	たたき、低周波振動	皮膚機械受容器	マイスネル小体
皮膚感覚	触覚	深い圧、高周波振動	皮膚機械受容器	パチニ小体
皮膚感覚	触覚	触・圧	皮膚機械受容器	メルケル細胞
皮膚感覚	触覚	持続圧	皮膚機械受容器	ルフィニ小体
皮膚感覚	触覚	動き	皮膚機械受容器	毛包受容体
皮膚感覚	温度	熱	熱受容器	バニロイド受容体など
皮膚感覚	痛覚	機械刺激・化学刺激・熱	機械受容器・化学受容器・熱受容器	多モード受容体など
皮膚感覚	かゆみ	化学刺激	化学受容器	バニロイド受容体
固有感覚		伸張	機械受容器	筋紡錘
固有感覚		緊張	機械受容器	腱紡錘

代表的な機械受容器

- 図1-6-1に代表的な皮膚組織における機械受容器である**マイスネル小体**、**メルケル細胞**、**パチニ小体**、**ルフィニ小体**、そして**自由神経終末**を示す。マイスネル小体とパチニ小体は順応が速い受容器で、圧力変化に対して活動電位を生じる（振動は持続的な圧力変化である。図1-6-2参照）。また、メルケル細胞とルフィニ小体は順応の遅い受容器で、圧力がかかっている間、持続的な活動電位が繰り返し生じる。これらの機械受容器は分布位置にも違いがみられ、マイスネル小体とメルケル細胞は皮膚組織の比較的浅い位置に分布しているが、パチニ小体とルフィニ小体は相対的に深い位置に分布している。この違いによって、皮膚表面を圧迫したときに活動電位が生じる範囲、すなわち受容野（receptive field）の広さに差が生じる（図1-6-3）。
- 浅い位置の受容器は狭い受容野をもち、その感受性も高いのに対し、深い位置の受容器は受容野が広い代わりに感受性は鈍くなる。これらは、体表面の部位によって分布や密度が異なるが、このような複数の受容器からの信号が中枢神経系において統合され、動物にとっては単一の触知覚を生みだす。

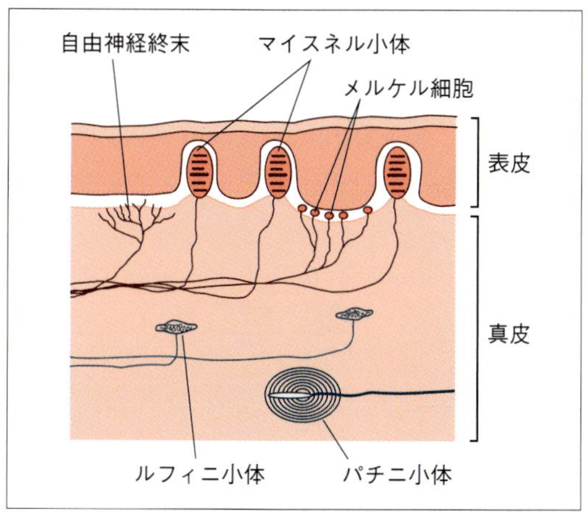

図1-6-1　皮膚組織における機械受容器

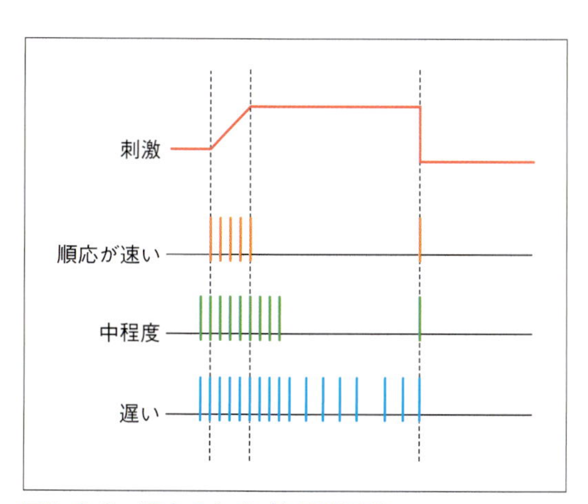

図1-6-2　順応のタイプと活動電位
最上段には、与えた皮膚刺激の強さが示してある。刺激の強さが変化している間は順応のタイプにかかわらず活動電位を生じるが、順応が速い受容器では強さの変化がなくなると活動電位は生じない。順応が遅い受容器では圧力が加わっている間もしばらくは活動電位が持続する。

洞　毛

- 哺乳類にとって、もう一つ特筆すべき触覚は、口吻と眼の周辺にある**洞毛**（どうもう）によるものであろう。霊長類では退化し、特に類人猿ではまったくみられない（ヒトの髭は洞毛ではない）。洞毛は、ほかの体毛とは異なり、非常に発達した触覚をもっている。洞毛の根元は環状洞と呼ばれる静脈洞で囲まれており（図1-6-4）、環状洞の周りには非常にたくさんのメ

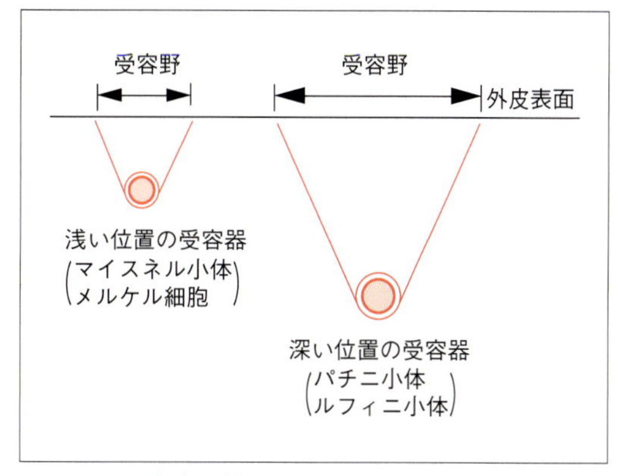

図1-6-3　皮膚組織における機械受容器の深度と受容野の関係

ルケル細胞が取り囲んでいる。これによって洞毛に加えられた振動をきわめて鋭敏に知覚することができる。

冷点と温点

- 皮膚上の温度受容体の分布は一様ではなく、冷却に対する感受性が高い冷点と、熱に対する感受性が高い温点を見つけることができる。**冷点**は**温点**の4～10倍あるとされている。鼻粘膜、口蓋垂、陰茎亀頭には温度受容器はない。

TRP チャネル

- 1997年以降、Na^+を通す温度感受性TRP (transient receptor potential) チャネルとして温度受容器は次々と明らかにされており、**TRP チャネル**には七つのサブファミリー (TRPA、TRPC、TRPM、TRPML、TRPN、TRPP、TRPV) が見つかっている。現在では温覚だけでなく、視覚、聴覚、味覚、嗅覚においても物理・化学エネルギーの受容にきわめて重要な役割を果たしていることがわかってきた。

温　覚

- **温覚**に関わるのはTRPA、TRPM、TRPVの三つのファミリーである (図1-6-5)。ただし、これらは温度以外に化学刺激に対しても反応する。
- TRPV1は、トウガラシの辛み成分であるカプサイシン受容体として同定され、**バニロイド受容体** (TRPV1およびTRPV2) と呼ばれている。温覚では42℃以上で興奮するが、この温度は痛みを感じ始める侵害刺激域であり (辛みは味覚ではなく痛覚に分類される)、英語では「辛い」を "hot" と表現するのに対応していて興味深い。TRPM8は、25～28℃以下で開口するイオンチャネルだが、メントールに感受性をもつ。

痛　覚

- 痛覚を引き起こす受容器を**侵害受容器** (nociceptor) という。侵害受容器もTRPが重要な役割を果たす。
- TRPV1は熱水による痛覚、17℃以下で反応するTRPA1は冷水による痛覚を引き起こす。痛覚の惹起にはプロトン (H^+) が深く関わるが、TRPV1、TRPA1もプロトンに感

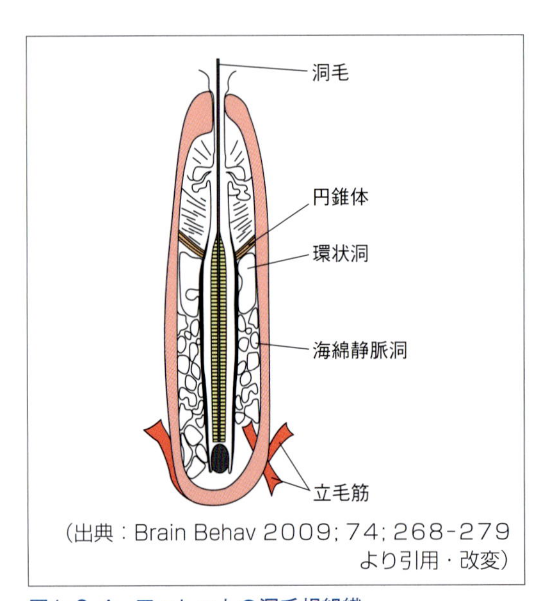

(出典：Brain Behav 2009; 74; 268-279 より引用・改変)

図1-6-4　フェレットの洞毛根組織

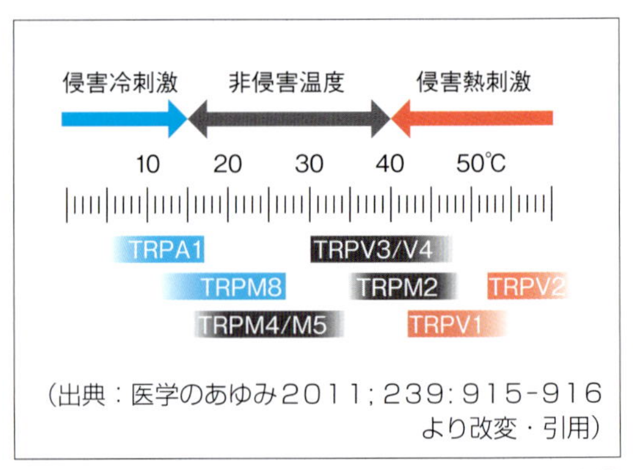

(出典：医学のあゆみ2011; 239: 915-916 より改変・引用)

図1-6-5　各温度感受性TRPチャネルの感受温度帯

受性があり、電位非依存性Na^+チャネルである酸感受性イオンチャネル（acid-sensing ion channel：ASIC）も侵害受容器であると考えられている。組織が外傷や炎症を起こすとプロトンが放出され、局所的なアシドーシスが生じる。これらの受容体はこれを感知して痛覚を引き起こしていると考えられる。

- 侵害受容器は基本的には神経終末の細胞膜上に発現しているが、TRPV1やTRPV3、TRPV4は表皮角化細胞にも発現して痛覚発現に関わっている。これらの細胞がどのように感覚神経に信号を伝えるかについてはまだ不明な点が多いが、炎症性サイトカインが関わっている可能性が指摘されている。

かゆみ

- 以前は、かゆみとは痛みの弱いものと考えられていたこともあったが、現在ではまったく異なる機序であるとされている。

CHECK!

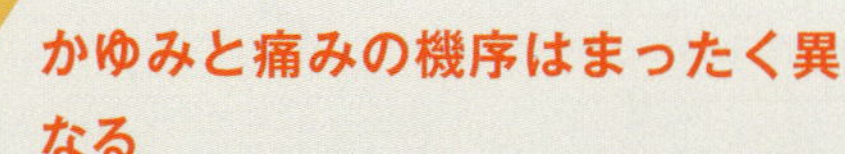

かゆみと痛みの機序はまったく異なる

具体的な例として、モルヒネを投与すると、痛みは抑えられてもかゆみはかえって増強することが知られている。

- かゆみのメカニズムはほとんどわかっていないが、2013年、TRPV1を発現している細胞がBNP（brain natriuretic peptide）を分泌していて、これがかゆみを引き起こすことが報告された。
- BNP遺伝子をノックアウトしたマウスでは、ヒスタミンを投与しても引っ掻き行動（scratching behavior）を示さなかった。

感覚の信号の伝わり方

- 頭部以外の皮膚の機械受容器の信号は、Aβ（ベータ）線維と呼ばれる太い有髄の末梢神経（一部はAδ（デルタ）線維）を通って中枢神経系へと送られる（表1-6-3）。また、痛覚および温覚はC線維とAδ線維を通る。前章でも述べたように体性感覚神経は脊髄神経後根を通って入るため、各椎間孔の支配によって体表面を図1-5-26（p.122参照）のように区分することができる。しかし、触（圧）刺激・固有感覚と温覚・痛覚では脊髄内の投射経路が異なる（図1-6-6）。
- 皮膚機械受容器で感知された触信号は、一次感覚ニューロンによって脊髄に入ると、シナプスを介さずそのまま同側を上行して延髄薄束核のニューロンにシナプスを形成する。一方、筋紡錘や腱紡錘で感知された固有感覚も同様に、脊髄ニューロンとはシナプスを形成せずに上向し、延髄楔状束核ニューロンにシナプスする。これらの入力を受けた二次ニューロンの軸索は正中を交叉し、対側を上向して視床の後腹側核（ventral posterior nucleus：VPL）に投射する。
- それに対して脊髄神経から中枢に入る痛覚や温覚の信号は、まず脊髄で二次ニューロンとシナプスによって信号をリレーする。これらの二次ニューロンの軸索は、脊髄のレベルで正中を交叉して上向し、そのまま視床後腹側核に投射する。
- 視床後腹側核の三次ニューロンは、二次ニューロンから受けた信号を大脳皮質の体性感覚野に伝えるが、体性感覚野においても感覚受容器の相対的位置関係がある程度まで維持されている。げっ歯類のヒゲ（洞毛）は、非常に規則正しく並んでいるのが大脳皮質に

表1-6-3　末梢神経の分類

分類	髄鞘	平均直径（μm）	平均伝導速度（m/s）	役 割
A α	有	15	100	骨格筋や腱からの感覚、骨格筋の運動
A β	有	8	50	皮膚の触圧覚
A γ	有	8	20	筋紡錘の錘内筋運動
A δ	有	3	15	部位が比較的明瞭な皮膚の温痛覚
B	有	3	7	交感神経の節前線維
C	無	0.5	1	交感神経の節後線維、皮膚の温痛覚

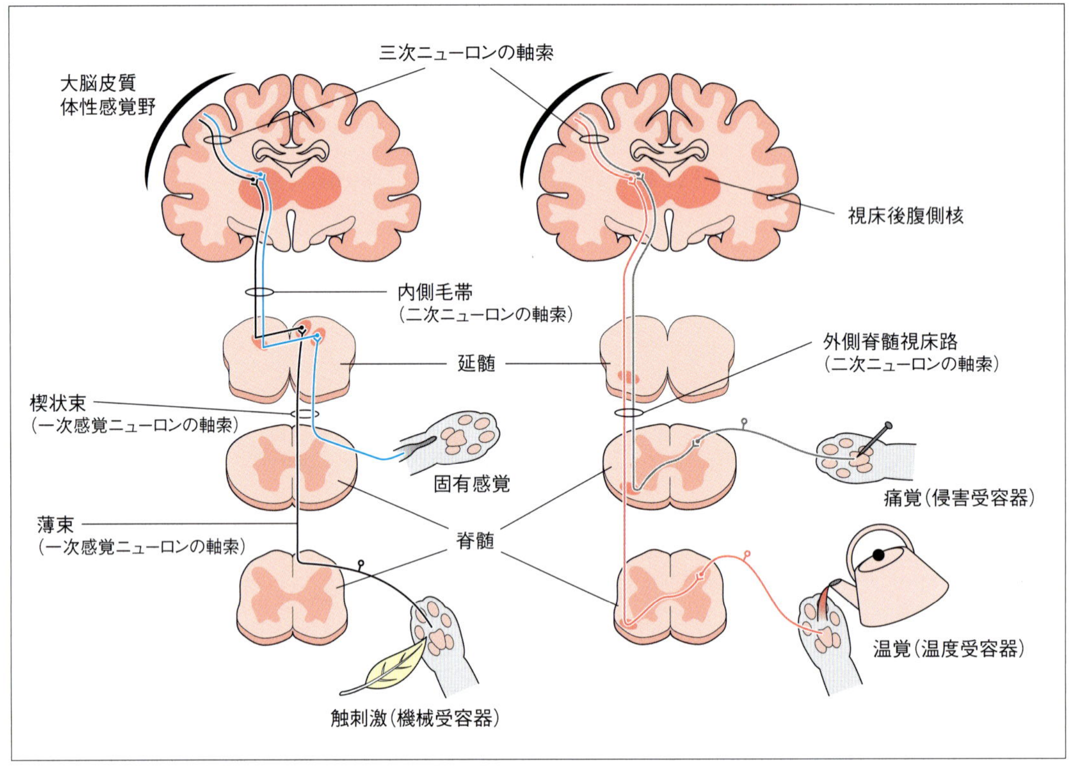

図1-6-6　体性感覚の中枢上行性経路
左：触覚や固有感覚を伝える神経線維は後索を上向し、延髄を経由して視床に伝えられる。右：温覚および痛覚は、脊髄で他ニューロンにいったんシナプスした後、腹外側脊髄視床路を上行して視床に伝えられる。

もそのまま投影されるため、研究対象としてよく利用される（図1-6-7）。

- 体の部位によって受容器の密度が異なるため、受容器密度が濃い（すなわち感受性が高い）領域は体性感覚野の領域も広いことになる（一つのニューロンが受けもつ受容野は反対に狭いことを意味する）。体性感覚野の相対的な広さをもとにして誇張して描かれた姿を脳の中の**コビト（ホムンクルス）**と呼ぶが、実際の動物よりもだいぶいびつな姿となる（図1-6-8）。

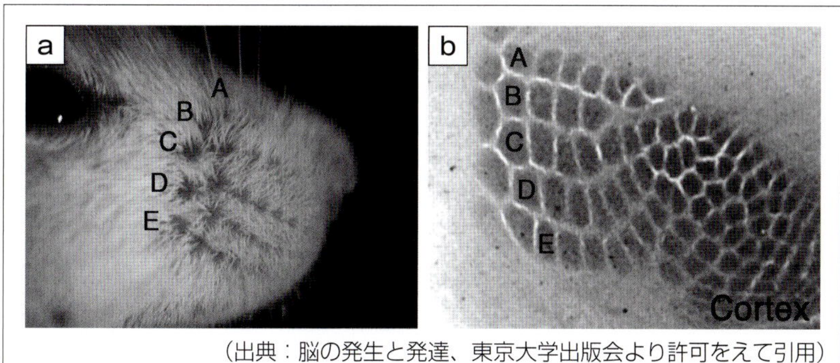

（出典：脳の発生と発達、東京大学出版会より許可をえて引用）

図1-6-7　マウスの洞毛（a）とバレル皮質（b）
チトクロームオキシダーゼ染色による洞毛投射部位の可視化。投射先である皮質においても洞毛の皮膚上の位置関係が維持されている。

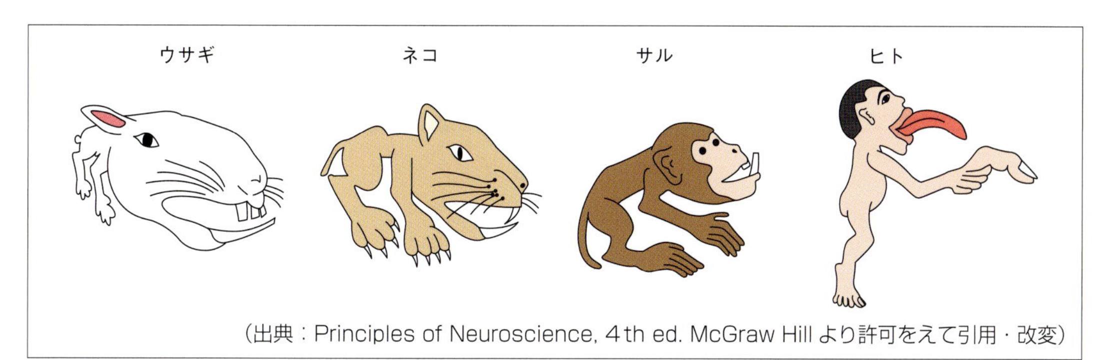

（出典：Principles of Neuroscience, 4th ed. McGraw Hill より許可をえて引用・改変）

図1-6-8　動物たちの脳の中のホムンクルス
大脳皮質体性感覚野では敏感な部位ほど広い面積を占める。

4. 嗅　覚

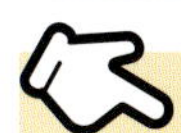

ここがPOINT

- 哺乳類の鼻腔内にある嗅覚器官は、嗅上皮と鋤鼻器（じょびき）の２種類である。
- 嗅上皮は一般的なにおいの感知に関わっており、鋤鼻器は特にフェロモンの感知に関わっている。

嗅覚とは

- 哺乳類において嗅覚系が非常に重要な位置を占めていることはいうまでもない。動物は、嗅覚を通して外界のさまざまな情報を得る。それは食物のありかであり、生殖のパートナーや仲間からの信号であり、また天敵である捕食者の存在でもある。これらの信号（適刺激）は化学物質であり、味覚と合わせて**化学感覚系**（chemosensory system）と呼ばれる。
- 一般的に揮発性の化学物質の受容が嗅覚系で、不揮発性の化学物質の受容は味覚と考えられているが、嗅覚物質のなかでも**フェロモン**（フェロモンを嗅覚とは独立した感覚系と位置づける研究者も多い）には不揮発性の物質が多く含まれている。また、魚類の嗅覚系は水溶性の化学物質を感知しており、一概にはいえない。

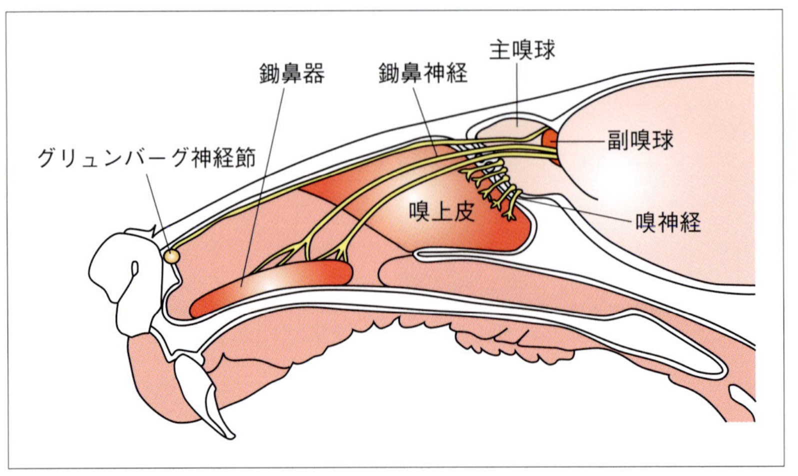

図1-6-9　げっ歯類鼻腔内の化学感覚器官

嗅覚器官

- 哺乳類の鼻腔内にある嗅覚器官は、嗅粘膜の背側領域にある**嗅上皮**(olfactory epithelium)と鼻中隔基部に横たわる管状器官の**鋤鼻器**(vomeronasal organ、ヤコブソン器官〔Jacobson's organ〕とも呼ばれる)の2種類である(図1-6-9)。
- いわゆる一般的なにおいの感知に関わるのが嗅上皮であり、特にフェロモンの感知に関わっているのが鋤鼻器である。構造上から嗅上皮では揮発性の化学物質を、鋤鼻器では不揮発性の化学物質を検出するとされている。
- 鋤鼻器は進化的にも古く、両生類や爬虫類にもみられるが、鳥類、ヒトを含む高等霊長類、クジラやイルカなど水棲哺乳類とコウモリの一部では退化して機能が失われている。ヒトでは、鋤鼻器は胎児期に一時的に発生し、その後、成長に伴って痕跡化するが、鋤鼻器の機能は嗅上皮に移行し、嗅上皮にフェロモン受容器が発現していることが知られている。
- 感覚受容器が神経の**樹状突起終末**に直接発現している(感覚細胞を介さない)例としては、体性感覚のメルケル細胞とパチニ小体、そして嗅細胞と鋤鼻細胞が挙げられる。
- メルケル細胞とパチニ小体は皮膚組織下にあるのに対し、嗅細胞と鋤鼻細胞は樹状突起先端部を鼻腔内に突出させ、そこに伸びる線毛(cilia)に化学受容体を発現している。ニューロンが直接体外環境に接している唯一の場所である。

嗅上皮

- 感覚上皮である嗅上皮は鼻腔背側部に位置し、面積はヒトで約5～10cm^{2}とされるのに対し、猫では約20cm^2、犬ではジャーマン・シェパードで95～169cm^2、ボクサーで120cm^2、小型犬であるペキニーズでも30cm^{2}あるといわれている。

CHECK!

犬の嗅細胞は2億個以上にも及ぶ

嗅上皮が広ければ広いほど多くの嗅細胞が含まれるわけであり、ヒトでは1,000万～2,000万個、犬では2億個以上(犬種による)とされている。動物における嗅覚の感受性の高さはこれを反映している。

- 嗅上皮は、**嗅細胞**(olfactory neuron)およびそれを支える**支持細胞**(supporting cell)、そ

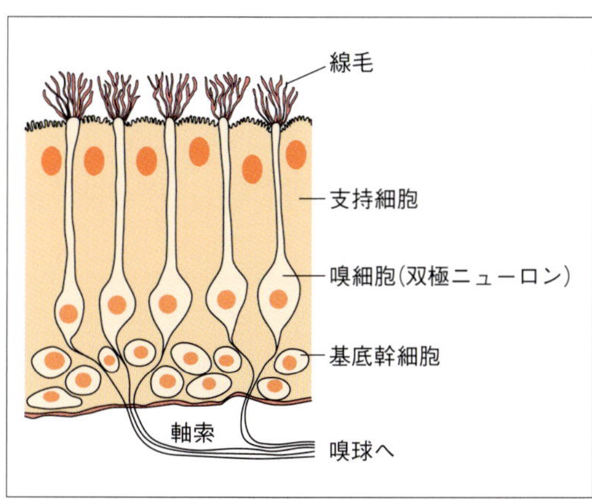

図1-6-10　嗅上皮における嗅細胞と基底幹細胞

表1-6-4　各動物がもつ嗅覚受容体遺伝子の数

動物種	嗅覚受容体の遺伝子数	DNA のファミリー数（分類数）
ラット	1,500	282
犬	1,000	300
マウス	900	241
チンパンジー	350	300
ヒト	340～380	
イルカ	0	

（出典：Gilbert A. What the Nose Knows, Crown より引用・改変）

して基底幹細胞（basal stem cell）から構成される。

- 嗅細胞は鼻腔の表面を覆う粘液中に樹状突起の先端を突き出し、そこから嗅覚受容体をもつ線毛を多数伸ばしている（図1-6-10）。一つの嗅細胞は１種類の嗅覚受容体をもっているが、犬では1,000種類にも及ぶ嗅覚受容体をもつという（表1-6-4）。哺乳類の遺伝子は全部で２万といわれるなか、嗅覚に対しては贅沢に割り当てられているといえよう。
- これらは神経細胞であるにもかかわらず体外環境に接しているため、非常にダメージを受けやすい状態にある。そのため、嗅上皮には基底幹細胞が含まれており、嗅細胞が破壊されても幹細胞から新しい嗅細胞がつくられ、２～３週間で再生される。

主嗅球

- 哺乳類の主嗅球（main olfactory bulb）は大脳皮質の腹側部から前方に突き出した構造体で、ヒトや霊長類ではかなり小さく、脳底部に隠れて位置している。
- 嗅上皮の嗅細胞の軸索は、頭蓋底部の篩骨篩板（鼻腔天蓋部の平面を形成する骨）にあるたくさんの小孔を分散して通り、脳の嗅球へと投射する（第一脳神経）。嗅球は層構造をもつが、最浅層部には嗅糸球体（olfactory glomerulus）と呼ばれる、哺乳類で直径50～120 μm の球形の構造体が1,000～2,000個、嗅球全体を覆っている。
- 前述したように一つの嗅細胞は１種類の受容体を発現しており、同じ受容体をもつ嗅細胞は嗅上皮上に分散して存在しているが、同じ受容体をもつ嗅細胞はそれに対応する嗅糸球体に投射を送っている（図1-6-11、図1-6-12）。したがって、嗅糸球体が嗅覚の単一ユニットとなる。ただし、同一受容体をもつ嗅細胞も領域ごとにグループをなして分布しており、背側部から領域ｉ～ivと呼ばれて、嗅球における投射もこのパターンが維持されている（図1-6-11参照）。
- 嗅糸球体は嗅細胞がシナプスを形成する場であり、僧帽細胞（mitral cell）や房飾細胞（tufted cell）と呼ばれる二次感覚ニューロンは、嗅糸球体に樹状突起を伸ばしシナプスを通して嗅細胞から信号を受ける。そしてこれらのニューロンの軸索は、外側嗅索（lateral olfactory tract）を通って嗅覚皮質や扁桃体に投射する。
- 僧帽細胞、房飾細胞の樹状突起近傍には、傍

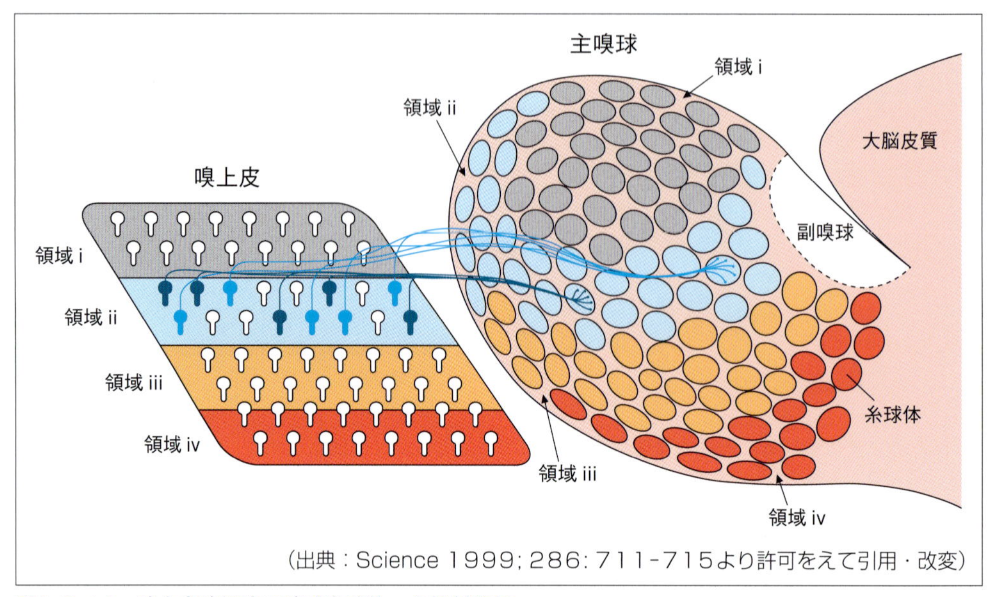

図1-6-11　嗅上皮嗅細胞の嗅球糸球体への投射関係
嗅上皮背側領域の嗅細胞は主嗅球背側部の糸球体へ、腹側領域の嗅細胞は主嗅球腹側部の糸球体に投射している。

糸球体細胞 (periglomerular cell) や顆粒細胞 (granular cell) があり、僧帽細胞や房飾細胞の樹状突起に細胞をまたがってシナプスを形成している (図1-6-12参照)。このシナプスは双方向性のシナプスで、僧帽細胞・房飾細胞から傍糸球体細胞・顆粒細胞へはグルタミン酸作動性の興奮性シナプスであり、逆に傍糸球体細胞・顆粒細胞から僧帽細胞・房飾細胞へはGABA作動性の抑制性シナプスで**相反シナプス** (reciprocal synapse) と呼ばれている。

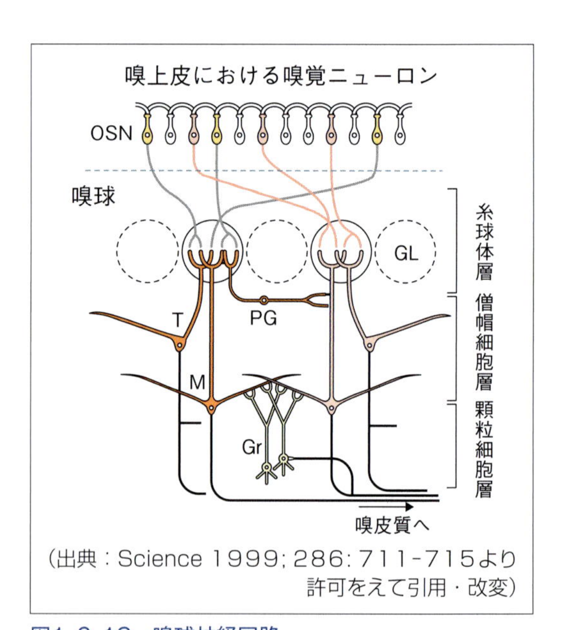

図1-6-12　嗅球神経回路
同じ化学構造を感知する嗅覚受容体をもつ嗅細胞は嗅上皮の特定領域内では散在しているが、主嗅球の投射先である糸球体は同じである。糸球体には僧帽細胞 (M)、房飾細胞 (T)、傍糸球体細胞 (PG) が樹状突起を伸ばし、嗅細胞とシナプスを形成している。傍糸球体細胞と顆粒細胞 (Gr) は介在ニューロンとして嗅球出力細胞である僧帽細胞と房飾細胞に特殊な相反シナプスを形成している。図中では、白矢印が興奮性、黒矢印が抑制性シナプスを示す。

鋤鼻器

- 鋤鼻器は進化的には両生類以降に現れ、もともとは口腔にあって食物のにおいを感じる器官であったと考えられている。脳内においても嗅上皮の神経系と類似しているものの、独立した回路を形成している。

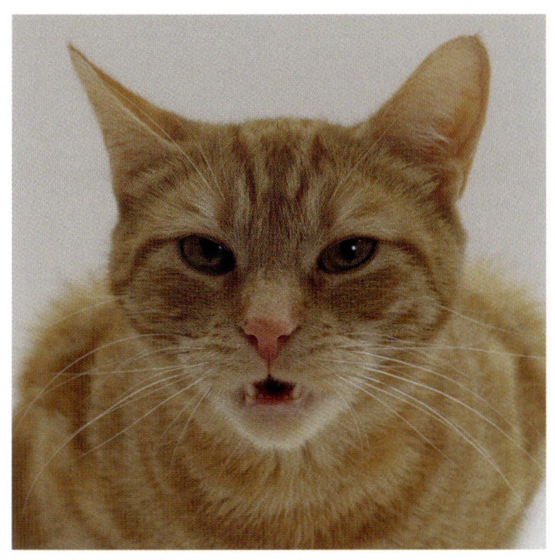
図1-6-13　猫のフレーメン反応

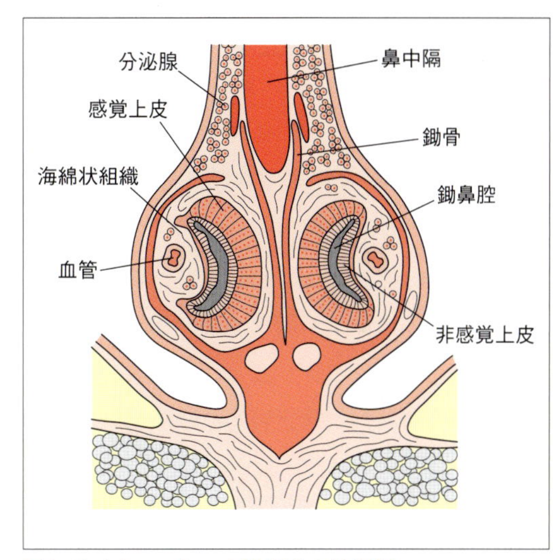

図1-6-14　マウスの鋤鼻器の前額断

CHECK!

鋤鼻器は爬虫類の有鱗目（トカゲ・ヘビ）で特に発達している

ヘビが舌を出したり引っ込めたりするのは舌先に化学物質を吸着させて鋤鼻器に送る動作とされる。

- 多くの哺乳類では、鼻腔と口腔をつなぐ切歯管に開口していて、ウマやヤギ、猫などは鋤鼻器に化学物質をわずかに感じると鋤鼻器に刺激をもっと送ろうと上唇をもち上げる**フレーメン**（flehmen）という反応が起こる（**図1-6-13**）。
- げっ歯類では鋤鼻器は鼻腔内のみに開口しており、また、霊長類では痕跡のみで機能はしていない。
- 哺乳類の鋤鼻器は（**図1-6-14**）、フェロモンに特化した受容器であると考えられており、鋤鼻器を外科的に除去すると、さまざまなフェロモン依存的行動が障害されることが報告されている。
- 鋤鼻器の受容体には、Gタンパクαサブユニットの使い分けによってⅠ型（V1R）とⅡ型（V2R）の二つのグループがあるが、いずれも**Gタンパク共役型受容体**である。
- 化学信号が鋤鼻受容体に作用すると、Ca^{2+}チャネルであるTRPC2（「体性感覚」の項を参照）を開口し、細胞が脱分極する。
- TRPC2は鋤鼻器に特異的なチャネルであり、TRPC2遺伝子の機能をなくした雄マウスは、発情雌だけでなく相手が雄マウスであっても性行動を開始してしまうことが知られている。
- 鋤鼻受容体を発現する細胞も、嗅覚と同様ニューロンである。鋤鼻細胞の軸索は、鋤鼻神経を通って副嗅球へと伝えられる。副嗅球は主嗅球と独立した回路であるが、層構造や細胞構成は主嗅球ときわめて類似している。副嗅球の二次感覚ニューロンは扁桃体内側核（medial nucleus of amygdala）へと投射し、さらに分界条床核（bed nucleus of stria terminalis）、視索前野（preoptic area）と引き継がれる**鋤鼻神経系**と呼ばれる動物の社会行動を調節する神経回路を構成する。

グリュンバーグ神経節

- グリュンバーグ神経節(Grüneberg ganglion)は、1973年、マウスの鼻腔粘膜下に嗅覚受容体をもつ神経細胞の塊としてグリュンバーグ(Grüneberg)らに発見されたものの、長い間、その機能は不明なままであった。しかし、最近になってグリュンバーグ神経節の嗅細胞は、同種他個体に対して危険信号として放出される警告フェロモンや天敵臭を感知していることがわかってきた。
- また、冷刺激に感受性があることから、TRPが発現していると予想されるが、体性感覚のTRPA1やTRPM8とは異なる新規なタイプであると示唆されている。マウス以外の哺乳類におけるグリュンバーグ神経節の存在は今後の課題である。

5. 味 覚

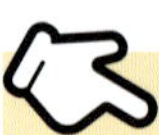

ここがPOINT

- 味覚の基本五味とは、甘い、すっぱい、苦い、塩辛い、旨いである。
- 味覚は、嗅覚に比べるとはるかに複雑性に乏しい。
- 味蕾は味覚に特化した感覚器であり、ヒトではおよそ10,000個の味蕾(みらい)をもつが、草食性あるいは肉食性が高い動物ほど味蕾の数は少なく、味に対する感受性も低い。
- 基本五味の受容体のうち、塩味と酸味はイオンチャネル型であり、甘味、旨味、苦味はGタンパク共役型受容体であると考えられている。

味覚とは

- 嗅覚と並ぶ化学感覚系の味覚は、甘い(sweet)、すっぱい(sour)、苦い(bitter)、塩辛い(salt)、旨い(umami)の基本五味といわれるように、嗅覚に比べるとはるかに複雑性に乏しい。しかし、嗅覚受容体が非常に少ない分子をも敏感に察知するのに対し、味覚受容体が反応するにはかなりの高濃度のリガンドが必要であり、それが生化学的手法による味覚受容体タンパクの単離を困難にし、研究の進展は分子生物学的手法が成熟する1990年代まで待たねばならなかった。
- 味覚受容体の遺伝子が同定されて以来、研究は急激に進み、味覚受容体は口腔のみならず、気管や腸管、そして精巣にまで分布していることがわかってきた。しかし、ここでは伝統的な定義、いわゆる動物が口腔で味を感じる仕組みについて概観する。

味 蕾

- 味蕾(taste bud)は味覚に特化した感覚器であり、味覚が非常に発達した動物であるヒトではおよそ10,000個の味蕾をもつ。これはヒトが高度な雑食性をもつことを反映したもので、反対に草食性あるいは肉食性が高い動物ほど味蕾の数は少なく、味に対する感受性も低い。

- 味蕾は舌の乳頭のほか、喉頭蓋、口蓋および咽頭の粘膜にもある。舌の乳頭には茸状乳頭(fungiform papilla)、有郭乳頭(circum papilla)、葉状乳頭(foliate papilla)の3種類があるが、円形の茸状乳頭は頂上に数個の味蕾をもち、有郭乳頭と葉状乳頭は側壁に最大100個の味蕾をもつ(図1-6-15)。
- 各味蕾は直径50～70 μmあり、50～100個の**味細胞**と、それらを支える支持細胞、そして基底細胞から構成される(図1-6-16)。
- 嗅細胞と違って味細胞はニューロンではないが、過酷な外部環境に曝露されているため、およそ10日で基底細胞から新たに分化した味細胞に置き換えられる。
- 味細胞の先端は口腔に突き出して先端に微絨毛(microvilli)をもつ。また、味細胞はⅡ型とⅢ型に分類され、甘味、旨味、苦味の受容体はⅡ型味細胞にのみ発現している。また、Ⅲ型味細胞には化学シナプスがあるが、Ⅱ型味細胞には化学シナプスがない。味蕾の神経細胞シナプス後膜にはATP(アデノシン三リン酸)受容体があり、ATP受容体遺伝子をノックアウトしたマウスでは味覚に反応がなくなることから、ATPが味細胞の神経伝達物質であることが示唆されている。しかし、Ⅱ型味細胞がどのように情報伝達しているかは、現在もまだ議論が固まっていない。
- 前述したように味細胞は10日単位で次々生まれ変わっているため、そのたびに一次感覚ニューロンはシナプス形成をつくり直さなければならないが、一次感覚ニューロンが伝えるべき味覚は決まっているため、それに一致する味覚受容体をもつ味細胞とシナプスしなければならない。しかし、どのようにしてニューロンが適切な味細胞を選択しているかはわかっていない。
- 味ニューロンは**偽単極性感覚細胞**であり、細胞体は膝状神経節および下神経節にあり、第Ⅶ脳神経である顔面神経、第Ⅸ脳神経である舌咽神経を経て延髄孤束核の味覚領域に投射する。孤束核の二次感覚ニューロンの軸索は、同側の内側毛体を上行し、視床後内側腹側核の三次感覚ニューロンへと信号を引き継ぐ。

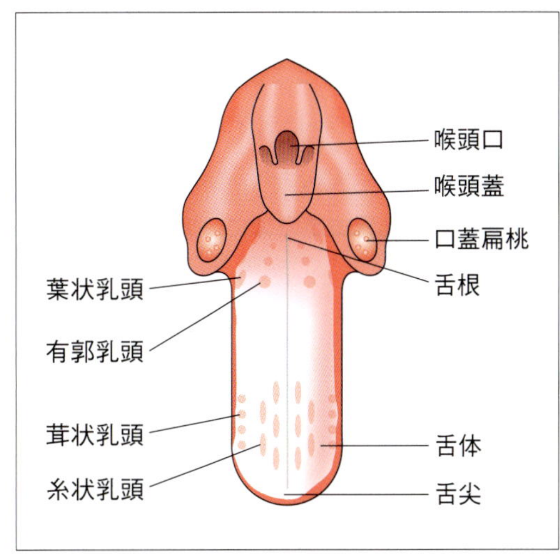

図1-6-15　猫の舌の上面構造

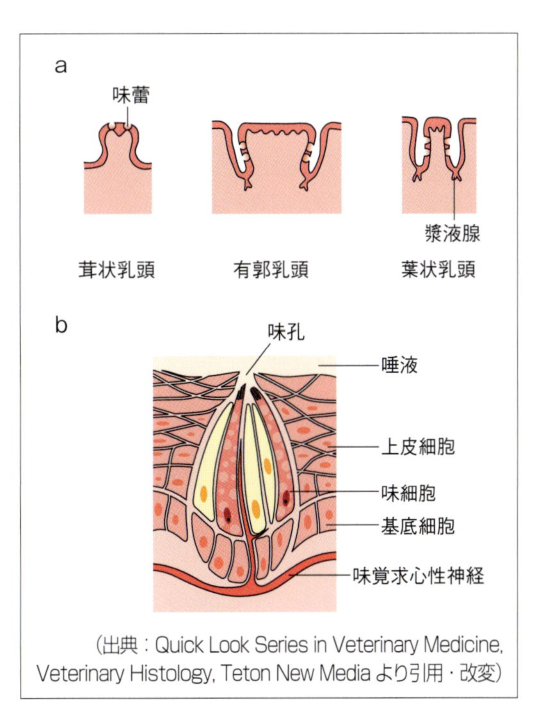

図1-6-16　舌乳頭(a)と味蕾(b)

味覚受容体

- 味覚受容体に関する私たちの知識は1990年後半以降からのものであり、未だ不明な点が多く残されている。現在のところ、基本五味の受容体のうち、塩味と酸味はイオンチャネル型であり、甘味、旨味、苦味はGタンパク共役型受容体であると考えられている（図1-6-17）。
- 旨味と甘味受容体はT1R1、T1R2、T1R3のT1Rファミリーに属するタンパクがヘテロ二量体として構成される。T1R1とT1R3が結合すると旨味受容体に、T1R2とT1R3が結合すると甘味受容体となる。

CHECK!

猫はT1R2遺伝子を欠いている

猫は甘味を感じないといわれるが、これはT1R2遺伝子を欠き甘味受容体をもたないためである。

- 料理で異なる出汁を組み合わせると旨味が増すことが知られているが、受容体レベルでもグルタミン酸とグアニル酸を同時に与えると、グルタミン酸単独よりも大きな反応が得られることが知られている。
- 苦味受容体T2Rは、マウスで30種類ほど

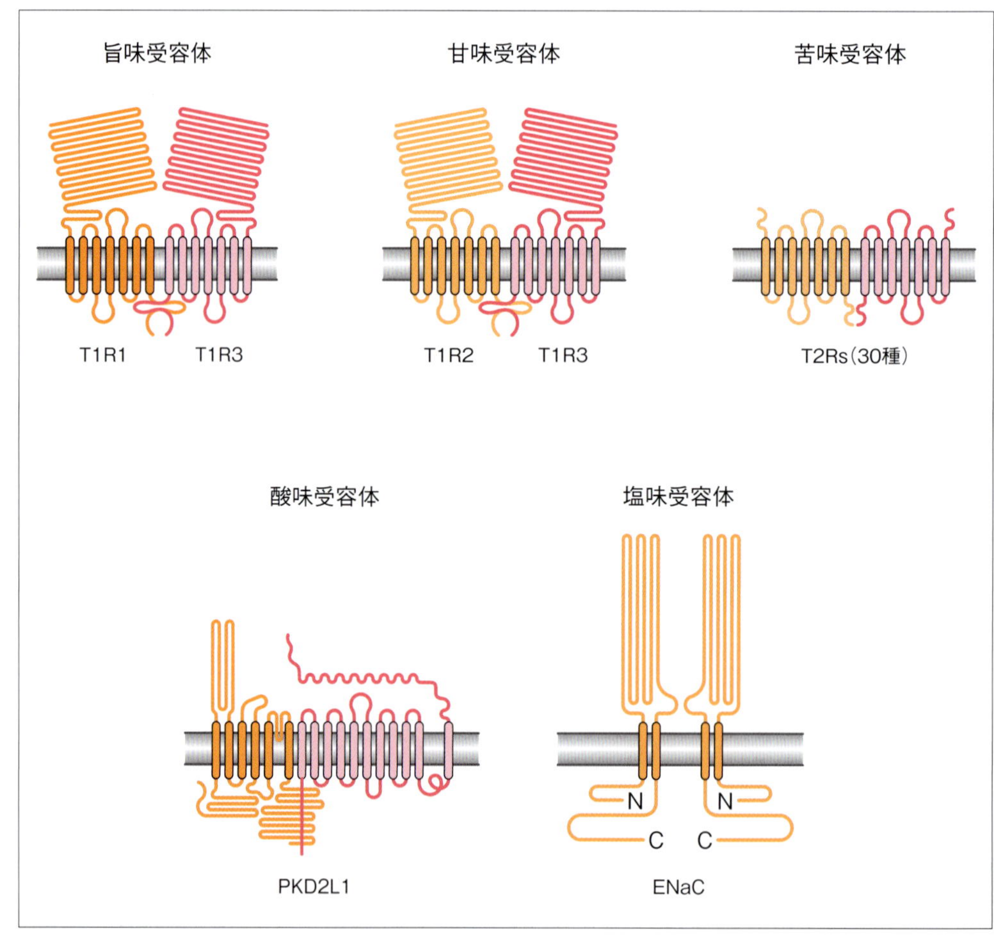

図1-6-17　味覚受容体
旨味受容体はT1R1とT1R3、甘味受容体はT1R2とT1R3という組み合わせのヘテロ二量体。苦味受容体はマウスで30種類が知られている。酸味および塩味受容体はイオンチャネル型である。

知られている。人工甘味料のサッカリンが甘味と同時に苦みを感じるのは、T2Rを刺激するためである。食物中の苦味物質の種類はきわめて多いため、T2R以外の仕組みもあるのではないかと考えられている。

- 一方、酸味と塩味の受容体はイオンチャネル型である。酸味の受容体はTRPの一種であるPKD2L1はプロトン（H^+）チャネルであり、PKD2L1を欠損すると酸味に応答しなくなるといわれる。しかし、否定的な報告もあるため、未だ議論の余地がある。塩味の受容体はNa^+チャネルのENaCが挙げられている。
- このほかにも脂身がなぜ美味しいかということから、脂味受容体の候補も探索されている。辛味（カプサイシン）は、温度受容体であり痛覚受容体でもあるTRPV1で感受されている。そのほかにも、ワサビの辛みや炭酸水の涼味などのメカニズムが探求されている。

6. 聴覚と平衡感覚

ここがPOINT

- 耳は、外耳、中耳、内耳の三つの部分からなる。
- 卵形嚢の耳石器では水平直線方向の加速や頭部の傾斜に反応して有毛細胞の脱分極が生じ、球形嚢の耳石器では垂直直線方向の加速に反応して脱分極が生じる。
- 三つの半規管は、三次元それぞれの方向の回転加速を感知する。
- 音（音波）は、鼓膜のような振動板に対しては圧力の変化として伝わる。
- 鼓膜からツチ骨、キヌタ骨を経て伝わった振動は、アブミ骨と靭帯によって付着している卵円窓（らんえんそう）を通して蝸牛（かぎゅう）器官前庭階の外リンパを振動させる。
- 音波による振動はコルチ器官によって神経信号に変換される。
- 聴覚の役割は音を識別するだけではなく、音の方向を察知することも重要である。

- 哺乳類の耳の中には聴覚と平衡感覚という二つの感覚器官がある。耳は、**外耳**（external ear）、**中耳**（middle ear）、**内耳**（inner ear）の三つの部分からなる。

耳

- 外耳は一番外側の部分で、集音器となる耳介と集めた音を中耳に伝える外耳道（external auditory meatus）を含む（図1-6-18）。
- 霊長類のなかでも真猿類の耳介筋類は未発達であり、耳介はわずかにしか動かすことができないが、一般の哺乳類では耳介の開口部を音源の方向に向けることによって集音能力を高めることができる。耳介によって集められた音波は、外耳道によって鼓膜（tympanic membrane または eardrum）へ導かれる。ウサギやゾウのような大きな耳介の集音能力はあまりなく、むしろ体温調節に使われている。

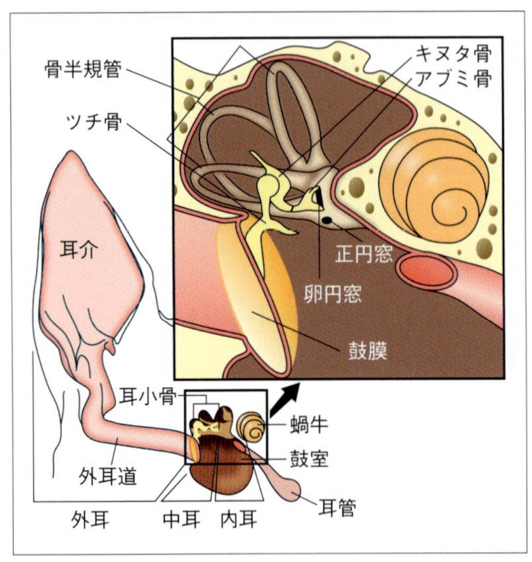

図1-6-18　犬の耳の構造
四角内は中耳の拡大図を示す。

中　耳

- 鼓膜の内側には空気が満たされた部屋があり(中耳腔)、中耳と呼ばれている。中耳腔は耳管によって鼻咽頭につながっているが、あくびや嚥下などのとき以外はふさがっている。
- 鼓膜の内側は三つの骨、**ツチ骨**(malleus)、**キヌタ骨**(incus)、**アブミ骨**(stapes)によって内耳の蝸牛管の壁である**卵円窓**(oval window)につながっている(図1-6-18)。これらはテコの原理によって小さな振動をより大きな振動へと増幅する。また、ツチ骨とアブミ骨には鼓膜張筋とアブミ骨筋がついていて、これらの筋が緊張すると鼓膜からの振動伝導は抑制される(過大音に対する防御機構)。内耳腔には**蝸牛**に伝えられた振動の出口である**正円窓**(せいえんそう)(round window)という構造もある(窓といっても塞がっている)。

内　耳

- 卵円窓・正円窓より奥を内耳または迷路(labyrinth)という。内耳は三つの半規管と蝸牛から構成されるが、これらは管状の骨の中にリンパ液を蓄えた袋状の膜からできているため、周りの骨を骨迷路(bony labyrinth)、内側の膜を膜迷路(membranous labyrinth)

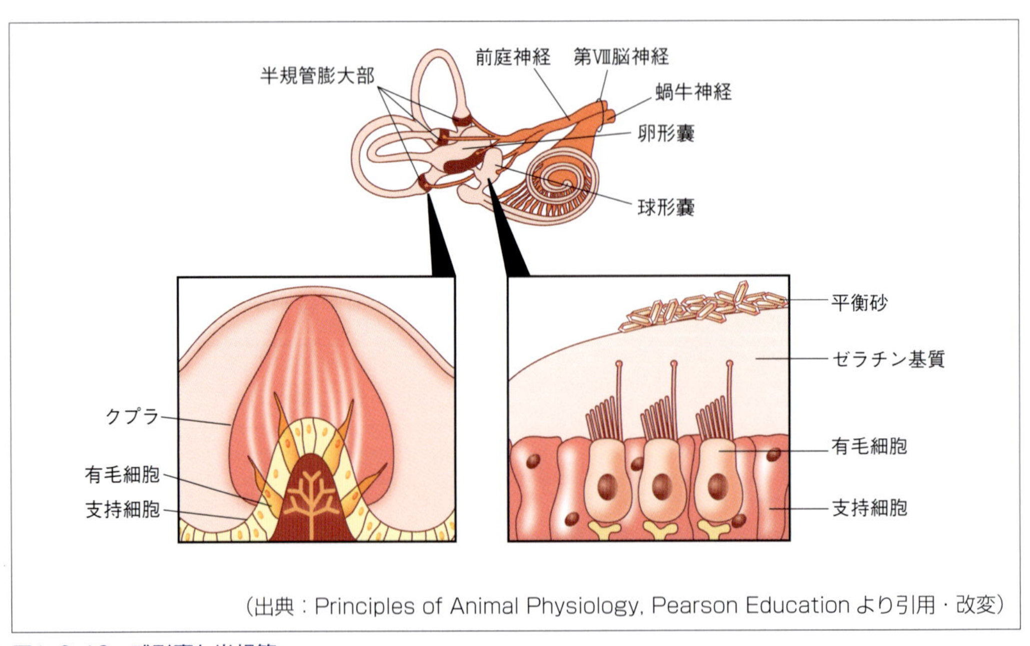

図1-6-19　球形嚢と半規管
左：半規管のクプラと有毛細胞。右：球形嚢における平衡砂と有毛細胞。

と呼ぶ。

球形嚢と卵形嚢

- 内耳の蝸牛と半規管の基部のつなぎ目には**球形嚢**（macula of saccule）と呼ばれる構造が、また、半規管基部には**卵形嚢**（macula of utricle）と呼ばれる構造があり、その中に耳石器（otolithic organ）が埋め込まれている。
- 内部には有毛細胞（hair cell）があり、その感覚毛をゼラチン基質が覆い、さらにその上を**平衡砂**（otolith、耳石ともいう）が覆っている（図1-6-19左）。
- 平衡砂は炭酸カルシウムの結晶でゼラチン基質よりも比重が重いため、重力によってゼラチン基質に歪みが生じ、有毛細胞の感覚毛に物理的な力が加わる（図1-6-20）。耳石器は、卵形嚢の中では水平におかれ、また、球形嚢の中では垂直におかれている。したがって、卵形嚢の耳石器では水平直線方向の加速や頭部の傾斜に反応して有毛細胞の脱分極が生

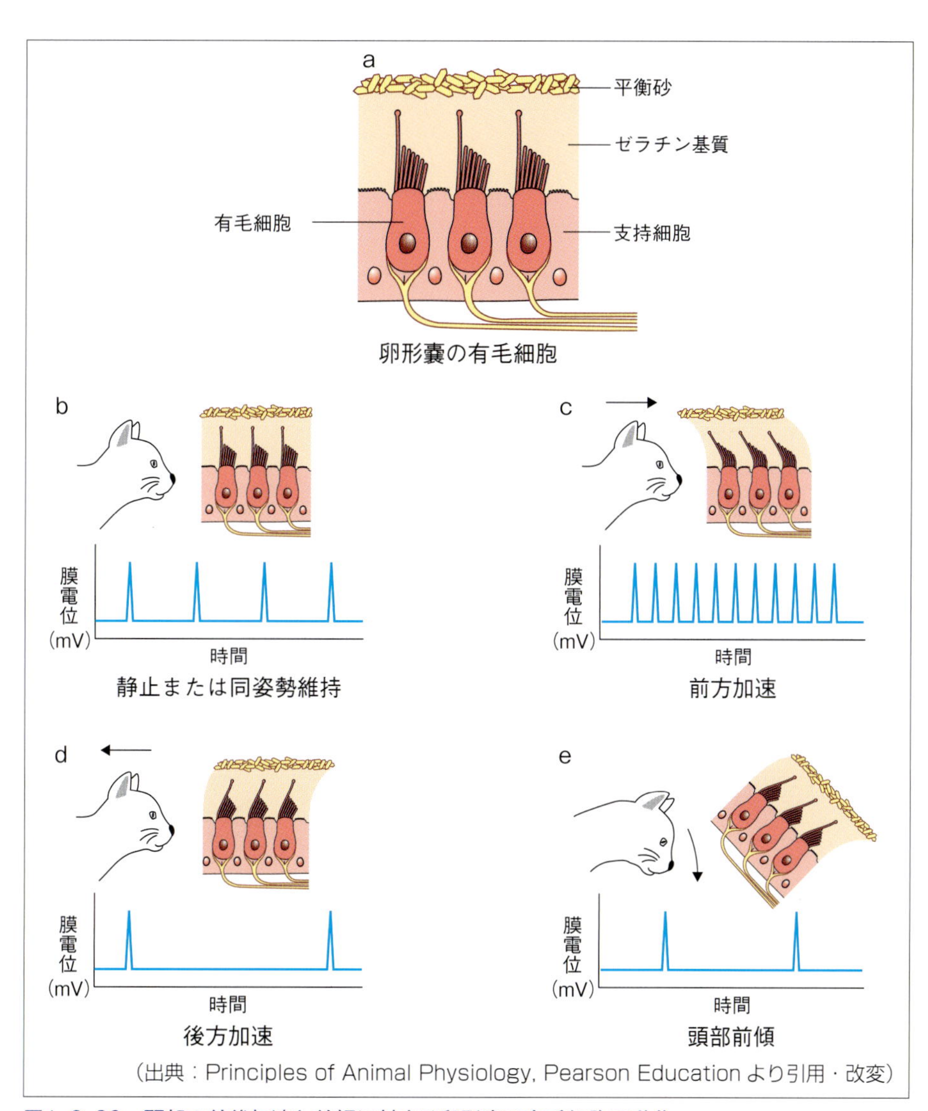

図1-6-20　頭部の前後加速と前傾に対する卵形嚢の有毛細胞の動作
静止状態では一定間隔の自発発火を生じているが、前方加速により発火頻度は増加し、後方加速または前傾により発火頻度は減少する。

じ、球形嚢の耳石器では垂直直線方向の加速に反応して脱分極が生じる。有毛細胞の基底面には前庭神経の求心性線維が結合していて、活動電位は第Ⅷ脳神経を経て脳へと送られる。

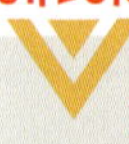

魚類、両生類、爬虫類、鳥類の耳石器は三つ

哺乳類の耳石器はこれら二つしかないが、魚類、両生類、爬虫類、鳥類は三つの耳石器をもつ。

半規管

- 半規管（semicircular canal）は字のごとく半円状の管で内側に内リンパを含む。三つの半規管が互いに垂直に交わるよう配置され、それぞれの半規管の一方の端はふくらんで膨大部（ampulla）を形成している。膨大部の中には有毛細胞と支持細胞からなる膨大部稜（crista ampullaris）があり、耳石器同様に感覚毛はゼラチン基質の塊に覆われ、半規管内の内リンパの流れを遮るように隔壁を形成している（図1-6-19右）。
- 三つの半規管は、三次元それぞれの方向の回転加速を感知する。体や頭部に回転が加わると、その方向に適合した半規管の内リンパに重力による流れが生じ、クプラに力が加わる。クプラの歪みは、有毛細胞の感覚毛に伝わり

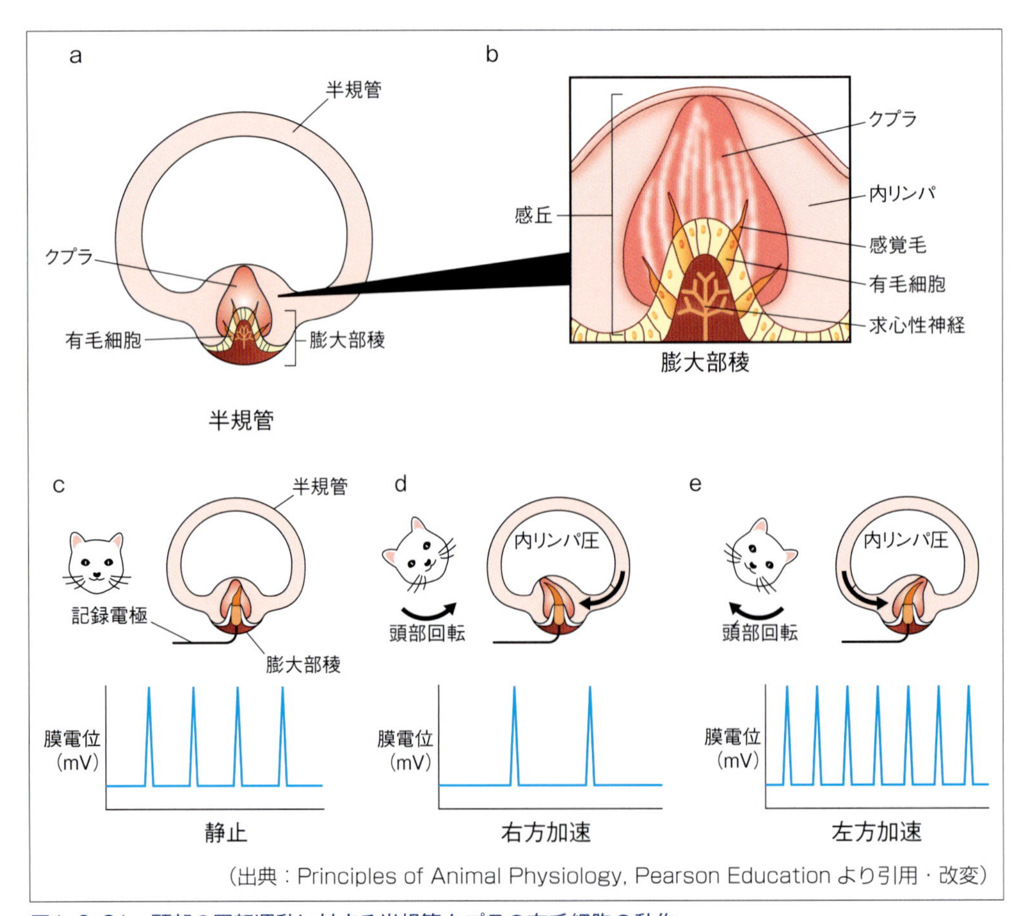

図1-6-21　頭部の回転運動に対する半規管クプラの有毛細胞の動作
静止状態では一定間隔の自発発火を生じているが、頭部右方回転で自発発火は減少し、頭部左方回転で発火頻度は増加する。

脱分極が生じる(図1-6-21)。この脱分極が前庭神経求心性神経に活動電位を発生させて脳へと伝えられる。

音　波

- 音(音波)とは外界を満たす物質の分子密度の周期的なゆらぎ(粗密波という)であり、鼓膜のような振動板に対しては圧力の変化として伝わる。
- 音波の伝わりやすさは、周りを満たす物質(陸棲動物にとっては空気、水棲動物にとっては水であるが、固体である地中にも伝わる)の密度状態によっても異なる。概していえば、固体＞液体＞気体の順で伝搬速度は速く、温度は低いほうが速い。地中の場合には、固体といってもさまざまな物質や密度、洞が含まれるため非常に複雑となるが、空気中では20℃で344m/秒、水中では1,480〜1,600m/秒(水深によって異なる)に達する。

CHECK!

シロナガスクジラの発声は188dBに達する

シロナガスクジラの発声は188dBに達し、800km以上離れたところで記録された例がある。ちなみに、ジェット機の音は機体のそばで測ると140dBといわれ、140dB以上になると、ヒトの音波受容器であるコルチ器は損傷される。

- 私たちヒトの聴覚では、音量(loudness)、音高(pitch)、音色(timbre)が知覚される。
- 音量は音波の分子密度差、すなわち振幅の大きさであり、音高は周波数によって規定される。振幅が大きくなるほど大きな音、周波数が大きくなるほど高い音として知覚される。周波数が2倍になると音楽でいう1オクター

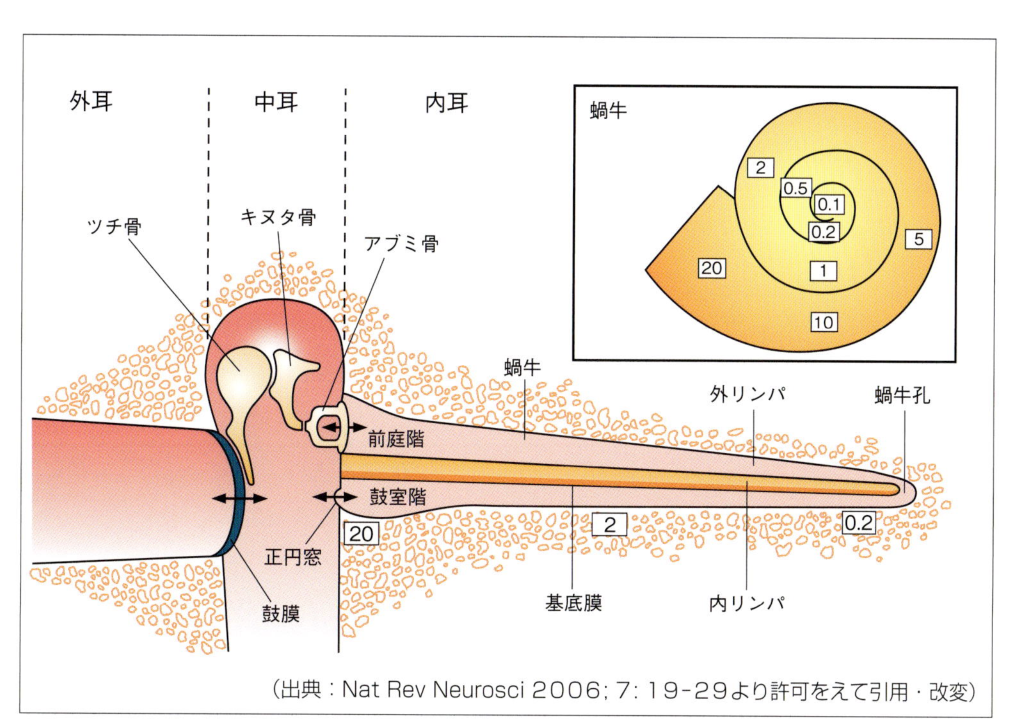

図1-6-22　蝸牛内の音波の伝わり方

外耳に入ってきた空気の振動は鼓膜を振動させ、ツチ骨、キヌタ骨を介してアブミ骨と靭帯でつながる卵円窓を振動させる。卵円窓の振動は蝸牛前庭階の外リンパに伝わり、蝸牛孔を経て鼓室階に移行する。鼓室階では周波数に応じた位置のコルチ器基底膜を振動させ、最終的に正円窓から解放される。右上図は蝸牛各部位のコルチ器で感知される周波数を示す。

ブ高い音として知覚される。

- 音波が単純な波形ではなく、さまざまな周波数が複雑に入り混ざっていても、周期性がある場合には音高を感じることができ、その複雑な波のパターンとして音色が形成される。さまざまな波長が混じり合って周期性がまったくない場合は、ホワイトノイズとして知覚される（すべての波長が含まれる光は白色になることになぞられる）。

コルチ器と聴覚

- 蝸牛管は、**前庭階**（scala vestibuli）、**中心階**（scala media）、**鼓室階**（scala tympani）の三つの管腔からなり、前庭階と鼓室階は蝸牛先端にある蝸牛孔によってつながっていて、内部は外リンパで満されている（図1-6-22）。また、中心階基底部には聴覚の感覚器であるコルチ器（organ of Corti）があり、管腔は内リンパで満たされている（図1-6-23）。外リンパは細胞外液と似たイオン組成だが、内リンパは K^+ が高く、Na^+ と Ca^{2+} が低い。このため内リンパは外リンパより＋80mV 電位が高くなっている。

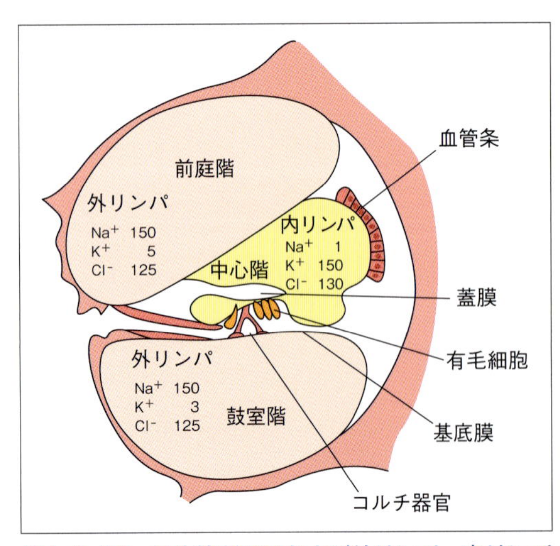

図1-6-23　蝸牛管断面図および外リンパ、内リンパの組成

- 鼓膜からツチ骨、キヌタ骨を経て伝わった振動は、アブミ骨と靭帯によって付着している卵円窓を通して蝸牛器官前庭階の外リンパを振動させる（図1-6-22参照）。
- 蝸牛管前庭階の振動は中心階の内リンパを振動させ（図1-6-23）、さらに**コルチ器管**の基底膜を振動させる（図1-6-24）。前庭階の外リンパの振動は蝸牛孔を介して最終的に正円窓から放散される。
- このように移動する波動は進行波と呼ばれるが、進行波の波高（エネルギー）は進行するに従って高くなり、ある地点で最高潮に達し、そして急速に収束する（図1-6-25）。この最高潮に達する地点（距離）は波長によって異なるうえ、コルチ器の基底膜は蝸牛孔付近（頂部）では正円窓付近（基底部）に比べてより広く軟らかくなっているため、外リンパの波動によって振動する基底膜の位置は波長によって異なる。蝸牛頂部付近の基底膜は低周波によって振動し、蝸牛基底部付近の基底膜は高周波によって振動する（図1-6-22参照）。
- コルチ器基底膜の振動は**外有毛細胞**をもち上げる。外有毛細胞の一番外側の最も長い毛は不動毛で蓋膜（tectorial membrane）に固定されているため、基底膜の上昇は蓋膜のずりを生じさせる（図1-6-24参照）。
- 一方、**内有毛細胞**の感覚毛は蓋膜にくぼみがあって固定されていない。内有毛細胞では、蓋膜のずりによって生じた内リンパの流れによって間接的に感覚毛が動かされると考えられている。
- 外有毛細胞、内有毛細胞の感覚毛の動きにより脱分極が起こり蝸牛神経に活動電位を引き起こす。蝸牛神経の多くは内有毛細胞とシナプスを形成しており、外有毛細胞のシナプスは少ないため、主要な聴覚信号は内有毛細胞

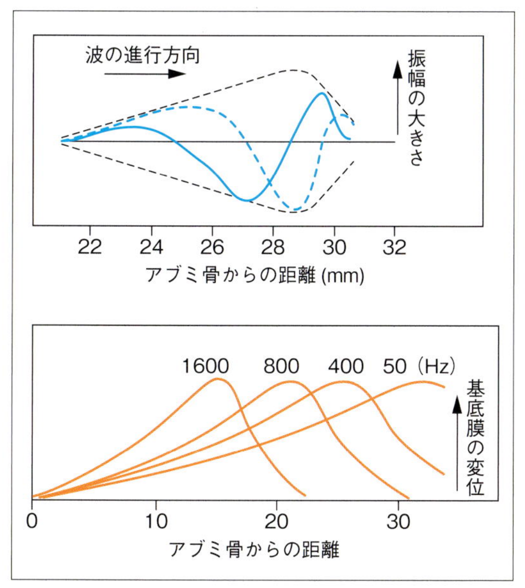

図1-6-24　コルチ器基底膜の振動と蓋膜、有毛細胞の動作

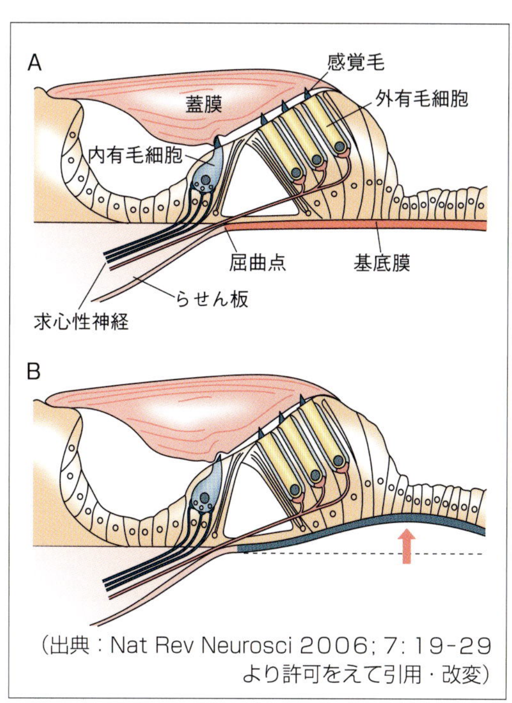

図1-6-25　ある周波数の進行波は、アブミ骨から特定の距離にあるコルチ器基底膜を振動させる

による。外有毛細胞は膜電位の変化によって細胞長が変わることから、蓋膜をより大きくもち上げる増幅機能が示唆されている。

- このようにコルチ器の基底膜の振動は有毛細胞に脱分極を起こし、求心性の蝸牛神経に伝えられる。もともと有毛細胞は脱分極をしているため蝸牛神経は高い自発発火を示すが、音刺激を加えると発火頻度はさらに増加する。持続音の場合は、徐々に減少する（順応）が、音が提示されている間は自発発火レベルにまでは下がらない。
- 前述したように音の高低の感知は、周波数に協応する基底膜および有毛細胞の位置による。蝸牛基底部付近の有毛細胞によって高音が感知され、より頂部の有毛細胞によって低音が感知されるため、音程の違いは興奮する求心性神経の違いとして脳に伝えられることになる。

有毛細胞

- 以上述べてきたように内耳における感覚器官は、機械受容器である有毛細胞が担っている。
- 有毛細胞の管腔露出部には長さの順に複数の感覚毛が突出しており、これらの間は分子の線維によって互いに結束されている。側面の結束を**ラテラルリンク**（lateral link）、先端の結束を**チップリンク**（tip link）という（図1-6-26）。
- 感覚毛はアクチン線維の束を内部に含むため硬く、**不動毛**（stereocilium）と呼ばれる（蝸牛以外の有毛細胞には、運動能がない1本の動毛〔kinocilium〕をもつ）。感覚毛の側方より力が加わると感覚毛の高さの差が大きくなるため、チップリンクに力が加わる。チップリンクの付け根には機械電気変換チャネル（mechanoelectrical transduction；MET）があり、チップリンクによって伝わった力によって K^+ チャネル（TRPの一種と考えられている）が開く。K^+ の流入によって有毛細胞の細胞膜上にある電位依存性 Ca^{2+} チャネル

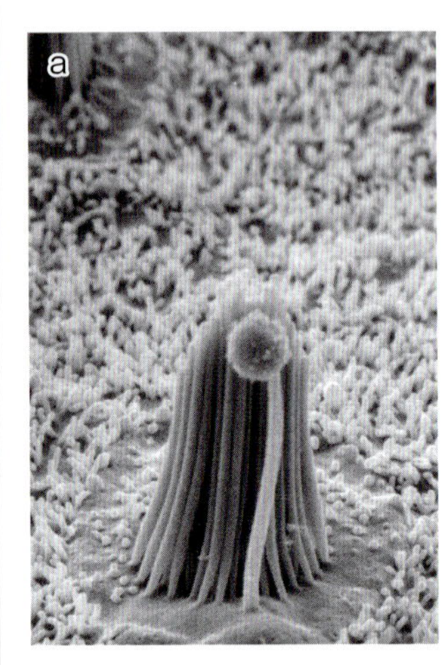

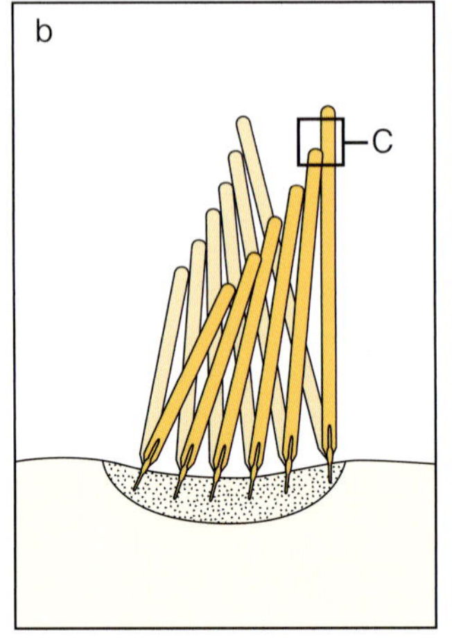

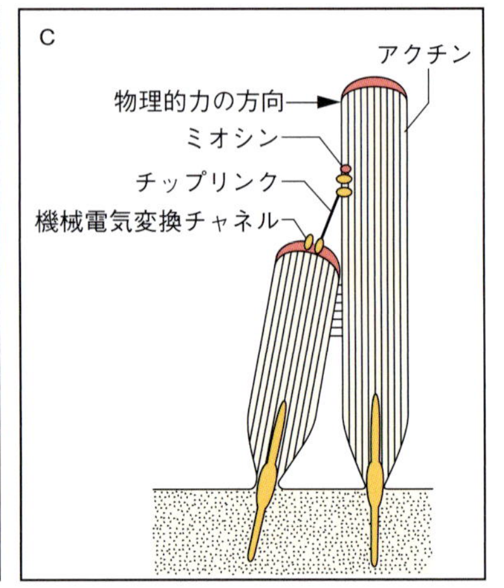

（出典：a：David Corey and John Assad, Harvard Medical School より許可をえて掲載、
b：http://www.ks.uluc.edu/Research/hearing/ より引用・改変、
c：Nat Rev Neurosci 2006; 7: 19-29より許可をえて引用・改変）

図1-6-26　有毛細胞感覚毛のチップリンクと機械電気変換チャネル

も開口し、脱分極が生じて神経伝達物質であるグルタミン酸が放出される。

- チップリンクは、相対的に短い感覚毛の先端と長い感覚毛の側面を結ぶ線維だが、長い感覚毛の側面結合部は力が加わったときにチップリンクが切断しないようにスライドする。また、感覚毛が元の位置に戻るときには側面結合部分も移動しなければならない。結合部位の移動はアクチンとミオシンの間に働く分子モーターによる。
- これらの仕組みはまだ不明な点が多いが、最近、アッシャー症候群（難聴と視覚障害を伴う遺伝子疾患）の原因遺伝子から同定されたハーモニン（harmonin）や陰イオンチャネルであるプレスチン（prestin）が関わっていることが示唆されている。

聴覚中枢経路

- 蝸牛神経および前庭神経を含む求心性第Ⅷ脳神経は**背側蝸牛核**および**腹側蝸牛核**（dorsal and ventral cochlear nuclei）に入る。蝸牛核のニューロンは、さらに上オリーブ核（superior olivary nucleus）や下丘（inferior colliculus）に投射し、下丘ニューロンからは視床内側膝状体、聴覚皮質野に信号を送る。蝸牛核までは左右それぞれの耳からの信号が維持されている。上オリーブ核には、片耳の入力のみに反応するニューロンと、左右どちらからの入力にも反応するニューロンの両方が見つかり、それより上の領域のニューロンは両耳どちらの入力にも反応する。しかし、音の高低は聴覚皮質野までのすべての行程で維持されている。

音源定位

- 聴覚の役割は音を識別するだけではなく、音の方向を察知することも重要である。大きな音は危険信号でもあり、捕食者や非捕食者、音声コミュニケーションによる仲間からの信号、いずれにおいても音源の方向は重要である。これを**音源定位**という。音源定位に使われる手掛かりとしては、左右の耳に入ってくる音の大きさ、位相差、時間差、そして音色が用いられる。

- 特に左右の耳に入ってくる音の大きさは大きな手掛かりとなる。**耳介**の向きは集音の方向性を規定するため、耳介が向いている方向とそうでない方向で入力される音量が異なる。
- 波長が十分に短い場合には位相差も手掛かりとなる。音速が344mのとき1,000Hzの波長（1周期分の長さ）は344mmである。もし動物の左右の耳の距離が17cmあったとし、さらに音源が真横にあったとすると、片耳に波長の山（分子密度が密であり鼓膜が押された状態）が届くとき、反対の耳は谷（分子密度が疎であり鼓膜が引かれた状態）となる。音源が正面にあれば位相差は0となり、左右の鼓膜の振動は一致することになる。
- 動物は左右の耳の音の到達時間の違いも利用している。しかし、動物の左右の耳の距離が17cmの場合、音の到達時間の差は約0.05ミリ秒であり、ニューロンの応答速度よりはるかに短い。しかし、夜行性であるメンフクロウ（図1-6-27）は、完全な暗闇のなかでもネズミなどの獲物が出すわずかな音を感じて正確に音源を定位する。

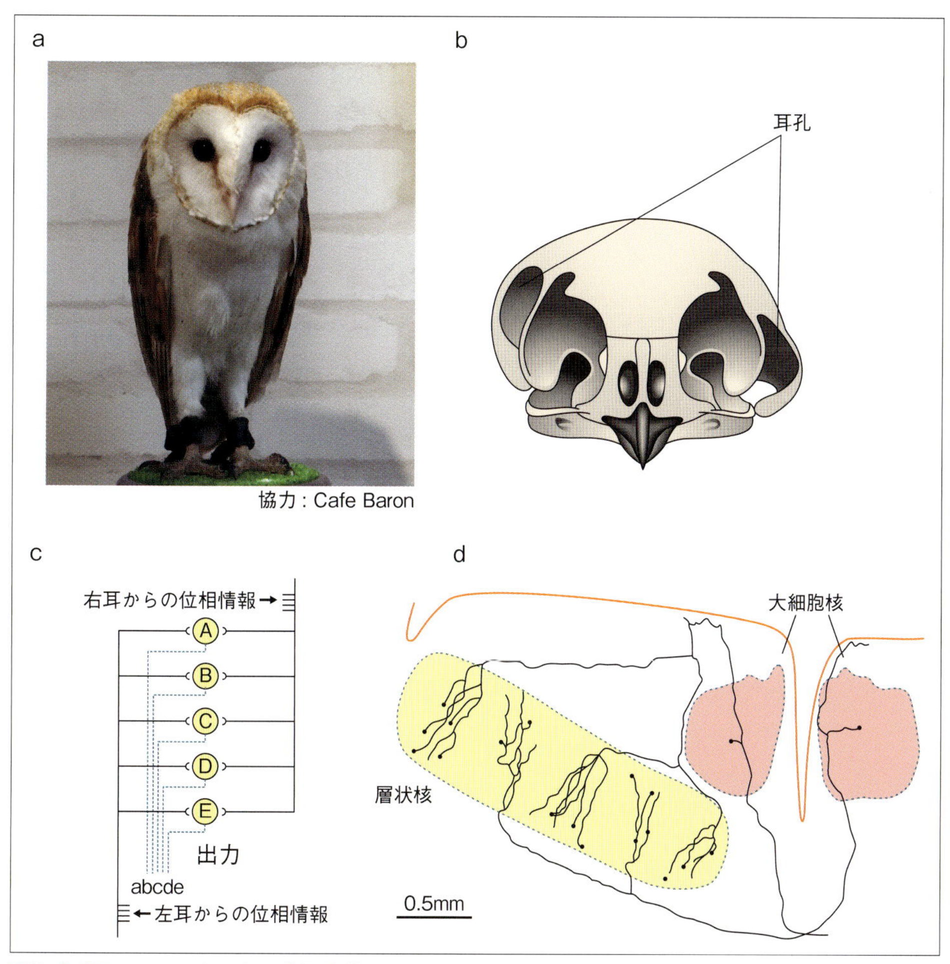

図1-6-27　メンフクロウの音源定位
a：メンフクロウ。b：メンフクロウの耳孔の位置の左右差。c：メンフクロウの音源定位の神経回路モデル。d：実際のメンフクロウにおける時差検出回路。左右の求心性神経軸索から神経トレーサを入れたとき延髄に染まった神経終末パターン。（c、d：Masakazu Konishi, Scientific American April 1993より引用・改変）

- 時間差や位相差を利用した音源定位では、獲物が正面下方にいるか、真正面にいるか、あるいは真上にいるのかは判断できないが、彼らの耳孔は左右で異なる高さについているため、この問題を解決している。そして脳のなかでは図1-6-27cに示されるような神経回路を構成している。もし左右の耳に同時に入力があると、神経を伝わる信号速度は等しいために、左右の耳から等しい軸索距離にある神経細胞Ⓒに同時に信号が入ってくる。もし右耳の入力がわずかに早ければ、軸索の伝達はわずかに早く進むため、左右の信号が合致する細胞はⒹやⒺとなるであろう。逆に左耳の入力の方が早ければ左右の信号はⒶやⒷの細胞で合致する。このような回路であれば、ニューロンの応答速度は問題とならず、精度の高い音源定位が可能となる。
- それでは左右に同時に入ってくる音源に対して動物はどのように反応しているのであろうか。メンフクロウの場合には左右の耳孔が異なる高さについているため、首を少し回転することで解決できる。
- 図1-6-28には、猫の耳に小型マイクを装着し、正中仰角上の同一音源を記録して周波数分析をした結果を示してある。正面（0°）の周波数分布に対して角度がずれると高周波部分が変化している。これは音色の違いとして知覚され、音源を定位しているものと考えられる。背側蝸牛核の出力線維を外科的に切断すると、仰角の音源定位ができなくなることが報告されている。

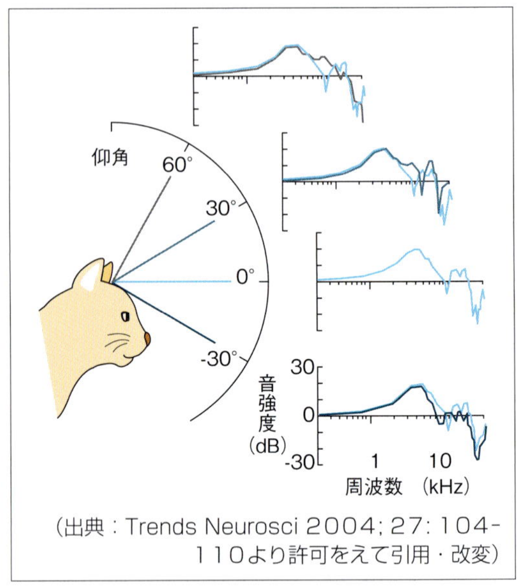

（出典：Trends Neurosci 2004; 27: 104-110より許可をえて引用・改変）

図1-6-28　正中線上の音源は、音色によって仰角を判断することができる

7. 視　覚

ここがPOINT

- 眼球は光を捉えるために特化した感覚器官である。
- 網膜上の視野の中心は黄斑と呼ばれ、その中央に中心窩がある。
- ヒトを含む霊長類の中心窩には杆体(かんたい)がまったくなく、錐体(すいたい)が密集している。
- 眼球運動は、輻輳(ふくそう)、急速眼球運動、追従運動、前庭動眼反射、視運動性眼振の五つに分類できる。
- 瞼(けん)と瞬膜は、眼球を乾燥から保護する仕組みとして働いている。
- 網膜には、光受容器をもつ視細胞である錐体と杆体がある。
- 杆体は暗所視、錐体は明所視と色覚を担っている。
- 大脳皮質視覚連合野とは、感覚野（入力）と運動野（出力）の間に介在して感覚情報をさまざまな処理・加工する領域である。

光とは

- 光は外的環境を知覚するうえで最も有効な手掛かりとなる。光は発光体から直接または反射光として間接的に到達する。動物はこれを**視覚**として捉えてその形状、方向、そして距離までも知ることができる。種によって程度の違いはあるものの、哺乳類の多くは視覚に大きく依存しているといってよい。
- 光とは電磁波の一部であり、ヒトの可視光線（目に見える波長）は380～760nmであり、この範囲より短くてヒトには見えない波長を**紫外線**、長くて見えない波長を**赤外線**という。
- 可視光線は動物種によって異なり、昆虫では可視光線域が紫外線側にシフトしているため、ヒトの目には同じように白く見える花種や性別を、色で識別していることが知られている。また、魚類、爬虫類、鳥類も紫外線領域を見ることができる（むしろ哺乳類が特殊であると考えられている）。
- クサリヘビ（pit viper）は鼻孔の後方に、またブラジルボア（boa constrictor）は口唇部にピット器官（pit organ）と呼ばれる赤外線感知器官をもつ（図1-6-29）。彼らの視力は非常に弱いとされているが、ピット器官により外環境より高い体温をもつ獲物を的確に捉えることができる。
- ヤツメウナギ類や一部の両生類、ムカシトカゲ類、そして多くのトカゲ類では、頭部中央

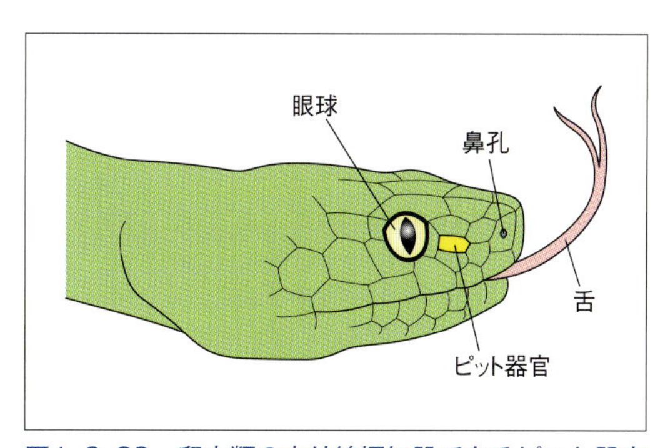

図1-6-29　爬虫類の赤外線探知器であるピット器官

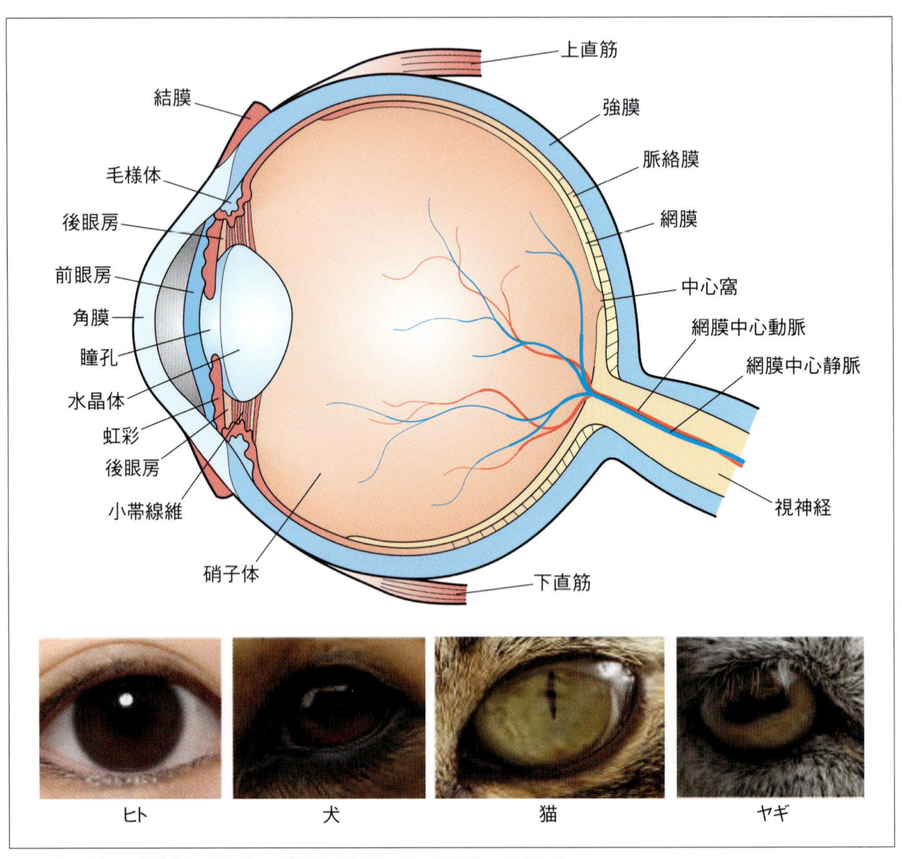

図1-6-30　哺乳類の眼球の構造と動物による瞳孔の形の違い

に頭頂眼と呼ばれる第三の目をもつ動物もおり、日照を松果体に伝える役割をしている。

眼　球

- 眼球は光を捉えるために特化した感覚器官である（光受容器があるのは眼球だけではない）。眼球の中央は透明なゼラチン状物質の**硝子体**（vitreous humor）と**眼房水**（aqueous humor）からなり、その周りを**網膜**（retina）、**脈絡膜**（choroid）と**水晶体**（lens）、**強膜**（sclera）と**角膜**（cornea）が覆っている（図1-6-30）。
- 前方の光の入力口は角膜と水晶体である。レンズである水晶体は**小帯線維**（zonular finber）によって保持されており、小帯線維の付け根の**毛様体**（ciliary body）筋によって曲率（ピント）が調節されている。水晶体の前面には**虹彩**（iris）があり、**瞳孔**（pupil）を形成している。
- 瞳孔の形は動物によって異なり、ヒトや犬では円形、猫や爬虫類では縦のスリット、ヤギなどは水平のスリットになっている（図1-6-30）。スリット型の瞳孔は反応が速いため夜行性動物に多くみられる。
- 水晶体、角膜は血管と接していないため、眼房水より酸素と栄養が供給される。眼房水はタンパクをほとんど含まず透明度が高い。また、眼房水は網様体突起において血漿から拡散と能動輸送によって産生され、後眼房から虹彩と水晶体の間を抜け前眼房へと流れる。そして角膜と虹彩の結合部にあるシュレム管（canal of Schlemm）から静脈へと回収される。
- 眼圧は眼房水の内圧によってつくられるが、

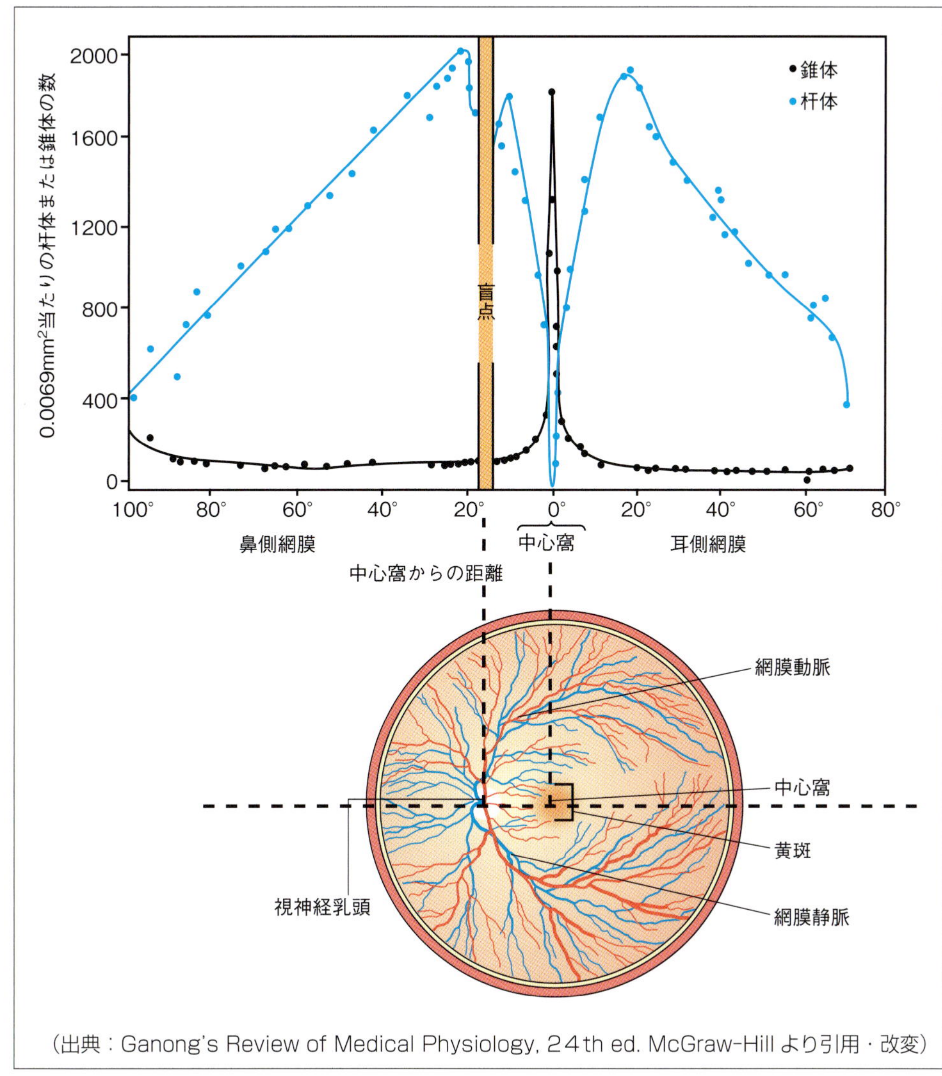

(出典：Ganong's Review of Medical Physiology, 24th ed. McGraw-Hill より引用・改変)

図1-6-31　ヒトの眼底(下)と網膜上の錐体・杆体分布(上)

眼圧と血圧は相関しない(かつて眼圧の上昇が緑内障の原因と考えられたことがあったが、眼圧上昇は緑内障の症状であることがわかっている)。

- 網膜は毛様体より後部の硝子体を覆う膜組織で、光受容細胞と神経細胞を含む。眼球の後極にあたる網膜部分は視野の中心であり、最も重要な領域である。
- ヒトの網膜ではこの領域に**黄斑**(macula lutea)という黄色い色素をもった領域があり、さらにその中央に**中心窩**(fovea centralis)と呼ばれるくぼみがある。中心窩には後述する**杆体**がまったくなく、**錐体**が高密度に存在する(図1-6-31)。この中心窩が、ヒトにおける精緻な視覚認識を実現している。しかし、この中心窩をもつ動物は、硬骨魚類と一部の爬虫類、鳥類、そして霊長類のみである。

CHECK!

タカやワシなどには中心窩が２～３個ある

タカやワシなど視覚がきわめて発達した鳥類では２～３個の中心窩をもつ。

- ほかの哺乳類には中心窩はないが、眼球後極部分の網膜において、錐体が高密度に分布している領域として存在している。この領域は動物によっては卵型であったり、スリット型であったりする。
- サバンナや海など広い平原に生息する鳥類ではスリット型の中心野領域が多くみられることから、おそらくは水平線や水平移動物に対して敏感であると考えられる。犬の網膜は卵型とスリット型の複合型である。
- このような網膜のパターンには動物種差が存在するが、基本構造はほとんど同じである（イカやタコなど頭足類の眼球は構造的にも発生学的にも異なる。水晶体の曲率を変えるのではなく、レンズをカメラのように前後させてピントを合わせる。収斂進化の代表例として挙げられる）。

表1-6-5　眼球運動を担う外眼筋

外眼筋名	動作
背側直筋	上内側に向ける
背側斜筋	下外側に向ける
腹側直筋	下内側に向ける
腹側斜筋	上外側に向ける
内側直筋	内側に向ける
外側直筋	外側に向ける
眼球後引筋	奥に引く

注：眼球後引筋はヒトにはない。

眼球運動

- 眼球運動は動眼神経（第Ⅲ脳神経）、滑車神経（第Ⅳ脳神経）、外転神経（第Ⅵ脳神経）に支配される七つの外眼筋によってコントロールされている（表1-6-5）。これは目的対象に眼球を向けるだけでなく、左右が協応して動作しなければならない。眼球運動は大きく五つの運動に分類できる。

輻輳

- 一つ目は立体視（stereovision）のための**輻輳**（convergence）である。遠くのものを見るときには左右の視線を並行に近い状態となるが、近くのものを見るときにはそれぞれの眼球を内転させる。

急速眼球運動

- 二つ目はサッケード（saccade または saccadic eye movement）と呼ばれる**急速眼球運動**である。これは静止したものを観察するとき、視線は対象のある場所から別の場所へと飛び回るように移動する。このときの眼球運動は決してスムーズではなく、視線の移動は急激である。これは興味がある対象物をスキャンしていくためだけでなく、１点を凝視し続けることによる視覚順応を減少させる役割をもつ。

追従運動

- 三つ目として動く物体に対してはスムーズな**追従運動**（pursuit eye movement）ができる。静止画像に対してこのような眼球運動はできない。

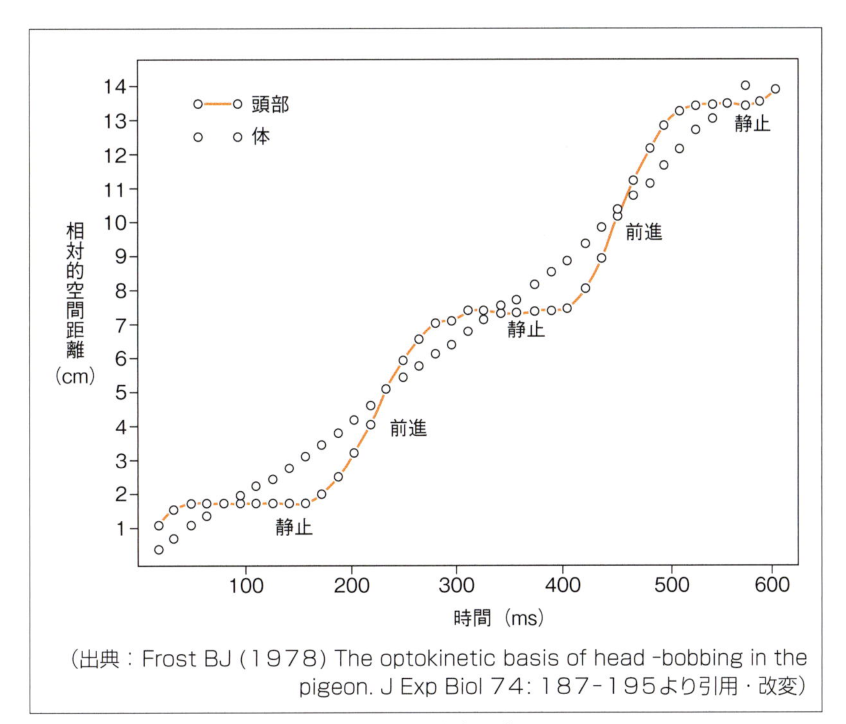

図1-6-32　ハトの歩行中に見られる頭部ボビング
ハトの頭部ボビングは、歩行運動ではなく視覚によって引き起こされる。ボビングの結果、頭部の移動は静止と前進を繰り返すことになる。

前庭動眼反射

- 四つ目は**前庭動眼反射**(vestibular ocular reflex)と呼ばれるもので、頭部が動いたときに生じる半規管の刺激によってそれに抗するような眼球の動きが生じる。

視運動性眼振

- 最後は**視運動性眼振**(optokinetic nystagmus)と呼ばれるもので、乗り物に乗ったときなど視界全体が動いた場合にそれを追従する反応が繰り返し連続して起こる。興味深いことに一部の鳥類では、これと同様な現象が眼球運動ではなく、頭部の前後運動(head bobbing)として現れる。ハトやニワトリが歩くときに頭を振る現象である。足を固定して体を移動させたときにもこの運動は生じ、反対にトレッドミルによって一定場所を歩かせたときには生じない。これは、歩行による視覚の変化を一定に保とうとするためだと考えられている(図1-6-32)。

瞼と涙液

- 眼球を乾燥から保護する仕組みとして瞼(または**眼瞼**〔eyelid〕)と**瞬膜**(nictitating membrane)がある。
- 瞼は外皮が眼球露出部を覆うように発達したもので魚類を除くほとんどの脊椎動物にある。哺乳類では目の上部にある皮膚がまつ毛(または睫毛(しょうもう)〔cilia〕)とともに閉じられる。鳥類では目の下部がもち上がって閉じられる。
- 瞬膜は両生類、爬虫類、鳥類およびサメなど魚類の一部でみられる外皮と眼球の間の粘膜組織が発達したもので、各眼球の正中側より水平に閉じる。哺乳類では、ラクダ、ホッキョクグマ、アシカ、アザラシなど一部の動物を除いて痕跡的で第三眼瞼（third eyelid）とも呼ばれる。

- **涙腺**（lacrimal gland）からは涙液が常時分泌され、目を乾燥から保護している。ほとんどの動物において涙液は漿液で、Na^{+}とCl^{-}以外に**免疫グロブリン**を含んでいる（マウスではフェロモンが含まれていることが報告されている）。また、瞼の縁には**マイボーム腺**（Meibomian gland）という皮脂腺があり、涙液の外側に脂質の層（涙膜）をつくり涙液の乾燥を防いでいる。涙液は異物などの物理的刺激によっても分泌されるが、感情によって涙液が分泌されるのはヒトのみと考えられている。なお、ブタや水棲動物の涙腺は粘液腺である。

網　膜

- 網膜断面の組織像は10層の構造をもつが（図1-6-33）、これらは図1-6-34に示されるような細胞によって構成される。**色素上皮**が一番外殻にあり、色素が入ってきた光を吸収し乱反射を防ぐ。そしてそのすぐ内側に光受容器をもつ視細胞である錐体（cone）および杆体（rod）が並ぶ。
- 前述したように、視野の中心領域では錐体の比率がきわめて高くなり、視野の周辺部では杆体の比率が高い。ヒトや霊長類の中心窩には杆体はまったくなく、錐体のみで構成される。
- 網膜上には以下で述べる神経細胞の軸索の出口であり網膜上の血管の出入口である視神経乳頭（optic disk）があり、この部分には層構造もなく視細胞は存在しない。したがってここに光が当たっても物は見えず、視野の中の盲点（blind spot）と呼ばれる。
- 錐体および杆体はさらに内側に向かって突起を伸ばし、**双極細胞**（bipolar cell）、**水平細胞**（horizontal cell）とシナプスを形成している。水平細胞は視細胞同士をシナプスを介して仲介する。双極細胞は、脳に軸索を伸ばす神経節細胞（ganglion cell）とシナプスを形成して視覚信号を取り次ぐ細胞で、12種類にも分類されており、網膜レベルですでにさまざまな情報処理が行われている。

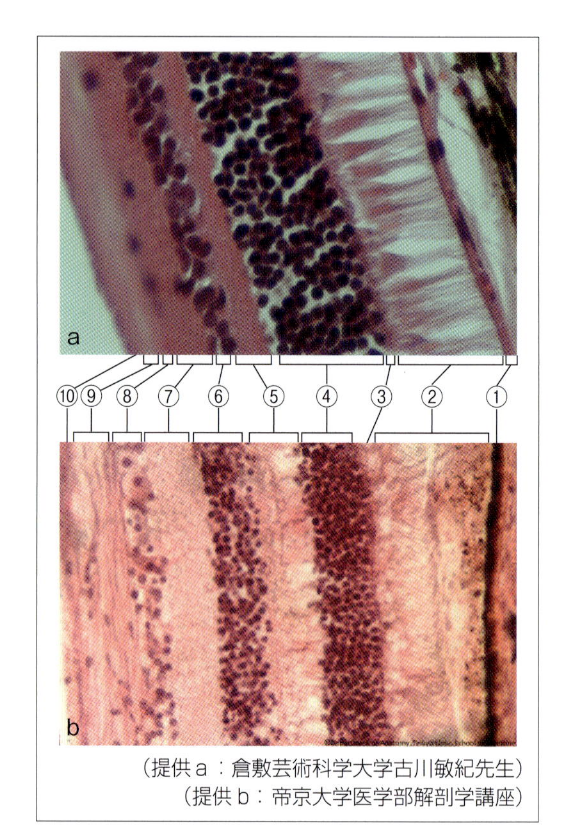

（提供a：倉敷芸術科学大学古川敏紀先生）
（提供b：帝京大学医学部解剖学講座）

図1-6-33　犬（a）およびヒト（b）網膜の10層構造
①色素上皮層、②視細胞層、③外境界膜、④外顆粒層、⑤外網状層、⑥内顆粒層、⑦内網状層、⑧神経細胞層、⑨神経線維層、⑩内境界膜。

- 内網状層にある**アマクリン細胞**（amacrine cell）は水平細胞のように樹状突起を水平に広く伸ばし、神経節細胞同士、あるいは双極細胞やアマクリン細胞との連絡も取りもつ。
- 網膜の神経細胞はさまざまな神経伝達物質を使っており、また、透過性が異なる**ギャップ結合**が何種類もあることが知られている。

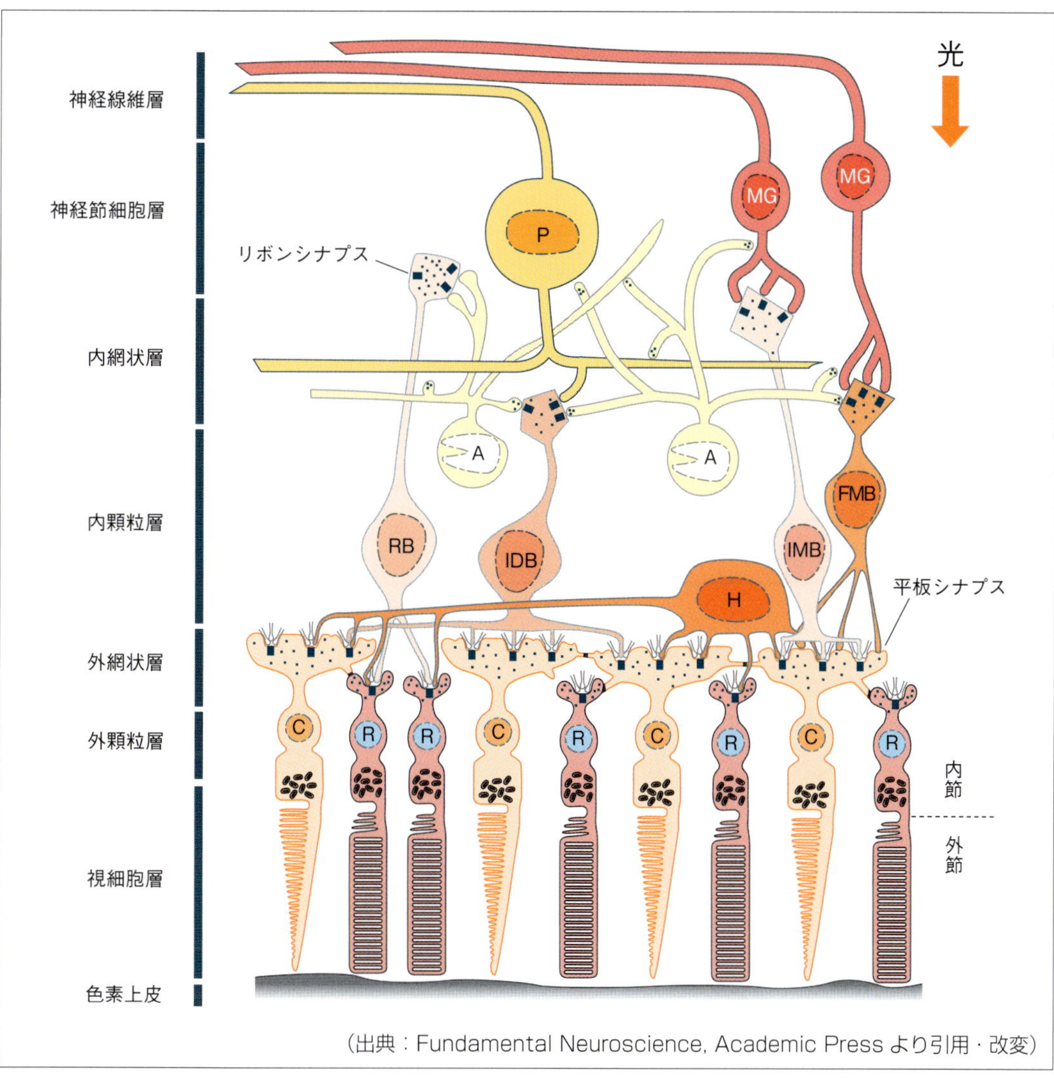

図1-6-34　網膜細胞の模式図
R：杆体、C：錐体、H：水平細胞、FMB：平板ミジェット双極細胞、IMB：嵌入ミジェット双極細胞、IDB：嵌入ディフューズ双極細胞、RB：杆体双極細胞、A：アマクリン細胞、P：パラソル(ディフューズ)神経節細胞、MG：ミジェット神経節細胞

視細胞

- 光受容器をもつ視細胞は、上述したように形態学的に杆体と錐体の2種類に分けることができる(図1-6-35)。
- 杆体は暗所視、錐体は明所視と色覚を担っている。いずれの細胞も神経終末、核、内節、そして光受容部である外節から構成される。内節には大型のミトコンドリアが局在しており、内節と外節は結合線毛(connecting cilia)によってつながっている。外節には扁平な袋状のラメラ(lamella)が数百から千枚積み重なっており、ラメラの膜上に光に感応する視物質(photopigment)が埋め込まれている。一方、外節の対極には突起があり、その先端がシナプスをつくる神経終末部である。
- 視細胞の膜にはサイクリックGMPによって常時開いていた状態に保たれている陽イオンチャネルがあり、Na^+ と Ca^{2+} の透過性をもつ。したがって、一般的なニューロンと違っ

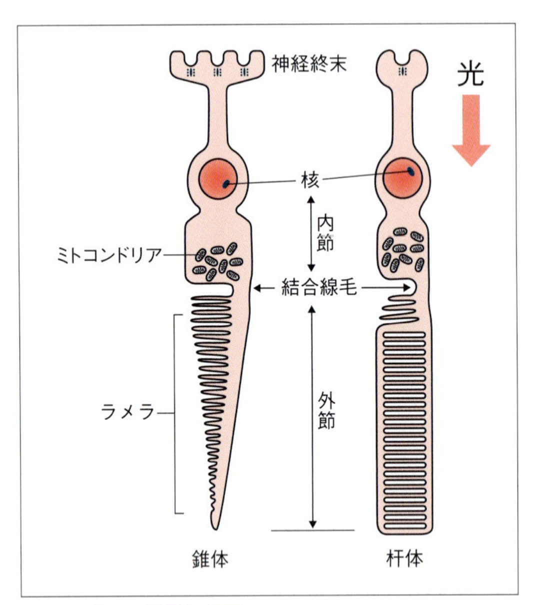

図1-6-35　錐体と杆体
結合線毛の先端にラメラ（袋状円板）の層が結合している。

て**脱分極**している状態（一般の細胞に比べて分極量がきわめて小さい）が静止膜電位となる。光が当たっていない状態で膜は脱分極しているので、神経終末部ではグルタミン酸が持続的に放出されている。

- 視物質はタンパクであるオプシン（opsin）とビタミンAから合成されるレチナール（retinal）という脂質が結合したもので、光が当たることによってこれらの物質が分離される。オプシンにはいくつかの種類があり、杆体のオプシンは**ロドプシン**（rhodopsin）である。分離したレチナールはトランスデューシンと結合し、リン酸ジエステラーゼを活性化し、サイクリックGMPを分解する。それによってサイクリックGMPによって開かれていたイオンチャネルは閉じ、陽イオンの流入が止まると膜は過分極する。すなわち、光が当たることによってグルタミン酸の放出が抑制されることになる。
- 視細胞（および双極細胞）には**リボンシナプス**（ribon synapse）と**平板シナプス**（flat/basal synapse）の2種類の形態がある。
- 平板シナプスというのは一般的なニューロンのものである。一方、リボンシナプスはシナプス前膜にリボン状の構造があり、そこにシナプス小胞が結合している（図1-6-36a）。シナプス小胞はリボン上をベルトコンベアに乗っているかのようにシナプス前膜付近まで運ばれ、そこで神経伝達物質を放出する（図1-6-36b）。
- シナプス後膜側は図1-6-36aのように水平細胞と双極細胞両方の樹状突起が伸びてきている。視細胞からの入力を脳に投射する神経節細胞に取り次いでいるのが双極細胞で、水平細胞は入力があった細胞の周辺細胞を抑制することで後述するON型双極細胞、OFF型双極細胞をつくり出す。

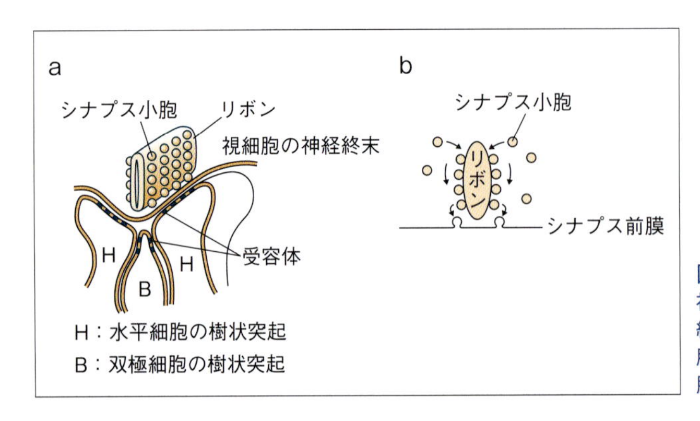

図1-6-36　リボンシナプス
視細胞はリボンシナプスによって双極細胞、水平細胞に結合する（a）。リボンに結合したシナプス小胞は、ベルトコンベアのようにリボン上を運ばれ、膜に癒合して神経伝達物質を放出する（b）。

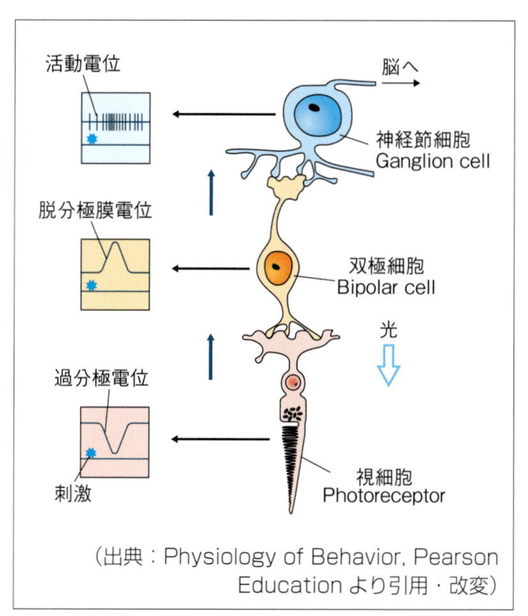

図1-6-37　視細胞、双極細胞、神経節細胞の過分極と脱分極
視信号は神経節細胞で活動電位に変換される。

双極細胞と神経節細胞

- 錐体とシナプスしている双極細胞は、シナプスの型と投射する神経節細胞の種類によって**平板ミジェット双極細胞**（flat midget bipolar cell）、**嵌入ミジェット双極細胞**（invaginating midget bipolar cell）、**嵌入ディフューズ双極細胞**（diffuse bipolar cell）に分類することができる（図1-6-34参照）。
- 嵌入とは錐体とのシナプス形状からついた名称で、リボンシナプスをもつ細胞である。これらの双極細胞は、リボンシナプスによって神経節細胞とアマクリン細胞に信号を送る。ミジェット双極細胞の名は、ミジェット神経節細胞にシナプスしていることからきている。
- 神経節細胞は軸索を視神経乳頭から眼球の外、そして視神経（第Ⅱ脳神経）に伸ばし、最終的に視床の外側膝状体（lateral geniculate nucleus）に送るが、**ミジェット神経節細胞**は、後述する外側膝状体小細胞層に投射するニューロンである（midget とは小さいという意味）。
- ディフューズ双極細胞は、複数の錐体細胞から入力を受けており、**アマクリン細胞**および**パラソル（ディフューズ）神経節細胞**（parasol〔diffuse〕ganglion cell）に**リボンシナプス**を形成している。
- パラソル神経細胞は、外側膝状体の大細胞層に投射するニューロンである。
- 杆体からの出力を受けるのは杆体双極細胞（rod bipolar cell）である。杆体双極細胞は、直接神経節細胞に投射せず、アマクリン細胞を介してパラソル神経節細胞に信号を送る。
- アマクリン細胞は同時に後述するON経路の双極細胞にギャップ結合によって興奮を伝え、同時にOFF経路の双極細胞を神経伝達物質グリシンによって抑制する。
- ミジェット神経節細胞は受容野が狭く、色覚を含む精緻な情報を送るが伝導速度は遅い経路であり、一方のパラソル神経節細胞は受容野が広く、精緻な情報を送ることはできないが、伝導速度が速く低コントラストの刺激でも処理できる経路である。

CHECK!

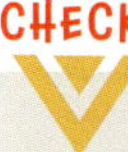

ヒトの網膜では、多くがミジェット神経節細胞である

ヒトの網膜では、神経節細胞の約8割がミジェット型であるとされる。

- 視細胞と双極細胞は活動電位を発生しないため、光の強さは膜電位のレベルで表現させる。
- 前述のように視細胞は光が当たると過分極を起こし、グルタミン酸の放出が抑制される。一方、双極細胞は、神経伝達物質によって過分極を起こす。したがって、視細胞に光が当

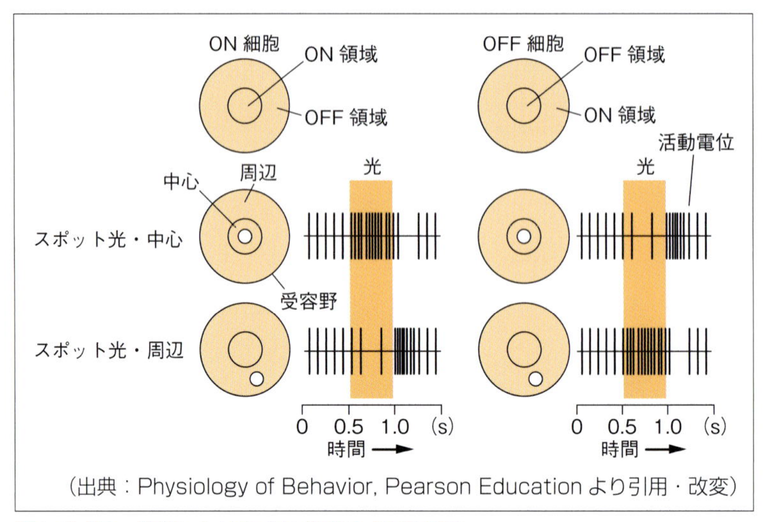

図1-6-38　網膜における ON 経路と OFF 経路
それぞれは受容野周辺部を刺激すると反対の反応（ON 経路では活動電位の減少、OFF 経路では活動電位の増加）が現れる。

たっていないとき双極細胞は過分極にあり、光が当たることによって脱分極を起こす（図1-6-37）。これらの信号は神経節細胞に伝えられるが、そこで初めて活動電位、すなわち強い光は高頻度のインパルス、弱い光は低頻度のインパルスに変換される。

- 神経節細胞には、これらのほかに眼球運動の調節に関わる上丘へ投射するもの、生体時計である視交叉上核に投射するものが知られている。

ON 型錐体経路と OFF 型錐体経路

- 視覚の情報処理は、すでに双極細胞のレベルで始まっている。ある錐体細胞に光が当たり過分極を起こすと、それが水平細胞に伝わり、周りの錐体細胞を抑制する。このような機構は側方抑制（lateral inhibition）と呼ばれる。これによって双極細胞は **ON 型細胞**と **OFF 型細胞**の２種類の機能いずれかに割り振られる。そしてそれが神経節細胞を経て脳に伝えられるため、ON 型経路、OFF 型経路とも呼ばれる。
- 図1-6-38は神経節細胞の受容野に与えた光刺激による発火パターンを表している。図1-6-38左の ON 細胞では受容野の中心に光が当たったときに発火頻度は増加し、周辺部に光が当たったときには減少している。
- 図1-6-38右の OFF 細胞では反対に受容野中心部の光によって発火頻度が減少し、周辺部の光によって発火頻度は増加することが示されている。

色　覚

- 杆体は感度が高く、暗所においても光を捉えることができるが、ロドプシンという１種類の視物質しかもたないため、色の識別には関わらない。
- 吸収最大波長が異なる数種類の**オプシン**をもつ錐体は、感度が低く暗所ではほとんど機能しないが、明所においては色彩豊かな視覚世界をつくり出す。薄暗いところではほとんど色を区別することができないのはこのためである。しかし十分に光があるところでは錐体が働き、色が識別できるため、視覚情報量は

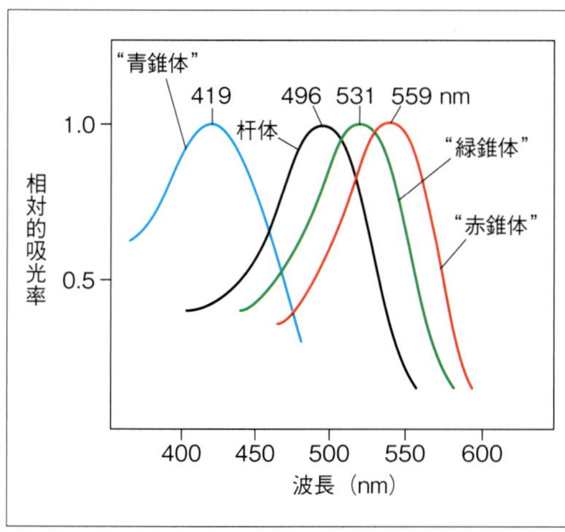

図1-6-39　ヒトのオプシンの周波数吸収率

格段に増える。色彩は花や木の実、異性の性シグナルなど、さまざまなものを識別するのにも有利に働く。

- 霊長類における中心窩では杆体はまったく存在せず、すべて錐体である（**図1-6-31**参照）。しかし、周辺視野の網膜の錐体は非常に少なく、杆体が優勢である。したがって、明所であっても周辺視野では色の識別能力は低い。
- 杆体は感度が高いため、視野の周辺部に何があるかはわからなくても動きがあれば敏感に察知することができる（察知さえできれば、分析能力の高い視野の中心をそちらに向けることができる）。
- 錐体オプシンは動物種によってさまざまである。ヒトの網膜には、青領域の419nmを吸収のピークにもつ短波長オプシン、緑領域の531nmをピークにもつ中波長オプシン、そして赤領域の559nm（国際照明委員会が規定する赤は700nmであり、それよりはずっと短い）をピークにもつ長波長オプシンの3種類の錐体がある（**図1-6-39**）。
- しかし、これは一部の霊長類に限られており、一般の哺乳類の**錐体オプシン**は2種類である（**表1-6-6**）。これらの動物では、赤緑色覚異

表1-6-6　さまざまな動物種における錐体オプシンの吸収最大波長

霊長類	短波	中波	長波
ヒト	419	531	559
マーモセット	423	(543、556、563)	

その他の哺乳類	短波	長波
マウス	360	512
ラット	360	510
リス	444	543
ウサギ	425	523
猫	450	555
犬	429	555
アライグマ	433	554
ブタ	439	556

鳥類	紫外線	短波	中波	長波
フィンチ	369	443	500	564

マーモセットは短波のオプシンと3種類の中波のオプシンのいずれかをもっている。

常症のヒトの見え方と同様の世界が見えているのであろう。とはいえ、小型げっ歯類では紫外線領域を見ることができ、赤い光の感受性はかなり低い。

- 一方、魚類、両生類、爬虫類、鳥類の錐体オプシンは4種類といわれ、ヒトよりももっと色彩豊かな世界を見ているのかもしれない。進化の過程で動物はもともと4種類の錐体オプシンを獲得したというのが有力な説である。ところが夜行性であった哺乳類は、杆体を発達させた代わりに錐体オプシンを2種類に減らしてしまったと考えられている。したがって、昼間、樹上で活動するようになった一部の霊長類は例外であり、赤緑いずれかのオプシンは後から獲得されたものと考えられる。
- これらのことを示唆する例が、小型霊長類であるマーモセットにみられる。短波長錐体オプシンは常染色体上に、長波長錐体オプシン

はX染色体上にコードされている。マーモセットの長波長錐体オプシンは543nm、556nm、563nmといった変異型があることが知られている。雄はX染色体が一つであるため、一般の哺乳類と同様に錐体はこれらのうちいずれか一つと短波長の2種類である。ところが雌のマーモセットはX染色体を二つもつため、3種類のオプシンの錐体をもつ個体が2/3現れる（組み合わせは3通り）。霊長類の3種類のオプシンの原因はこのような遺伝子変異によると考えられている。

- 実際、ヒトの緑オプシンと赤オプシンは波長がきわめて近いうえ、ともにX染色体上にあり、さまざまな遺伝子変異型が知られている（赤緑色覚異常症は伴性遺伝である）。
- 色の情報処理も網膜レベルで行われている。神経節細胞には赤－緑に反応する細胞と青－黄に反応する細胞の2種類があることが知られている。赤－緑型の細胞は赤い光によって発火頻度を増加させるが、緑の光では発火頻度を低下させる。青－黄型も同様である。また、図1-6-38のON-OFF細胞と同様のドーナッツ状の受容野をもち、受容野の中心部で赤に興奮性を示し緑に抑制性を示す細胞は、周辺部においてその逆の赤に抑制性、緑に興奮性の反応を示す。
- このような異なる錐体細胞からの信号を統合する処理も、水平細胞およびアマクリン細胞によって行われている。光の色情報は脳に送られる時点でこのような反対色（補色）の符号化が行われている。

視覚の神経系

- 網膜の神経節細胞は軸索を視神経乳頭から外へ伸ばし、視神経を構成している。左眼球網膜の左半分（右視野信号）は左側視床にある

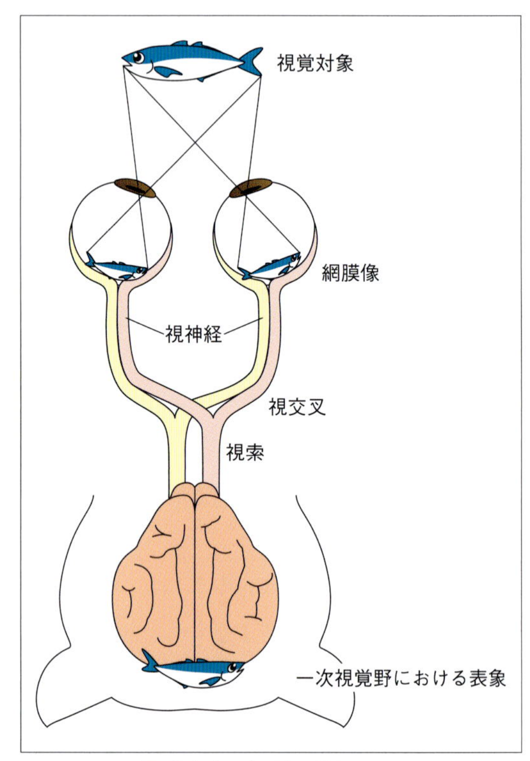

図1-6-40　網膜出力の投射の仕組み

外側膝状体（lateral geniculate nucleus）へ、右半分（左視野信号）は視交叉（optic chiasma）において対側の視索に合流し右側の外側膝状体に投射する。同様に右眼球網膜の右半分はそのまま同側、左半分は視交叉で対側の視索に合流して右側の外側膝状体に投射する（図1-6-40）。

- 外側膝状体は特徴的な層構造をもつ神経核だが、層構造は動物種によってかなり異なっている。ここでは最もよく研究されている霊長類について解説する。
- ヒトやマカクサルの外側膝状体は明確な6層構造をもつ。内側から2層は比較的大きな細胞から構成されるため大細胞層といい、外側の4層は小型の細胞で構成されるため小細胞層という（図1-6-41）。
- 最も内側の第1層には対側のパラソル神経節細胞、第2層には同側のパラソル神経節細胞

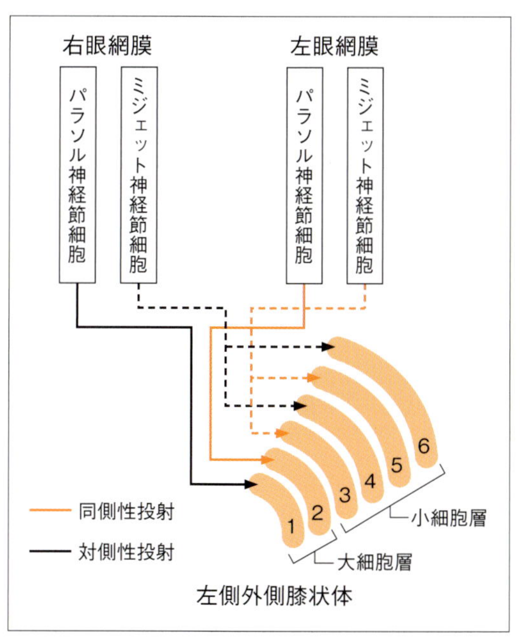

図1-6-41　マカクサルにおける網膜神経節細胞と外側膝状体各層への投射関係

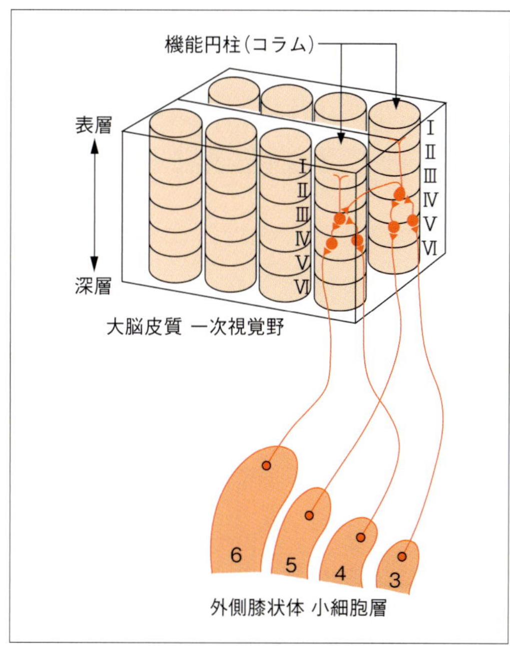

図1-6-42　外側膝状体から一次視覚野への神経支配では、入力眼球（小細胞層）ごとに別々の機能コラムに投射される

からの投射を受けている。すなわち、薄暗いなかで素早い視覚処理をする経路の一部である。一方、第３層から第６層はミジェット神経節細胞から信号を受ける。第３層と第５層が同側の網膜から、第４層と第６層が対側の網膜からの投射である。伝導速度は遅いが、視野中心部の色覚を含む精緻な情報が入力される。外側膝状体における各層の相対的位置が同じ細胞は、受容野を共有する。

- 外側膝状体のニューロンは、大脳皮質の一次視覚野に投射する（図1-6-42）。前章で述べられているように、大脳皮質には機能的にまとまった円柱（コラム）状の回路がある。
- 外側膝状体がシナプスを形成しているのは第４層の顆粒細胞である。ヒトやマカクサルの一次視覚野はきわめて大量の視覚入力を受けるために第４層の顆粒細胞の数が多く、肉眼でも筋状に確認できることから線条皮質と呼ばれる。
- 第４層の顆粒細胞は、同じコラムの第３層の錐体細胞に信号を送り、錐体細胞はさらに上位の視覚野に信号をリレーする。
- 図1-6-43a は一方の眼球が優位（ocular dominace）なコラムの一次視覚野上の分布を神経投射によって調べたものである。また、図1-6-43b は実際に片眼だけを刺激して大脳皮質表面から活動を可視化した像である。いい換えると、黒い帯が片方の眼球から信号を受けるコラムが並んだ領域、白い帯がもう一方の眼球から信号を受けるコラムが並んだ領域である。
- 視覚一次野においても、受容野の相対的位置およびどちらの眼球からの信号かという情報は維持されていることがわかる。

大脳皮質視覚連合野

- 連合野（association area）とは、感覚野（入力）と運動野（出力）の間に介在して感覚情報をさまざまな処理・加工する領域である。

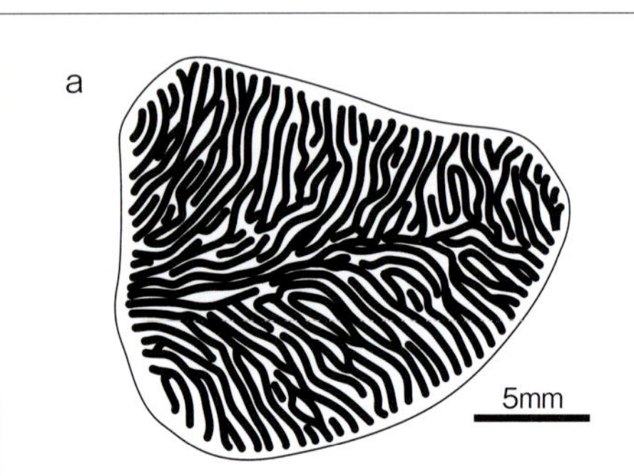

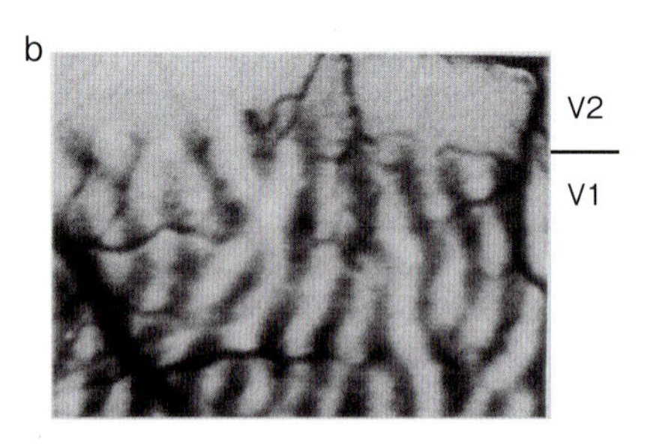

（出典：a；Proceeding of Royal Society B：Biological Sciences 198：1977より許可をえて転載
b；SCIENCE. VOL. 249 27 JULY 1990 p.418 より許可をえて転載）

図1-6-43　マカクサル一次視覚野における片眼の優位性
a：神経投射から調べた片眼有意性の分布。黒い帯が一方の眼球からの入力、白い帯はもう一方からの入力領域を示す。b：実際に片眼にだけ光を与えたとき、大脳表面に現れた活動性が高かった領域。

表1-6-7　マカクサルの大脳皮質視覚野の主な機能

大脳皮質視覚野	主な機能
V1	外側膝状体からの入力を受け、方位、境界線などの特徴抽出が始まる
V2、V3	特徴抽出がさらに進行、受容野はV1より広い
V3A	運動視
V4	色覚
MT/V5	運動視

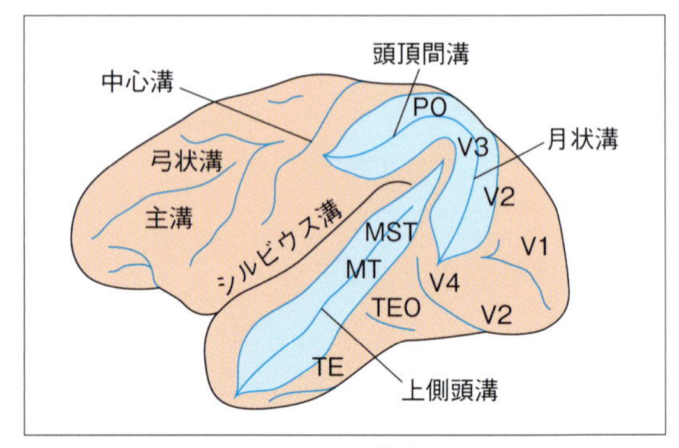

図1-6-44　マカクサルの視覚連合野
この模式図では、上側頭溝、頭頂間溝、月状溝は内側が見えるように展開してある。

- **視覚連合野**の研究は、マカクサルを使って非常に活発に行われている。マカクサルの視覚連合野は、後頭葉の一番後方に位置する一次視覚野（striate cortex、V1）に対してその前方にあり、視覚前野（prestriate cortex）と呼ばれる。視覚前野では、外側膝状体より入力された視覚信号をさらにさまざまな要素に分解して処理している（**表1-6-7**）。これらの領域では、方位や動き、空間周波数（画像の周期性成分）、視差、色など特定の特徴に対して反応を示すニューロンが報告されている。
- V1の視覚情報は、まず、前方に隣接するV2に送られる。視覚情報処理は、このV2で二つの経路に分岐する。一方はV2腹側部より下側頭葉（inferior temporal cortex）の視覚連合野に向かって処理が進む経路で、その視覚対象が何であるかという**形態視**の処理を行っている。
- ヒトでは側頭葉に障害が起こると視覚失認（visual agnosia）が生じることがある。視覚失認の患者は、絵を見せて「ここは直線？」「ここは何色？」などと個々の要素について質問するとすべて答えることができるにもかかわらず、その絵が何であるかを認識することはできないという。
- もう一方はV2背側部より頭頂葉（parietal cortex）の視覚連合野（**図1-6-44**）に向かう経路で、その視覚対象がどこにあるかという位置情報に関わる空間視の処理を行っている。ヒトで片側の頭頂葉に機能障害が生じると半側空間無視（unilateral spacial neglect）が生じることがある。この患者は頭頂葉の障害部位と反対側の空間を無視（自分が無視していることにも気がつかない）してしまう。街中では片側の曲がり角しか見つけられないため道に迷ったり、一方からくる自動車にしか気がつかないために交通事故の危険にであったりする。花瓶に２輪の花が挿してある絵を模写すると、それぞれの花の片側、そして花瓶の片側のみを描くなどの症状を呈する。

参考図書

· ブルーム，フロイド · E（2004）：新 · 脳の探検—脳 · 神経系の基本地図をたどる（上 · 下巻，ブルーバックス），講談社，東京.
· Bear, Mark F ほか（2007）：カラー版 ベアー コノーズ パラディーソ 神経科学—脳の探求，西村書店，東京.
· 近藤保彦ほか（2010）：脳とホルモンの行動学—行動神経内分泌学への招待，西村書店，東京.
· Caelsom, Neil R（2013）：第４版 カールソン神経科学テキスト 脳と行動，丸善出版，東京.
· Kandel, Eric R ほか（2014）：カンデル神経科学，メディカル · サイエンス · インターナショナル，東京.

第６章　感覚と情報伝達　演習問題

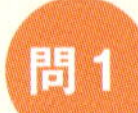

問１　皮膚の機械受容器に関する記述について、誤っているのはどれか。

① マイスネル小体は最も皮膚表面に近いところに分布する。

② ルフィニ小体の受容野はマイスネル小体の受容野よりも広い。

③ パチニ小体は圧力がかかっている間、持続的に活動電位を発する。

④ メルケル細胞は刺激に対して順応が遅い。

⑤ メルケル細胞は洞毛根を取り囲んでいる。

問２　動物の化学感覚系に関する記述について、正しいのはどれか。

① 哺乳類はすべて、フェロモン受容器である鋤鼻器を鼻腔内にもつ。

② 哺乳類はすべて、発達した嗅覚をもっている。

③ 嗅上皮基底幹細胞は、毒性のある化学物質などによって壊れた嗅細胞を補給する。

④ 嗅細胞は粘膜下で求心性神経とシナプスを形成している。

⑤ 味覚受容体は、甘味、塩味、苦味、酸味、旨味、辛味の６種類に分類できる。

問３　聴覚に関する記述について、正しいのはどれか。

① 平衡砂（耳石）がのったゼラチン質は音波の振動を有毛細胞に伝える。

② 鼓膜に伝わった音波は小耳骨によって増幅され、正円窓から蝸牛に伝えられる。

③ 音波は液体中で早く伝わるため、中耳腔はリンパ液に満たされている。

④ 蝸牛管の中を通る音は、大きいほど遠くまで伝わる。

⑤ 音波は蝸牛管の中を往復する。

問４　視覚に関する記述について、誤っているのはどれか。

① 網膜の後極は視野の中心であり、色を感知する錐体が密に分布する。

② 杆体は伝導速度が速く、低いコントラストにも反応する視覚系である。

③ 眼球は、静止像に対してスムーズに動かすことはできない。

④ 錐体で捉えられた光の色情報は、外側膝状体で反対色（補色）への符号化が行われる。

⑤ 大脳皮質一次視覚野において、左右どちらの眼球から入力された視覚信号であるかは統合されずに残っている。

解　答

問1 正解③

パチニ小体は圧力がかかっている間、持続的に活動電位を発する。

マイスネル小体、メルケル細胞は皮膚浅部に、パチニ小体、ルフィニ小体は皮膚深部に分布する（①）。その結果、マイスネル小体とメルケル細胞は相対的に狭い受容野を、パチニ小体とルフィニ小体は相対的に広い受容野をもつ（②）。また、マイスネル小体とパチニ小体の順応は速く、持続的な圧力に対してはすぐに活動電位を発しなくなる（③）。一方、メルケル細胞とルフィニ小体は順応が遅いため（④）、持続的な圧力に対して持続的な活動電位を発する。洞毛の洞毛根には海綿体様の静脈洞が発達しており、その周りにメルケル細胞が密に分布している（⑤）。洞毛に加わるわずかな触刺激も静脈洞の血液に伝わり、多くのメルケル細胞を刺激することになるため、鋭敏な感覚を生じる。

問2 正解③

嗅上皮基底幹細胞は、毒性のある化学物質などによって壊れた嗅細胞を補給する。

ほとんどの哺乳類は鋤鼻器を有するが、ヒトを含む高等霊長類やクジラやイルカなどの水生哺乳類、コウモリの一部など、鋤鼻器をもたない種もいる（①）。また、哺乳類の嗅覚系は非常に発達しているといわれるが、イルカでは嗅覚受容体はみつかっていない（②）。嗅上皮の嗅細胞および鋤鼻器の鋤鼻細胞は、ニューロンが化学受容器をもつ突起を直接外界に曝している特殊な器官である。したがって、それらは絶えず毒性のある物質に曝される危険があり、実際にそれによって嗅細胞は次々と壊れていくため、基底幹細胞が分裂、分化することによって嗅細胞や鋤鼻細胞は絶えず補給されている（③）。嗅細胞はほかのニューロンにシナプスせずに軸索を嗅球に直接伸ばし（④）、嗅覚受容体の種類別に並ぶ糸球体に投射する。味覚受容体は、G タンパク共役型受容体の甘味、旨味、苦味受容体、イオンチャネル型の塩味、酸味受容体の五つに分類される。辛味は、痛覚として TRPV1受容体で感知されている（⑤）。

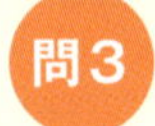

正解⑤

音波は蝸牛管の中を往復する。

卵形嚢、球形嚢の平衡砂（耳石）は、ゼラチン質を通して頭部の傾きや加速を有毛細胞に伝える（①）。鼓膜に振動として伝わった音波は、三つの小耳骨、ツチ骨、キヌタ骨、アブミ骨によってテコの原理で増幅され、卵円窓に伝えられる（②正円窓ではない）。したがって、中耳腔は耳管によって鼻咽頭につながっており、リンパ液ではなく空気によって満たされている（③）。卵円窓から蝸牛管内に伝わった振動は、進行波として中心階の基底膜の外リンパ液の中を伝搬する。蝸牛管先端まで到達すると、音波は蝸牛孔を通して鼓室階に伝わり、鼓室階のリンパを通して蝸牛管を戻ってくる（⑤）。このとき、周波数固有の部位のコルチ器基底膜を振動させる。低周波は蝸牛頂の近くで、高周波は振動の出口である正円窓の近くで最大となるため、振動されるコルチ器の相対位置によって音の高さが感知されている。音の大きさは振幅の大きさであり、活動電位の頻度に符号化される。音の大きさと伝搬距離は関係ない（④）。

問4 **正解④**

錐体で捉えられた光の色情報は、外側膝状体で反対色（補色）への符号化が行われる。

錐体で捉えられた光の色情報は、水平細胞やアマクリン細胞などの網膜介在細胞によって処理され、網膜において反対色（補色）への符号化が行われる。

第7章 からだの支持と運動

この章の目標

1）骨格の構造や働きについて説明できる。
2）筋の構造や働きを説明できる。

キーワード　骨格　骨単位　骨髄　頭蓋　脊柱　胸郭　前肢骨　後肢骨　関節　骨格筋　ミオシンフィラメント　アクチンフィラメント　筋収縮　収縮エネルギー　反射運動　咀嚼筋群　頸部の筋群　前肢の筋群　後肢の筋群

1．体の位置・方向を示す用語と表面解剖学的区分

ここがPOINT

- 体の方位や位置を示す用語として、正中矢状断面（せいちゅうしじょうだんめん）、横断面、背断面、頭側／前側、尾側／後側、吻（ふん）側などがある。
- 体表面は、前頭部、顔面部、頸背部、頸外側部、頸腹部などに区分される。

体の位置・方向を示す用語

- 体の構造や位置を正確に示し記載するためには、体の方位や位置を示す用語を理解する必要がある（図1-7-1）。

正中矢状断面：体の長軸の正中に沿って、体を左右に分ける面
横断面：体の長軸に対して90°あるいは交叉して切断する面
背断面：正中面および横断面に対して垂直である面
頭側／前側：頭部に向かうか、あるいは体の前方部分
吻側：鼻部に向かうか、鼻に近い部位で、頭部のみに用いる
尾側／後側：尾部に向かうか、あるいは体の後方部分、頭側の反対部分
背側：背部に向かう、あるは背中および脊柱に近い部位
腹側：腹部に向かう、あるいは腹部および下側部分、四肢には用いない
内側：正中面に近い部位
外側：正中面から遠ざかる部位
近位：体幹に近い部分
遠位：体幹から遠ざかる部位
掌側：前肢の手のひら側（底側：後肢の足裏側）

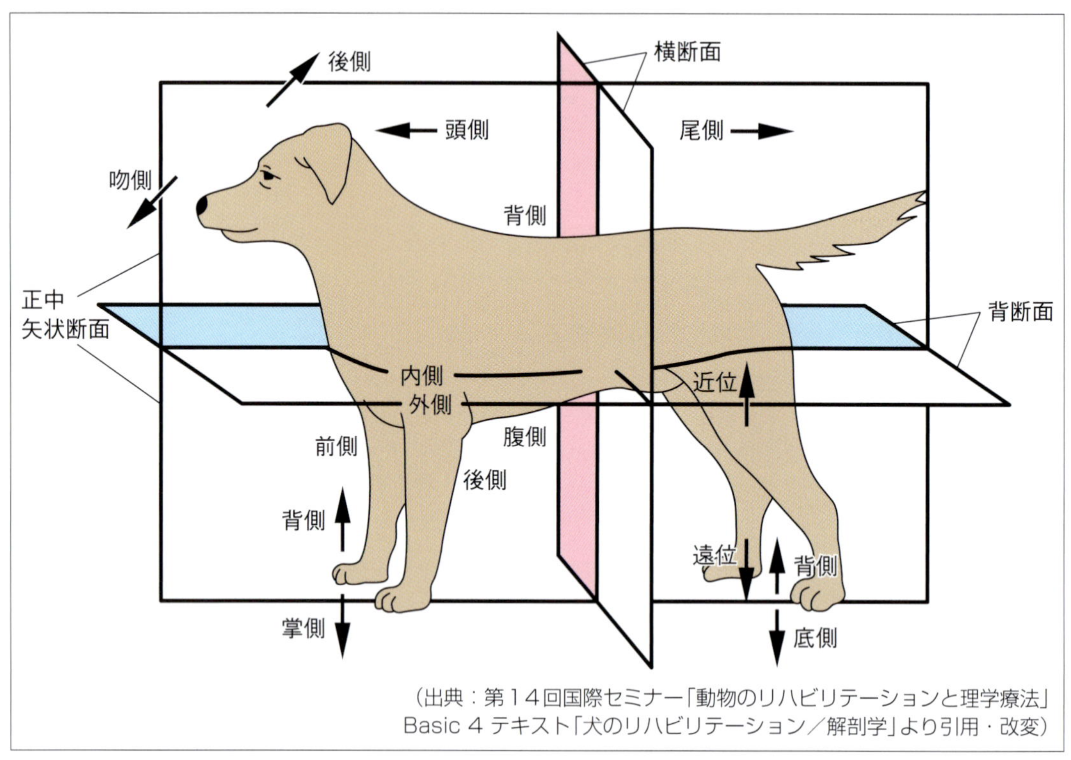

（出典：第14回国際セミナー「動物のリハビリテーションと理学療法」
Basic 4 テキスト「犬のリハビリテーション／解剖学」より引用・改変）

図1-7-1　方向を示す用語

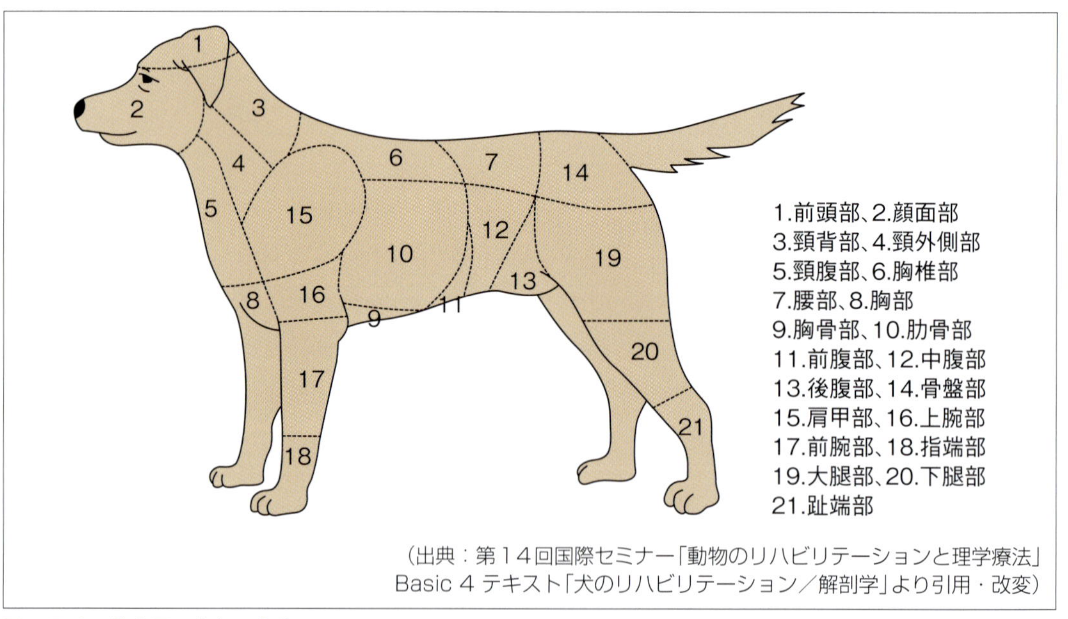

（出典：第14回国際セミナー「動物のリハビリテーションと理学療法」
Basic 4 テキスト「犬のリハビリテーション／解剖学」より引用・改変）

図1-7-2　体表面の各部の名称

体の表面解剖学的区分（外側観）

- 体の外からその内部構造をある程度把握するために、部位やその内部構造の主な名称を用いて体表面を区分している（図1-7-2）。臨床解剖という観点から理解しておく必要がある。一つ注意すべきは、前肢の指は「指」と表し、後肢の指は「趾」と表す。

2. 骨　格

ここがPOINT

- 骨格は、大小さまざまな形の骨が軟骨や靭帯とともに連結して形づくられる。
- 骨の役割として、①体の支持（支持組織）、②関節形成による運動器機能、③重要臓器保護、④骨髄における血球生産、⑤無機塩類（特にカルシウムとリン酸塩）の貯蔵が挙げられる。
- 骨組織の構成単位を骨単位と呼ぶ。
- 骨は破骨（はこつ）細胞と骨芽（こつが）細胞により、再構築（リモデリング）される。
- 骨の連結として、結合組織により強固に結合し動きがない不動結合と可動結合（関節）がある。

骨格の概念

- 動物には大小さまざまな形の骨が220～230個あり、これらの骨は軟骨や靱帯とともに連結して骨組みをつくる。これを骨格という。骨は細胞や膠原（こうげん）線維をつくるタンパク質とリン酸カルシウムなどの無機塩類から構成されている。骨は幼若時には盛んに成長し、体の成長に合わせて発達する。骨格は関節および骨格筋とともに運動器を構成する。

骨の役割

- 骨は次のような役割を果たしている。
  ①体を支持する（支持組織）
  ②筋肉、腱、靭帯などが付着し、関節を形成して運動を起こす
  ③脳、脊髄など重要臓器を保護する
  ④骨髄で血球を生産する
  ⑤無機塩類、特にカルシウムとリン酸塩の貯蔵

骨の形による分類

- 骨はその形から次のように分類できる。
  ①長骨：管状の骨で骨端と骨幹を区別する（上腕骨、大腿骨）
  ②短骨：塊（かたまり）状をなす骨（手根骨、足根骨）
  ③扁平骨：扁平で板状をなす骨（頭蓋骨）
  ④含気（がんき）骨：重量を軽減するため、骨の内部に空洞をもつ。空洞の内面は粘膜で覆われている（上顎骨、前頭骨）
  ⑤不規則骨：短骨と同様の構造だが、形は不整（椎骨）
  ⑥種子骨：一般に骨と腱の間にある骨で、骨と腱の摩擦を軽減している

骨の基本構造（図1-7-3左）

- 骨の基本構造は次のようである。
  骨膜：線維性結合組織からなる骨被膜で、血管・神経が多く分布しているが、骨端では徐々に消失している。骨の保護・栄養・成長（太さ）・再生に関係している。
  骨端：関節を構成し、他の骨と接する。腱や

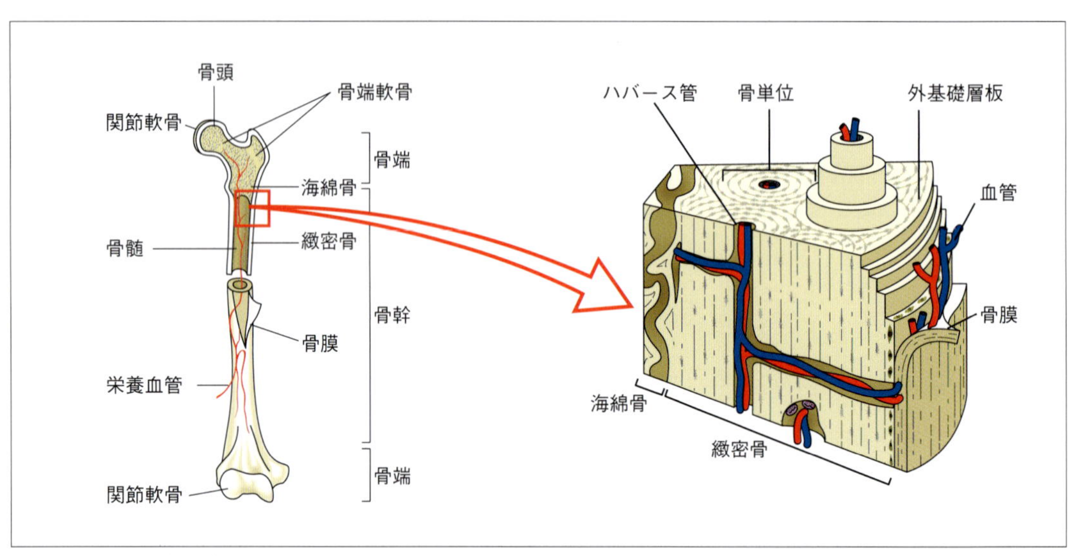

図1-7-3　骨の基本構造
左：長骨の一般構造、右：緻密骨と海綿骨の拡大

靱帯の付着面となっている。

骨幹：骨の本体部分で、中心に髄腔（骨髄）がある。壁は緻密骨で構成され、骨の強度を維持している。

緻密骨：骨幹で厚く、骨端では薄い。密度の高い骨質で、骨の強度を保ち、体型支持の機能がある。

海綿骨：骨端で厚く、骨幹では薄い。内部には髄腔があり、その中には骨髄が入っている。

骨髄：髄腔内を満たす柔軟な組織で、造血（血球産生）を行い、成長期では血液細胞が多く赤色骨髄だが、老年期では脂肪細胞が増えて黄色骨髄となる。

骨端軟骨：成長期の長骨・骨端に認められる軟骨板で、成獣になると骨化する。骨の成長（長さ）に関与し、別名「骨端線」「骨端板」とも呼ばれる。

関節軟骨：骨端の関節面を覆う軟骨。表面はなめらかで、外からの衝撃に対するクッションの役目を果たしている。

骨の微細構造（図1-7-3右）

- 骨組織は骨細胞と細胞間質で構成される。細胞間質はリン酸カルシウムなどの無機塩類と膠原線維（コラーゲン線維）などの有機質で構成されている。骨組織（緻密質）の構成単位を骨単位（オステオンまたはハバース系）と呼ぶ。
- 緻密骨を薄くスライスしてその組織像を観察すると、ハバース管（骨や骨髄に分布する血管〔栄養血管〕の通路となる管）を中心とした同心円状の構造を観察することができる（図1-1-27参照）。

骨の発生と成長

- 骨は発生学的には中胚葉から発生し、発生の違いから、膜性骨と軟骨性骨に区分できる。
- 中胚葉組織の一部の結合組織から骨芽細胞が分化し、次第に骨基質が形成されて、いわゆる結合組織性骨化が行われる。このようにできた骨を膜性骨と呼び、頭蓋骨がこれに属する。

- 軟骨性骨は、いったん軟骨で骨の原型ができた後、その一部が骨化し、最後は関節軟骨を残してほかはすべて骨に置換される（軟骨内骨化）。軟骨性骨化の過程を図1-7-4に示す。骨化の始まる中心点は骨化点と呼ぶ。長骨の場合、最初に始まる一次骨化点は骨幹中央部に現れ、続いて骨端中央部に二次骨化点が現れる。これらの骨化点を中心に骨化が進行する。動物が成長期にあるときは、軟骨の増殖と骨化との平衡が保たれるが、やがて軟骨の増殖が止まり、骨化も停止して骨の成長が止まる。このような軟骨を**骨端軟骨**と呼ぶ。
- 骨の長さの成長は骨端軟骨の増殖により主に行われるが、この成長がある程度止まっても、骨の太さの成長は継続し、骨髄腔の内側に存在する破骨細胞と骨膜に存在する骨芽細胞による相互作用により行われる。

骨基質の生理

- 骨基質は、無機塩類（特にリン酸カルシウム）と結合した多量のタンパク質を主成分とする生きた組織である。骨中のカルシウムは全身のカルシウムの大部分を占め、**ビタミンD**の働きによって腸管よりカルシウムが吸収され、骨の生成が行われる。
- 骨は一度つくられると一生変わらないように思えるが、実際には絶えず新陳代謝が行われており、吸収と再生が繰り返されている。その骨の再構築（**リモデリング**）に重要な働きをしているのが、**破骨細胞**と**骨芽細胞**である。破骨細胞は古くなった骨組織を破壊し吸収する。すると吸収された骨組織に骨芽細胞が集まってきてカルシウムを沈着させ、新しく丈夫な骨を再生させるのである。
- 骨中のカルシウムと血液中のカルシウム濃度

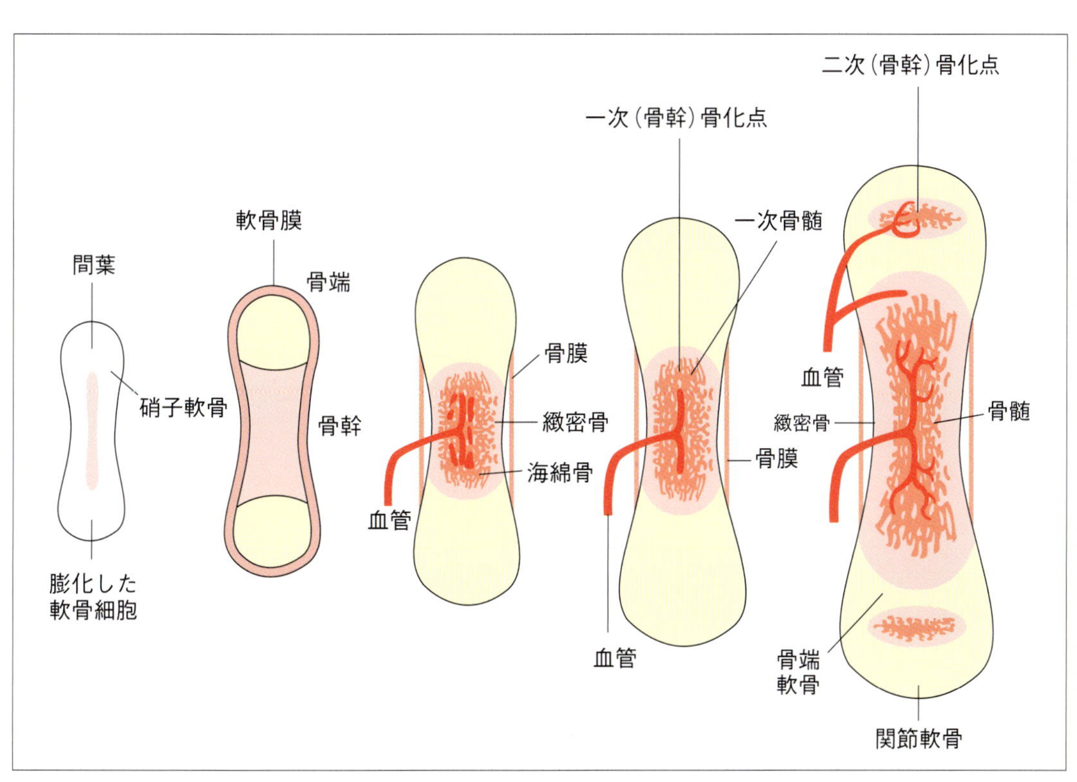

図1-7-4　骨の発生と成長

はカルシトニン（carcitonin）とパラトルモン（parathormone）によって調整されている（詳細は第10章内分泌とホルモンの項参照）。

骨格系の分類

軸性骨格と付属性骨格

- 成獣の骨格を構成する骨は互いに連結して骨格を形成している（図1-7-5）。これらの骨は、**軸性骨格**と**付属性骨格**に区分される。

◆軸性骨格

- 頭蓋（23個）、脊柱（26個）、胸郭（40個＝胸椎13個、肋骨13対、胸骨1個含む）、舌骨、耳小骨

◆付属性骨格

- 前肢骨（32対）：肩甲骨、上腕骨、前腕骨（橈骨と尺骨）、手根骨、中手骨、指骨
- 後肢骨（31対）：寛骨（腸骨、坐骨、恥骨）、大腿骨、下腿骨（脛骨、腓骨）、足根骨、中足骨、趾骨

骨の各部位の名称

- それぞれの骨の表面には、筋肉や腱の付着部位として突起、陥凹（かんおう）がある。また、血管や神経が進入する孔がある。

粗面：円形で表面が粗造な面。筋肉や靱帯が付着する

稜：骨が稜線のように細く盛り上がった部位

滑車：大腿骨遠位端にみられる大きな膨大部

結節：盛り上がった肥厚部

顆：関節を構成する丸く突出した部分

上顆：顆の上部にある隆起

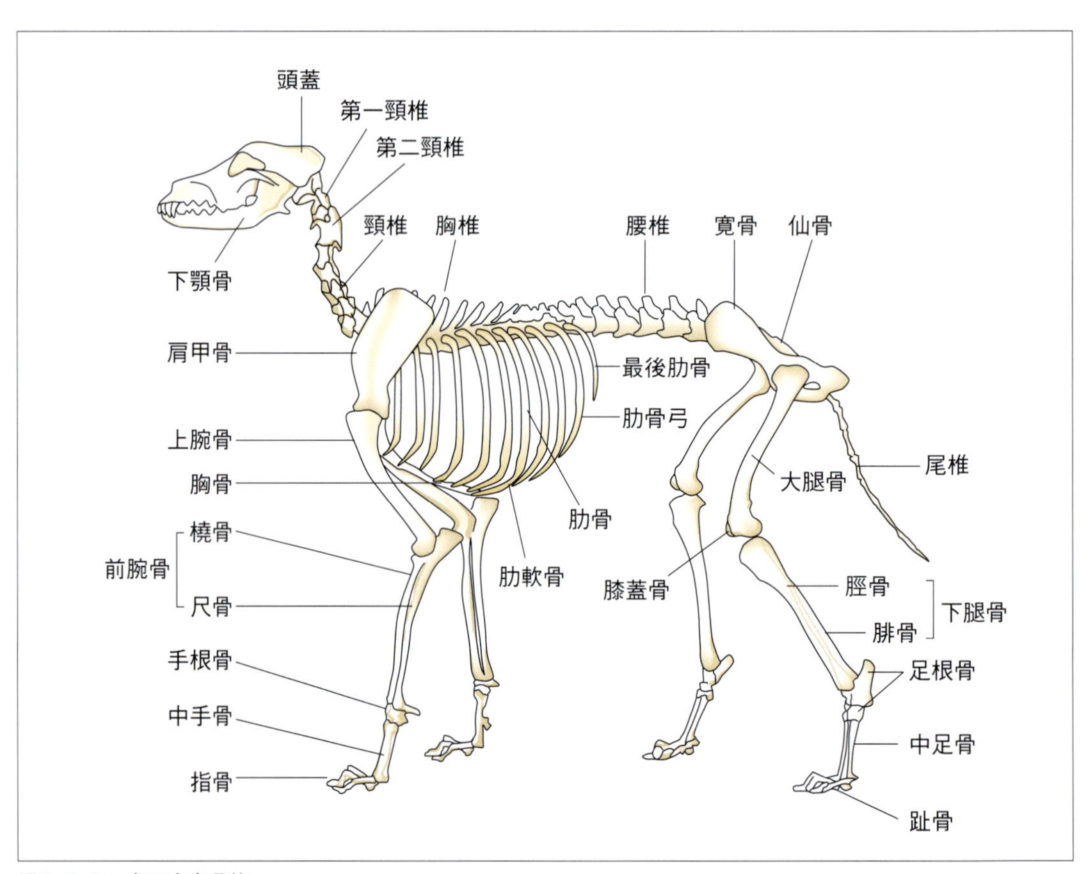

図1-7-5　犬の全身骨格

棘：鋭く尖った突起

突起：周囲より盛り上がり突出した部位

頭：骨端の膨大部。関節の形成に関わっている。その下のくびれた部位を頸と呼ぶ

面：なめらかで平らな部分で、関節面を形成する

窩：鍋底のように浅くへこんだ部位

孔：骨を貫通している深い孔。血管や神経を通す孔や陥凹

洞：空気を入れる骨の中の空洞で、粘膜で裏打ちされている

軸性骨格

◆頭蓋

- 頭蓋は脳を包む脳頭蓋（神経頭蓋）と、その前下方に続いて眼・鼻・口を囲み、消化器や呼吸器の入り口にあたる部分を構成する内臓頭蓋（顔面頭蓋）に区分される。なお、頭蓋各部の名称を図1-7-6に示す。

脳頭蓋：後頭骨、蝶形骨、頭頂骨、頭頂間骨、側頭骨、篩骨、甲介骨、前頭骨

内臓頭蓋：上顎骨、切歯骨、口蓋骨、頬骨、下顎骨、舌骨、涙骨、翼状骨、鋤骨、鼻骨

◆脊柱

- 脊柱は体幹の支柱となっている骨格で、犬（成獣）では5種50～60個の椎骨（尾椎を含む）で構成される〔頸椎7個、胸椎13個、腰椎7個、仙椎3個（成獣になると骨結合して1個）、尾椎20～30個〕。
- 脊椎は体を支えるために、側面から見ると彎曲して適度なS字カーブを描いているが、これを脊柱彎曲という。脊柱彎曲には頭部彎曲、頸胸彎曲、腰彎曲、仙尾彎曲がある（図1-7-7）。

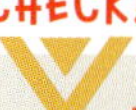

CHECK!

脊椎の彎曲はサスペンションの役割を果たす

四足動物では、脊椎の彎曲がそこにかかる重力を分散するサスペンションの役割を果たし、脊柱周囲の筋肉の負担を和らげている。

(1) 基本的な椎骨の形（図1-7-8～10）

- 椎骨は、円柱状の椎体と、その背方で椎孔を囲んでいる椎弓からなる。椎体は前後に椎間板がついて軟骨結合されている。椎体の両側には横突起があり、筋肉の付着面を与えている。
- 頸椎（C：Cervical vertebrae）：横突起には椎骨動・静脈が通っている。第一頸椎（環椎：atlas）は椎体がなくリング状になっており、前関節窩で後頭骨と関節して環椎後頭関節を構成する。第二頸椎（軸椎：axis）は椎体から

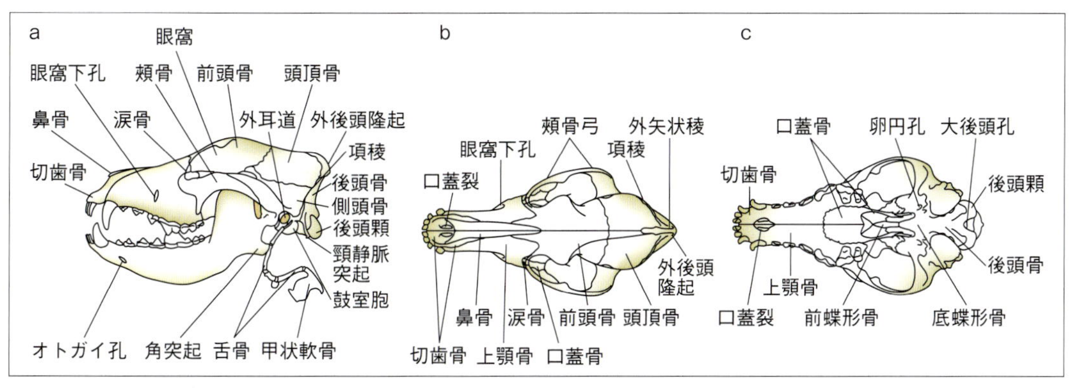

図1-7-6 犬の頭蓋骨（a：外側観、b：背側観、c：腹側観）

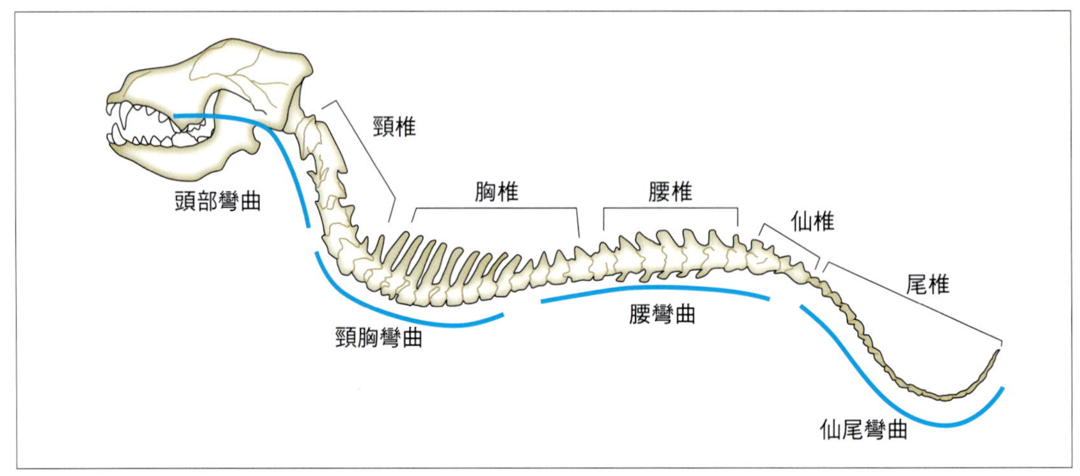

図1-7-7　犬の脊柱の区分と脊柱の彎曲

歯突起が出て環軸関節をつくり、頭の回転運動の軸となっている。

- 胸椎（T：Thoracic vertebrae）：肋骨が連結する椎骨で、椎体後側面と横突起の外側に肋骨関節面がある。また、第一第二胸椎の棘突起上端は「キ甲」といわれ、頸椎を前屈させると背側に突出する。ここが体高の測定点となっている。
- 腰椎（L：Lumbar vertebrae）：腹部の体重を支えるため、椎体・棘突起・横突起とも大きく幅広くなっている。
- 仙椎（S：Sacral vertebrae）：仙椎は生後癒合して「仙骨」となる。胎子期は２個の仙椎で構成され、これが寛骨と関節するが、生後「尾椎」も参加して３～６個の椎骨により構成される。
- 尾椎（caudal vertebrae）：尾椎は動物の種類により、その数には著しい変動がある。また、同種の動物でも個体差がある。尾椎の最初の数個は椎骨の形態をもつが、後位のものは次第に単純化して小さくなる。

（2）椎骨の連結

- 各椎骨の椎弓の部分は、前・後関節突起で椎間関節をつくり、椎体部分は椎間（円）板で連結している。その椎間板は、線維性の軟骨で線維輪と髄核でできており、脊柱の運動を可能にしている。また、脊柱管は椎孔の前後の連結によってできており、中には脊髄が入っている（図1-7-11）。

◆胸郭

- **胸郭**は、肋骨・胸骨・胸椎で構成されており、胸部内臓の保護・呼吸運動・前肢骨との連結を行っている（図1-7-12）。
- 肋骨：長く彎曲した骨。胸椎の横突起と関節する。真肋（胸骨と直接結合している）と仮肋（真肋の後位で肋軟骨として胸骨に向かい「肋骨弓」を形成する）からなる。
- 胸骨：胸骨柄、胸骨体、剣状突起の三つの部分から構成されている。

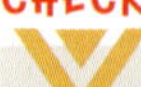

犬および猫の第13肋骨は浮遊肋骨と呼ばれる

肋骨は犬および猫で13対あり、肋軟骨が肋骨弓から離れ体壁中に遊離していることから、第13肋骨（最後肋骨）は「浮遊肋骨」とも呼ばれる。

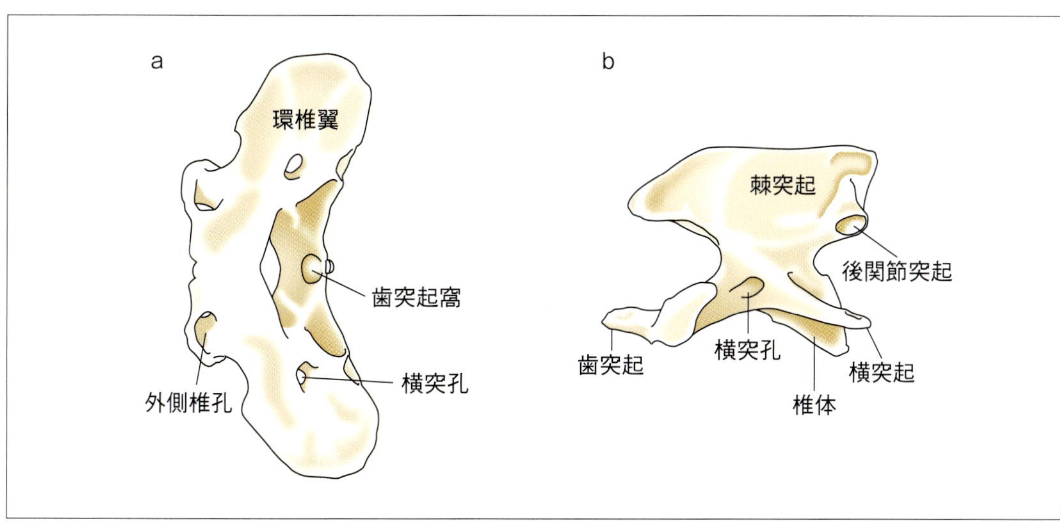

図1-7-8　犬の第１頸椎（環椎、a：背側観）と第２頸椎（軸椎、b：左側観）

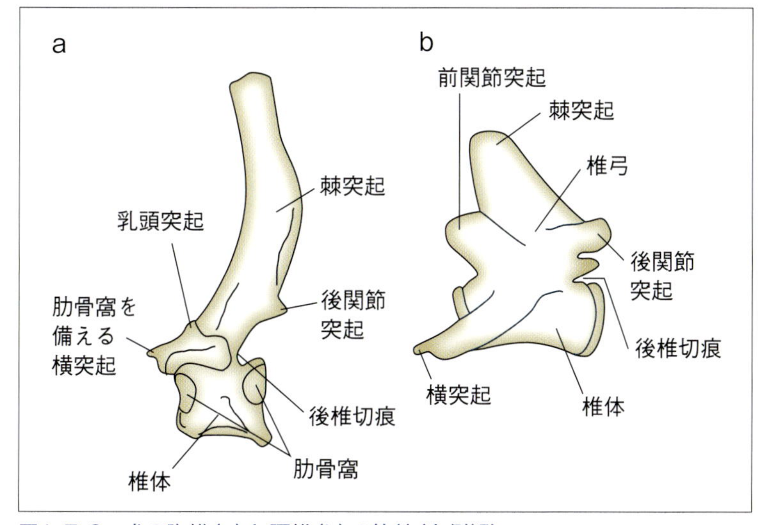

図1-7-9　犬の胸椎（a）と腰椎（b）の比較（左側観）

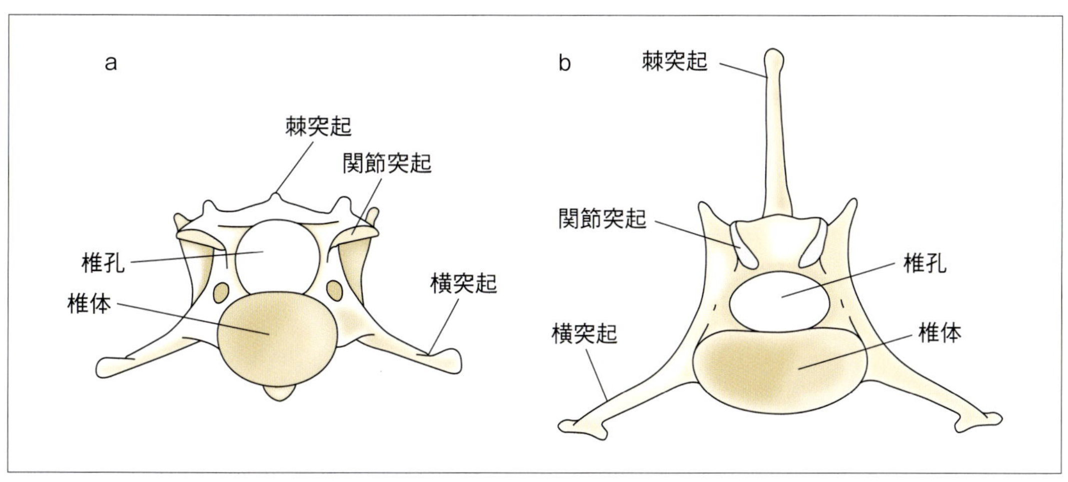

図1-7-10　犬の頸椎（a）と腰椎（b）の比較（尾側観）

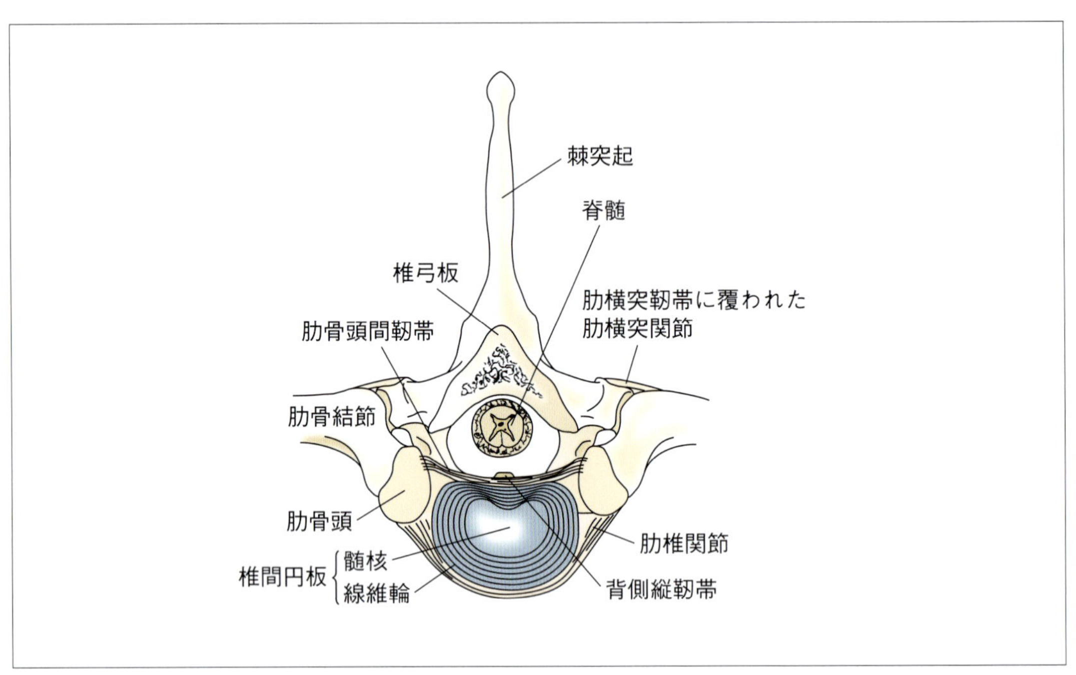

図1-7-11　犬の第8胸椎付近の脊椎関節面

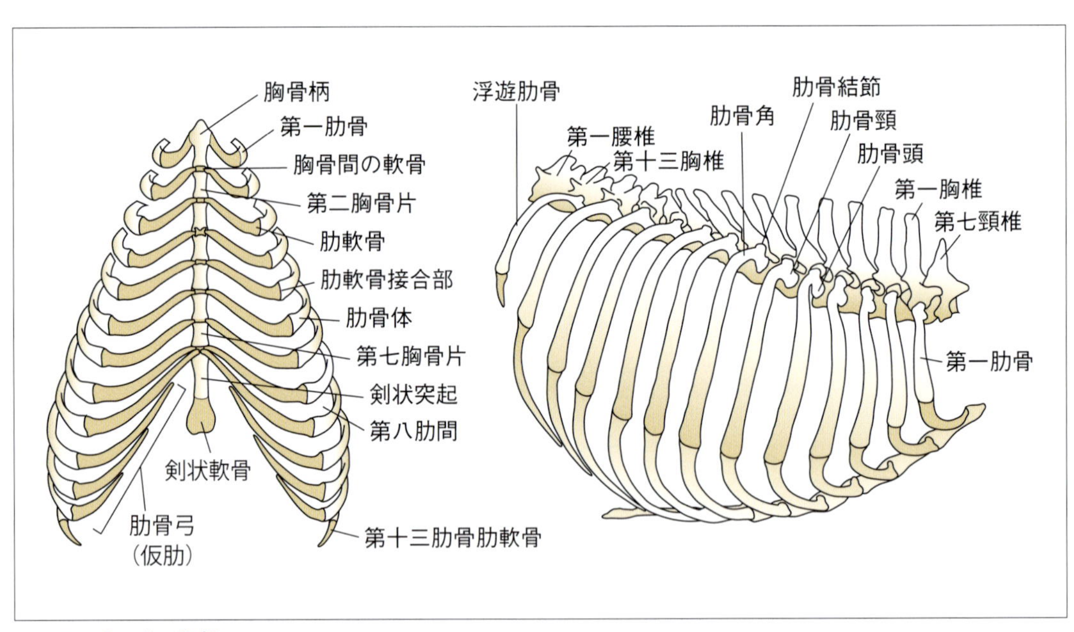

図1-7-12　犬の胸郭
左図が腹側観、右図が右側観である。犬では第９肋軟骨までが直接胸骨に接する。第１０から第１３肋軟骨はその末端が隣同士接しており、肋骨弓を形成する。第１３肋軟骨先端は、どこにも接しておらず、浮遊肋骨と呼ばれる。

付属性骨格

◆前肢骨（図1-7-13）

● 前肢帯を構成する骨として、肩甲骨、鎖骨、烏口骨（うこう）があるが、哺乳動物では烏口骨は退化し、また四足動物では鎖骨も退化して、ほぼ機能しない程度の痕跡か、鎖骨腱条（さこつけんじょう）と呼ばれる結合組織に置換されている。自由前肢骨は、

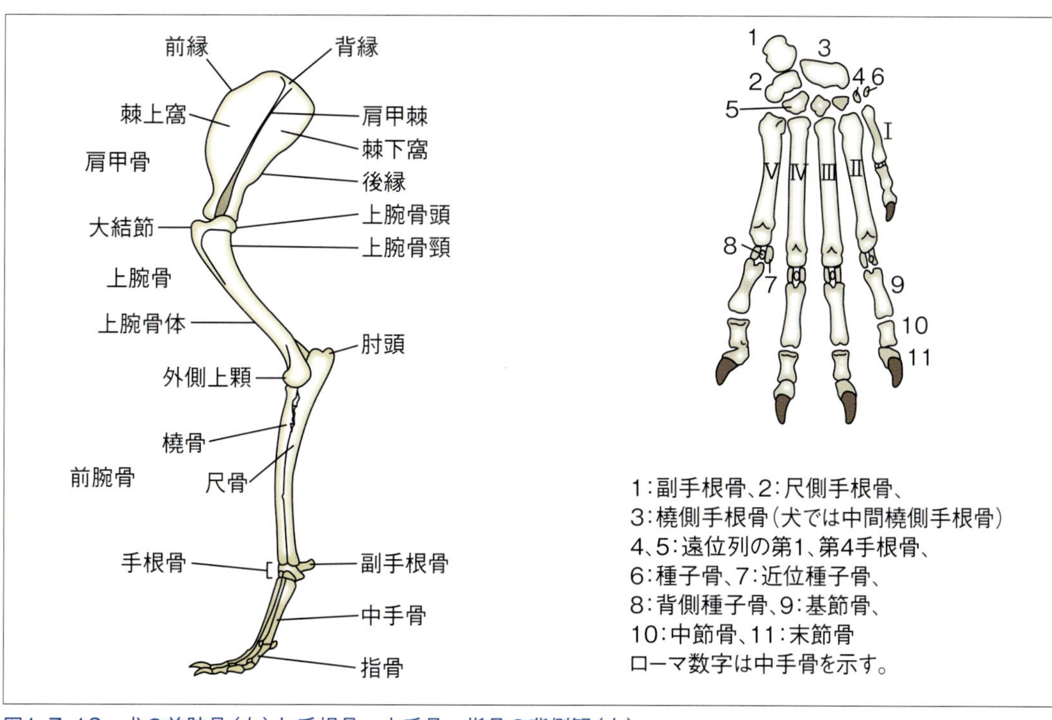

図1-7-13　犬の前肢骨（左）と手根骨、中手骨、指骨の背側観（右）

上腕骨・前腕骨・手根骨・中手骨・指骨からなる。

- 肩甲骨：肩部の基礎を構成し、三角のような形をしている。外側は「肩甲棘」により「棘上窩」と「棘下窩」に区分され、同名の筋肉が付着する。遠位は上腕骨と関節し、肩関節を形成する。肩甲骨上部内側面は鋸筋面（きょきんめん）と呼ばれ、体幹の腹鋸筋と連続しており、前肢が体幹に連結される（筋結合）。
- 上腕骨：前腕を構成する長骨で、「上腕骨頭」は肩甲骨と接し、肩関節を形成する。「大結節」には棘上筋と棘下筋が停止する。大結節と上腕骨頭内側にある小結節の間を「結節間溝」と呼び、上腕二頭筋の腱が通る。遠位の膨大部を「顆」と呼び、前腕骨と関節する。
- 前腕骨：橈骨（とう）と尺骨（しゃっ）で構成される。第一指列に続く橈骨が内側を占め、第五指列に続く尺骨が外側に位置する。近位端は上腕骨と関節し「肘関節」を、遠位端は手根骨と関節し、「手根関節」を形成する。
- 手根骨：7個（人や豚では8個）の骨が2列に並び、相互に半関節（運動範囲が限られた骨結合）を形成する。
- 中手骨：手根骨に続く棒状の骨で、手のひらの基礎となる。
- 指骨：第一指のみ2節（中節骨がない）、他はすべて3節（基節骨、中節骨、末節骨）に分かれ、相互に蝶番関節をなす。

◆後肢骨（図1-7-14）

- 後肢帯を構成する骨を寛骨という。自由後肢骨は大腿骨・膝蓋（しつがい）骨・下腿骨・足根骨・中足骨・趾骨からなる。
- 寛骨（図1-7-15）：腸骨、坐骨、恥骨から構成される。背側の耳上面では仙骨と関節（仙腸関節）し、「寛骨臼」では大腿骨と関節して「股関節」を形成する
- 大腿骨：全身で最大の長骨である。近位端の「大腿骨頭」は寛骨臼に入り込み、股関節を

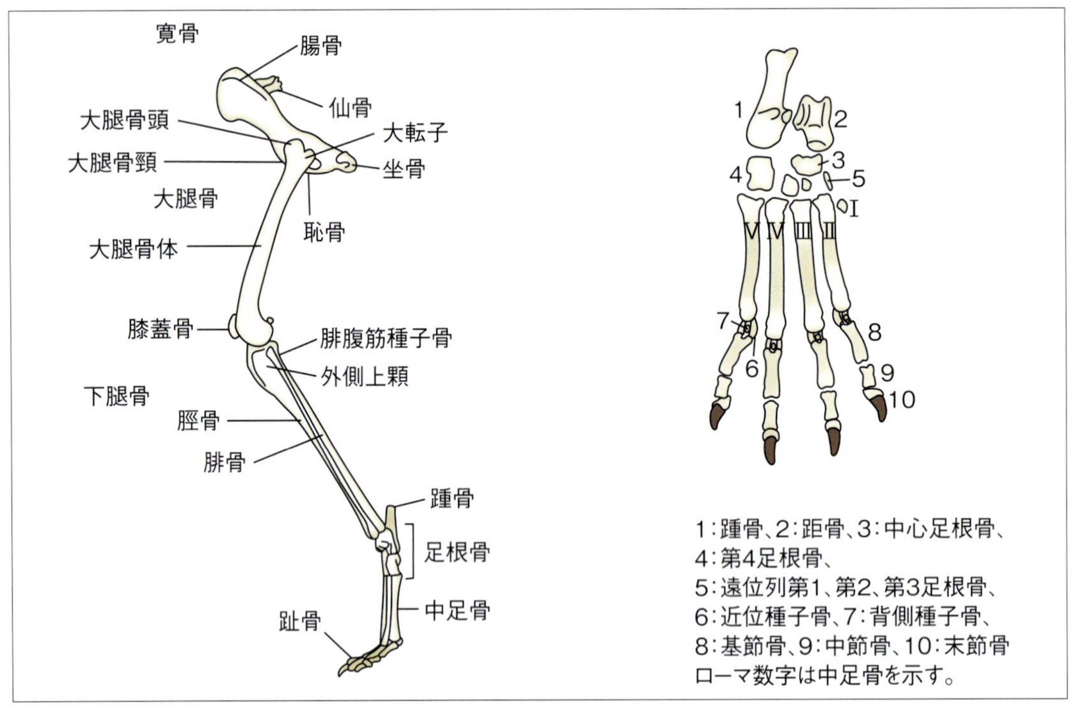

図1-7-14　犬の後肢骨（左）と足根骨、中足骨、趾骨の背側観（右）

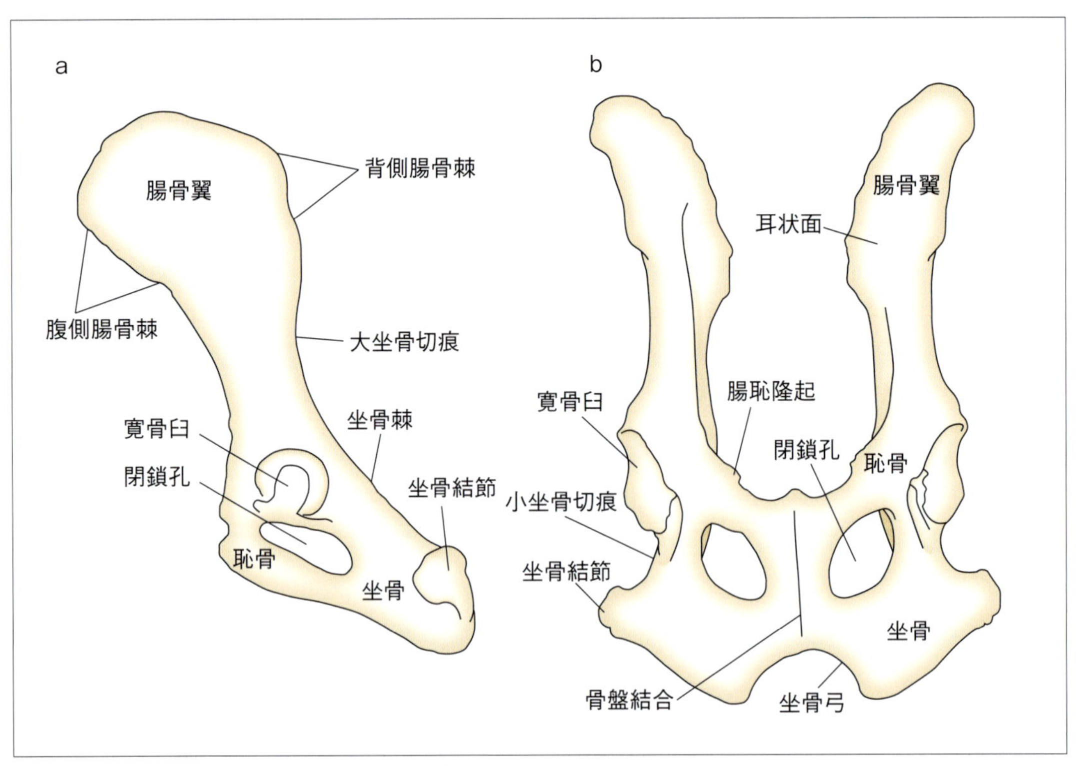

図1-7-15　犬の寛骨（a：左側観、b：腹側観）

形成する。「大転子」部は殿（臀）筋の付着部となっている。遠位端には「大腿骨滑車」があり、下腿骨と関節している。

- 膝蓋骨：大腿四頭筋の終止部内に発達した種子骨。大腿骨の大腿骨滑車は膝蓋骨との関節面になる。
- 下腿骨：大腿骨に続く太い脛（けい）骨と、その外側にある細い腓（ひ）骨で構成される。脛骨前面は皮膚の直下にあり、容易に触知できる。
- 足根骨：下腿骨と中足骨との間に介在する。7個の短小の骨が2列（3列とする考えもある）に並び、「足根関節」を構成する。
- 中足骨：原則として前肢と同じく5列が並列する。犬では第1列がほぼ退化しているので、後肢は4趾としている。
- 趾骨：前肢と同様の形態である。

そのほかの骨

- 舌骨：下顎枝間にあり、舌、咽頭および後頭の基礎をつくる。底舌骨、甲状舌骨、角舌骨、上舌骨、茎状舌骨、鼓室舌骨がある。
- 陰茎骨：犬、猫、キツネ、クマなどの陰茎にみられる。腹側面を尿道が走っている。
- 心骨：ウシの大動脈線維輪周囲にみられる。

骨の連結

分　類

◆不動結合

- 結合組織により強固に結合し、動きがない結合である。
  ①線維性結合：靭帯で結合しているもので、靭帯結合（脛腓骨結合など）、縫合（頭蓋骨の結合など）、釘植（歯根の保定など）がある。
  ②軟骨結合：軟骨で結合しているもので、硝子軟骨結合（幼少期の腸骨・恥骨・坐骨結合部位、胸骨肋軟骨結合部位）、線維軟骨結合（恥骨結合、椎体間結合など）がある。
  ③骨結合（癒合）：成獣の寛骨や仙骨などである。

◆可動結合（関節）

- 可動結合の基本構造を図1-7-16に示す。
  ①関節面：骨結合部で一方は関節頭、一方は関節窩となっていている
  ②関節軟骨：骨端の関節面を覆う軟骨で、関節面の安定と緩衝の役割をもつ
  ③関節包：関節の周囲を取り巻いて関節腔をつくり、骨を連結している。また、関節包

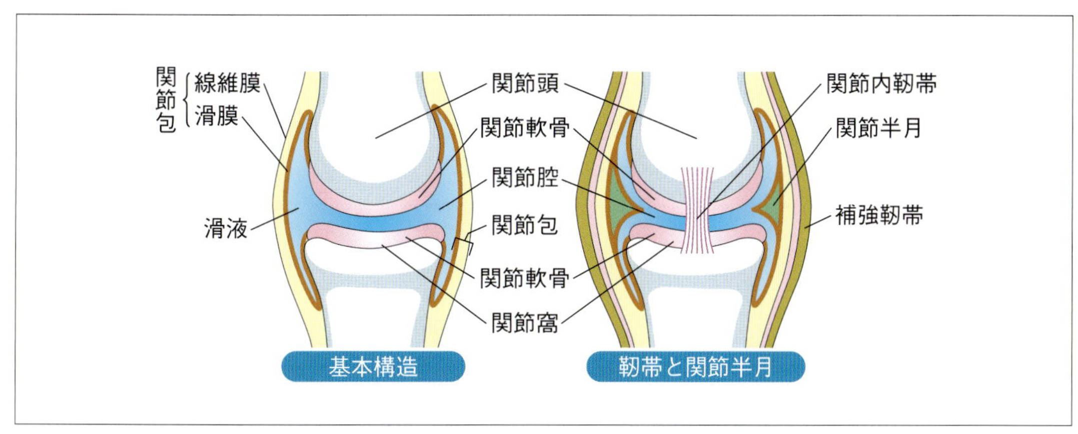

図1-7-16　関節の基本構造

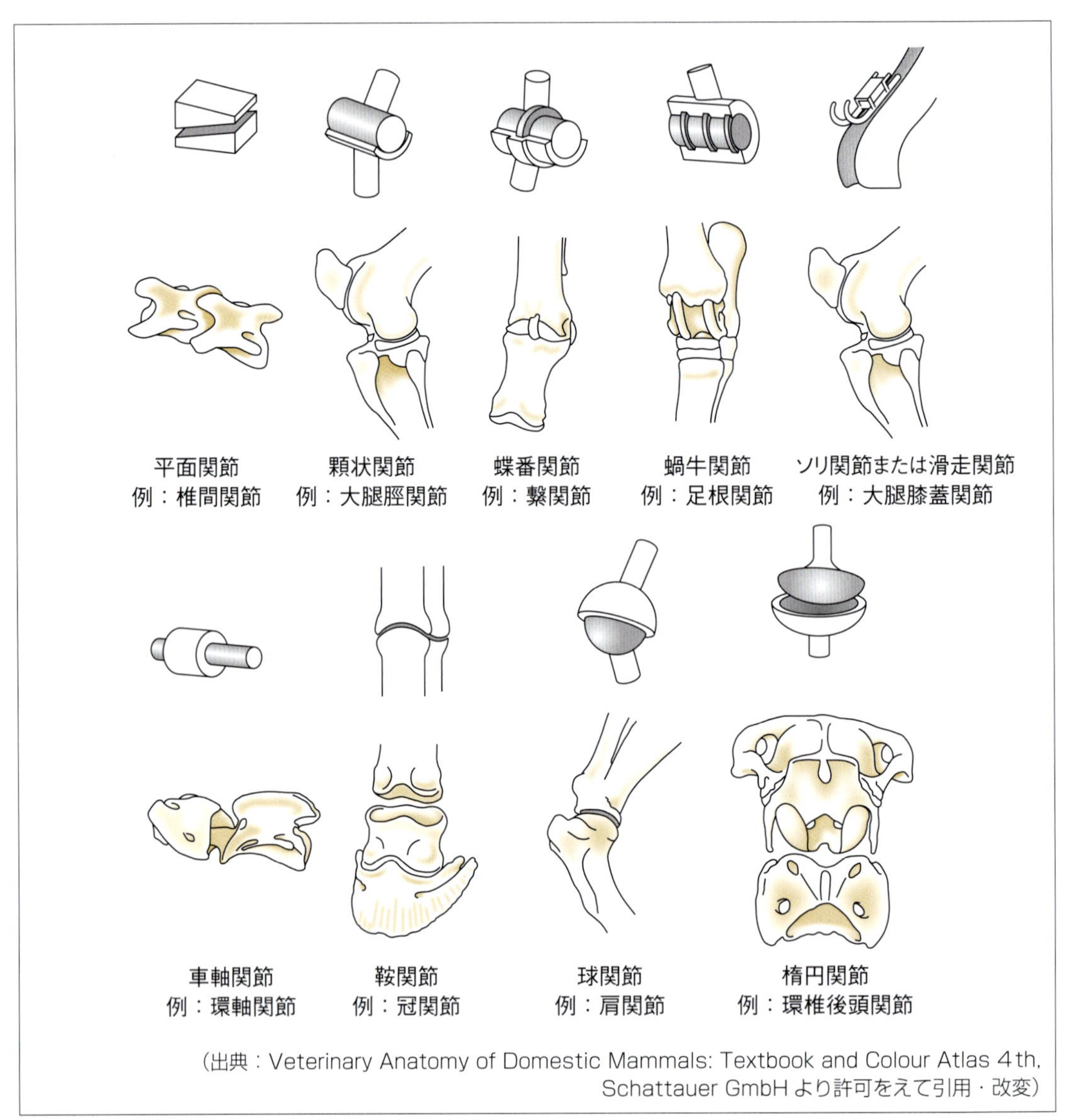

図1-7-17　可動関節の種類（機能分類）

は滑膜と線維膜からなり、滑膜は滑液を分泌して骨の摩擦を防いでいる

④半月板：膝関節にみられる。半月状の軟骨でクッションの作用があり、膝関節の運動をなめらかにしている

⑤靱帯：骨と骨を結ぶ帯状の強靱な器官で、骨の連結と運動制限の役割がある

- 可動関節の機能的分類を図1-7-17に示す。
  - ・平面関節：椎間関節、仙腸骨関節など
  - ・蝶番関節：大腿脛関節、繋関節、足根関節など
  - ・滑車関節：大腿膝蓋関節など
  - ・車軸関節：橈尺関節、環軸関節など
  - ・鞍関節：顎関節、冠関節など
  - ・球関節：肩関節、股関節（臼状関節）、など
  - ・楕円関節：環椎後頭関節、橈骨手根関節など

関節運動

- 次に関節運動の種類を示す。
  - ・屈曲と伸展：関節を構成する骨の間の角度

が小さくなる運動が屈曲、大きくなる運動が伸展
・内転と外転：正中面から遠ざかる運動が外転、近づく運動が内転
・内旋と外旋：肩関節から上腕骨を、または股関節から大腿骨を前方内側に旋回させる運動が内旋、後方外側に回旋させる運動が外旋
・回内と回外：橈骨と尺骨のねじれ運動で、腕を水平に保った状態で、手のひらを下に向ける運動が回内、手のひらを上に向ける運動が回外

3．骨格筋

ここがPOINT

- 骨格筋は、骨に付着し運動器を構成し、運動神経支配下で骨と連動して身体運動を生み出す。
- 1本の筋原線維はいくつかの筋節から構成され、ミオシンフィラメントとアクチンフィラメントからなりたっている。
- 筋肉の収縮は、アクチンフィラメントとミオシンフィラメントが互いの間に滑り込むことにより生じる。
- 筋収縮には十分なATPエネルギー供給が必要であり、その供給経路には、①好気性代謝経路、②嫌気性代謝経路、③クレアチンリン酸代謝経路の三つがある。
- 骨格筋には中枢神経の運動指令を筋に伝える運動神経と、筋の情報を中枢神経に伝える感覚神経の2種類の末梢神経が分布している。

筋とその一般的性質

● 筋は組織学的には横紋筋と平滑筋に区分され、機能的には随意筋と不随意筋に分けられる。横紋筋は随意筋に属し、主に骨格筋を構成する。心筋は組織学的には横紋筋であるが、機能的には不随意筋に属する。平滑筋は主として不随意筋に属し、内臓、感覚器、血管、皮膚などに存在する。

骨格筋、心筋、平滑筋の比較（表1-7-1）

◆骨格筋（図1-1-30参照）

● 骨格筋は骨に付着し運動器を構成する。左右有対で200対以上あり、運動神経支配下で骨と連動して身体運動を生み出す。エネルギー代謝、糖代謝、身体運動において重要な役割を担っている。また筋収縮時のエネルギー代謝により、副産物として熱が発生する。

◆心筋（図1-1-31参照）

● 心筋は横紋筋であるが不随意筋である。自律神経支配下で自動収縮を行っており、心臓は生涯拍動を続ける。そのため心筋細胞には、この拍動に必要なエネルギーであるATP（アデノシン三リン酸）をつくり出すためのミトコンドリアが多く含まれているという特徴がある。構造的特徴としては、心筋細胞が分岐して、相互に網状につながっている。そのため、心筋の活動電位はきわめて容易に伝播す

表1-7-1　骨格筋、心筋、平滑筋の特性の比較

	骨格筋	心筋	平滑筋
筋線維の外見	横紋筋	横紋筋	平滑筋
神経支配	運動神経（随意筋）	自律神経（不随意筋）	自律神経（不随意筋）
細胞間の興奮伝導	絶縁伝導	全体に広がる	ある方向に広がる
自動性	なし	あり	あり
静止電位	−90mV	−90mV	−30〜−60mV
絶対不応期	1〜2ミリ秒	200〜300ミリ秒	50〜100ミリ秒
強縮	強縮が多い	単収縮のみ	ほとんどが強縮
細胞の核	多核	1〜2個	1個
収縮率の調節	しやすい	しにくい	しにくい
再性能	なし	なし	あり
疲労	起こりやすい	起こりにくい	起こりにくい

るようになっている（機能的合胞体）。

◆平滑筋（図1-1-29参照）

- 平滑筋は不随意筋で自律神経に支配されている。内臓に多く存在することから、内臓筋とも呼ばれる。横紋筋とは異なり、平滑筋にはサルコメア（筋節）は存在しない。筋原線維は横紋筋と同様にアクチンフィラメントとミオシンフィラメントが存在し、筋収縮のもととなっている。

筋の微細構造

- 筋は多数の筋束から構成され、筋束はさらに多数の筋線維で構成されており、筋線維はさらに筋原線維で構成されている（図1-7-18）。1本の筋原線維はいくつかの「筋節（サルコメア）」から構成され、2種類の筋フィラメント（ミオシンフィラメントとアクチンフィラメント）からなりたっている（図1-7-19）。

CHECK!

筋細胞は多数の核をもつ円柱状の細胞である

筋線維とは筋細胞のことで、直径10〜100ミクロン、長さ数ミリから数センチメートルに及ぶ多数の核をもつ円柱状の細胞である。

- 筋節を光学顕微鏡で観察すると、暗い部分と明るい部分からなる横紋が見られる。これが骨格筋の別名である「横紋筋」の由来となっている。筋線維は構造上、以下のような名称がつけられている（図1-7-19）。

A帯：ミオシンフィラメントを含む部分。Aは“anisotropic”（異方性）のA

I帯：アクチンフィラメントを含む部分。Iは“isotropic”（等方性）のI

H帯：A帯の部分でアクチンフィラメントとミオシンフィラメントが重ならない部分。Hは“light”を表すドイツ語“helle”のH

Z膜（帯）：I帯を分割する暗い狭い線。Zは“between”を示すドイツ語“zwitter”のZ。Z膜（帯）とZ膜（帯）の間を「筋節」と呼ぶ

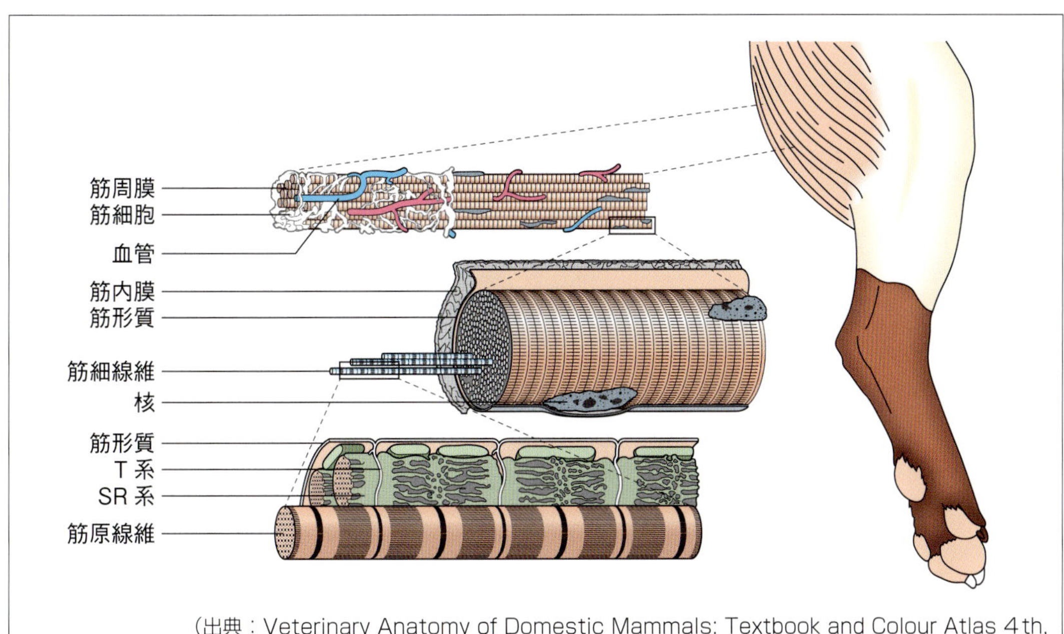

図1-7-18　骨格筋の微細構造
T 系：T 管系（横行小管系）、SR 系：Sarcoplasmic Reticulum（筋小胞体）系。

M 線：A 帯の中央で相対的に密な部分

フィラメント滑走説

- 筋肉が収縮するとその長さが短くなる。これは筋節が短くなるためで、アクチンフィラメントとミオシンフィラメントが互いの間に滑り込むことにより生じる（図1-7-19）。
- 弛緩状態の筋節では、ミオシン頭部がアクチンフィラメントに接していない。これはアクチンフィラメントに絡み付いているトロポニンおよびトロポミオシンが共同して、アクチンフィラメントをミオシン頭部から遠ざけているためである。ところが、Ca^{2+} イオンが筋小胞体から放出され、トロポニンおよびトロポミオシンに作用すると、これらの構造が変化を来たし、結果としてアクチンフィラメントとミオシン頭部が接するようになる（架橋の形成という）。するとミオシン頭部はATP エネルギーを利用して首振り運動を生じ（図1-7-20）、アクチンフィラメントを筋節の中央の方向にスライドさせることになり、H 帯および Z-Z 間隔（筋節）が短縮し、筋肉の収縮現象となる。架橋が解離すると、再びアクチンフィラメントとミオシン頭部は離れ、元の位置へと復帰することにより、筋肉の弛緩現象となる。
- このように、アクチンフィラメントとミオシンフィラメントの動きが滑走によるため、筋収縮は“滑走説”と呼ばれる。

筋収縮のしくみ（興奮収縮連関）

- 筋細胞膜の興奮の発生から筋収縮現象発現までの一連の反応を興奮収縮連関（図1-7-21）という。
- 骨格筋の興奮収縮連関が急速に起こるのは、筋細胞の中の筋原線維が筋小胞体（SR）と呼ばれる薄い袋状の構造物に取り巻かれており、かつ筋節の Z 膜に相当する部位で、細

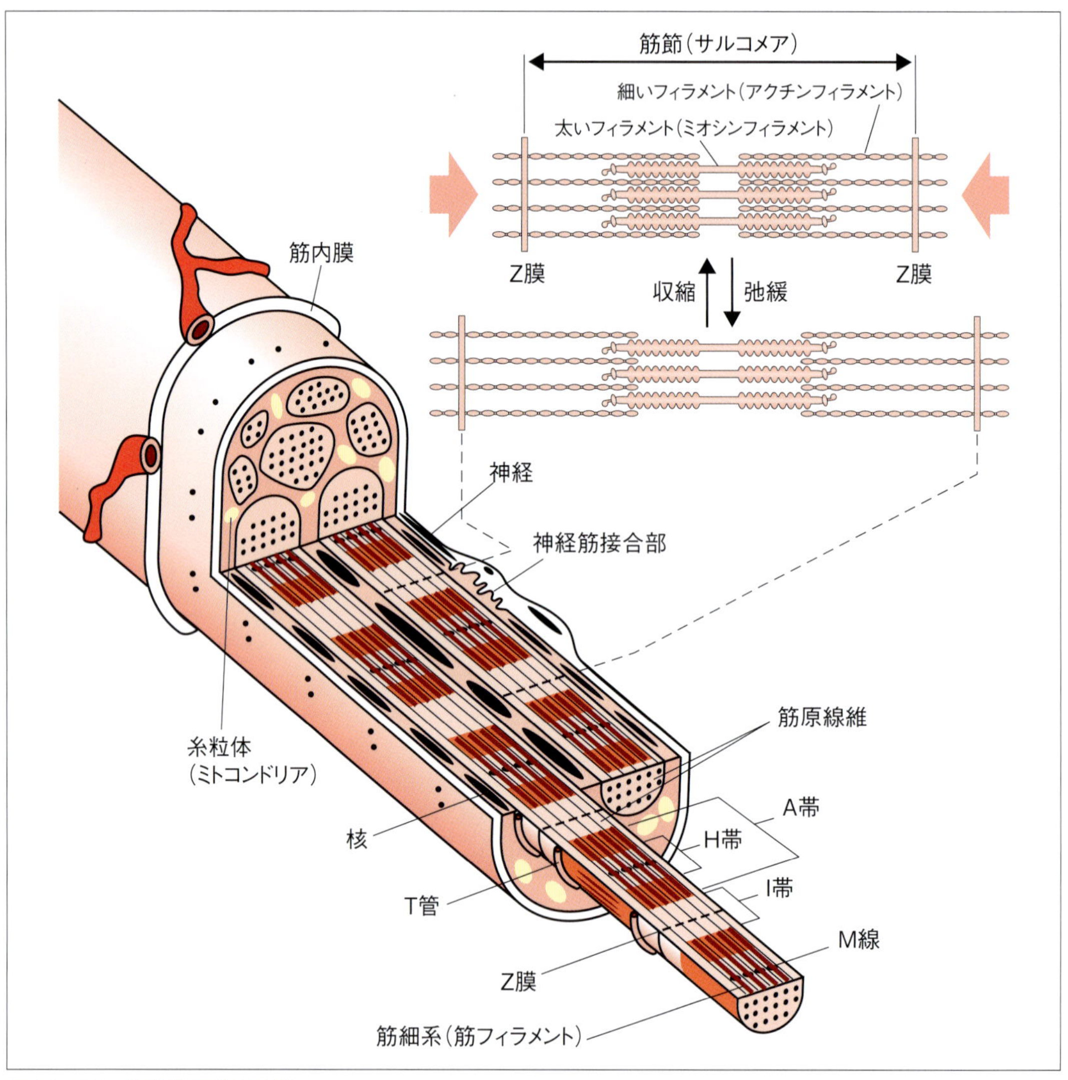

図1-7-19　筋線維の微細構造
A 帯（anisotropic band、暗帯）：太いミオシンフィラメントの全長に相当、I 帯（isotropic band、明帯）：細いアクチンフィラメントのみが存在する場所、H 帯：ミオシンフィラメントのみ存在する場所、Z 膜：アクチンフィラメントは Z 膜に固定されている。

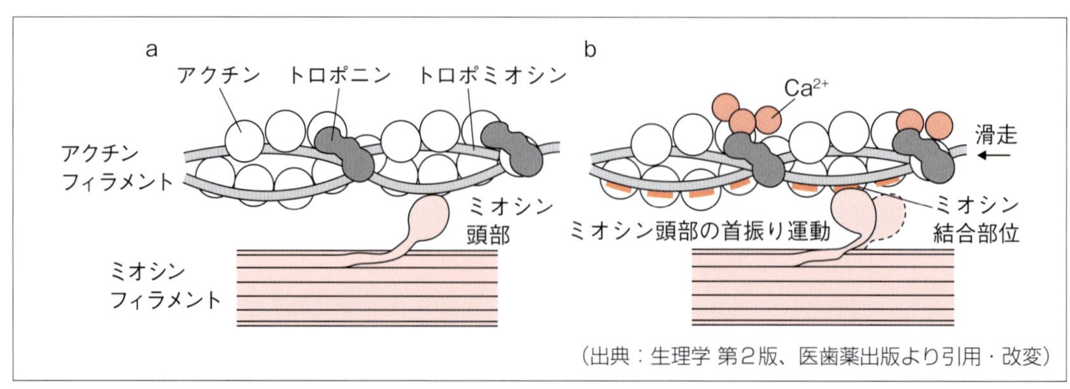

図1-7-20　筋収縮の際のアクチンフィラメントとミオシンフィラメントの動き（滑走）

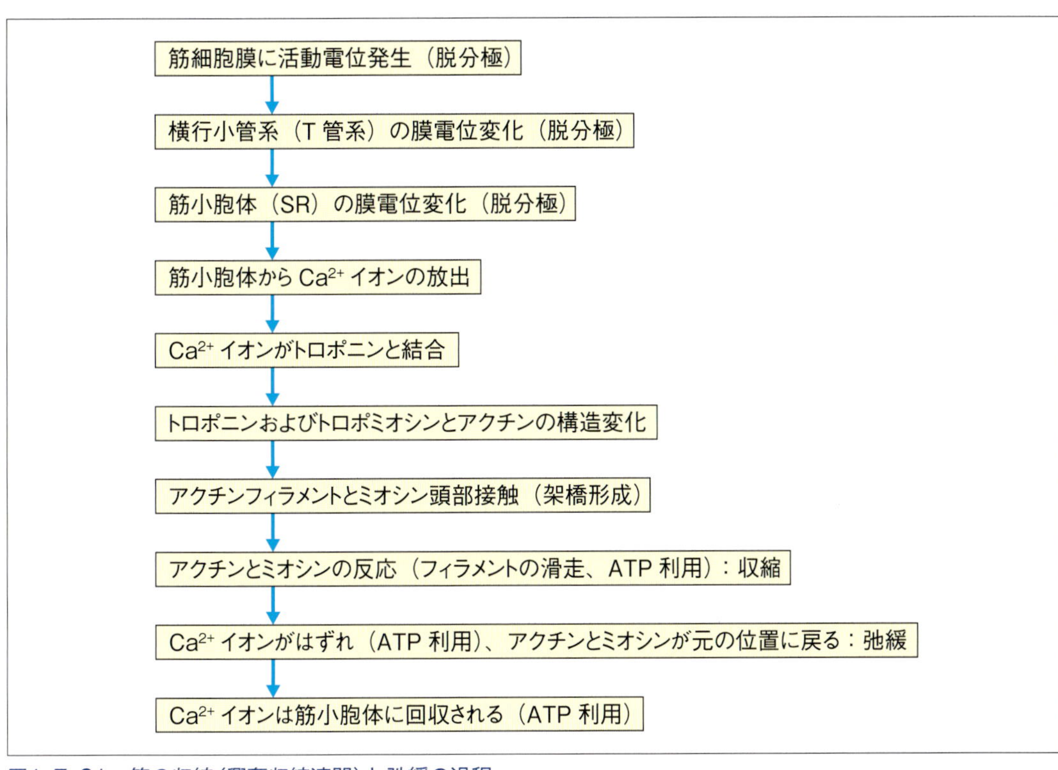

図1-7-21　筋の収縮（興奮収縮連関）と弛緩の過程

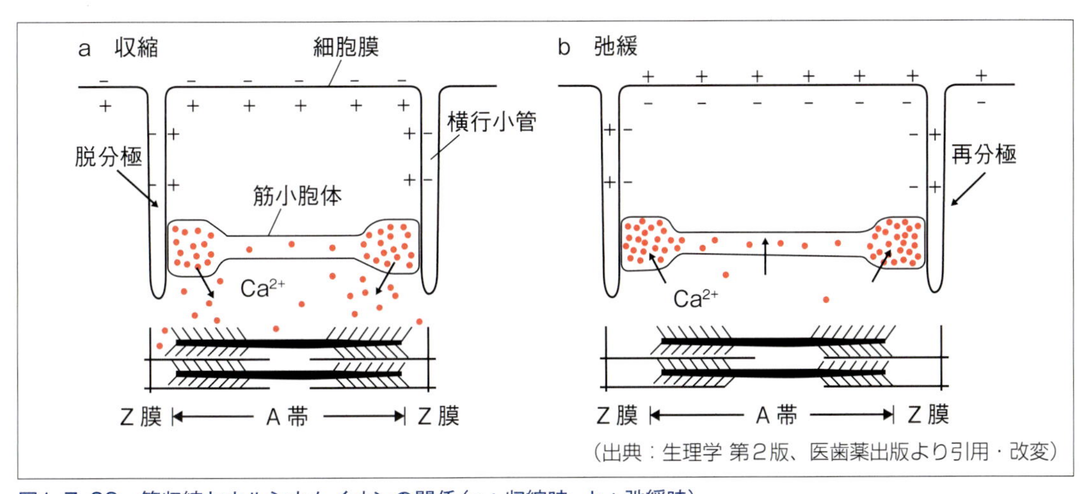

図1-7-22　筋収縮とカルシウムイオンの関係（a：収縮時、b：弛緩時）

胞膜が細胞内に陥入した横行小管系（T 管系）が接しているという特徴的な構造にある（**図1-7-18、図1-7-22**）。すなわち、筋細胞膜上の興奮は、細胞内を伝達して筋小胞体の膜を興奮させるのではなく、膜同士が接しているために直接的な興奮伝達が可能となっていること、さらには筋小胞体が筋原線維を大きく取り巻くことにより、多方面からの Ca^{2+} イオン供給が可能となっていることなどから、急速な興奮収縮連関を引き起こすことを可能としている。

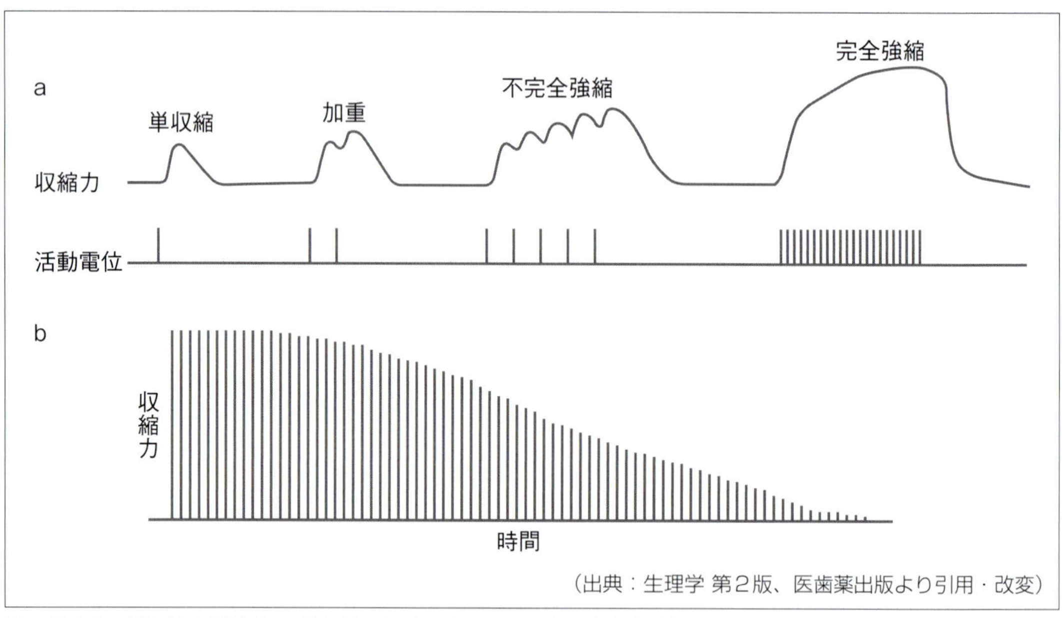

図1-7-23　単収縮と強縮（a：筋収縮の加重の過程、b：筋の疲労曲線）

骨格筋の役割

- 骨格筋の役割は次のとおりである。
  ①動力源：化学的エネルギーから力学的エネルギーを産出
  ②運動作用：骨と連動して関節の屈曲・伸展などの関節運動を行う
  ③熱源作用：筋収縮に利用されるエネルギーの75％以上が熱として放出される。体温維持に使われる
  ④保護：衝撃を吸収し、骨や内臓などの器官を保護する
  ⑤ポンプ作用：筋の収縮により静脈・リンパ管を圧縮し、静脈血とリンパ液の環流を促進する

単収縮と強縮

- 骨格筋に活動電位を１回だけ発生させると、その約10ミリ秒後に筋は1回だけ収縮し、直ちに弛緩する。このように１回だけ収縮が発現することを単収縮という。単収縮は生理学的にはあまり役に立たない。
- 骨格筋の収縮自体には不応期はないので、単収縮が発生している途中で次の活動電位を発生させると、筋は弛緩する時間がないため、収縮高は加算されて大きくなる。この現象を収縮の加重という。活動電位の発生頻度が低ければ、個々の刺激に対応した単収縮が連続してみられる不完全収縮という状態を示すようになる。活動電位の発生頻度が高くなると、収縮高は活動電位の発生頻度に応じて次第に大きくなり（限界はある）、かつ各々の単収縮が滑らかに融合した完全収縮という状態を示すようになる（図1-7-23a）。この状態は、物を持ち続けたときの筋肉の持続的収縮状態と考えればよい。
- 骨格筋は収縮が持続的に繰り返されると収縮力が次第に減少していき、やがて収縮できなくなる。これを筋の疲労という（図1-7-23b）。

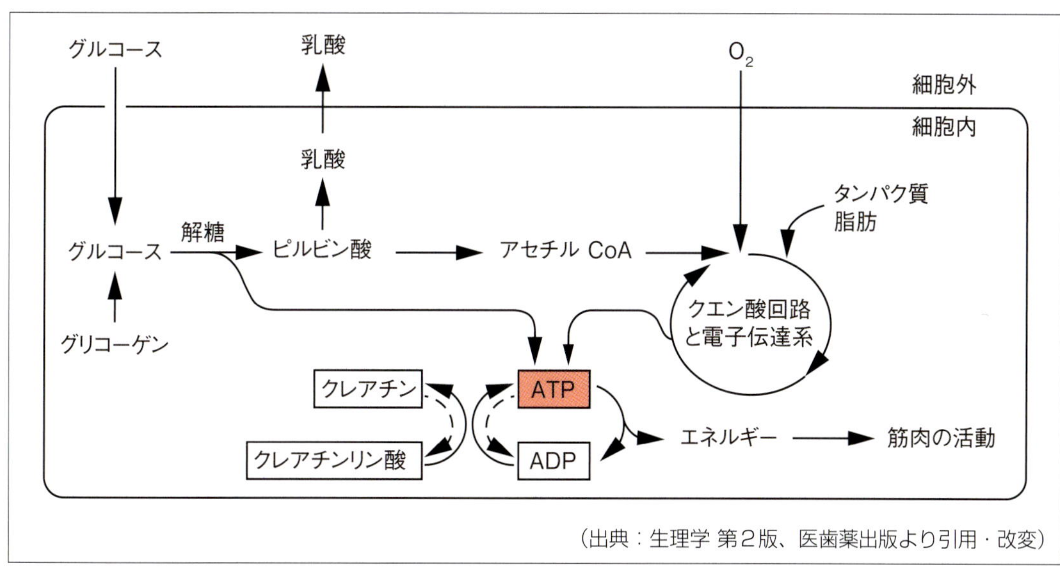

図1-7-24　筋肉活動を行うために必要なATPエネルギー供給経路

筋収縮のエネルギー源

- 筋収縮には十分なATPエネルギー供給が必要である。ATPエネルギーの供給経路には次の三つがある（図1-7-24）。
  ①好気性代謝経路：有酸素エネルギー産生系。酸素の存在のもと、ミトコンドリア内のクエン酸回路と電子伝達系によるATP産生系である。
  ②嫌気性代謝経路：無酸素エネルギー産生系。酸素が利用できない場合、細胞質内で行なわれる、解糖系と呼ばれる代謝経路でのATP産生系である。
  ③クレアチンリン酸代謝経路：筋細胞内に蓄えられているクレアチンリン酸からADPが直接リン酸を受け取ってATPにもどる系であり、酸素を必要としない（ローマン反応）。クレアチンリン酸はエネルギー貯蔵の形態であり、骨格筋が長時間収縮作用を継続できる保証となる（限度はある）。
  ADP＋クレアチンリン酸⇔
  　ATP＋クレアチン

白筋と赤筋

- 骨格筋線維には白筋線維と赤筋線維がある。
- 白筋線維は収縮速度が速いが、疲労しやすい特徴を有し、速筋線維とも呼ばれ、速い運動に関与する。また、無酸素状態下での筋収縮が可能で、短距離ランナータイプの筋ともいわれる。
- 赤筋線維は収縮速度は遅いが、疲労しにくい特徴を有し、遅筋線維とも呼ばれ、姿勢保持のような持続的な筋収縮活動に関与する。赤筋には毛細血管が多数存在し、有酸素状態で持続的にエネルギーを産生しながら筋を収縮させるため、長距離ランナータイプの筋ともいわれる。

骨格筋の神経支配

◆運動神経と感覚神経

- 骨格筋には中枢神経の運動指令を筋に伝える運動神経と、筋の情報を中枢神経に伝える感覚神経の２種類の末梢神経が分布している。
  ①運動神経は筋が収縮する命令を伝える遠心

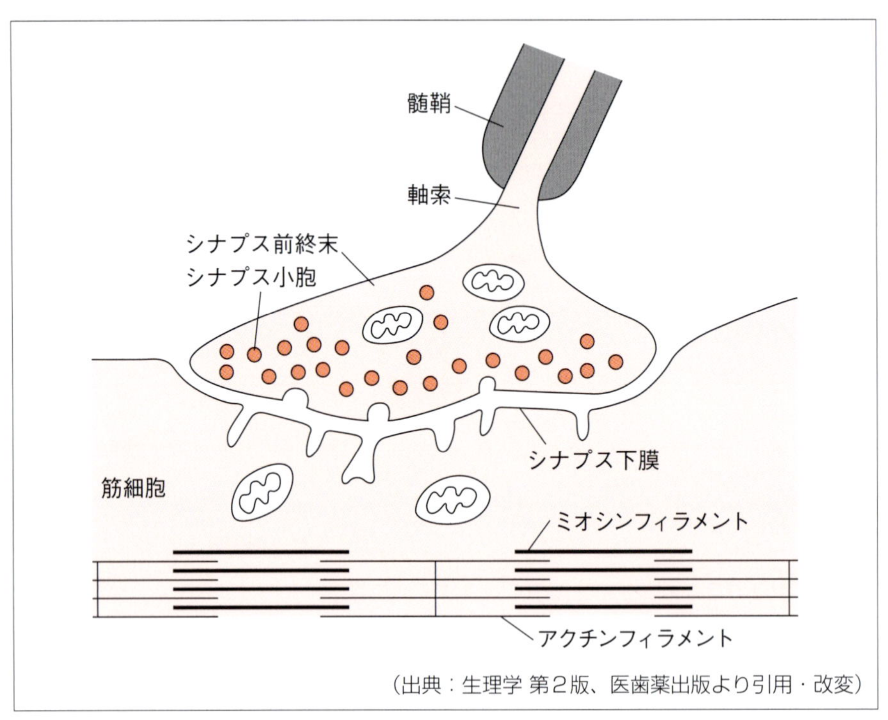

図1-7-25　神経筋接合部の模式図

性神経で、脳または脊髄から出る1個のニューロンからなり、神経終末部を介して筋線維（筋細胞）と接続している（図1-7-25）。シナプス小胞の中にはアセチルコリンが存在し、これが放出され、シナプス下膜上に存在する受容体に作用すると、筋細胞膜に電位変化が生じ、興奮が伝えられる。

②感覚神経は筋の深部感覚を中枢神経に向かって伝える求心性神経である。終末部は筋紡錘・腱紡錘（腱受容器）を介して筋線維と接続している（図1-7-26）。

◆筋紡錘と腱紡錘（腱受容器）

- 筋線維の間にある筋紡錘は、結合組織に包まれ紡錘形をしており、特殊な神経線維がらせん状に巻きついている伸展受容器である（図1-7-26）。筋の伸展によって興奮し、筋の収縮と緊張の程度を調節している。
- 腱紡錘は腱に存在し、筋紡錘とほぼ同様の構造と機能をもっており、筋の収縮によって興

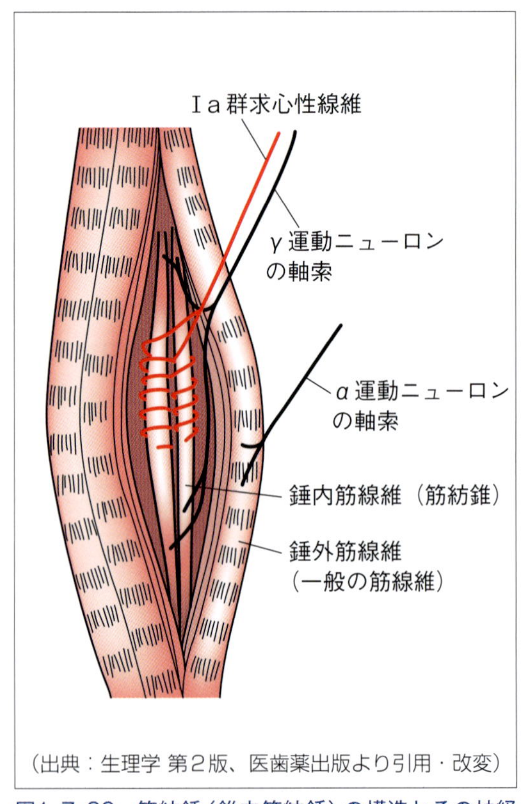

図1-7-26　筋紡錘（錐内筋紡錘）の構造とその神経支配
Ⅰa 群求心性線維が筋紡錘の感知した情報を中枢へ伝える。

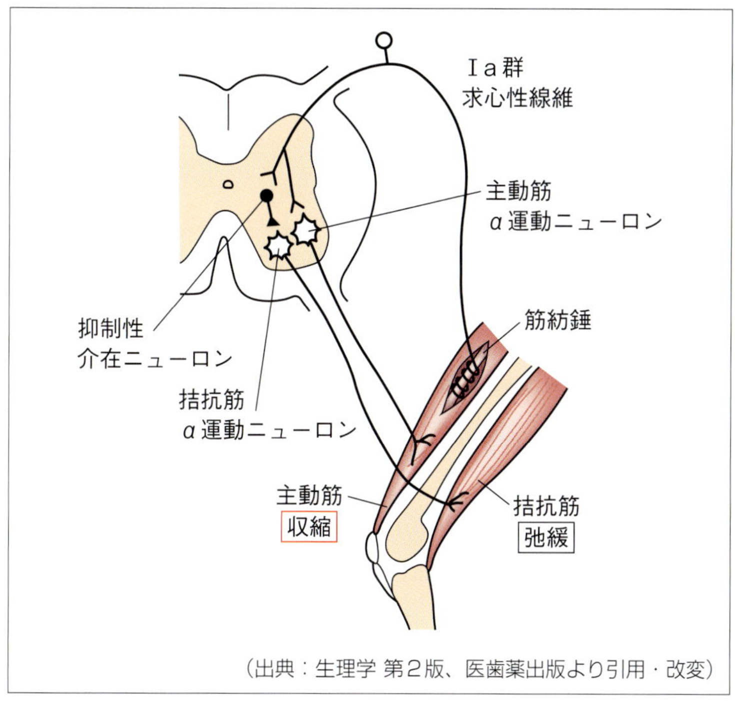

図1-7-27　伸張反射
伸張反射は単シナプス反射の例として説明されるが、膝蓋腱反射では同時に拮抗抑制もかかっている。

奮を中枢神経系に伝え、筋紡錘の作用とは平衡関係にある。

運動の調節

- 骨格筋の収縮活動は運動神経により調節されている。中枢神経系内にはさまざまな運動の調節を担う領域があり、**運動中枢**と呼ばれる。脊髄、脳幹、視床、小脳、大脳基底核、大脳皮質などとても広い領域に存在している。各レベルの運動中枢には全身各部からの求心性情報が集められ、これら情報は運動中枢で統合され、その指令は遠心性の運動神経を介して種々の筋を協調的に作動させ、身体運動を可能にしている。
- 支配される運動中枢のレベルにより、意志を伴った随意的な調節（大脳皮質が関与）と、意志とは関係なく行われる反射性の調節（主として脊髄・脳幹レベルでの調節）がある。

◆脊髄レベルでの代表的運動調節（脊髄反射）

（1）伸張反射（伸展反射）（図1-7-27）

- **伸張反射**はシナプスを一つだけ挟んだ反射（単シナプス反射）である。筋肉の中には筋肉が伸びたことを感知する受容器（筋紡錘）があり、筋肉が伸ばされると感覚神経（Ia 群求心性線維）を通じて脊髄に信号を送る。
- 感覚神経の細胞は脊髄の外側の後方にあり、感覚情報は後方（背根）から脊髄に入る。
- 感覚神経は、情報を受け取ったのと同じ筋肉（主動筋）を支配する運動神経（α 運動ニューロン）に直接シナプス接続し、筋肉を収縮させる。例として**膝蓋腱反射**や**アキレス腱反射**がある。ただし、厳密には単シナプス反射とは言い切れず、求心性情報は単に主動筋に対する運動神経を刺激するのみでなく、拮抗筋に作用する運動神経に対し、抑制性介在神経を介して収縮抑制もかけられている（拮抗側

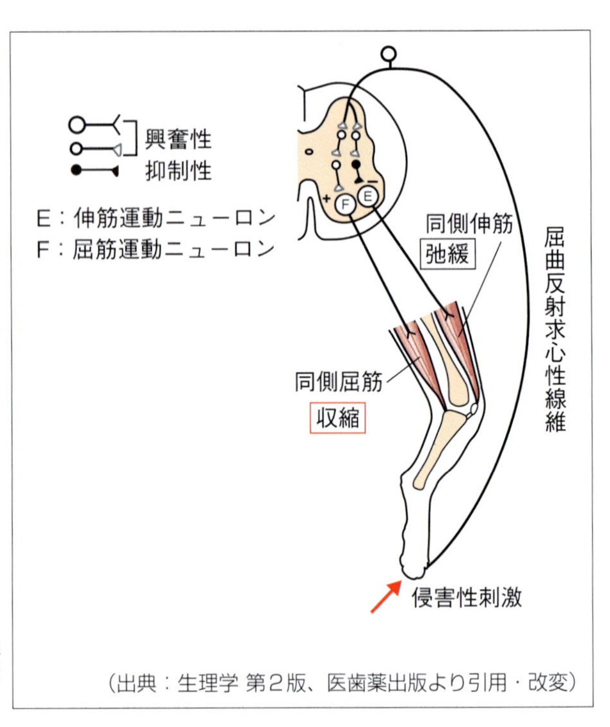

図1-7-28　屈曲反射
屈曲反射求心性神経が刺激されると、その肢の屈筋が収縮すると同時に、伸筋が弛緩（収縮が抑制される）し、その肢が大きく屈曲することになる。

性）。

(2) 屈曲反射（図1-7-28）

- 侵害刺激が肢端に加えられると、その肢が屈曲する。屈筋が収縮すると同時に、伸筋が弛緩するためである。この反射は傷害から肢を守ろうとする防御反射である。
- **屈曲反射**は前述の伸張反射とは異なり、その反射回路に介在ニューロンが組み込まれた多シナプス性反射である。
- 皮膚の侵害受容器からの情報は、脊髄内の介在ニューロンに伝えられ、最終的に伸筋の運動ニューロンには抑制を、屈筋の運動ニューロンには興奮をもたらす。熱いやかんに指が触れると瞬間的に腕を引っ込めることがあるが、これが屈曲反射である。

骨格筋の分類

作用による分類

- 骨格筋はその作用によって次のように分類される。

屈筋：関節を屈する。橈側手根屈筋、深指屈筋など

伸筋：関節を伸ばす。橈側手根伸筋、尺側手根伸筋など

内転筋：四肢を体軸に近づける。内転筋、薄筋（大腿骨に付着）など

外転筋：四肢を体軸から遠ざける。縫工筋、大腿二頭筋（大腿骨に付着）など

回内筋：関節軸を内側に回転する。円回内筋（橈骨に付着）

回外筋：関節軸を外側に回転する。回外筋（橈骨に付着）

形状による分類

- 形状によって次のように分類される。

紡錘状筋：中央がふくらみ、末端が細い基本形状

多頭筋：筋頭が複数存在する

・二頭筋：上腕二頭筋

・三頭筋：上腕三頭筋、下腿三頭筋
・四頭筋：大腿四頭筋

多腹筋：筋腹が腱で分かれる。顎二腹筋、腹直筋

平行筋：筋が長軸方向に対して平行に配列されている。筋長が長い。背最長筋、頸長筋、頭長筋

斜筋：筋が体軸に対し斜めに走っている。腹斜筋、肋間筋

鋸筋：筋が鋸の歯のように停止する。腹鋸筋、背鋸筋

骨格筋の基本形

- 次に骨格筋の基本形について示す。

筋頭（起始）：骨の付着部で筋肉が始まる部分。収縮のときは固定されており（支点）、動きが少ない。

筋腹：筋の中央部分で、紡錘形をしている。

筋尾（停止）：筋が停止し骨に付着する部分。収縮のときに動きが大きくなる（作用点）。

- なお、筋肉によっては起始部が支点、停止部が作用点とならず、状況によって逆になる場合もある。例えば、上腕頭筋（後述）では、起始部が後靭帯正中・後頭骨、停止部が上腕骨稜であるが、前肢の挙上動作をするときは起始部が支点で、停止部が作用点になるが、うなずく動作をするときは、起始部が作用点になり、停止部が支点となる。

体の各部の主な筋と神経支配

◆皮筋（図1-7-29）

- 皮筋とは骨格に関係なく皮膚の直下に存在してこれに付着するか、または骨に起始し皮膚に終わる薄い筋である。体全体をほぼ連続的に被い、部分的にごく薄い筋質や筋膜となる。主な皮筋を示す。

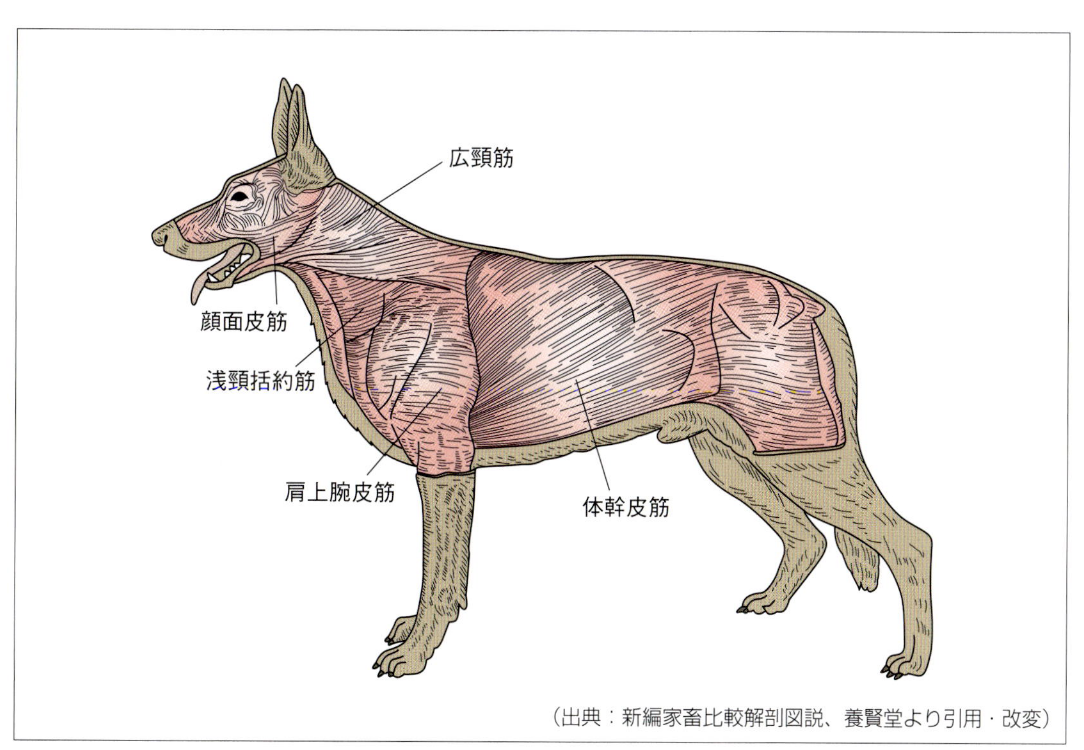

図1-7-29　犬の皮筋

筋の名称	起始	停止	作用	神経支配
顔面皮筋	咬筋表面	咬筋表面	皮膚の運動と緊張	顔面神経
広頸筋	項部	顔面皮筋に連続	〃	〃
浅頸括約筋	喉頭部腹側面	頸胸部腹側	〃	〃
体幹皮筋	上腕部	胸から腰背部	〃	後胸神経
肩上腕皮筋	鬐甲部付近	肩から上腕部	〃	〃

広頸筋や浅頸括約筋は肉食動物にみられ、そのほかの動物では頸皮筋として認められる。

◆表層の筋

● 骨格筋は何層にも重なり合って存在することが多いが、皮膚および皮筋を剥離して確認できる主な全身の筋を図1-7-30に示す。

◆頭部の筋

● 顔面の筋、下顎の筋（咀嚼筋）、舌骨の筋に分けられる。これらのなかから**咀嚼筋群**について示す（図1-7-31）。

筋の名称	起始	停止	作用	神経支配
咬筋	頬骨弓	下顎骨外側面（咬筋窩）	下顎の挙上、噛む	三叉神経
側頭筋	側頭骨	下顎骨筋突起	〃	〃
翼突筋（内側／外側）	翼状骨、口蓋骨外側	下顎骨内側面	〃	〃
顎二腹筋	顆傍突起	下顎骨体内側面	下顎を下げる、口を開ける	〃

顎二腹筋はウマでは顔面神経支配も受ける。

◆頸部の筋

● 多数の筋が重なり合い、複雑な筋構成になっている。浅層筋および深層筋の主なものを示す（図1-7-30、32、33）。

筋の名称	起始	停止	作用	神経支配
上腕頭筋（図1-7-32）			頭頸部を後方や下方に引く、前肢を前方に挙上	副神経
・鎖骨頭筋頸部	後頭骨、項靭帯正中線	鎖骨画		
・鎖骨頭筋乳突部	側頭骨乳様突起	〃		
・鎖骨上腕筋	鎖骨画	上腕骨稜		
胸骨頭筋（図1-7-32）			頭頸部を屈する	副神経
・胸骨頭筋後頭部	胸骨柄	後頭骨		
・胸骨頭筋乳突部	〃	側頭骨乳様突起		
胸骨舌骨筋（図1-7-33）	胸骨柄、第１肋骨	舌骨	舌骨を後方に引く	頸神経
胸骨甲状筋（図1-7-33）	胸骨柄	甲状軟骨	〃	〃
頸長筋（図1-7-33）	第５～６胸椎腹側	環椎腹側	頸部の前屈・側屈	〃
頭長筋（図1-7-33）	第２～６頸椎腹側	後頭骨底	〃	〃

胸骨甲状筋の始点は胸骨舌骨筋と同じで、途中から独立して別れる。

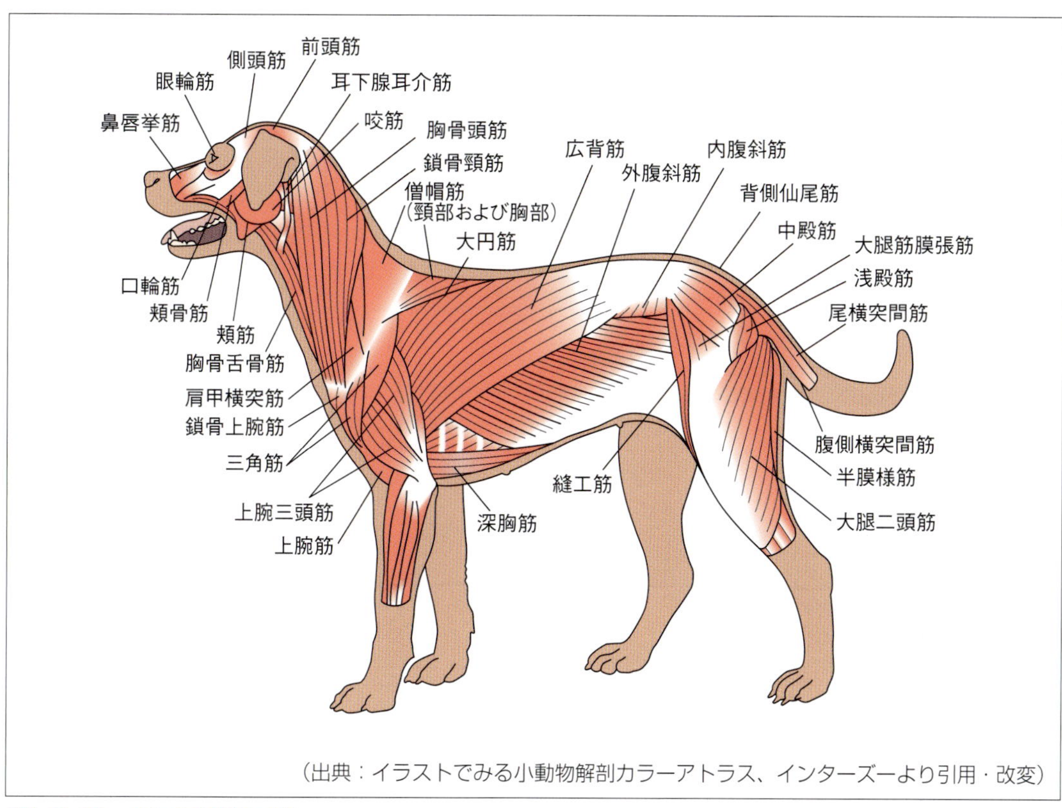

(出典：イラストでみる小動物解剖カラーアトラス、インターズーより引用・改変)

図1-7-30　犬の全身表層の筋

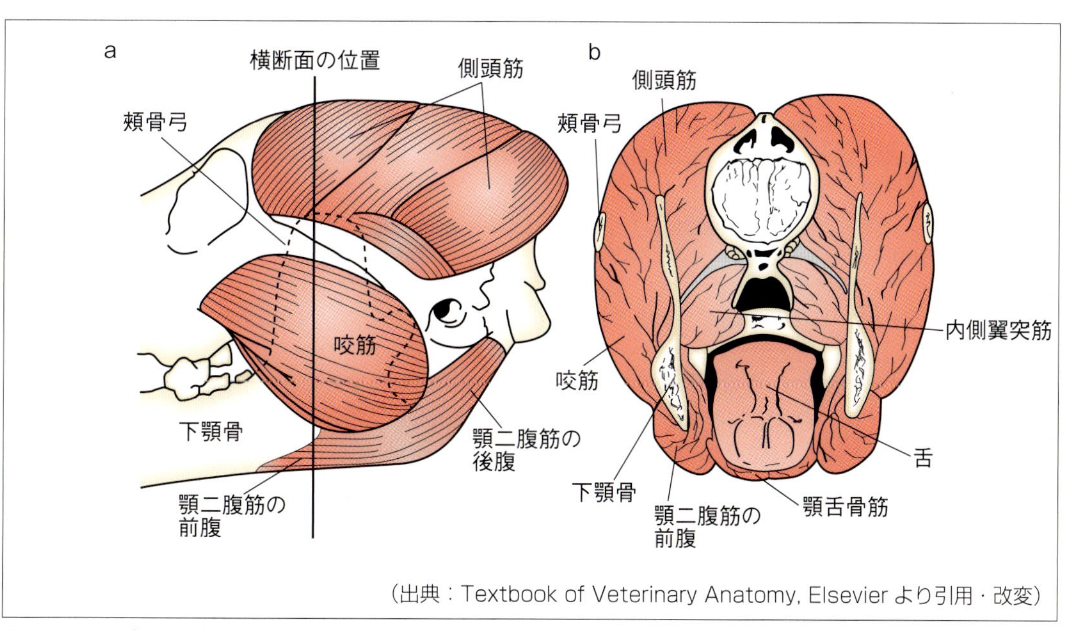

(出典：Textbook of Veterinary Anatomy, Elsevier より引用・改変)

図1-7-31　犬の咀嚼筋群（a：左側観、b：横断面）

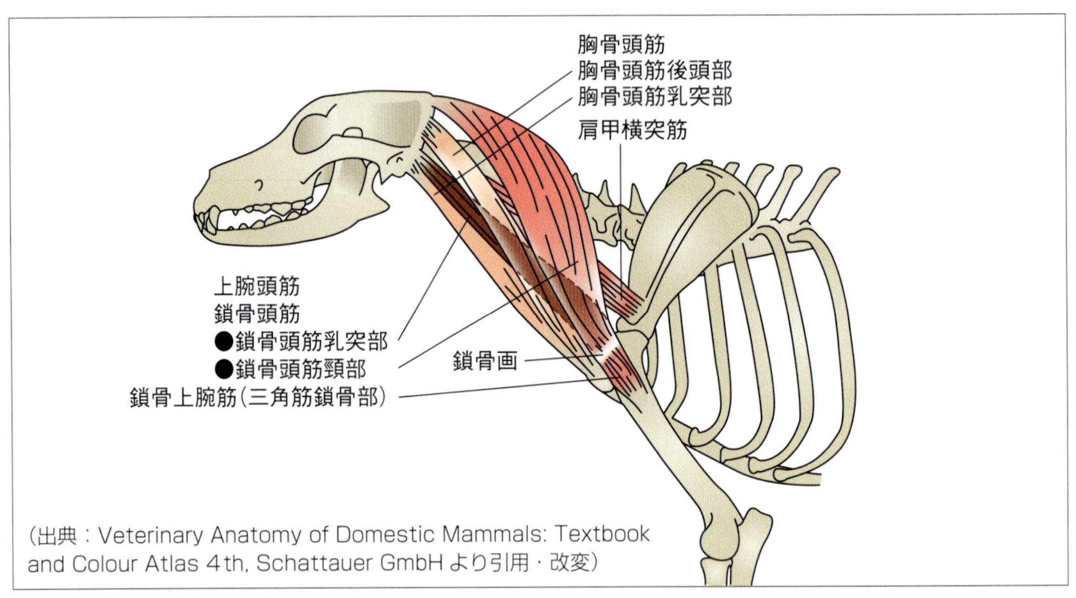

図1-7-32　上腕頭筋、胸骨頭筋の分枝
それぞれいくつかの部位に分かれている。

◆**頸背部、胸背部、腰背部の筋（図1-7-34、35）**

- 比較的大きな筋が重なり合っている。脊柱の横突起または肋骨の背側に位置し、体幹の長軸方向に平行に走っている筋群を軸上筋群（図1-7-35）といい、内側から横突棘筋群、最長筋群に、腸肋筋群の三つの筋群から構成されている。これらの筋群は互いに融合している部分がみられ、あるいは個々の性状は重なり合っている部分もあって不明瞭なことから、ここでは概略を示す。前肢帯の筋は後述する。

筋の名称	起始	停止	作用	神経支配
背鋸筋（図1-7-34）				
・前背鋸筋	胸腰筋膜	第2～9肋骨前縁	吸気性筋	肋間神経
・後背鋸筋	〃	第10～13肋骨後縁	〃	〃
板状筋（図1-7-34）	項靭帯、胸腰筋膜	後頭骨、側頭骨	頭頸部の挙上	頸神経
横突棘筋群（図1-7-35）	腸骨、仙椎、腰椎	後頭骨	脊柱の伸長、脊柱の屈曲	相当部位の脊髄神経
最長筋群（図1-7-35）	〃	環椎翼、側頭骨	〃	〃
腸肋筋群（図1-7-35）	〃	第7頸椎横突起	〃	〃

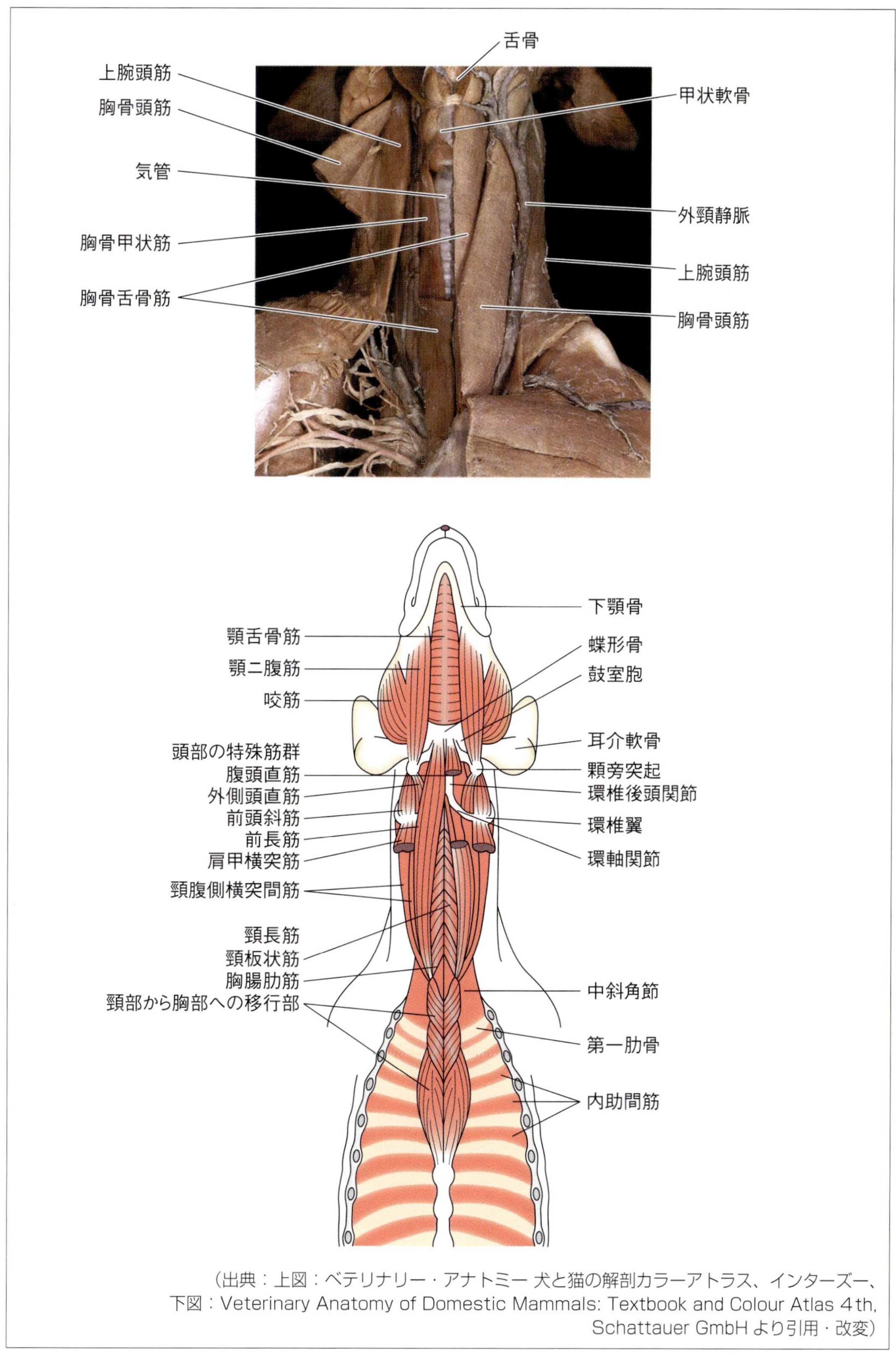

（出典：上図：ベテリナリー・アナトミー 犬と猫の解剖カラーアトラス、インターズー、
下図：Veterinary Anatomy of Domestic Mammals: Textbook and Colour Atlas 4th,
Schattauer GmbH より引用・改変）

図1-7-33 胸骨舌骨筋、胸骨甲状筋（上図）、頭長筋、頸長筋（下図）
下図は上図から気管と食道を除去し、頸椎に直接接する筋を示す。

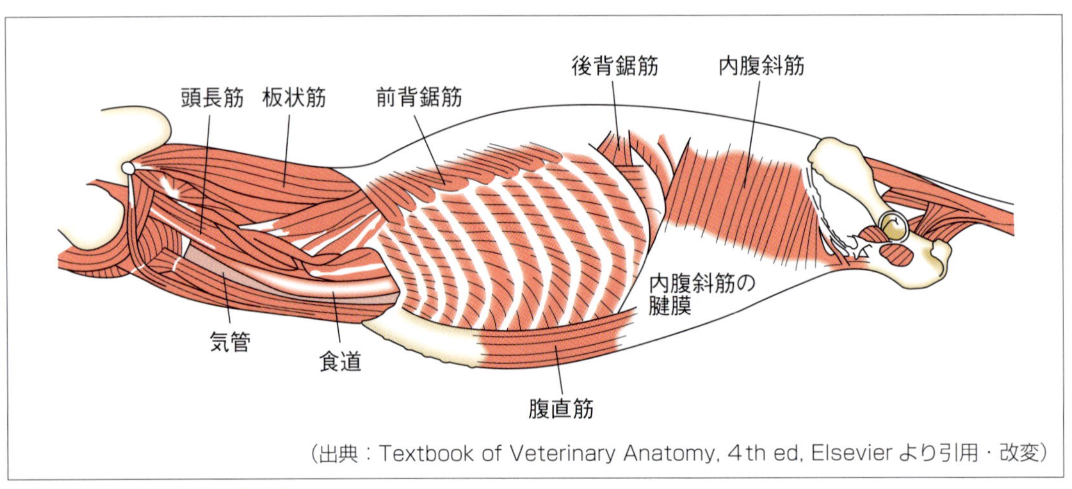

図1-7-34　犬の体幹の深層筋

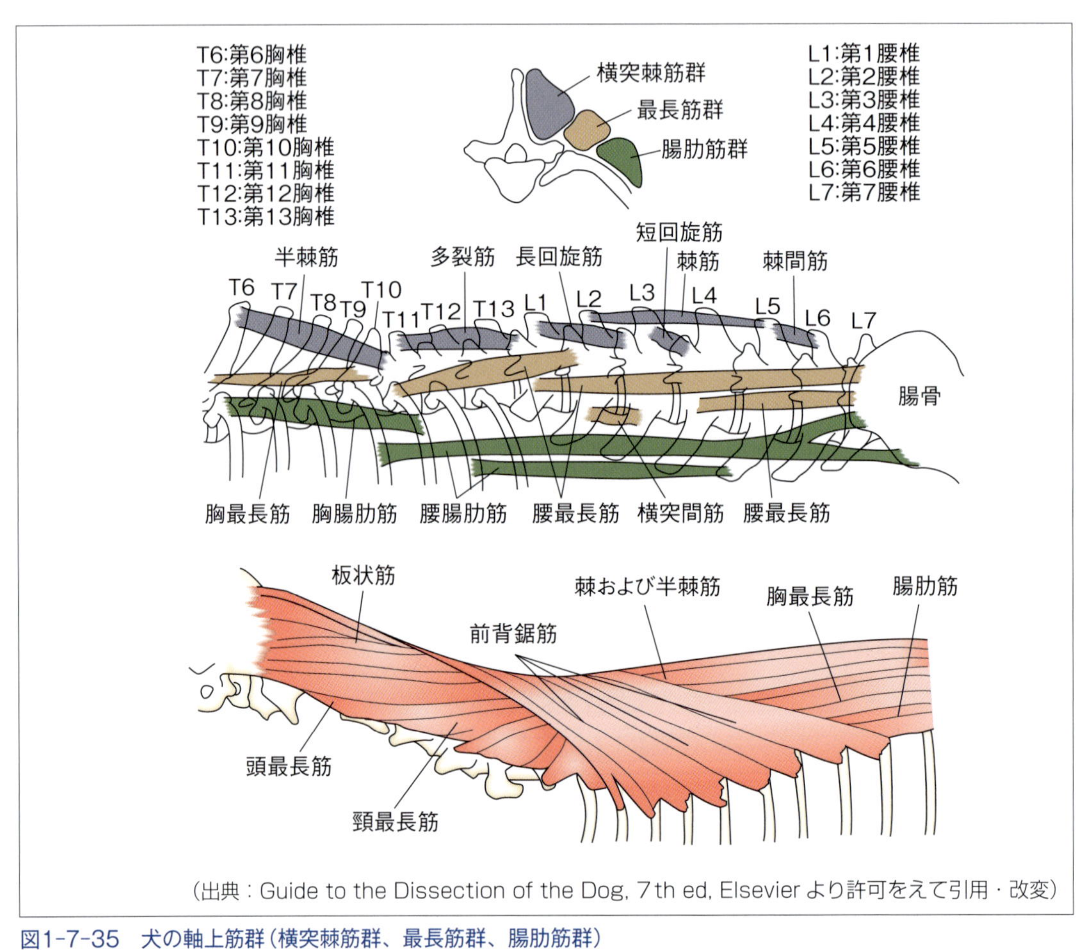

図1-7-35　犬の軸上筋群（横突棘筋群、最長筋群、腸肋筋群）
椎骨横突起または肋骨の背側に位置し、体幹の長軸方向に走っている筋群。上図は脊椎横断面を見たときの横突棘筋群、最長筋群、腸肋筋群の位置関係を示す。中図はこれら３群の筋の走行の概略図で、それぞれが１本にまとまっていないことがわかる。下図は、頸背部から胸背部にかけ、表層の筋を剥離し、３群の筋の重なりがわかるようにしたもの。

◆胸部の筋

- すべて呼吸運動に関係する筋で、呼吸筋とも呼ばれる。胸横筋と胸直筋については、図示していない。前肢帯の筋は後述する。

筋の名称	起始	停止	作用	神経支配
横隔膜（図1-7-36）	胸腔と腹腔を隔てる		呼吸運動（胸郭の拡張と縮小）	横隔神経
外肋間筋（図1-7-37）	各肋間間隙 筋線維は後下走	隣接肋骨	吸気性筋 肋骨を前方に引く	肋間神経
内肋間筋（図1-7-37）	各肋間間隙 筋線維は前下走	隣接肋骨	呼気性筋 肋骨を後方に引く	〃
胸横筋	胸骨内面正中線	真肋の肋軟骨結合部	呼気性筋	〃
胸直筋	第1～2肋軟骨を結ぶ		吸気性筋 肋軟骨を前方に引く	〃

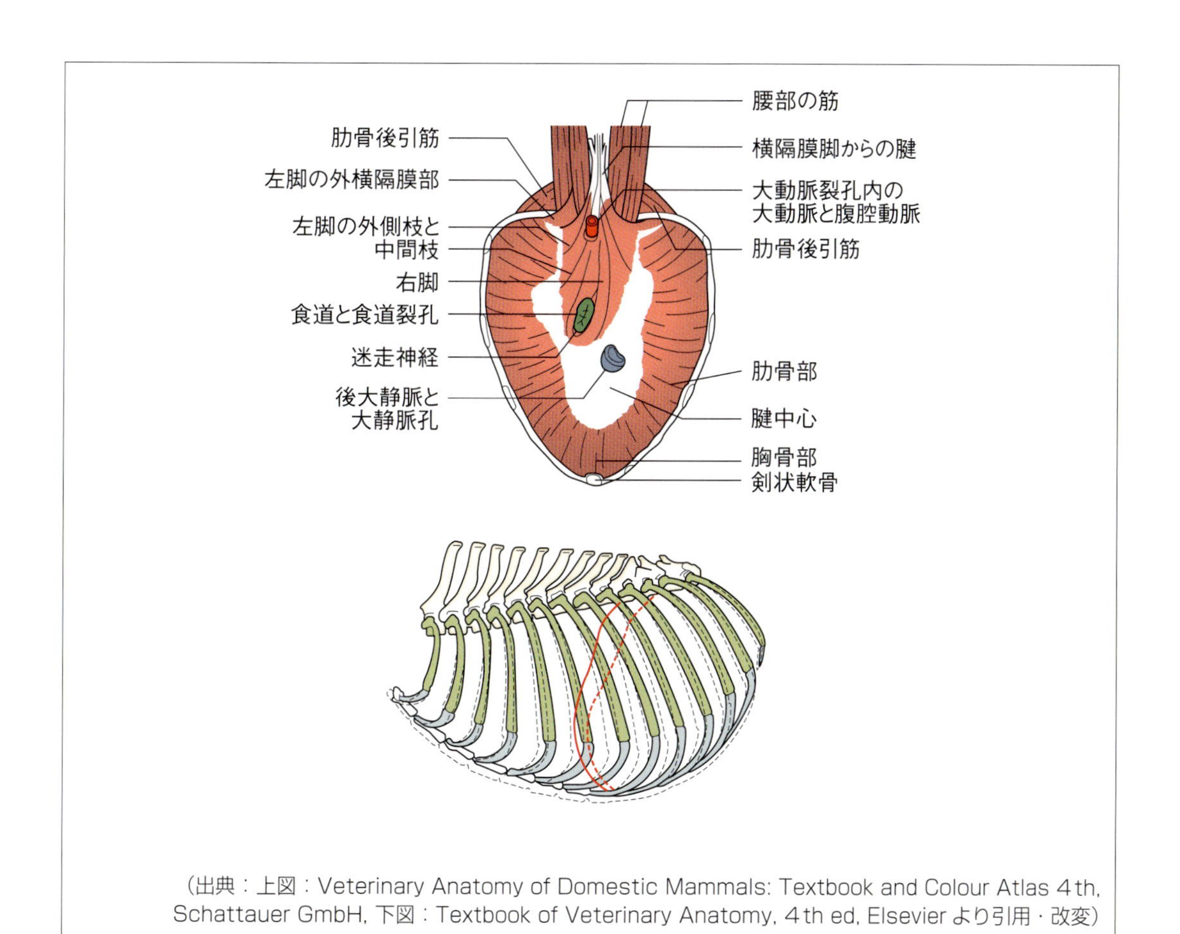

（出典：上図：Veterinary Anatomy of Domestic Mammals: Textbook and Colour Atlas 4th, Schattauer GmbH, 下図：Textbook of Veterinary Anatomy, 4th ed, Elsevier より引用・改変）

図1-7-36　犬の横隔膜尾側観（上図）、吸気時（破線）と呼気時（実線）の肋骨と横隔膜の位置関係（下図）

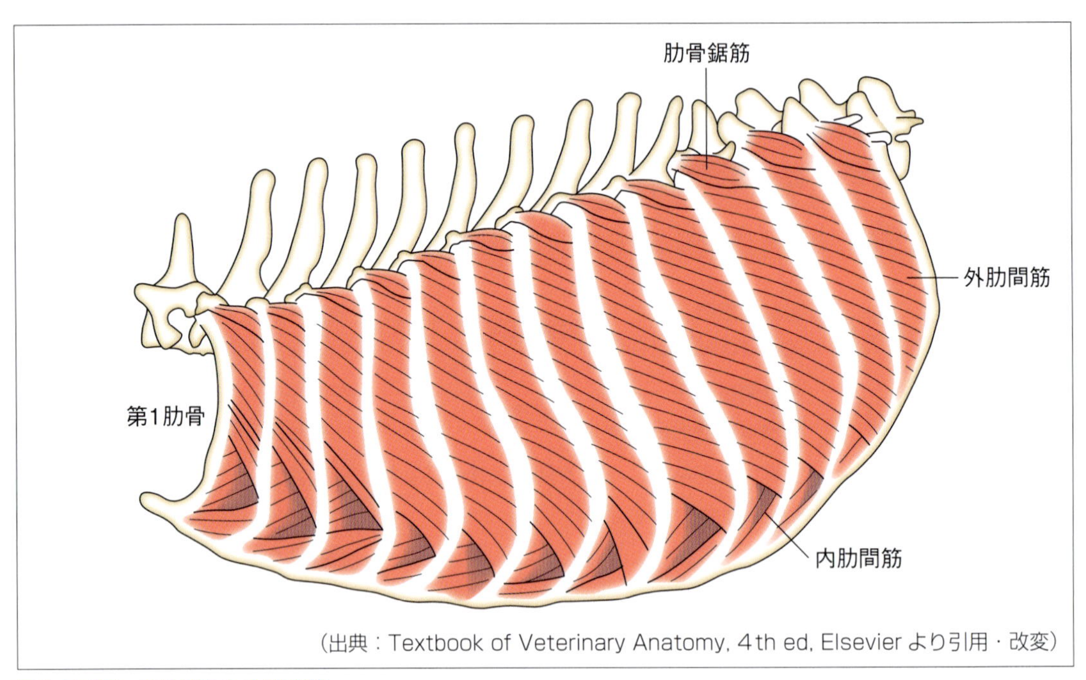

図1-7-37　外肋間筋と内肋間筋

◆腹部の筋（図1-7-38）

- 腹壁は四つの広く扁平な板状の筋からなる。

筋の名称	起始	停止	作用	神経支配
外腹斜筋	肋骨の外側表面、腰筋膜	腱膜となり白線へ	腹圧を加える	肋間神経、腰神経
内腹斜筋	腸骨寛結節、胸腰筋膜	〃	〃	〃
腹直筋	胸骨外面	恥骨	〃	〃
腹横筋	腰椎横突起、肋骨弓肋軟骨	腱膜となり白線へ	〃	〃

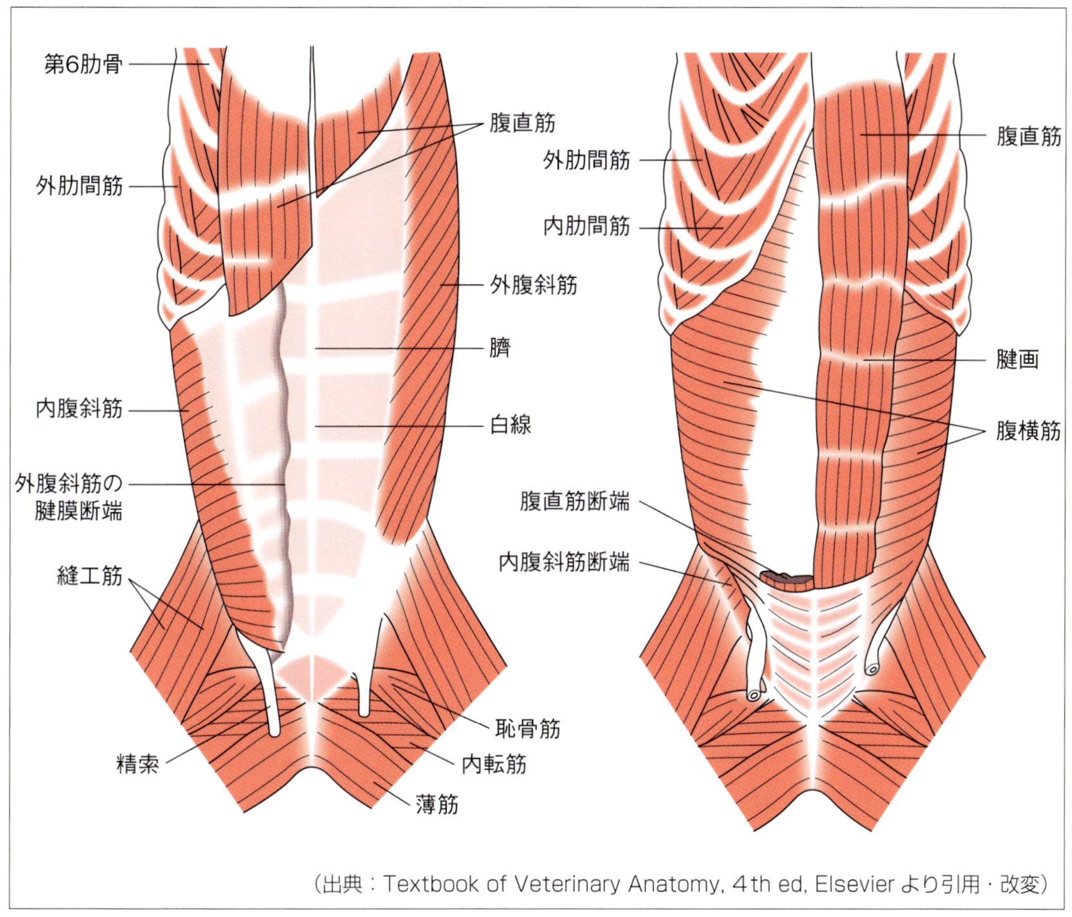

(出典：Textbook of Veterinary Anatomy, 4th ed, Elsevierより引用・改変)

図1-7-38　犬の腹部の筋
左図：外腹斜筋、内腹斜筋を示す。右図：腹直筋、腹横筋を示す。

◆前肢帯の筋

- 体幹と前肢を連結する筋群。通常の関節構造による連結ではなく、筋結合によって体幹と前肢が結びついている。表層筋と深層筋に分けられる。

筋の名称	起始	停止	作用	神経支配
〈表層筋〉（図1-7-39）				
僧帽筋	項靭帯	肩甲棘	肩を固定、前肢を前方に引く	副神経
上腕頭筋（頸部の筋参照）				
胸骨頭筋（頸部の筋参照）				
肩甲横突筋	環椎翼	肩甲棘遠位端	肩甲骨を前方に引く、首を腹側、外側に引く	副神経
広背筋	胸腰筋膜	上腕骨大円筋粗面	前肢を後方に引く	胸背神経
浅胸筋	第1～第6胸骨、胸骨柄	上腕骨稜	前肢を体幹側へ引く、前肢を前方、後方に引く	前胸神経
〈深層筋〉				
菱形筋（図1-7-40）	項靭帯	肩甲骨背側縁	体幹に肩甲骨を引きつける、前肢を前方に引く	頸神経、胸神経
腹鋸筋（図1-7-41）	頸椎横突起、第1～第7肋骨中央部	鋸筋面	体幹の支持、前肢を前後方向に振り出す	頸神経、長胸神経
深胸筋	第4肋軟骨から後の胸骨	上腕骨小結節	前肢を後方に引く、肩関節の伸筋	後胸神経

浅胸筋、深胸筋は図1-7-41、42も参照のこと。

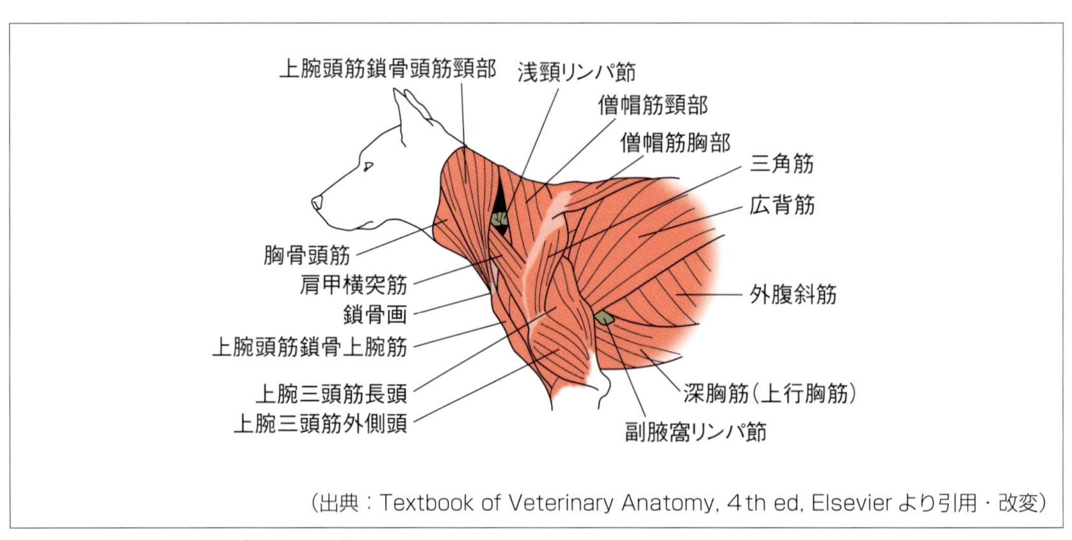

図1-7-39　犬の肩と上腕部の表層筋

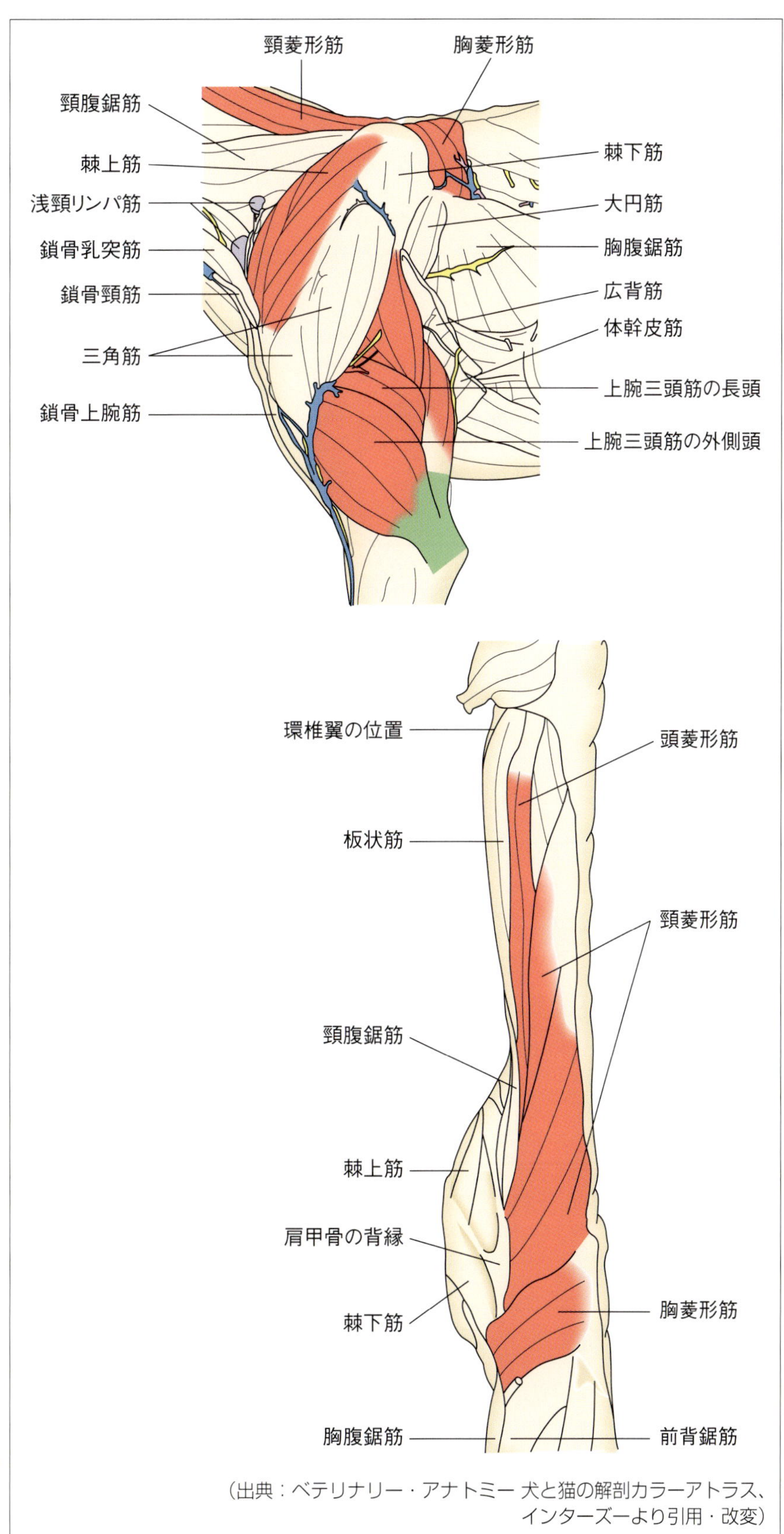

図1-7-40
犬の菱形筋
僧帽筋と広背筋を除去したもの。
上図：左側観、
下図：背側観（左半分）

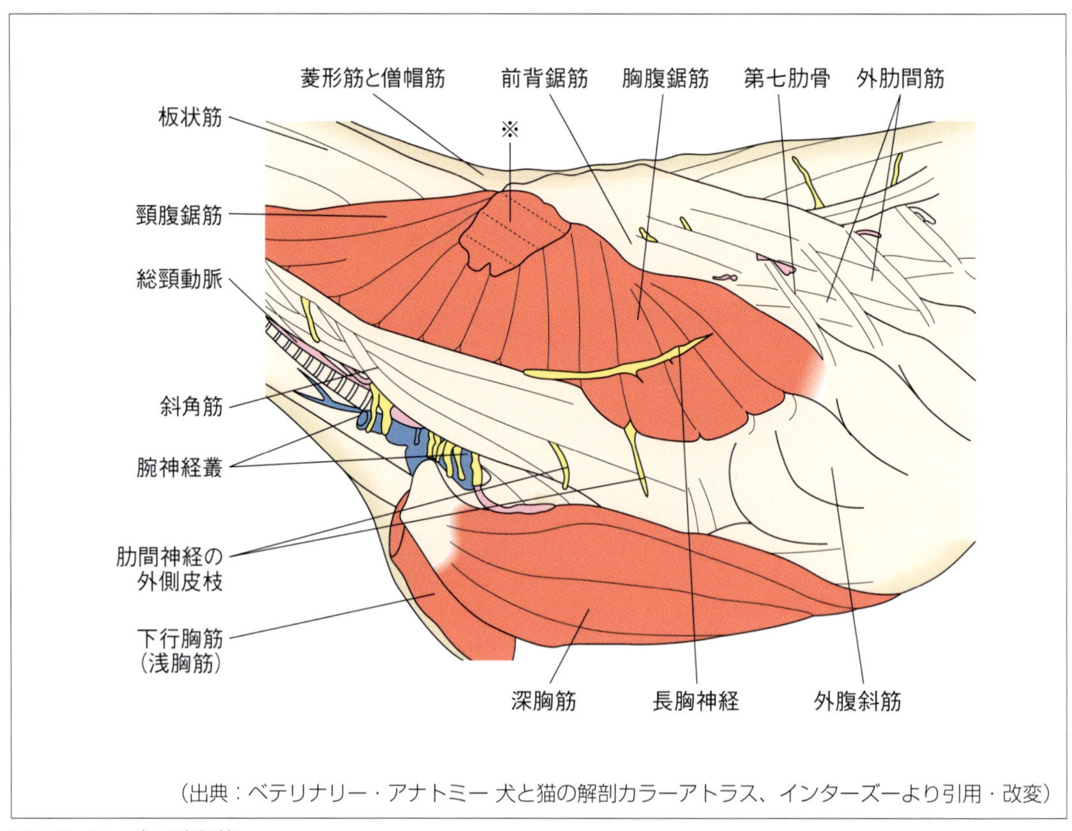

（出典：ベテリナリー・アナトミー 犬と猫の解剖カラーアトラス、インターズーより引用・改変）

図1-7-41　犬の腹鋸筋
肩甲骨から前肢全体を除去している。※肩甲骨の鋸筋面と連結していた腹鋸筋の断面。

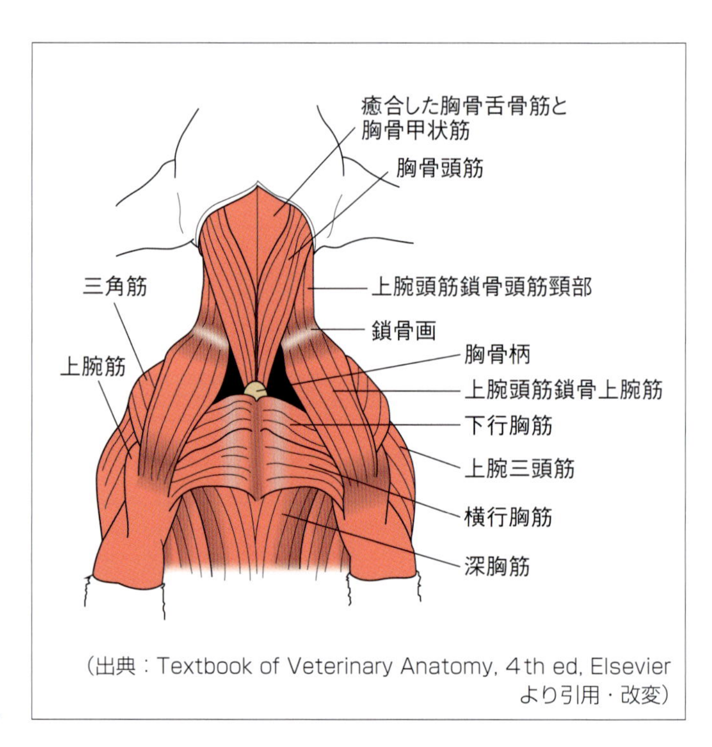

（出典：Textbook of Veterinary Anatomy, 4th ed, Elsevier
より引用・改変）

図1-7-42　犬の頸胸部腹側の筋
下行胸筋と横行胸筋を合わせて浅胸筋と呼ぶ。

◆自由前肢筋

- 自由前肢筋は関節や靭帯構造により前肢の各部を動かし、関節の伸展と屈曲、外転と内転などの役割をもつ。

筋の名称	起始	停止	作用	神経支配
〈肩から上腕部にかけての筋〉(図1-7-43)				
棘上筋	棘上窩	上腕骨大結節	肩関節の伸展	肩甲上神経
棘下筋	棘下窩	〃	肩関節の屈曲	〃
三角筋	肩甲棘、肩峰	三角筋粗面	〃	腋窩神経
肩甲下筋	肩甲下窩	上腕骨小結節	肩関節の伸展、肩甲骨内側面の固定	肩甲下神経
小円筋	肩甲骨後縁	小円筋粗面	肩関節の屈曲、外旋	腋窩神経
大円筋	〃	大円筋粗面	肩関節の屈曲、内旋	〃
上腕三頭筋(犬では4頭からなる)			肘関節の伸展	橈骨神経
・長頭	肩甲骨後縁	肘頭		
・外側頭	上腕骨外側	〃		
・内側頭	上腕骨内側	〃		
・副頭	上腕骨頸	〃		
上腕二頭筋	肩甲骨関節上結節	橈骨粗面	肘関節の屈曲、肩関節の伸展	筋皮神経
上腕筋	上腕骨頸後部	尺骨と橈骨の内側	肘関節の屈曲	〃
肘筋(図1-7-44)	上腕骨肘頭窩	肘頭外側	肘関節の伸展	橈骨神経
〈前腕部の筋〉(図1-4-44)				
橈側手根伸筋	上腕骨外側上顆	第3中手骨	手根関節の伸展	橈骨神経
尺側手根伸筋	〃	第5中手骨、副手根骨	手根関節の外転	〃
総指伸筋	〃	第2～5末節骨	手根関節と指関節の伸展	〃
外側指伸筋	〃	第3～5末節骨	〃	〃
橈側手根屈筋	上腕骨内側上顆	第2、3中手骨	手根関節の屈曲	正中神経
尺側手根屈筋	上腕骨内側上顆、肘頭	副手根骨	〃	尺骨神経
浅指屈筋	上腕骨内側上顆	第2～5中節骨	手根関節と指関節の屈曲	尺骨神経、正中神経
深指屈筋	上腕骨内側上顆、橈骨、尺骨	第1～5末節骨	指関節の屈曲	〃

棘下筋は図1-7-43の三角筋肩甲部に覆われている。
小円筋は図1-7-43の肩峰部付近の三角筋に覆われている。
上腕三頭筋の副頭は長頭と上腕骨の間に位置する。

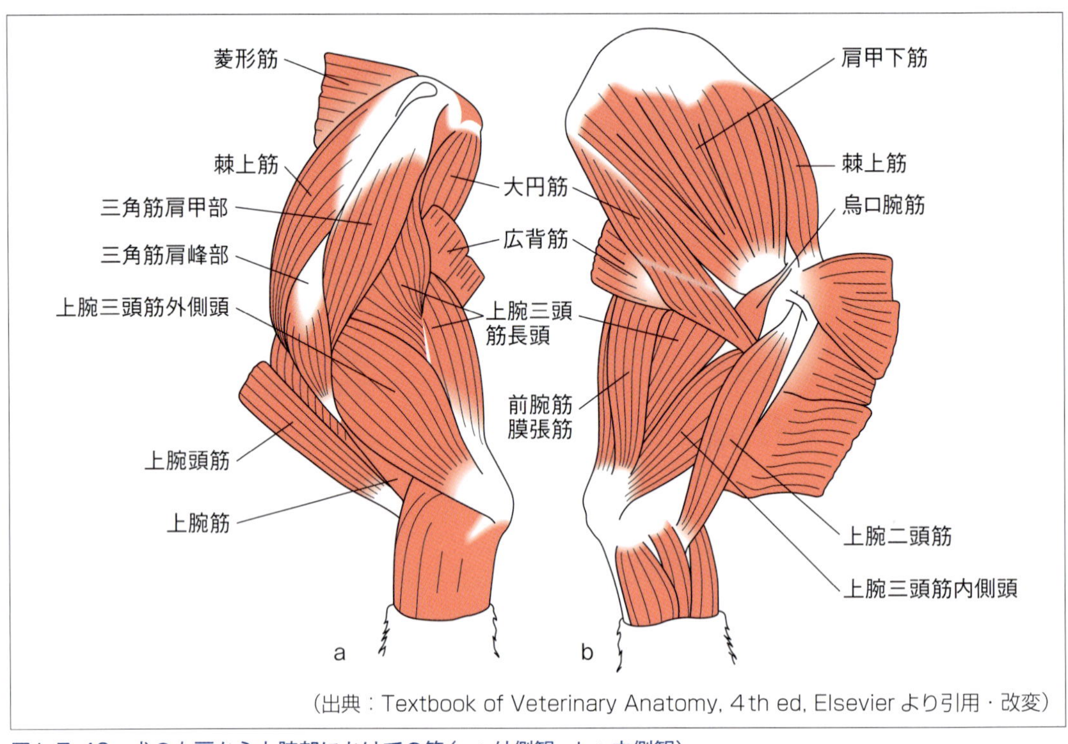

図1-7-43　犬の左肩から上腕部にかけての筋（a：外側観、b：内側観）

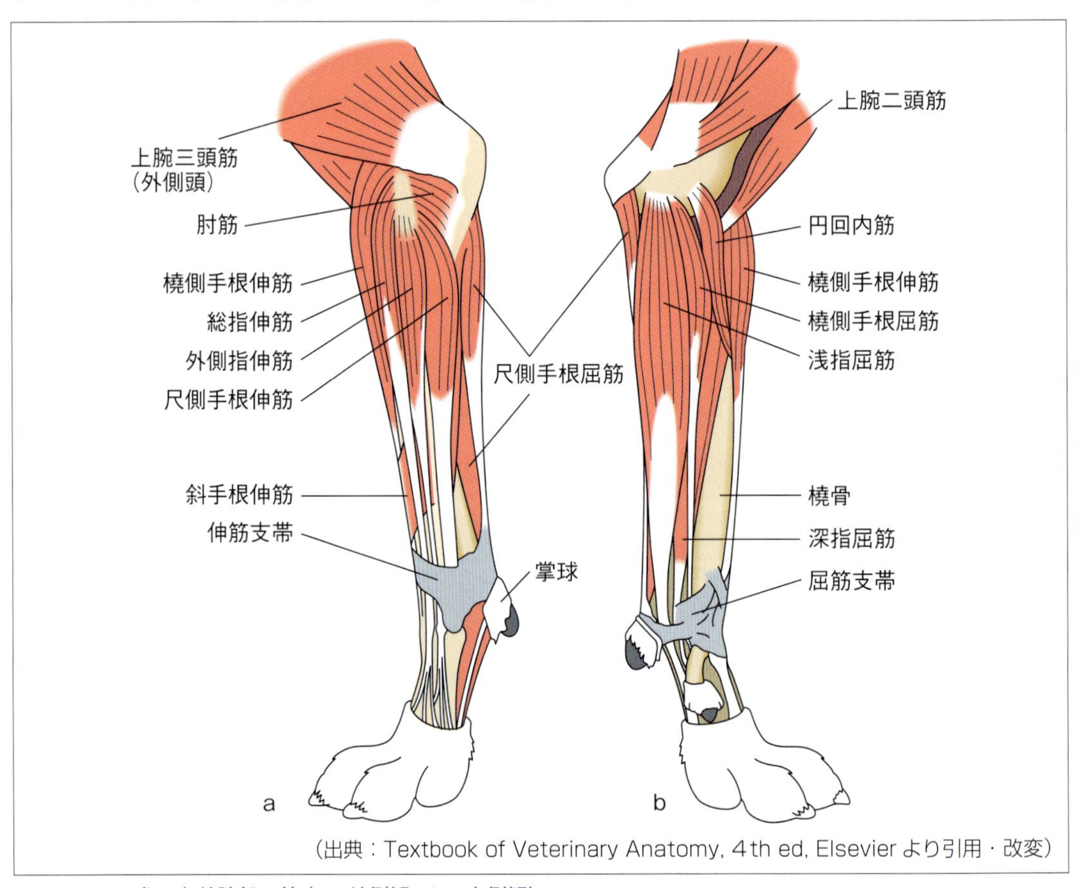

図1-7-44　犬の左前腕部の筋（a：外側観、b：内側観）

◆後肢帯の筋（腰部下筋群）（図1-7-45）

- 腰部脊椎の屈曲運動を調節し、前進運動中の脊柱と骨盤を安定させる役割をもつ。しかし、仙腸関節の動きは強く制限されているため、前肢帯を構成する筋群より発達が悪い。

筋の名称	起始	停止	作用	神経支配
小腰筋	第11～13胸椎、第1～4腰椎	腸骨弓状線	腰部脊柱の固定	腰神経
腸腰筋	腰椎、腸骨翼	大腿骨小転子	股関節の屈曲	腰神経、大腿神経
腰方形筋	腰椎横突起	仙骨翼	腰部脊柱の固定	腰神経

犬の腸腰筋は、大腰筋と腸骨筋が癒合したものとして認められる。

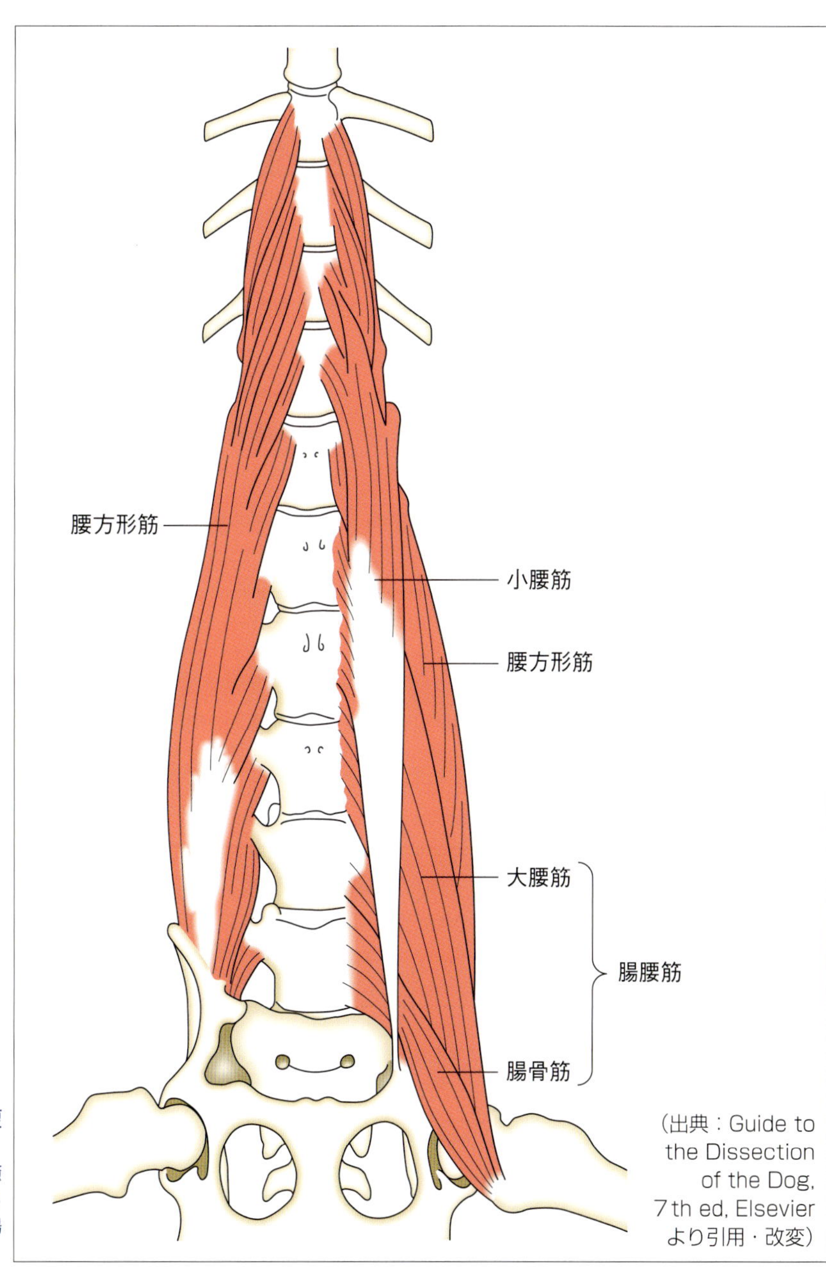

図1-7-45　犬の腰椎腹側の筋群
犬では大腰筋と腸骨筋が癒合して腸腰筋として認められる。右側では小腰筋と腸腰筋を除去してある。

◆自由後肢筋

- 体の前進運動の原動力は主として自由後肢筋によるものであり、その推進力は股関節および仙腸関節を介して体幹部に伝えられる。このため自由後肢筋は自由前肢筋より発達し、より複雑な構造となっている。
- 部位による筋の分類を、股関節の筋、膝関節の筋、足根関節の筋に分けて示す。

股関節の筋

筋の名称	起始	停止	作用	神経支配
〈殿筋群〉（図1-7-46）				
浅殿筋	殿筋膜、仙骨	大腿骨大転子遠位部	股関節の伸展	後殿神経
中殿筋	腸骨殿筋面	大腿骨大転子	股関節の伸展と外転	前殿神経
深殿筋（図1-7-47）	坐骨棘	大腿骨大転子前部	〃	〃
大腿筋膜張筋	寛結節	外側大腿筋膜	股関節の屈曲、大腿筋膜の緊張	〃
〈内側の筋群〉（図1-7-46、48）				
薄筋	骨盤結合部	下腿筋膜	後肢の内転	閉鎖神経
恥骨筋	腸恥隆起	大腿骨内側縁	〃	〃
内転筋	骨盤腹側面	〃	〃	〃
縫工筋	腸骨稜、腸骨棘	大腿骨内側面、脛骨前縁	股関節の屈曲、膝関節の伸展	大腿神経
〈外側深部の筋群〉（図1-7-47）				
内閉鎖筋	閉鎖孔周囲の寛骨背側面	大腿骨転子窩	後肢の外旋	坐骨神経
双子筋	坐骨外側面	〃	〃	〃
〈後部の筋群〉（図1-7-46、48、49）				
大腿二頭筋（図1-7-46）				
・椎骨頭	仙結節靭帯	大腿筋膜	股関節の伸展、膝関節の伸展	後殿神経
・骨盤頭	坐骨結節	下腿筋膜	股関節の伸展、膝関節の屈曲	脛骨神経
半腱様筋	坐骨結節	脛骨前縁	股関節の伸展、膝関節の屈曲と伸展	〃
半膜様筋	坐骨結節	大腿骨内側顆、脛骨内側顆	〃	〃

深殿筋は中臀筋に完全に覆われている。
大腿二頭筋、半腱様筋、半膜様筋の三つを併せてハムストリングという。

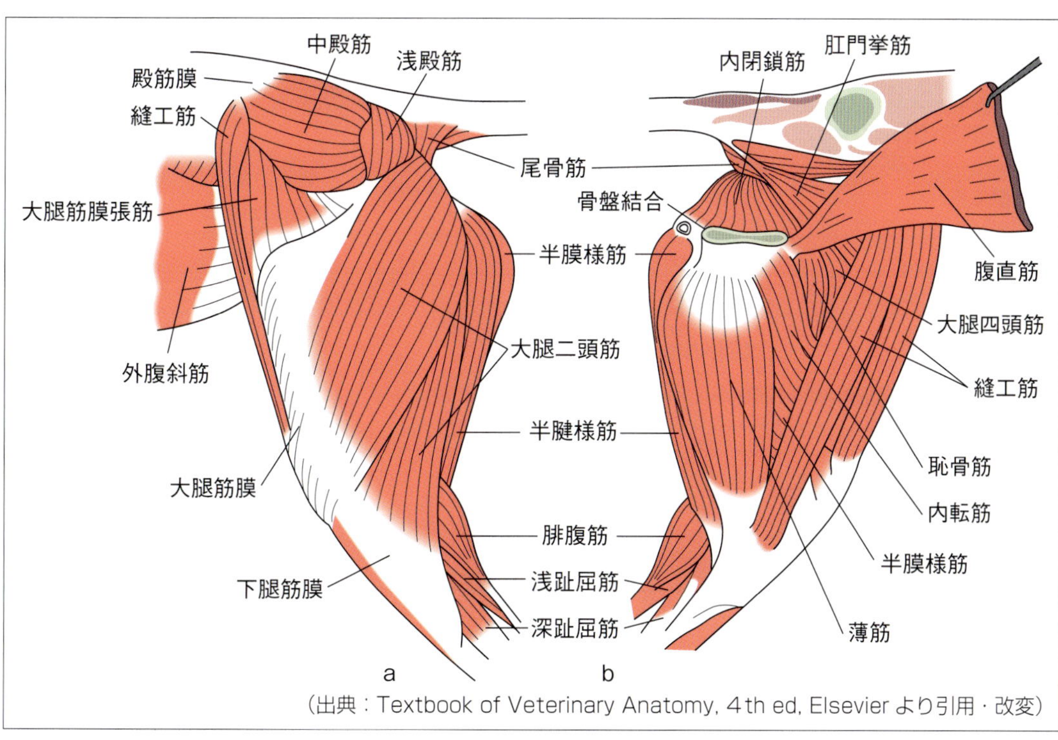

図1-7-46　犬の左側腰部と大腿部の筋（a：外側観、b：内側観）

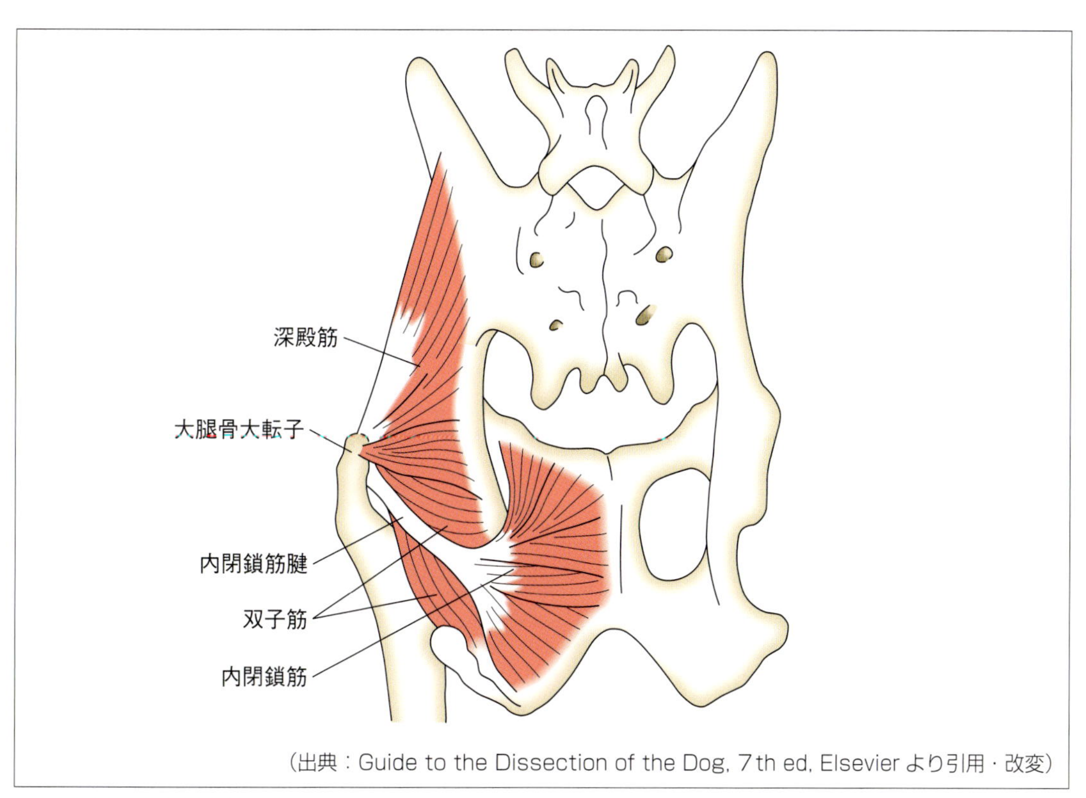

図1-7-47　犬の股関節の筋
背側観。左側の筋肉のみ示している。

◆膝関節の伸筋

筋の名称	起始	停止	作用	神経支配
大腿四頭筋（図1-7-48）				大腿神経
・大腿直筋	腸骨体	膝蓋骨から脛骨粗面	股関節の屈曲、膝関節の伸展	
・外側広筋	大腿骨外側面	〃	膝関節の伸展	
・中間広筋	大腿骨前面	〃	〃	
・内側広筋	大腿骨内側面	〃	〃	

中間広筋は大腿直筋に完全に覆われている。

◆足根関節の筋（図1-7-50）

筋の名称	起始	停止	作用	神経支配
前脛骨筋	脛骨前縁外側	第１、２中足骨、足根骨	足根関節の屈曲、外旋	腓骨神経
長腓骨筋	脛骨外側顆	第４中足骨、足根骨	足根関節の屈曲、内旋	〃
長趾伸筋	大腿骨伸筋窩	第２～５末節骨伸筋突起	趾の伸展	〃
腓腹筋	大腿骨内側および外側顆	踵骨隆起	足根の伸展、膝関節の屈曲	脛骨神経
浅趾屈筋	大腿骨外側顆上粗面	第２～５中節骨	趾の屈曲、膝関節の屈曲、足根の伸展	〃
深趾屈筋	脛骨および腓骨の近位端	末節骨	趾の屈曲	〃

長趾伸筋は前脛骨筋と長腓骨筋に覆われている。
腓腹筋の踵骨隆起への結合部分をアキレス腱と呼ぶ。
腓腹筋とヒラメ筋を併せて下腿三頭筋と称するが、ヒラメ筋は犬には認められない。

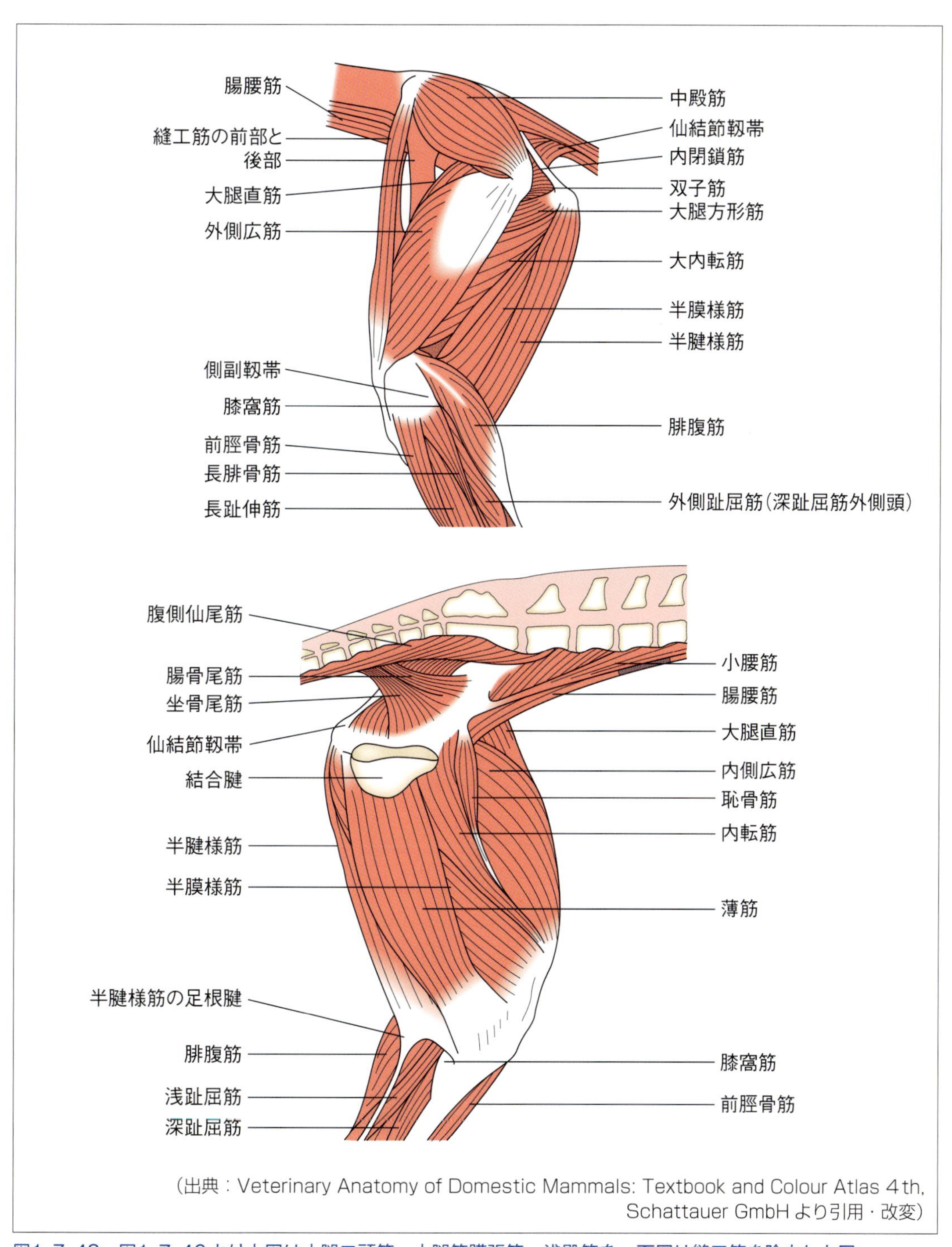

(出典：Veterinary Anatomy of Domestic Mammals: Textbook and Colour Atlas 4th, Schattauer GmbHより引用・改変)

図1-7-48　図1-7-46より上図は大腿二頭筋、大腿筋膜張筋、浅殿筋を、下図は縫工筋を除去した図
上図：左外側観、下図：左内側観

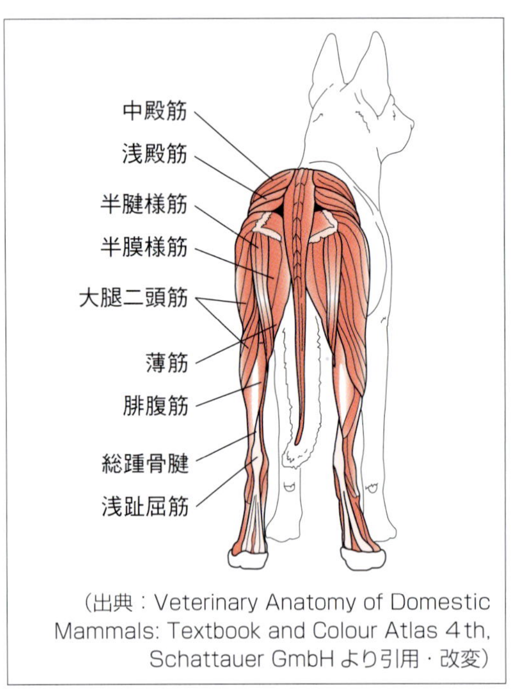

（出典：Veterinary Anatomy of Domestic Mammals: Textbook and Colour Atlas 4th, Schattauer GmbHより引用・改変）

図1-7-49　犬の殿部から大腿部にかけての筋（尾側観）

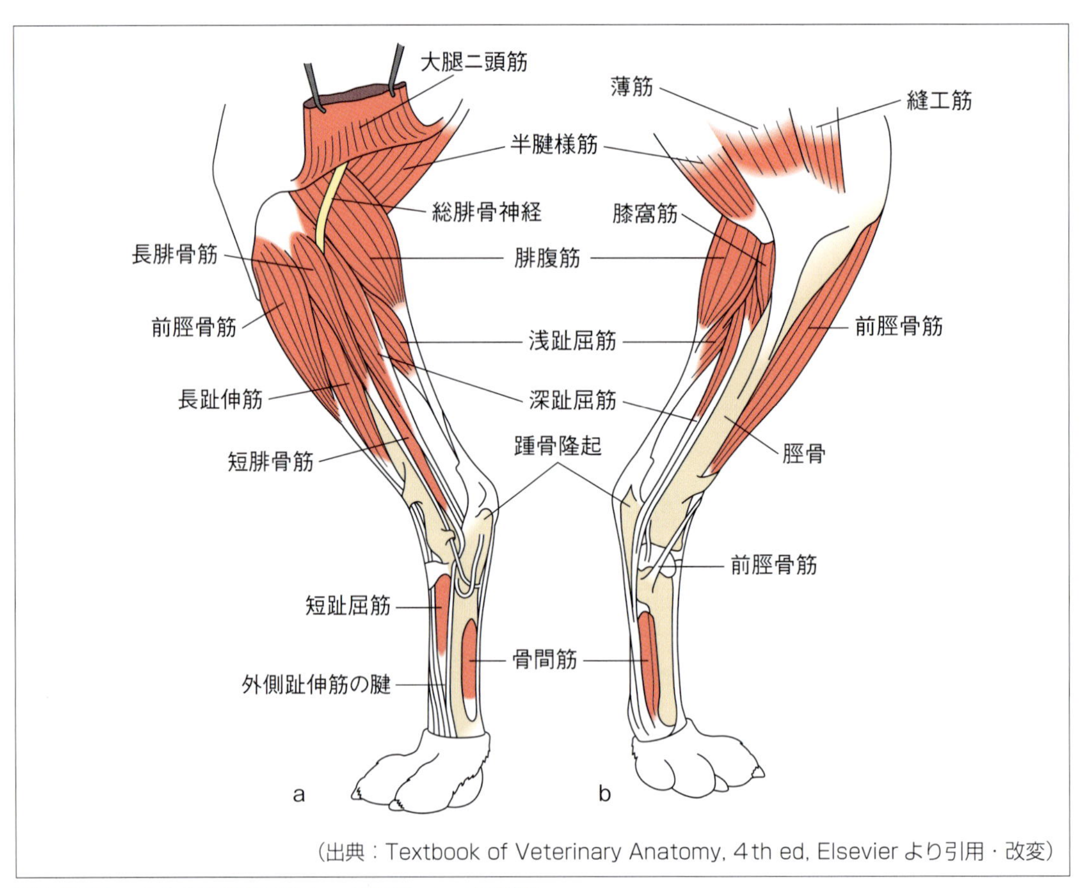

（出典：Textbook of Veterinary Anatomy, 4th ed, Elsevierより引用・改変）

図1-7-50　犬の左下腿部の筋（a：外側観、b：内側観）

参考図書

- Evans HE（1979）：Miller's Anatomy of the Dog, 3rd ed, Saunders, Philadelphia.
- Adams DR（1989）：図説 犬の解剖学，第2版，月瀬　東 訳，チクサン出版社，東京.
- Goody PC（1997）：Dog Anatomy : A pictorial approach to canine structure, JA Allen, London.
- Bassert JM（2002）：Clinical Anatomy and Physiology for Veterinary Technicians, 2nd ed, Mosby Elsevier.
- Kainer R, McCraken TO（2002）：Dog Anatomy : A coloring Atlas, Teton NewMedia, Jackson.
- Tartaglia L（2002）：Veterinary physiology and applied anatomy : A textbook for veterinary nurses and technicians, Butterworth Heinemann, Oxford.
- 加藤嘉太郎，山内昭二（2007）：新編家畜比較解剖図説，上・下巻，養賢堂，東京.
- Done SH, Goody PC, Evans SA, Stickland NC（2010）：ベテリナリー・アナトミー 犬と猫の解剖カラーアトラス，浅利昌男 監訳，インターズー，東京.
- Dyce KM, et al（2012）：Textbook of Veterinary Anatomy, 4th ed, Elsevier.
- 日本動物衛生看護師協会（2010）：第14回国際セミナー「動物のリハビリテーションと理学療法」Basic 4 テキスト「犬のリハビリテーション／解剖学」.
- Herlihy B, Maebius NK（2005）：ヒューマンボディ第2版，尾岸恵三子，片桐康雄 監訳，エルゼビア・ジャパン，東京.
- McCracken TO, et al（2009）：イラストでみる小動物解剖カラーアトラス，浅利昌男 監訳，インターズー，東京.
- Evans HE, de Lahunta A（2012）：犬の解剖，尼崎　肇 監訳，ファームプレス，東京.
- Evans HE, de Lahunta A（2013）：Anatomy of the Dog, 4th ed. Elsevier.
- König HE, Liebich H-G（2009）：Veterinary Anatomy of Domestic Mammals : Textbook and Colour Atlas, 4th ed, Schattauer GmbH, New York.
- 真島英信（1980）：生理学，文光堂，東京.
- 本間研一，本間さと，福島菊郎，福島順子（2002）：小生理学，南山堂，東京.
- 佐藤優子，佐藤昭夫，内田さえ，鈴木敦子，原田玲子（2006）：生理学 第2版，医歯薬出版，東京.

第７章　からだの支持と運動　演習問題

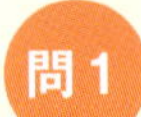

問1　次の記述のうち、正しいのはどれか。

① 骨髄では血液成分がつくられている。

② 骨膜には神経や血管がない。

③ ハバース管は血管の通路である。

④ 頭蓋骨は軟骨から形成される。

⑤ 骨のカルシウム代謝に関与するのはビタミンＣである。

問2　頭蓋骨の部位のうち、内臓頭蓋に分類されるのはどれか。

① 前頭骨

② 下顎骨

③ 側頭骨

④ 頭頂骨

⑤ 後頭骨

問3　椎骨のうち、その数が哺乳類間でほぼ一致するのはどれか。

① 頸椎

② 胸椎

③ 腰椎

④ 仙椎

⑤ 尾椎

問4　骨格筋の収縮（興奮収縮連関）に必要な無機イオンはどれか。

① Na^{+}

② K^{+}

③ Mg^{2+}

④ Fe^{2+}

⑤ Ca^{2+}

問5　脊髄反射のうち、単シナプス反射の例はどれか。

①膝蓋腱反射

②屈曲反射

③皮膚反射

④ひっかき反射

⑤咳反射

問6　前肢を後方へ引く作用をもつ筋はどれか。

①僧帽筋

②菱形筋

③上腕頭筋

④広背筋

⑤棘上筋

解　答

問1 正解③ **ハバース管は血管の通路である。**

① 骨髄では血球成分がつくられており、血液すべての成分がつくられているわけではない。

② 骨膜には神経や血管が豊富に分布している。

④ 頭蓋骨は膜性骨と呼ばれ、結合組織性骨化によって形成される。

⑤ カルシウム代謝に関与するビタミンはビタミンDである。

問2 正解② **下顎骨**

下顎骨は内臓頭蓋（顔面頭蓋）に分類され、そのほかは脳頭蓋に分類される。

問3 正解① **頸椎**

哺乳動物の頸椎の数は7個で、例外はあるもののほぼ普遍的な数字である。そのほかの椎骨の数は、動物種により異なっている。

問4 正解⑤ **Ca^{2+}**

Ca^{2+}イオンがアクチンフィラメントとミオシンフィラメントの架橋をつくり、互いの滑走すなわち収縮を誘導している。

問5 正解① **膝蓋腱反射**

膝蓋腱反射以外は三つ以上のニューロンが関与する多シナプス反射として分類される。

屈曲反射：肢端に痛み刺激が加わると同側の肢を引っ込める反射で、侵害刺激からの逃避反射（防御反応）である。

皮膚反射：例えば腹部の皮膚を軽く刺激すると、腹壁筋が反射性に収縮する腹壁反射がこれに入る。

ひっかき反射：例えば子犬が寝ているとき、その背中の毛を軽く触ったりわずかに引っ張ると、同側の後肢で刺激部位を繰り返しひっかくような運動がみられるが、これがひっかき反射である。

咳反射：脊髄ではなく脳幹による反射で、気道粘膜の刺激により咳やくしゃみが出る。

問6 **正解④ 広背筋**

広背筋は起始が胸腰筋膜、停止が上腕骨大円筋粗面で、収縮により肩関節が屈曲運動を示し、前肢は後方へ引かれることになる。そのほかの筋は前肢を前方に引く運動に関与する。

第8章 外皮系と体温調節

この章の目標

1） 皮膚断面の構造を説明できる。
2） 皮膚の付属器官を理解する。
3） 熱産生、熱放散、体温調節について説明できる。

キーワード　皮膚　表皮　真皮　皮下組織　皮膚腺　毛　爪　熱産生　熱損失　体温調節中枢

1．外　皮

ここがPOINT

- 外皮は、刺激（侵襲）からの保護、受容器官、水・電解質・ビタミンなどの貯蔵および排出、体温調節、免疫学的防御、接触によるコミュニケーションなどの機能を果たしている。
- 外皮の健康状態はその動物の健康状態を反映している場合が多い。
- 皮膚はその表層から、表皮、真皮、皮下組織の３層から構成されている。

- 皮膚、毛、爪、皮膚腺、羽毛、鱗（うろこ）などから構成され、体の中で最大の器官として体全体を包む器官を外皮系としている。外皮は以下のような数多くの機能を果たしている。
  - 環境から生体に対する機械的、化学的、物理的、生物学的刺激（侵襲）からの保護
  - 触圧感覚、痛覚、温冷感覚などの感覚に対する受容器官
  - 水、電解質、ビタミン、脂肪などの貯蔵および排出
  - 体温調節
  - 免疫学的防御
  - 接触によるコミュニケーション
- これら外皮系のもつ機能は生命活動に不可欠であり、通常、皮膚全体の約1/4が失われると、生命の危機に瀕することになる。また、外皮の健康状態はその動物の健康状態を反映している場合が多く、皮膚に生じる種々の症状はさまざまな疾患の兆候を知らせている場合がある。一方で、家畜の外皮は皮革や毛皮、羊毛産業などの経済的価値を有している。

皮膚表面

- 皮膚表面には無数の皮膚小溝（皮溝（ひこう））と皮膚小稜（皮丘（ひきゅう））が認められ、大小種々の網状構造（皮野（ひや））を形成している。特に鼻や鼻口部（鼻づら）のような毛のない部位では明瞭である。この網状構造は生涯変化せず、また個体により特有の構造を示すことから、犬では一般的ではないが、ウシの鼻紋（図1-8-1左）やヒ

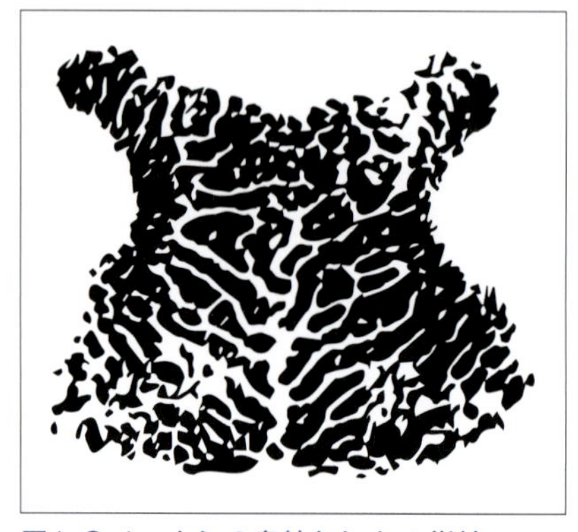
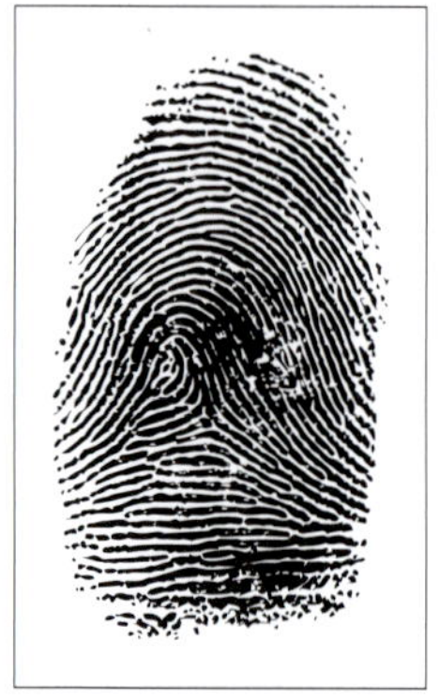

図1-8-1　ウシの鼻紋とヒトの指紋

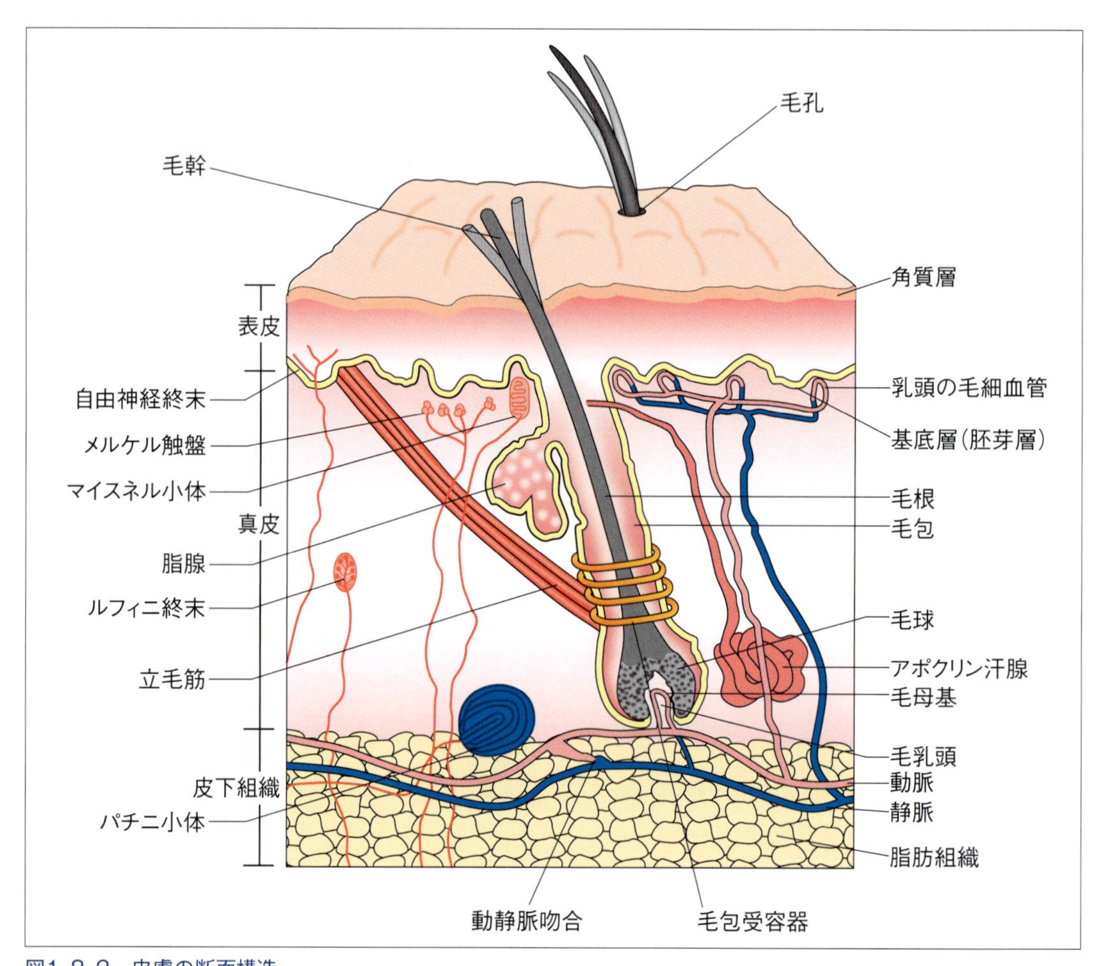

図1-8-2　皮膚の断面構造
表層から、表皮、真皮、皮下組織の3層から構成される。血管、リンパ管、体皮脂腺、汗腺、毛球、特殊受容器、自由神経終末などがみられる。

トの指紋（**図1-8-1右**）は個体識別の方法の一つとして広く用いられている。

皮膚の断面構造（図1-8-2）

- 皮膚はその表層から、**表皮**、**真皮**、**皮下組織**

の３層から構成されている。

表　皮

- 表皮は皮膚の表層にある薄い層で、角化性重層扁平上皮からなる。体の各部でかなりその厚さが異なっており、有毛皮膚では薄く（10～100μm）、無毛皮膚ではその10～20倍ほど厚い。
- 表皮細胞の５層構造を図1-8-3に示す。表皮細胞は基底層（胚芽層）で分裂増殖し、表層に向けて移動していく。顆粒層の細胞ではケラチン化が始まり（ケラトヒアリン顆粒はケラチンの前駆物質）、淡明層の細胞では核が失われ、角質層では死んだ角質細胞が数層重なり合っており、表層から順次剥離脱落していく（垢）。
- また表皮には血管やリンパ管、神経が分布していない。

CHECK!

表皮に存在するそのほかの細胞

色素細胞（メラノサイト）：基底細胞間に点在し、暗褐色のメラニン色素を合成し、周囲の細胞に供給する。メラニンには皮膚の色を決定し、紫外線による皮膚の損傷を防ぐ役目がある。
ランゲルハンス細胞：マクロファージの一種。表皮に進入した微生物などを捕食し、局所リンパ節に移動し、Ｔリンパ球に抗原提示を行う。
メルケル細胞（メルケル盤）：基底層に存在する触覚の受容細胞である。

真　皮

- 表皮の下には真皮があり、外皮の厚さの大部分を占めるが、動物種差や体の部位による差（肉球では厚く２mm 以上に達し、眼瞼（がんけん）では薄く0.3mm 以下）も認められる。一般的に皮革製品の皮革と呼ばれる部分に相当する。真皮は緻密性結合組織で、主にコラーゲンタンパクを主成分とする膠原線維が大部分を占め、膠原線維の間にエラスチンタンパクを主成分とする弾性線維が混在する。

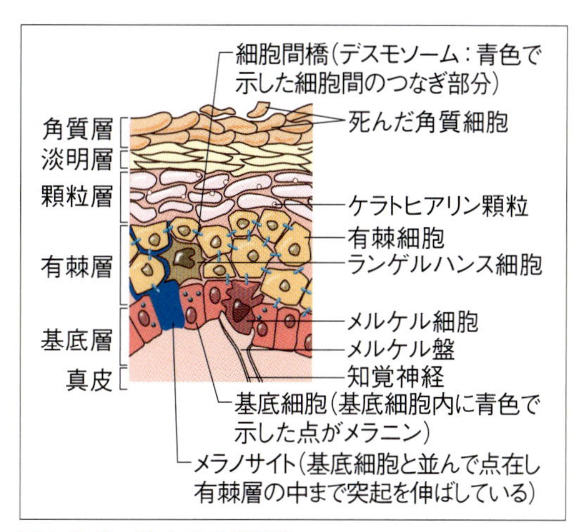

図1-8-3　表皮の５層構造
深層から表層に向け、基底層（胚芽層）、有棘層、顆粒層、淡明層、角質層を形成する。

- また真皮には血管やリンパ管が発達し、神経や皮膚の特殊感覚受容器、皮脂腺、汗腺、毛球などが存在する（図1-8-2）。血管は①皮膚への栄養物を供給する、②体温の調節を行うという二つの機能をもっている。真皮と皮下組織との間に広がる血管網からは皮脂腺、汗腺、毛乳頭（もうにゅうとう）に血液を供給している。豊富に広がるリンパ管ネットワークは、そこにつながるリンパ節とともに、体内に侵入した異物や微生物を捕食し消化する関所の役目を果たしている。

皮下組織

- 皮下組織は疎性結合組織からなる層で、脂肪組織がこの中に組み込まれている。この中に含まれる脂肪は、体内の熱が外界の温度変化に左右されないようにする断熱材の役割を担い、また脂肪自体がエネルギーの貯蔵庫にもなっている。さらに外部からの衝撃に対するクッションにもなっている。

2. 皮膚の付属器官

ここがPOINT

- 皮膚腺には、皮脂腺、汗腺、乳腺がある。
- 動物はアポクリン腺からの分泌物による臭気で、個体識別、雌雄識別、雌の発情の有無などを感じ取る。
- 犬の一次毛は主に皮膚を保護する役割を担い、二次毛は保温の役割を担う。

皮膚腺

- 皮膚腺には以下の種類がある。

皮脂腺（図1-8-4）

- 皮脂腺は真皮の網状層にあり、西洋梨のような形をして、そこから短い導管が毛包（もうほう）に開口している。分泌細胞には脂肪が泡状になった状態で存在する。成熟した皮脂腺細胞は導管に向かって次々に崩壊していき、細胞内容の脂肪は萎縮した核とともに排出されて、絶え間なく毛包へ送られていく。
- 皮脂腺は全身に存在するが、四肢端の肉球や鼻鏡にはない。
- 分泌された皮脂は毛包に貯蔵され、絶え間なく皮膚を潤し、また防水効果も発揮する。さらに皮脂は弱酸性であるため、細菌の繁殖を抑える効果もある。分泌物には脂肪酸、コレステロールなどが含まれている。また、皮脂の一成分であるプロビタミンDは、日光に当たるとビタミンDに変化して皮膚から吸収され代謝にあずかる。皮脂はケラチンとと

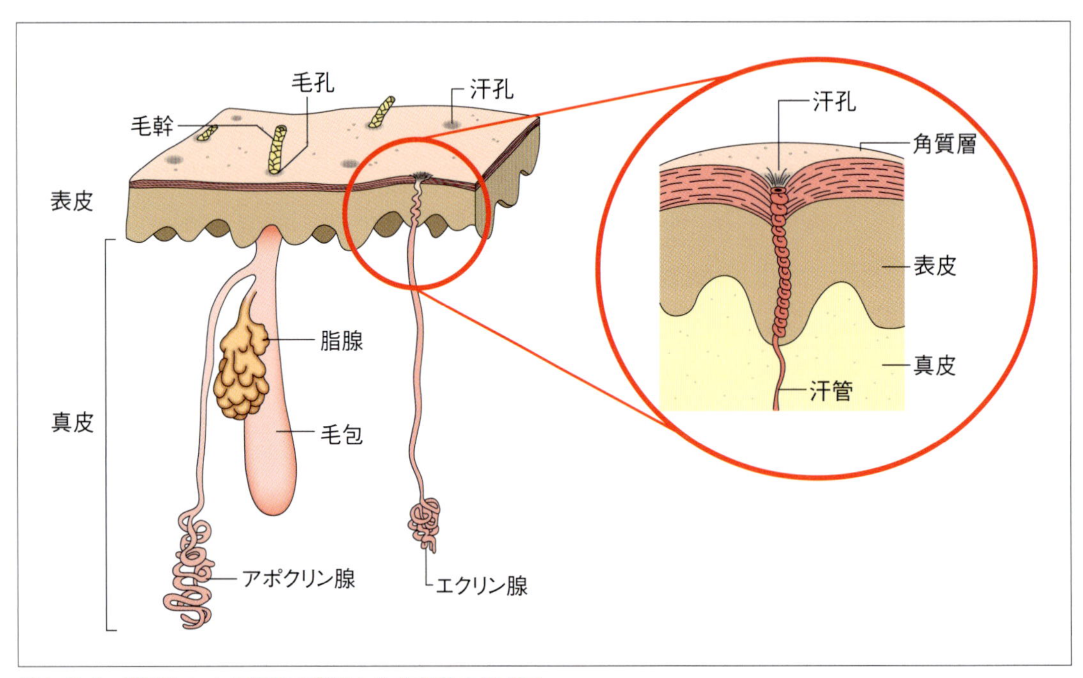

図1-8-4　脂腺とヒトの汗腺の構造と存在部位の模式図

もに皮膚の保護作用に役立っている。

CHECK!

性的なあるいはテリトリーマーカーとして機能している特殊な皮脂腺

肛門傍洞腺：犬と猫の肛門傍洞の壁内にみられる脂腺

肛門周囲腺：犬の肛門周辺にみられる脂腺

口周囲腺：猫の口唇にみられる脂腺

尾腺：猫の尾の背面上にみられる脂腺

汗　腺（図1-8-4）

- 汗腺にはエクリン汗腺（エクリン腺）とアポクリン汗腺（アポクリン腺）の２種類がある。

◆エクリン腺

- **エクリン腺**の分泌は分泌性（透過性）で、分泌は細胞膜を通過して行われる。単純な管状腺で、アポクリン腺に比べると小型であるため小汗腺とも呼ばれる。この汗腺は真皮深層から皮下組織にかけて存在し、分泌部はうねり曲がり、球状となっている。その分泌部からコルク栓抜のような、らせん状の導管が、表皮を貫通して体表に開口している。
- ヒトではこの汗腺は全身に分布して発汗による体温調節に重要な役割を果たすが、動物ではこの役割は少ないと考えられている。
- エクリン腺からの汗は弱酸性で、細菌の繁殖を抑える。
- 動物では肉球と鼻鏡などごく一部に存在するが、肉球においては摩擦を増すため皮膚に湿り気を与えていると考えられている。

◆アポクリン腺

- **アポクリン腺**は細胞体の一部がその内容として排出される離出分泌で、真皮深層または皮下組織にあり、エクリン腺より大型である。動物では全身にアポクリン腺が存在するが、特に腋窩（えきか）、乳房、外陰、肛門周囲などに多く存在する。導管は上行して、毛包の皮脂腺の導管の開口部よりもさらに上の部分で毛包に開口している。
- アポクリン腺からの分泌物は弱アルカリ性の

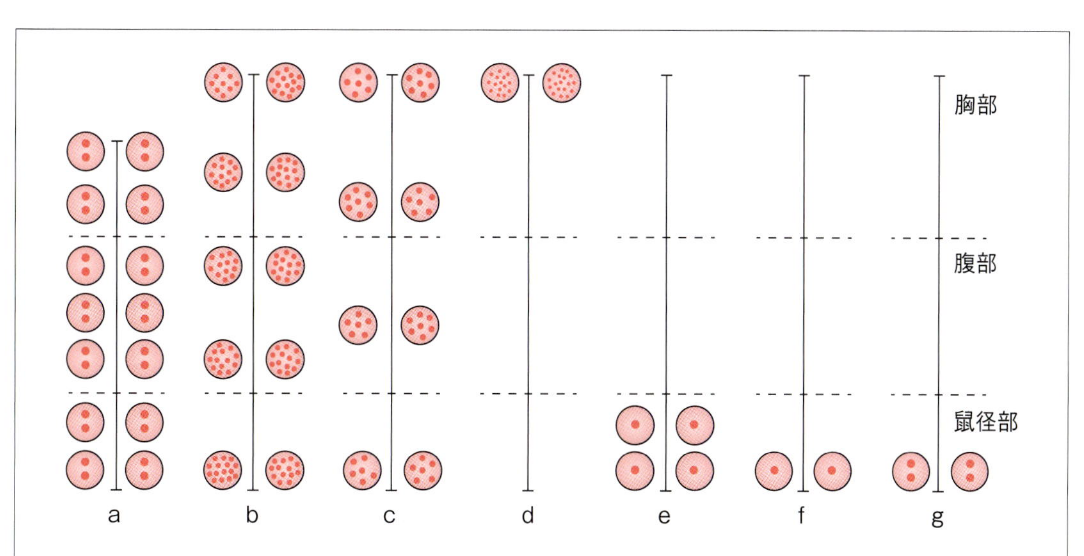

図1-8-5　哺乳動物の乳腺分布と乳頭口の数
○は乳腺の分布位置を、その中の点は乳頭口の数を示している。

ために細菌感染を起こしやすく、それが臭気となったりもする。動物たちはこの臭気により個体識別、雌雄識別、雌の発情の有無などを感じ取る。

- ウマでは全皮膚の汗腺はアポクリン腺である。ヒトと同様にウマも大量の汗をかくが、ウマの汗はこのアポクリン腺によるものである。

乳　腺

- 乳腺は哺乳類特有の器官で、組織学的には汗腺の変形腺とされている。犬の乳房は左右5対の合計10個からなり、胸部から鼠径（そけい）部にかけて左右2列に並ぶ。猫は一般的に4対8個の乳房が並ぶ。各乳房は5～20の乳腺単位からなり、それに相当する数の乳頭管が乳頭口を開口している（図1-8-5）。
- 乳腺は上皮性の腺組織と神経、血管、リンパ管などを収容する間質性結合組織で構成されている。乳汁の分泌開始は妊娠分娩と関わっており、分泌継続は新生子による哺乳刺激が重要となる。乳汁生産と分泌は神経とホルモンの相互作用により行われる（詳細については第10章を参照されたい）。

毛（図1-8-6）

- 肉球や鼻鏡を除く体表皮膚には毛包（毛嚢（もうのう））があり、毛が生えている。毛包は表皮が真皮深層にまで進入したものである。毛は毛包より生じているので、表皮の変形したものといえる。
- 毛が毛包に包まれた部分を毛根といい、その下の球状にふくれた部分を毛球という。毛球の下部へは結合組織が血管や神経とともに侵入して毛乳頭を形成し、毛の発育に関わっている。
- 毛は細胞が完全にケラチン化したもので、毛の色は毛に含まれるメラニンによって決まる。それゆえ、毛球にはケラチンおよびメラ

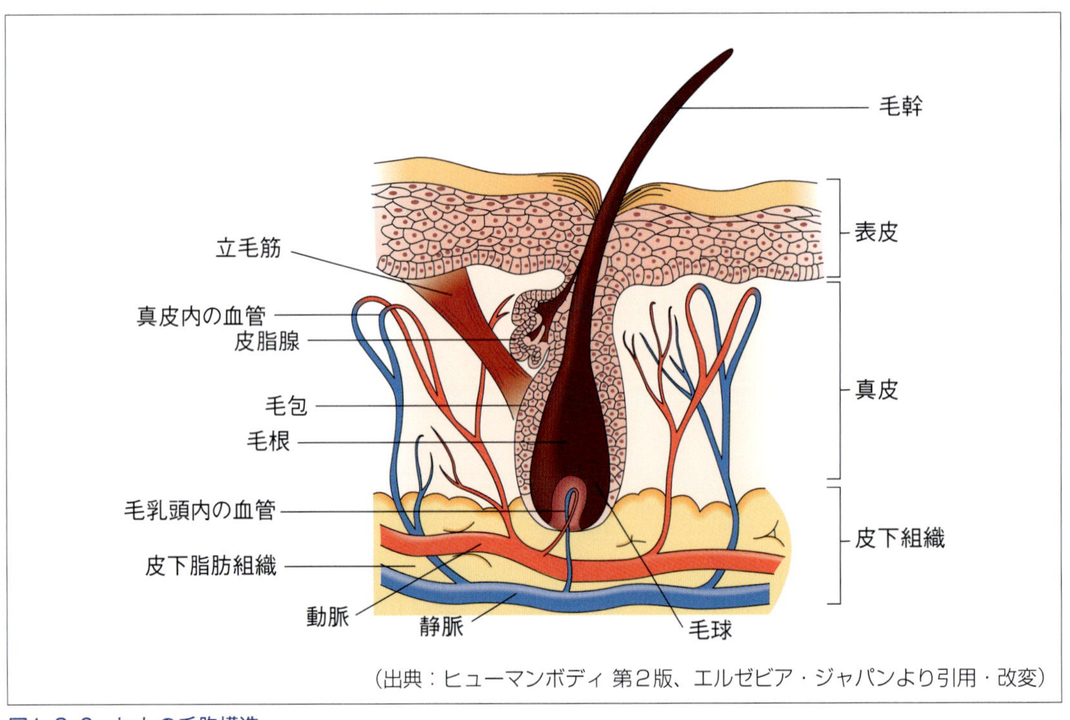

図1-8-6　ヒトの毛胞構造

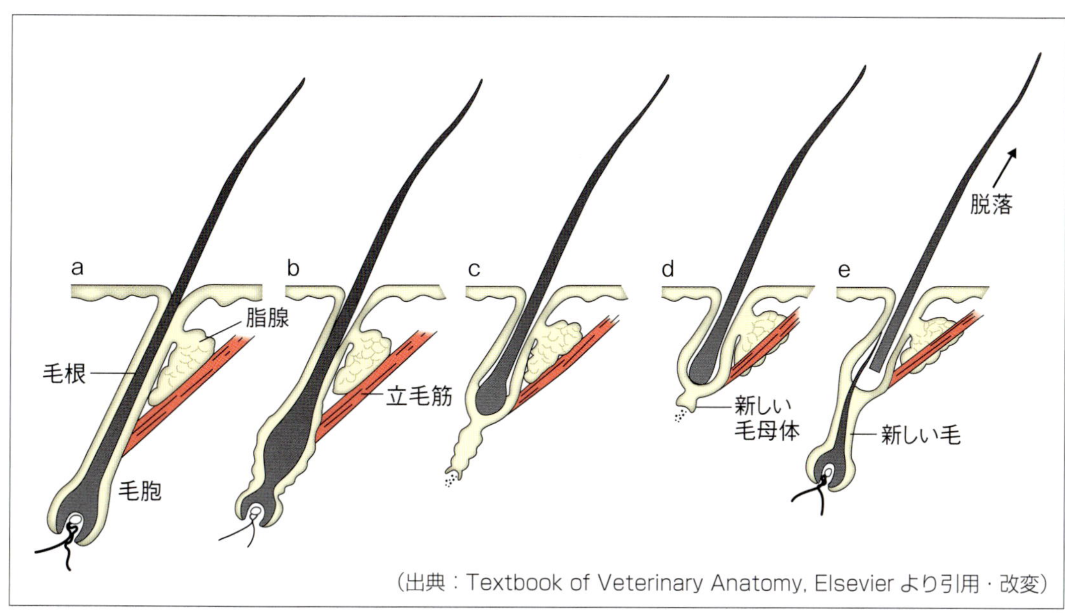

図1-8-7　毛の成長周期
a：完全に機能している毛胞（発育相）、b：退行し始めた毛胞（初期退行期）、c：さらに退行した毛胞（後期退行期）、d：退行した毛胞／新しい毛胞が形成され始める（休止期）、e：新しい毛が育ち始める（初期発育相）

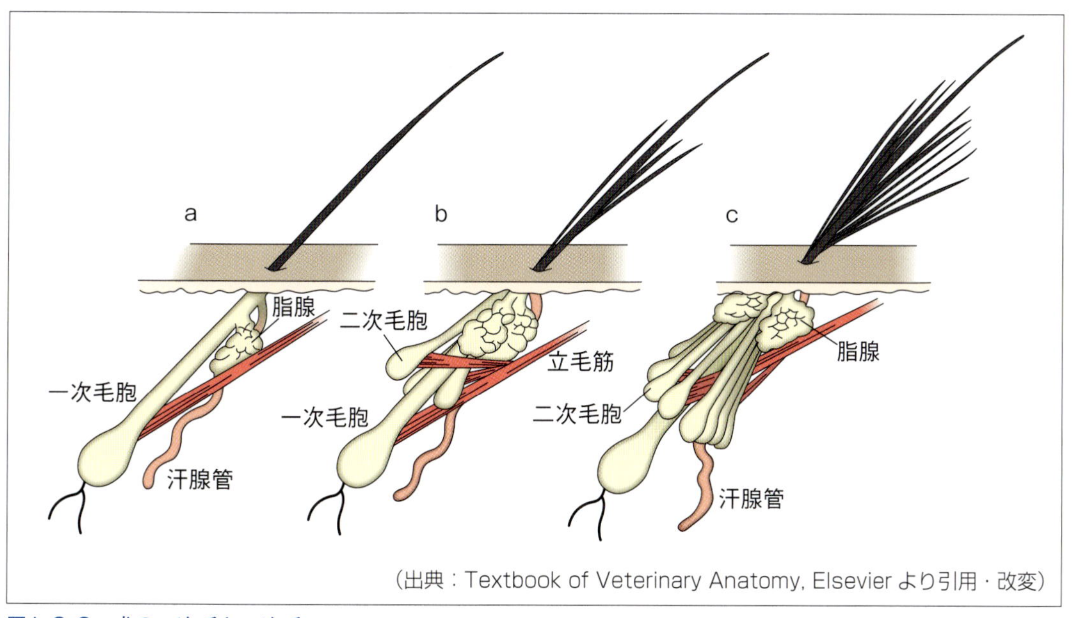

図1-8-8　犬の一次毛と二次毛
a：出生直後の単純な一次毛だけの毛胞、b：生後数カ月の毛胞で、一次毛の周囲に二次毛が生えてくる、c：成体の複合的な毛胞で、一次毛の周囲には数本から十数本の二次毛がみられる。

ニンを産生する**角化細胞（ケラチノサイト）**と**色素細胞（メラノサイト）**が存在する。同一動物種でも毛の色が異なるのはメラニンの数の多少による。

- 毛は常時成長するのではなく、一定の周期をもって成長と休止期とが繰り返されている（図1-8-7）。成長期から休止期に入るときには毛の色素やケラチンの産生は減少し、やがて毛は脱落する。毛根は毛乳頭から遊離し表層に押し上げられ、脱落する。その後、毛球組織ではかつて毛根のあった部分から新しく毛包が形成され、毛が発生する。

- 毛の成長、休止の周期は個々の毛によって異なるが、季節的な影響も受ける。

一次毛、二次毛（図1-8-8）

- 犬の毛には「一次毛」と呼ばれる長くて太い毛と、「二次毛」と呼ばれる短くて柔らかい毛がある。犬では一次毛と二次毛が同じ毛穴から生え、一つの毛穴から平均7～15本もの毛が生えている。
- 一次毛は「上毛」（オーバーコート）と呼ばれ、主に皮膚を保護する役割を担う。例えばプードル、チワワ、ヨークシャー・テリア、パピヨンなどは一次毛をもつ。これは育種された地域の気候が強く影響しており、毛で体温を保持する必要性がなかったためといわれている。ちなみにヒトの毛は一次毛である。
- 二次毛は「下毛」（アンダーコート）と呼ばれ、保温の役割を担っている。しば、ラブラドール・レトリーバー、コーギー、ポメラニアンなどは二次毛をもっている。二次毛は暖かい季節になるとその役割も不要となるため、春になると抜けてしまう。そのため、毛が抜ける春と毛が生え始める秋が換毛期となる。寒冷地で育種された犬種に多くみられる。

皮膚の感覚受容器（図1-8-2）

- 皮膚には機械受容器、温度受容器、侵害受容器がある。機械受容器は、メルケル触盤（触・圧覚）、マイスネル小体（粗振動、触覚）、ルフィニ終末（触覚）、パチニ小体（圧覚）、毛包受容器（触覚）などの特殊受容器からなり、温度受容器（温覚、冷覚）や侵害受容器（痛覚）などは自由神経終末が直接受容器となっている。機能の詳細については、該当章を参照されたい。

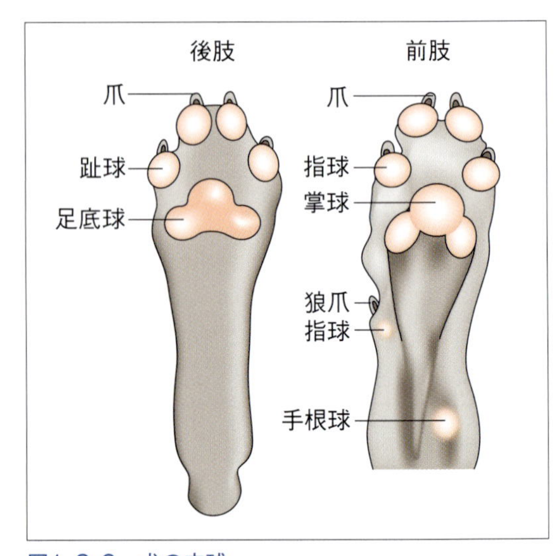

図1-8-9　犬の肉球
前肢の手根球に相当する肉球は、後肢にはない。また後肢第1趾は一般的に外部には見えないため、この部位の肉球もない。

肉球（蹠球（しょきゅう）、パッド）（図1-8-9）

- 肉球は著しく特殊化した外皮によって形成された構造で、表面は体のほかの部位の表皮より硬い角質層で何層にも厚く覆われている。
- その表面は、犬では棘状の微細な突起が多数認められるが、猫では比較的平滑である。内部構造は、大部分が膠原線維と弾性線維およびここに脂肪が散在した厚く弾力のある皮下組織からなる。これらは歩行時の地面からの衝撃を吸収し、また機械的圧力などから肢端の骨格を保護する役割をもつ。
- 犬や猫の肉球内にはエクリン腺があり、汗を出す働きがある。これは体温調節というより、歩行時のストッパーの役割のほうが大きい。

爪（図1-8-10）

- 爪は変形した角化上皮で構成されている。爪の主な機能は指（趾）端部の保護で、この意

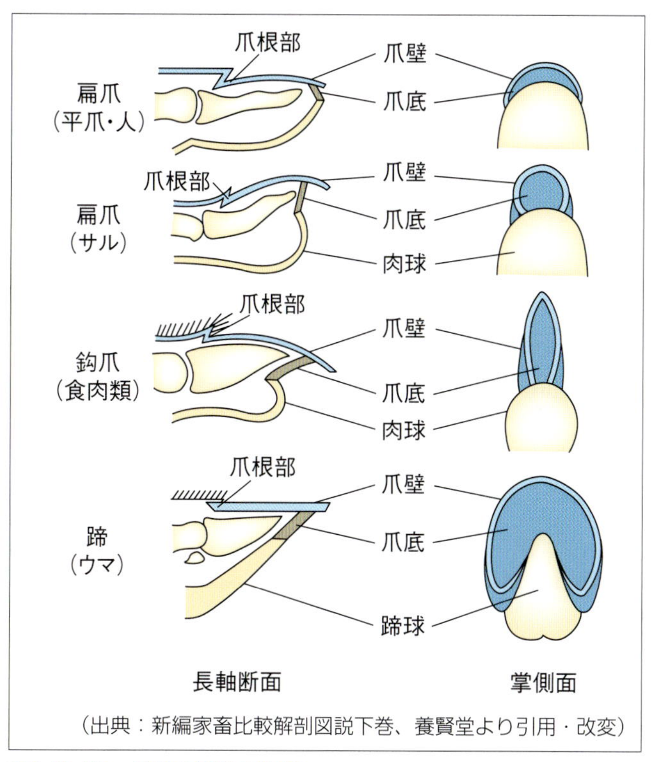

（出典：新編家畜比較解剖図説下巻、養賢堂より引用・改変）

図1-8-10　爪型の構造の比較

味から食肉類の**鈎爪（巻爪）**は爪本来の型といえる。

- さらに犬では、爪をスパイクのように地面に突き刺すようにすることで、早く走れるようにしている。一方猫は相手への攻撃、自分の防御あるいは獲物を捕らえるときの道具として爪を用い、通常歩行時は指（趾）間に格納している。また、テリトリーを示すために土や木をひっかいたりするときにも使用する。
- 蹄と呼ばれる爪の形態をもつ動物では、蹄自体が歩行の補助器となっている。ヒトや霊長類では扁爪（平爪）と呼ばれる形態となり、指（趾）端部保護の機能は残すものの、指（趾）球および爪底部を広く包まなくなり、特に指腹では物に触ったときの感覚情報を得るための重要な感覚センサーを発達させるに至った。
- 爪は発生学的には、角化した表皮から分化したもので、軟らかい「爪底」と硬い「爪壁」で構成されている。爪根部から爪が成長する。爪壁と指（趾）骨の間には血管や神経が分布している。

3．皮膚による体温調節機構

ここがPOINT

- 体温の調節は、体温調節中枢からの神経系あるいは内分泌系の制御により全身性に行われているが、皮膚の果たす役割は大きい。
- 恒温動物は外部環境の温度変化に反応して熱産生と熱放散を調節する。
- 視床下部にある体温調節中枢は、体温調節機構のコントロールセンターの役割を担っている。

- 体温の調節は皮膚のみで行われているのではなく、体温調節中枢からの神経系あるいは内分泌系の制御により全身性に行われている。しかしこのなかにあって、皮膚の果たす役割は大きい。

熱産生

- 熱産生における体内での産熱源は主に筋肉と肝臓である。細胞内ミトコンドリアで行われているATP産生時のブドウ糖の酸化反応により、大量の熱エネルギーが発生する。恒温動物はこの熱を体温維持のための熱として利用している。
  ブドウ糖1モル（＝686kcal）＋酸素→貯蔵エネルギー［38ATP（ATP 1モル＝7kcal）］＋放出熱量（420kcal）
- 産熱の方法としては、筋肉の収縮やふるえによる産熱、食事誘発性産熱、ホルモン作用（甲状腺ホルモン、カテコールアミン、黄体ホルモンなど）による産熱誘導などがある。

熱損失

- 熱の大部分は皮膚を通して失われており、そのほか呼吸器系から、また排泄物とともに失われている。皮膚からの熱損失は放熱、伝導、対流、蒸発の四つの物理現象によって起こる。
  放熱：温かい対象物（身体）から、周囲の冷たい空気に熱が失われること。
  伝導：温かい対象物（身体）から、それと接触する冷たい対象物へ熱が移動すること。
  対流：皮膚表面上の気流の動きによる、皮膚表面にできた熱の層の減失。
  蒸発性熱放散：皮膚表面に付着した水分が蒸発するときに気化熱が奪われる。

体温調節機序

- 恒温動物は外部環境の温度変化に反応して熱産生と熱放散を調節し、核心温度を一定に保とうとする。このコントロールセンターが視床下部にある体温調節中枢である。体温調節中枢にはある一定レベルの温度設定値が存在し、これをセットポイントという。このセットポイントがもとになって体温が一定に保たれる機構が成り立っている。すなわち、外気温の感知は皮膚の温度受容器で感受され、情報は視床下部に上がってくる。この情報がセットポイントに照合され、視床下部から自律神経系、内分泌系、体性神経系を介して体温の変化を防ぐ全身性の反応が誘導されている（図1-8-11）。

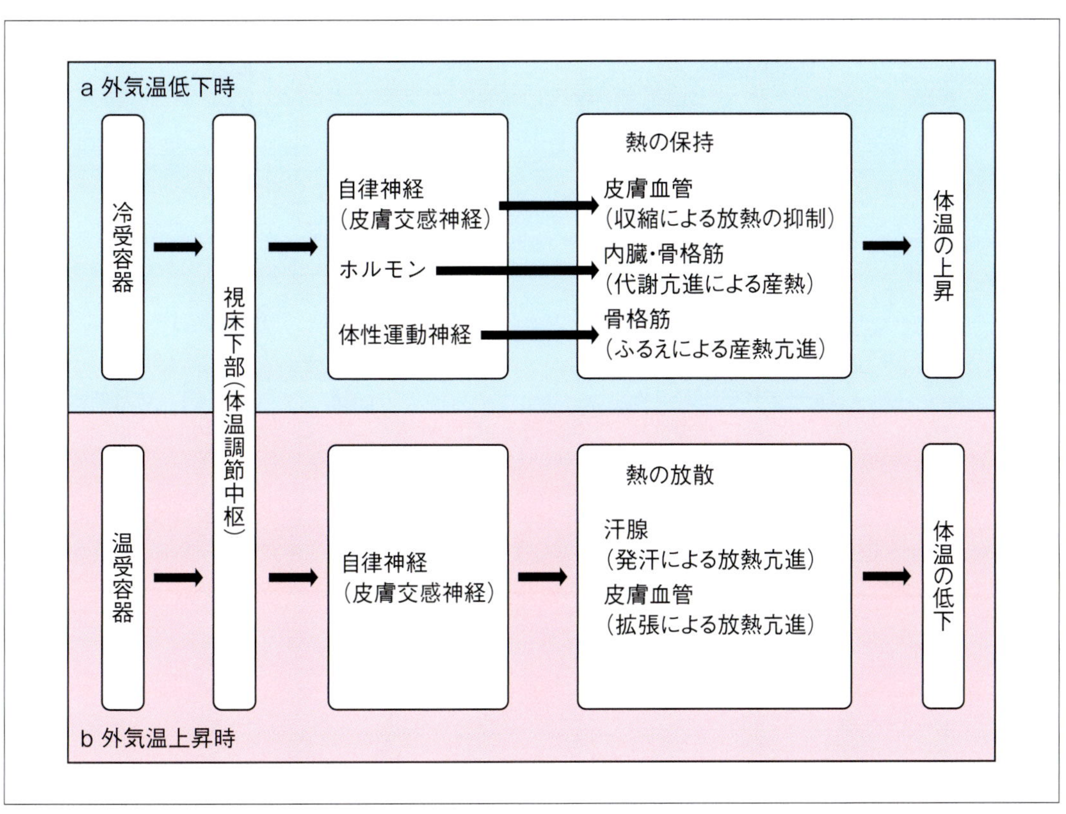

図1-8-11　体温調節機序の概略図

外気温低下時

- 交感神経の活動亢進により、皮膚毛細血管が収縮して皮膚血流量が減少し、皮膚からの放熱を防ぐ。
- **甲状腺ホルモン**や**カテコールアミン**の放出により、内臓や骨格筋の代謝が亢進し、産熱が高まる。
- 体性運動神経の作用により、骨格筋のふるえが起こり、産熱が高まる。
- 交感神経により立毛筋を収縮させ毛を逆立てることにより、表皮と体毛の間に空気の層をつくって放熱を防ぐ。ヒトでは立毛筋の収縮はもはや保温には効果がないとされる。

外気温上昇時

- 交感神経の作用により発汗が活発になり（温熱性発汗）、気化熱が体温を下げる。ヒトの場合は全身のエクリン腺が関与するが、ウマなどはアポクリン腺がこの役割を果たす。
- 犬では**パンティング**により、呼気や口からの水分の蒸発により放熱する。
- 交感神経の活動が解除された皮膚毛細血管は拡張し、皮膚からの放熱を促進する。ゾウやウサギなどは耳からの放熱が大きな役割を担う。
- 下垂体後葉からの**バソプレシン**（**抗利尿ホルモン**、ADH）分泌が盛んになり、排尿による水分損失が少なくなる。
- そのほか、産熱を抑えるために、食欲不振、運動量減少もみられる。

特殊な血管（動静脈吻合）(図1-8-12)

- 無毛部の皮膚に存在する細動脈と細静脈が直

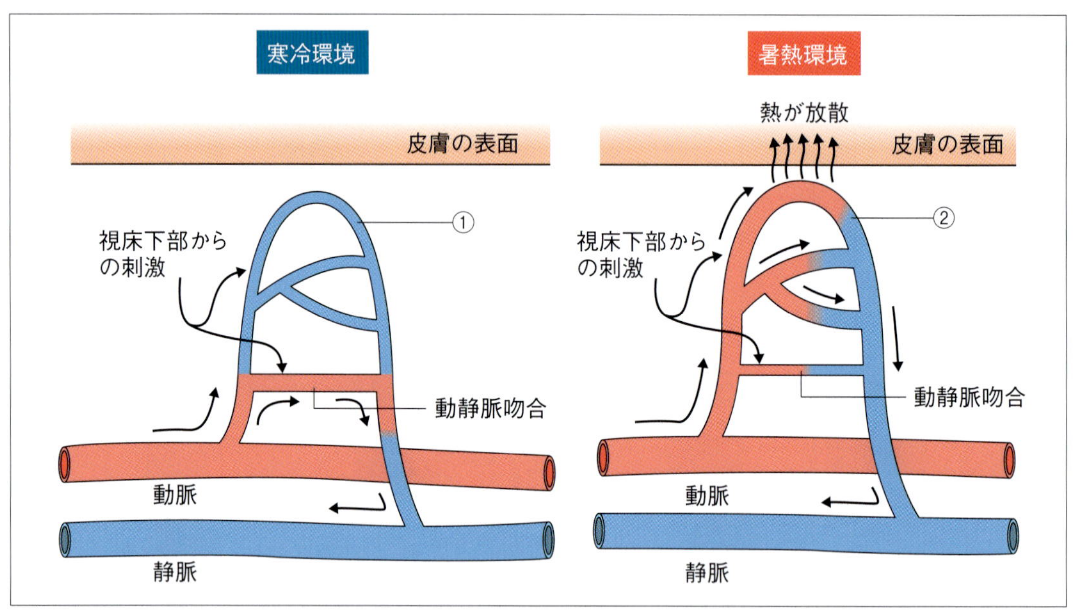

図1-8-12　皮膚血管の動静脈吻合
左：動静脈吻合が拡張して毛細血管への血流が制限され、毛細血管からの熱放散が抑制される（①）。
右：動静脈吻合が収縮して毛細血管への血流が増え、毛細血管からの熱放散が促進される（②）。

接連絡する血管で、交感神経支配を受けるが、通常の毛細血管では収縮作用を示すのに対し、細動脈では拡張作用を示す（コリン作動性）。

- このため、環境温度が低下したとき、交感神経興奮により毛細血管は収縮し、かつ細動脈が拡張して**動静脈吻合**（ふんごう）への血流が増加することにより、より効果的に毛細血管からの熱放散を抑制することができる（図1-8-12左）。
- 逆に環境温度が上昇したときは交感神経支配が解除されるため、毛細血管は拡張し、動静脈吻合は収縮して、より毛細血管への血流が増加し、効果的に熱放散ができるようになる（図1-8-12右）。

発　熱

- 外部環境の温度変化がない場合でも**発熱現象**が起こることがある。これは何らかの病的な原因によりセットポイントが正常よりも高いレベルにずれることにより起こる。
- 発熱を誘導する物質を発熱物質というが、細菌、ウイルスなどの**外因性発熱物質**と、これに起因して体内で産生される**内因性発熱物質**（**インターロイキン**、**インターフェロン**など）がある。発熱物質は外気温に関係なく視床下部の温度調節中枢に作用して産熱機能を高め、放熱機能を抑制する。感染時の発熱は、生体にとって負担は生じるが、感染微生物の活動を鈍らせ、**免疫応答**を高めることにより、早期に感染体の死滅をはかる生体防御反応の一つとなっている。これらの発熱物質が取り除かれれば、セットポイントは元に戻り、体温はもとに戻る（**解熱**）（図1-8-13）。

CHECK!

セットポイントが正常でも体温が上昇することがある

何らかの原因で熱放散より熱産生が多くなったり、環境から受ける熱が異常に大きくなった場合にみられ、このような発熱をうつ熱という。熱中症はこれに入る。

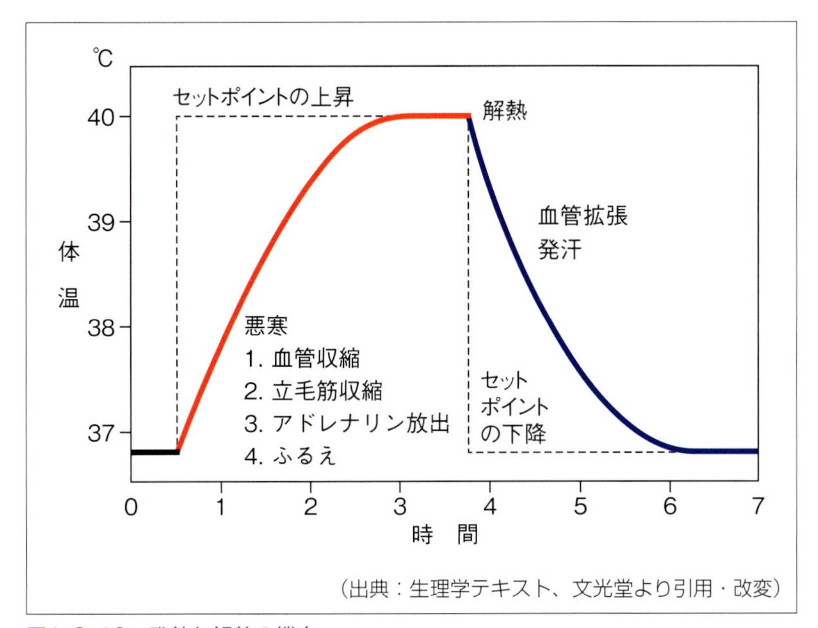

図1-8-13　発熱と解熱の機序
何らかの原因により体温調節中枢のセットポイントが上昇すると、発熱現象がみられるようになる（赤）。その原因が除去されると、セットポイントは正常に戻り、解熱現象がみられる（青）。

参考図書

- 加藤嘉太郎，山内昭二（2007）：新編家畜比較解剖図説，上・下巻，養賢堂，東京.
- Evans HE（1993）：Miller's Anatomy of the Dog, 3rd ed, WB Saunders, Philadelphia.
- Kainer RA, McCracken TO（2002）：Dog Anatomy: A Coloring Atlas, Teton NewMedia, Jackson, Wyoming.
- Tartaglia L, Waugh A（2002）：Veterinary Physiology and Applied Anatomy: A Textbook for Veterinary Nurses and Technicians, Butterworth Heinemann, Oxford.
- Done SH, Goody PC, Evans SA, et al（2010）：ベテリナリー・アナトミー　犬と猫の解剖カラーアトラス，インターズー，東京.
- Colville TP, Bassert JM（2007）：Clinical Anatomy and Physiology for Veterinary Technicians, 2nd ed, Mossby Elsevier.
- 日本獣医解剖学会 編（2011）：獣医組織学，第5版，学窓社，東京.
- Dyce KM, Sack WO, Wensing CJG（2012）：Textbook of Veterinary Anatomy, 4th ed, Elsevier.
- Herlihy B, Maebius NK（2005）：ヒューマンボディ，第2版，尾岸恵三子，片桐康雄 監訳，エルゼビア・ジャパン，東京.
- König HE, Liebich H-G（2009）：Veterinary Anatomy of Domestic Mammals: Textbook and Colour Atlas, 4th ed, Schattauer GmbH, New York.
- Aspinall V, O'Reilly M（2007）：わかりやすい獣医解剖生理学，浅利昌男 監訳，文永堂出版，東京.
- 大地陸男（2013）：生理学テキスト，文光堂，東京.
- 佐藤優子，佐藤昭夫，内田さえ，鈴木敦子，原田玲子（2006）：生理学 第2版，医歯薬出版，東京.

第８章　外皮系と体温調節　演習問題

問１　皮膚の構造に関する記述について、誤っているのはどれか。

① 皮膚表面には皮溝や皮丘が認められる。

② 表皮は角化性重層立方上皮からなる。

③ 表皮表面の細胞には核がない。

④ 真皮層の主な構成成分は膠原線維である。

⑤ 皮下組織内には脂肪組織も含まれている。

問２　皮膚腺に関する記述について、正しいのはどれか。

① 皮脂腺は皮下組織中に存在する。

② 皮脂は弱アルカリ性を示す。

③ 動物ではエクリン腺よりアポクリン腺のほうが発達している。

④ エクリン腺からはタンパク成分が多く含まれる汗が分泌される。

⑤ 乳腺は脂腺の変形腺である。

問３　皮膚の付属機関に関する記述について、誤っているのはどれか。

① 毛は皮膚の変形したものとされる。

② 一次毛と二次毛は別々の毛孔から伸びてくる。

③ 痛覚受容器は自由神経終末である。

④ 犬の前肢手根部には肉球があるが、後肢足根部にはない。

⑤ 食肉類の爪を鉤爪（巻爪）という。

問４　体温調節に関する記述について、正しいのはどれか。

① 外気温低下時、毛細血管は拡張する。

② 犬ではパンティングより全身性発汗のほうが体温調節に役立つ。

③ 立毛筋の収縮は副交感神経の興奮による。

④ 体温調節中枢は視床にある。

⑤ 感染症に罹患したときの体温上昇は、セットポイントの上昇による。

解　答

問1　正解②

表皮は角化性重層立方上皮からなる。

表皮は角化性重層扁平上皮からなる。

問2　正解③

動物ではエクリン腺よりアポクリン腺のほうが発達している。

① 皮脂腺は真皮の網状層にある。

② 皮脂は弱酸性を示す。

④ エクリン腺からは水に近い成分の汗が分泌される。

⑤ 乳腺は汗腺の変形腺とされる。

問3　正解②

一次毛と二次毛は別々の毛孔から伸びてくる。

二次毛は一次毛を取り囲むような形で、同じ毛孔から生えてくる。

問4　正解⑤

感染症に罹患したときの体温上昇は、セットポイントの上昇による。

① 外気温が低下すると皮膚毛細血管は収縮し、血流量を減じて放熱を抑える。

② 犬は全身の汗腺の発達が悪く、体温調節に汗腺が役立たないため、外気温上昇時、パンティングによる体熱放散が重要となる。

③ 立毛筋は交感神経支配を受けている。

④ 体温調節中枢は視床下部にある。

第9章 呼吸とその調節

この章の目標

1） 呼吸器の構造を説明できる。
2） 換気のしくみ（吸息、呼息）を説明できる。
3） 肺胞におけるガス交換を説明できる。
4） 血液による酸素と二酸化炭素の運搬を説明できる。
5） 呼吸の周期性を説明できる。
6） 肺換気量の調節を説明できる。

キーワード　鼻腔　鋤鼻器　気管　肺　呼吸のメカニズム

1．呼吸器の構造

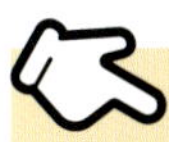

ここがPOINT

- 呼吸器系は、外気中から酸素を取り入れ、二酸化炭素を外気中に放出する器官系である。
- ガス交換を行うのは肺胞である。
- 鼻腔から喉頭までを上（部）気道、気管から肺までを下（部）気道ともいう。

呼吸器系とは

- 呼吸器系は、外気中から酸素を取り入れ、二酸化炭素を外気中に放出する器官系であり、温度調節や発声などにも関与する。ガス交換が行われるのは呼吸部である**肺胞**であり、肺胞に通ずる空気の通路を気道という。
- また、**鼻腔**から喉頭までを上（部）気道、**気管**から肺までを下（部）気道ともいう。

鼻

- 外鼻孔の周りは被毛のない鼻平面（鼻鏡）を形成し、正中には上唇溝があり二分されている。犬の鼻は常に湿っていて、これは主に鼻腔粘膜の外側鼻腺の分泌物によっている。
- 猫の鼻も常に湿っているが、これは主に鼻涙管から運ばれてきた涙によるものである。

鼻　腔

- 鼻腔（図1-9-1）の機能は、においを感受すること、吸入した空気を暖め加湿し、さらに異物を取り除くことである。
- **鼻前庭**は鼻腔の吻側部で、鼻中隔軟骨、背外側および腹外側鼻軟骨、そして外側副鼻軟骨が基礎をつくる。これらの軟骨には鼻唇挙筋、上唇挙筋および固有鼻筋が付着し、それ

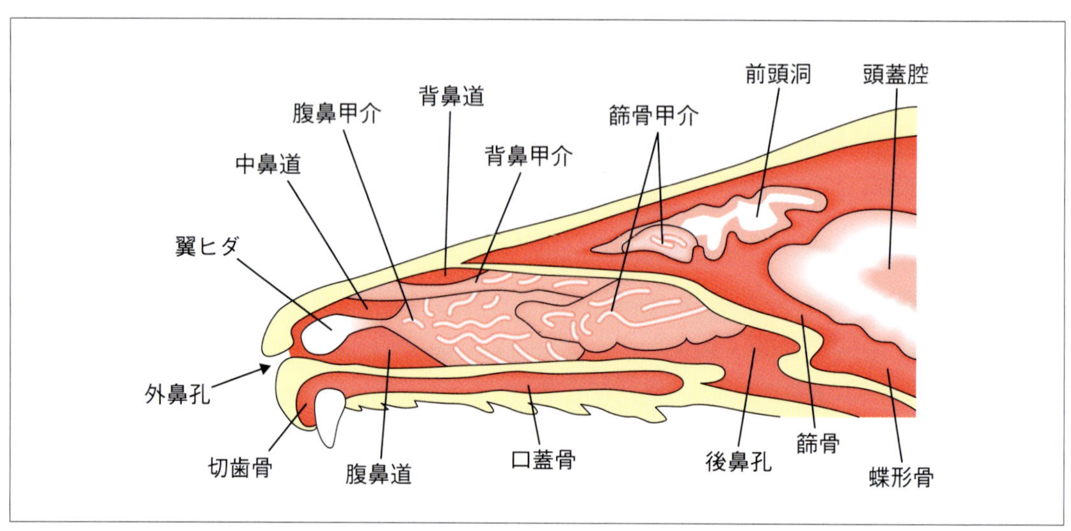

図1-9-1　犬の鼻腔の模式図

らの筋の作用で外鼻孔の形が変わる。

- 犬や猫では、鼻前庭が球状の翼ヒダ（腹鼻甲介の末端部）でほとんど占められていて、それは乾燥から鼻粘膜を守るためであるとされる。短頭種の犬では、このヒダが長頭種のそれに比べて大きく、呼吸の妨げとなることがある。
- 鼻腔はいくつかの構造物の存在により、見かけよりもその容量は少ない。それは、鼻腔を構成するいくつかの骨が副鼻腔をもつことから厚くなっていることや、背側壁や外側壁から鼻腔に突出する渦巻き状の甲介骨が存在すること、および鼻腔を内張りしている粘膜の所々に血管叢があり厚くなっているからである。
- 鼻腔内にみられる**鼻甲介**は複雑で変化に富む構造を示し、前部（吻側部）は広い背および腹鼻甲介とその間のごく狭い中鼻甲介（猫では比較的大きい）が占めている。また、後部（尾側部）は篩骨の外側塊（篩骨迷路）からなる篩骨甲介が占めている。
- 鼻甲介は、鼻道を背鼻道、中鼻道および腹鼻道の三つに分けている（図1-9-2）。背鼻道は直接鼻腔底に通じ、空気を嗅粘膜に送る。中鼻道は副鼻腔のへの通路となり、腹鼻道は咽頭への空気の主な導入路となっている。
- 鼻腔は外鼻孔から後鼻孔までの**気道**で、骨・軟骨・骨格筋および結合組織からなる鼻腔壁を鼻粘膜が被ってできている。鼻粘膜は皮膚部（鼻前庭）・呼吸部および嗅部の三部でそれぞれ異なった性状を示す。

◆鼻前庭

- 粘膜は外鼻孔を経て顔面の皮膚に連なる。粘膜上皮は重層扁平上皮からなり、粘膜固有層には漿液性の鼻前庭腺が存在する。

◆呼吸部（図1-9-3 a）

- 鼻腔の大部分を占め、直下の骨膜や軟骨膜に密着している。副鼻腔の内面も被う。呼吸（性）粘膜の上皮は偽重層（多列）線毛円柱上皮からなり、多数の**杯細胞**が存在する。粘膜固有層は血管やリンパ管に富んでいる。また、粘膜固有層には混合性の鼻腺が分布し、犬では漿液性の外側鼻腺が発達している。

◆嗅　部（図1-9-3 b）

- 鼻腔の最も奥の部分で、嗅粘膜に被われる。上皮は偽重層（多列）線毛上皮で、嗅覚細胞

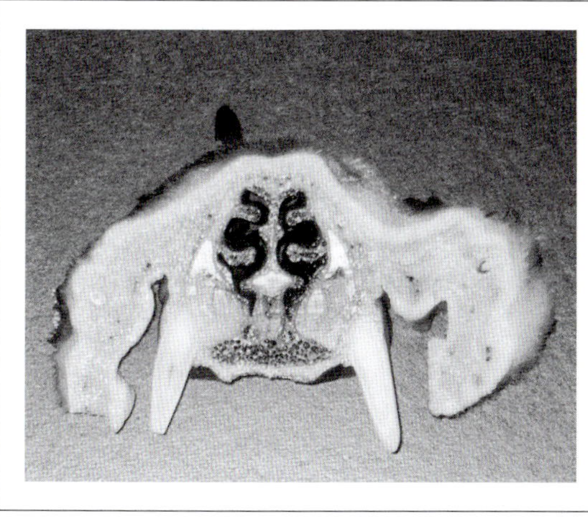

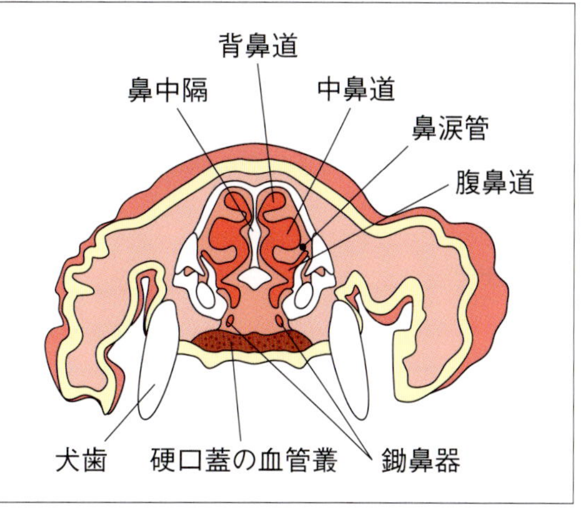

図1-9-2　犬歯レベルでの鼻腔の横断面（犬）

である嗅細胞を含む感覚上皮である。粘膜固有層には嗅腺が存在し、犬では漿液性、猫では粘液性である。

副鼻腔

- 副鼻腔は鼻腔と連絡する頭蓋骨内の憩室（けいしつ）状の構造で、その内面は呼吸（性）粘膜で被われる。犬の副鼻腔には前頭洞と上顎洞があるが、猫ではさらに蝶形骨洞（ちょうけいこつどう）をもつ。
- 犬の左右の前頭洞は、中隔によって三部に分けられ、それぞれ独立していて別個に鼻腔と連絡する。長頭種と中頭種の犬の前頭洞は比較的大きな構造物であるが、短頭種の犬や小型犬および猫では小さい。
- 犬の上顎洞は鼻腔と広く交通しているので、上顎陥凹（じょうがくかんおう）とも呼ばれる。
- 猫の上顎洞は比較的狭い。副鼻腔の上皮は薄く、杯細胞はまれである。固有層も薄く、鼻腺はほとんど存在しない。
- 副鼻腔の機能については未だ明らかではないが、眼窩腔、鼻腔および頭蓋腔を機械的な障害から保護したり、鳴き声を共鳴させたりすることなどが示唆されている。

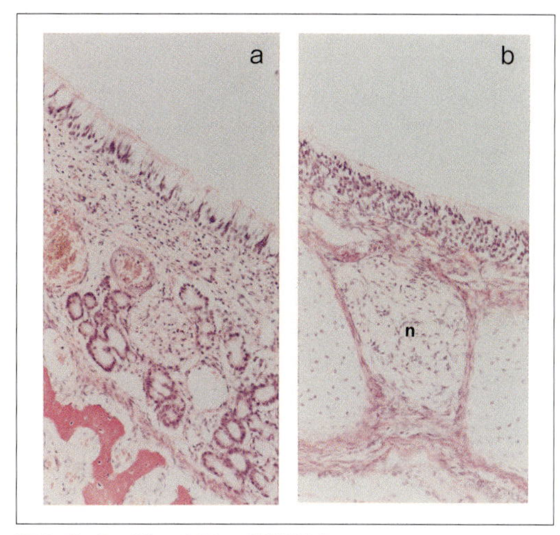

図1-9-3　猫の鼻腔の顕微鏡像
a：呼吸粘膜（上皮内に杯細胞が多く、固有層には鼻腺がみられる）。
b：嗅粘膜（n ＝嗅神経線維束）

嗅覚器

- 嗅覚器には、嗅部（嗅上皮）と鋤鼻器（じょびき）があり、前者は一般的なにおいを、後者はフェロモンをそれぞれ受容する。
- 鋤鼻器（図1-9-2参照）は、一対の細長い管状構造物で、その開口部はげっ歯類やウサギでは直接鼻腔に開口しているが、犬や猫では鼻腔と口腔をつなぐ切歯管に開口している。
- 鋤鼻器で受容されたフェロモン情報は動物種

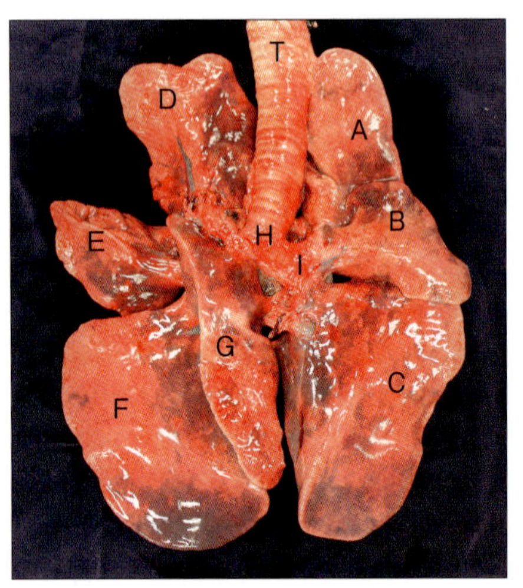

図1-9-4　犬の気管と肺（腹側観）
T：気管（多くの気管軟骨からなる）、A～C：左肺（A：前葉前部、B：前葉後部、C：後葉）、D～G：右肺（D：前葉、E：中葉、F：後葉、G：副葉）、H：気管分岐部、I：左気管支

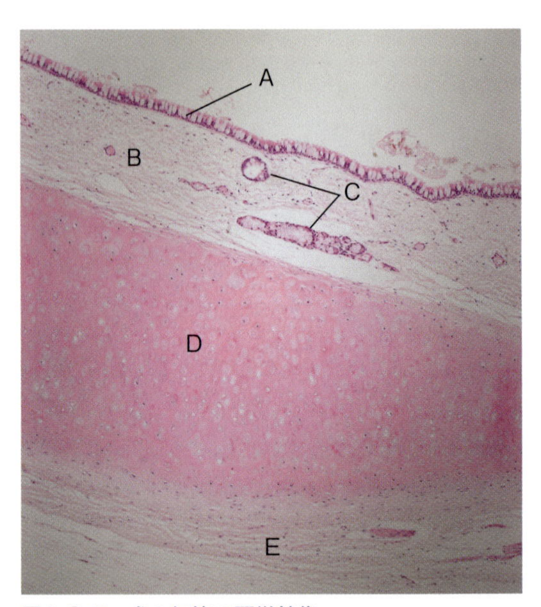

図1-9-5　犬の気管の顕微鏡像
A：粘膜上皮（杯細胞を多く含む偽重層上皮）、B：粘膜固有層、C：気管腺、D：気管軟骨（硝子軟骨からなる）、E：外膜

に特異的な繁殖・社会的行動を引き起こす。鋤鼻器の内面は偽重層上皮であるが、感覚上皮と非感覚上皮に分かれる。

咽　頭

- 第11章消化吸収と栄養代謝「3. 咽頭と嚥下」を参照。

喉　頭

- 喉頭は咽頭と気管を結ぶ管で、口腔の後方で咽頭の直下に位置する。
- 喉頭の役割は、肺に食べ物や水が入らないようにすることと声を出すこと（声帯）である。
- 喉頭の基礎は、犬で3個の不対の軟骨（輪状軟骨、甲状軟骨、喉頭蓋軟骨）と3種の対の軟骨（披裂（ひれつ）軟骨、小角軟骨、楔状（けつじょう）軟骨）からなるが、猫では対の軟骨が披裂軟骨のみである。
- 声帯には左右二つのヒダ（声帯ヒダ）があり、その間を声門裂といい（声帯ヒダと声門裂を合わせて声門）、ここを空気が通るときにヒダが振動して声になる。

CHECK!

猫がのどをゴロゴロと鳴らすのは、空気の振動による

猫がのどをゴロゴロと鳴らすのは、喉頭の筋と横隔膜を素早く動かすことによって起こる。つまり、喉頭の筋が急速に声門を開閉させるため、それが空気を振動させて音を出している。

気　管

- 下気道である気管（図1-9-4）は、喉頭と肺をつなぐ管で、胸腔に入り気管分岐部で左右の気管支に移行する。気管の頸部では、その左背側に食道が位置し、外側に総頸動脈と迷走交感神経幹が走行する。
- 気管は、呼吸（性）粘膜、気管軟骨および外膜からなる（図1-9-5）。

呼吸（性）粘膜

- 呼吸（性）粘膜は、粘膜上皮が偽重層（多列）線毛円柱上皮で、そこに多数の杯細胞が混在する。粘膜固有層の疎性結合組織には多くの弾性線維が混在している。また、固有層には粘液性あるいは混合性の気管腺が存在する。

気管軟骨

- 気管の壁には多数の扁平な軟骨輪が一定の隔たりをおいて並び、これを**気管軟骨**という。この軟骨輪は完全な輪をなさず、背方部が欠けている。軟骨を欠く背壁は膜性壁といい、横走する平滑筋である気管筋を含む。また前後の軟骨輪は輪状靱帯で連結される。気管軟骨は硝子(しょうし)軟骨で、弾性線維に富む軟骨膜で包まれる。

CHECK!

気管軟骨の数

動物種や個体によりさまざまで、犬で42～46個、猫で38～43個である。

外膜

- 気管の外面は疎性結合組織性の**外膜**で被われる。

気管支

- 左右の**気管支**（図1-9-4参照）は、**肺門**から肺内に進入して樹枝状に分岐し、気管支樹を形成する。気管支の構造は気管と基本的に同じである。

肺

- 右肺は左肺よりも大きく、前葉、中葉、後葉および副葉からなる。左肺は前葉（前部と後部）と後葉からなる。それぞれの葉と葉の間は深い葉間裂で分けられている。
- **肺**の表面は肺胸膜で被われ、肺の各葉は肺胸膜に連なる結合組織性の中隔（**小葉間結合組織**）により多数の小葉に区画される。ウシにおいて小葉間結合組織がよく発達している。
- 呼吸部である肺胞において、肺胞を取り巻く毛細血管と肺胞腔内の外気との間でガス交換が行われる。

気管支樹の構造

- 気管支は肺内で分岐して、葉気管支、さらに分岐して区（域）気管支となる。区（域）気管支はさらに分岐して直径約1 mmの細気管支となり、肺小葉の中に入り終末細気管支となる。ここまでが気道であり、以下のように組織学的構造が変化する。

(1) 粘膜上皮は偽重層（多列）線毛円柱上皮が次第に低くなり、細気管支では単層線毛立方上皮になる。終末細気管支では線毛をもたない細気管支分泌細胞（**クララ細胞**）が出現する。上皮内の杯細胞は次第に数が減り、細気管支では存在しない。

(2) 気管支軟骨は次第に断片化し、ついには消失する。代わりに平滑筋が次第に増加し、細気管支では粘膜を輪状に取り巻いている。

(3) 気管支腺も次第に小さくなり散在性となり、細気管支には存在しない。

(4) 終末細気管支は壁の所々に肺胞をもつ呼吸細気管支に分岐する。呼吸細気管支は分岐して肺胞管になり、肺胞管は肺胞で取り囲まれた管で、その終わりは嚢状で肺胞嚢となっている。呼吸細気管支から肺胞にいたる部分はガス交換を行う呼吸部である。

細気管支の構造

- 細気管支（図1-9-6）は軟骨を欠いており、粘膜に腺をもたない。平滑筋の不完全な束が粘膜の周囲に輪を形成する。上皮ははじめ単層円柱状であるが、次第に立方状となる。線毛細胞はあるが、杯細胞はみられない。クラブ細胞は終末細気管支に出現する上皮細胞で、線毛をもたず、細胞頂部はドーム状である。

肺胞壁の構造

- 肺胞壁（図1-9-7）はきわめて薄く、肺胞壁の中には数多くの毛細血管が存在する。肺胞の表面は必ず上皮細胞に被われていて、それは呼吸上皮細胞（Ⅰ型肺胞上皮細胞、扁平肺胞上皮細胞）、大肺胞上皮細胞（Ⅱ型肺胞上皮細胞、顆粒肺胞上皮細胞）および肺胞大食細胞からなっている。呼吸上皮細胞はきわめて薄い扁平な細胞で、肺胞壁の大部分を被っていて、ガス交換（**外呼吸**）に関与する。大肺胞上皮細胞は立方状で、表面活性物質を分泌して肺胞の収縮を防いでいる。肺胞大食細胞は遊走細胞で、空気中に入った異物などを取り込む。

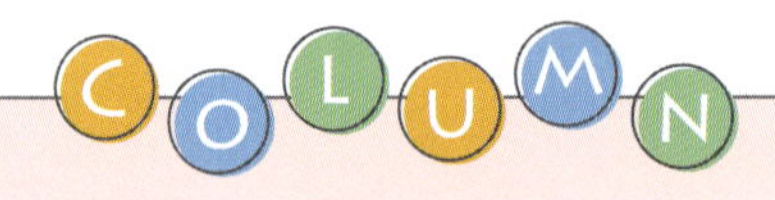

鳥類の肺

鳥類の肺は、家畜の肺と異なり、その表面がすべて疎性結合組織で周囲の器官と結合しているので、拡張性に乏しい。そのため肺内の空気の移動は気嚢を通じて行われる。

肺内に入った気管支（一次気管支）は多数の二次気管支を派出しながら、肺の後縁で肺外の腹気嚢に連絡する。二次気管支からさらに多数の傍気管支（三次気管支）が出る。傍気管支には多数の膨らみ（房）があり、そこから呼吸毛細管（含気毛細管）が起こる。呼吸毛細管がガス交換（外呼吸）の場を形成する。

一次および二次気管支の上皮は偽重層［多列］線毛円柱上皮で、粘液腺（上皮内腺）あるいは杯細胞を有する。肺に入った部分の一次気管支は気管支軟骨をもつが、ほとんどの部位では平滑筋層となっている。

傍気管支の上皮は単層立方～扁平上皮で、房の入り口には平滑筋が存在する。また、傍気管支を中心に肺小葉が形成され、隣接する肺小葉とは薄い結合組織で境界される。

呼吸毛細管壁には多数の毛細血管が存在する。また、その上皮は哺乳類の肺胞壁と同様に呼吸上皮細胞と大肺胞上皮細胞に相当する細胞が認められる。

気嚢は、気管支系の盲嚢状の膨らみで、胸腹腔内に存在するだけではなく、骨の中や骨格筋の間にまで入り込んでいる。鳥類の気嚢には、不対の頸気嚢と鎖骨気嚢および対の前胸気嚢、後胸気嚢および腹気嚢があり、頸・鎖骨・前胸気嚢が呼気性で後胸気嚢と腹気嚢は吸気性とされるが、呼吸時の空気の流れには未だ不明な点が多い。

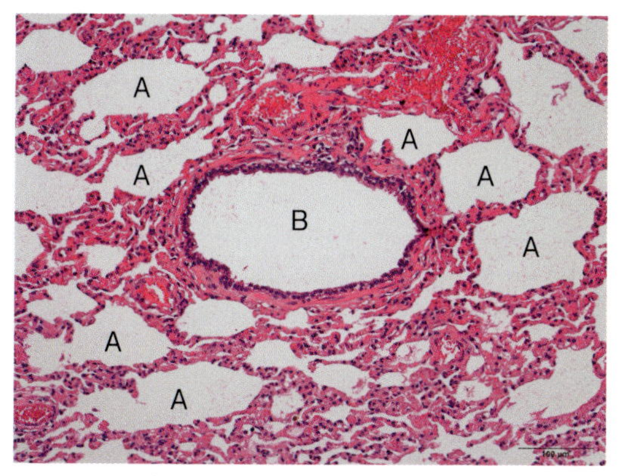

図1-9-6　犬の肺の顕微鏡像（細気管支）
A：肺胞嚢、B：細気管支

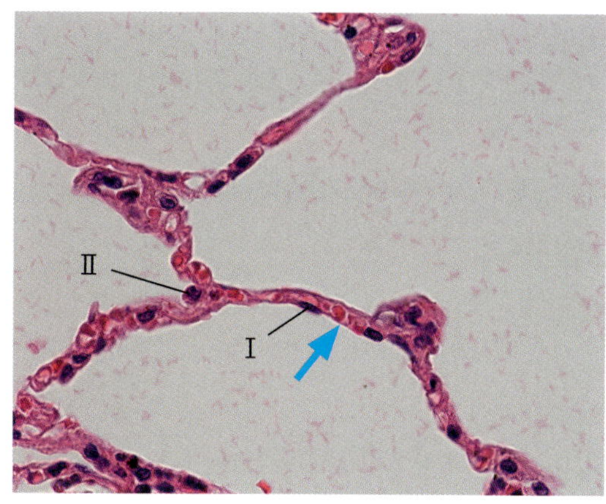

図1-9-7　犬の肺の顕微鏡像（肺胞壁）
薄い肺胞壁（矢印）の中には赤血球が存在する。
Ⅰ：扁平肺胞上皮細胞、Ⅱ：大肺胞上皮細胞。

2. 呼　吸

ここがPOINT

- 呼吸とは、酸素が体内の細胞に運ばれ、老廃物である二酸化炭素が取り除かれるプロセスをいう。
- 外呼吸は肺と血液との間のガス交換であり、内呼吸は血液と体内の組織との間でのガス交換である。
- 呼吸中枢は、脳幹（橋、延髄）に存在する。

- 酸素が体内の細胞に運ばれ、老廃物である二酸化炭素が取り除かれるプロセスを呼吸と呼ぶ。このプロセスは、空気を肺に取り入れる段階の肺換気、肺と血液との間のガス交換である外呼吸、血液と体内の組織との間でのガス交換である内呼吸の３段階で行われる。

呼吸のしくみ

呼吸の周期性

- 呼吸運動は肺に空気を取り入れる吸気と空気をはき出す呼気からなり、吸気で胸腔容積が増加し、逆に呼気で減少する。呼吸運動は、無意識で反射的な規則正しいリズミカルな運動である。

肺換気量の調整

- 肺は自発的に膨らんだり縮んだりする能力がないので、肺を囲む胸郭に付着する筋肉（呼吸筋）を動かして、胸腔の容積を変化させている。
- 安静時の呼吸運動は、主に横隔膜の移動（収縮）と肋間筋の収縮による肋骨の移動によって行われる。呼気運動は主に受動的な現象とされている。主な呼吸筋には次のものがある。

◆横隔膜

- 収縮すると、胸腔容積が増える。すると胸腔内圧が減少し（ボイル・シャルルの法則）、肺が膨らむ（吸気）。横隔神経の支配を受ける。

◆外肋間筋

- 肋骨を前方に引いて、胸腔容積を増やす（吸気）。肋間神経の支配を受ける。

◆内肋間筋

- 肋骨を後方に引いて、胸腔容積を減ずる（呼気）。肋間神経の支配を受ける。

◆努力呼吸時に使われる筋

- 呼息筋としては腹壁の筋が、吸息筋としては斜角筋や胸直筋などがある。

- 呼吸中枢は、脳幹（橋（きょう）、延髄）に存在する。延髄の呼吸中枢には、吸気（息）中枢と呼気中枢があり、前者は呼吸のリズムを、後者は努力性呼出時のみ機能する。橋には、吸気を促す持続性吸息中枢と呼吸調節中枢があり、前者が抑制されると後者が吸気の長さを抑え呼気を促進する。延髄と橋間で呼吸数を保持している。

ガス交換（外呼吸）

肺胞におけるガス交換

- 肺では、血液から出た二酸化炭素が薄い肺胞壁を通り抜けて肺胞腔内に入る。酸素はこれとは逆に肺胞腔内から毛細血管に移動する。
- ガス交換はエントロピー増大の法則（拡散の法則）に則って行われる。肺と組織におけるガスの移動模式図を図1-9-8に示す。
- 身体の各組織で酸素が利用されるため、血液中の酸素分圧は、肺胞より常に低く設定されていることになる。二酸化炭素も同様に分圧の差により肺胞内へ排出される。

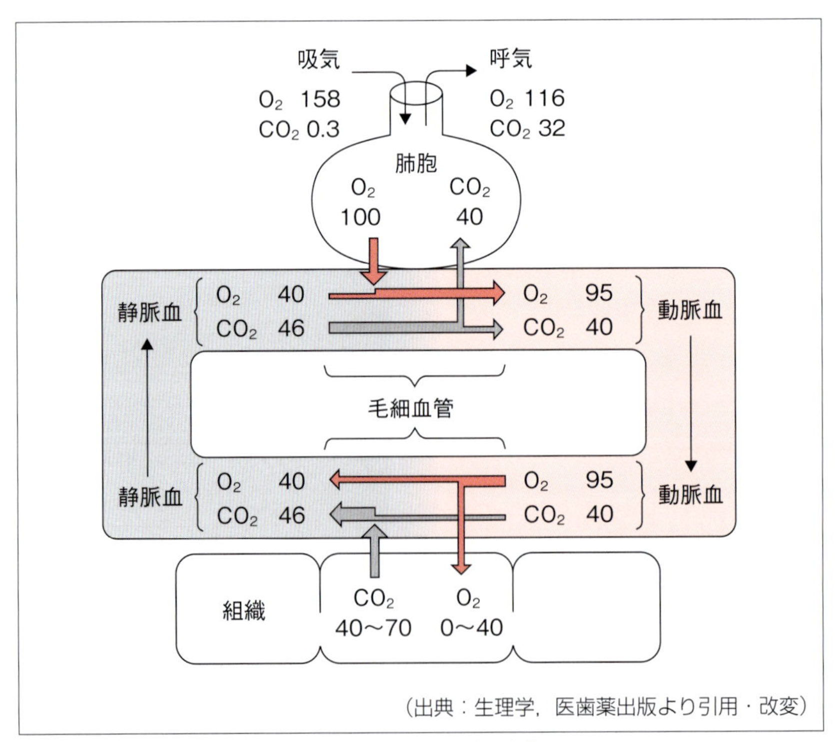

図1-9-8 肺におけるガス交換と組織におけるガス交換
図中の数字はガス分圧（単位：mmHg）

CHECK!

エントロピー増大の法則（拡散の法則）とは？

ガス分圧（濃度）の高いほうから低いほうへ移動する法則を「拡散」といい、ガス交換はこの分圧の差によって血管壁を通過して行われる。

二酸化炭素および酸素の運搬

- 肺で酸素をもらった血液が二酸化炭素を放出する過程は同時に行われる。酸素は二通りの方法、赤血球内の血色素（ヘモグロビン、Hb）と結合し酸化ヘモグロビン（HbO_2）として、もう一つは血漿中に溶解して運ばれるがわずかである。
- 二酸化炭素のほとんどは、炭酸水素イオン（HCO_3^-）として血漿中に在り運搬される。全二酸化炭素の20～30％はヘモグロビンに結合するが、酸素とは異なる部位に結合するので酸素運搬に影響はない。

呼吸に影響を与える因子

- 呼吸運動は、無意識で反射的な規則正しいリズミカルな運動であるが、身体の状態（体温上昇、運動など）で呼吸の数と深さは変化する。

意　志

- 運動などで意識的に呼吸のパターンを変化させることができる。しかし、これには限界があり血中の酸素濃度やpHが低下すると、呼吸中枢は意志（大脳皮質からの指令）を無視し、正常な呼吸を再開する。

化学因子

- 二酸化炭素の増加とpHの低下などの血中の二酸化炭素濃度変化は、直接延髄の呼吸中枢に作用する。酸素濃度の減少は、**大動脈弓**（だいどうみゃくきゅう）の受容器と頸動脈にある**頸動脈小体**で感知し（図1-3-18参照）、延髄に伝えられる。

参考図書

- Dyce KM, Sack WO, Wensing CJG（1998）：獣医解剖学，第2版，近代出版，東京．
- 神谷新司（2001）：鼻腔内の解剖，Surgeon 28, 13-16．インターズー，東京．
- 佐々木文彦（2008）：楽しい解剖学・続ぼくとチョビの体のちがい，学窓社，東京．
- 佐々木文彦（2011）：楽しい解剖学・猫の体は不思議がいっぱい！，学窓社，東京．
- Tortora GJ, Derrickson B（2014）：トートラ人体の構造と機能，第4版，丸善，東京．
- 日本獣医解剖学会 編（2014）：獣医組織学，第6版，学窓社，東京．
- 佐藤優子，佐藤昭夫ほか（2006）：生理学，医歯薬出版，東京．

第９章　呼吸とその調節　演習問題

問１　**次の記述のうち、誤っているのはどれか。**

① 犬と猫の外鼻孔の周りは、鼻平面と呼ばれ、上唇溝で二分されている。

② 犬と猫の鼻前庭は、そのほとんどが翼ヒダで占められている。

③ 鼻腔内をおおっている粘膜の上皮は、偽重層上皮である。

④ 猫のにおいを感じる細胞の合計面積は、ヒトと同じである。

⑤ 犬の副鼻腔には、前頭洞と上顎洞がある。

問２　**次の記述のうち、誤っているのはどれか。**

① 鼻甲介は、鼻道を背、中および腹の三つに分けている。

② 鋤鼻器は、性行動に関係するフェロモンを感じる器官である。

③ 喉頭は咽頭の後方に位置する。

④ 喉頭の役割は、肺に食べ物や水が入らないようにすることである。

⑤ 猫は、急速に声門を開閉させて、のどをゴロゴロと鳴らす。

問３　**図は猫の気管の腹側部縦断像である。CとCの間にあるものは何か。**

① 気管軟骨

② 膜性壁

③ 輪状靱帯

④ 気管筋

⑤ 外膜

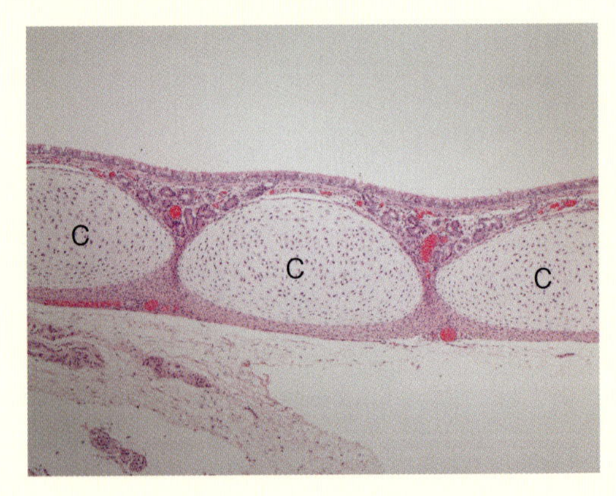

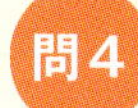

図は犬の肺胞嚢であるが、矢印が指す細胞は何か。

① Ｉ型肺胞上皮細胞

② 大型肺胞上皮細胞

③ クララ細胞

④ 肺胞大食細胞

⑤ 内皮細胞

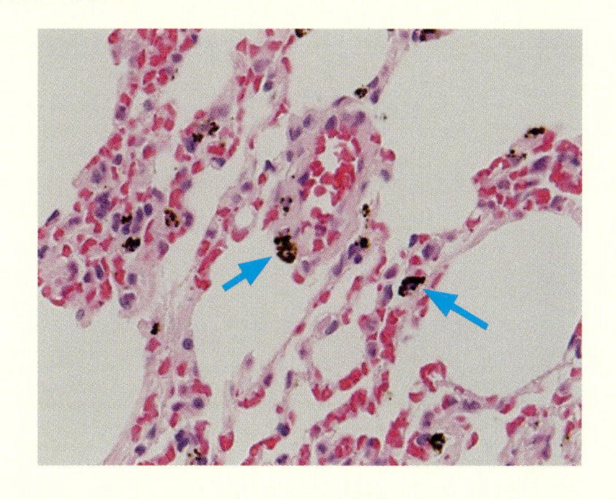

問5　次の記述のうち、正しいのはどれか。

① 横隔膜は、呼気性筋である。

② 内肋間筋は、吸気性筋である。

③ 呼吸中枢は、脳幹に存在する。

④ 血液中の酸素分圧は、肺胞よりも常に高い。

⑤ 血液中の二酸化炭素は、すべてヘモグロビンと結合している。

解　答

問1　**正解④**

猫のにおいを感じる細胞の合計面積は、ヒトと同じである。

猫のにおいを感じる細胞の合計面積は、ヒトの約5倍（$30cm^2$）である。犬のそれはもっと広く、シェパードでは約$150cm^2$である。

問2　**正解③**

喉頭は咽頭の後方に位置する。

喉頭は咽頭の下位に位置する。

問3　**正解③**

輪状靱帯

①はC。②と④は気管輪の背側にある。⑤は気管全周を包む。

問4　**正解④**

肺胞大食細胞

肺胞大食細胞は遊走細胞で、空気中に入った異物などを取り込む。

問5　**正解③**

呼吸中枢は、脳幹に存在する。

①横隔膜は吸気性筋、②内肋間筋は呼気性筋、④常に低い、⑤ヘモグロビンと結合する二酸化炭素は、20～30%である。

第10章　内分泌とホルモン

この章の目標

1）内分泌を外分泌や傍(ぼう)分泌と区別して説明できる。
2）ペプチドホルモン、ステロイドホルモンおよびアミン型ホルモンの違いについて説明できる。
3）内分泌系の基本構造と機能を説明できる。
4）視床下部、下垂体、松果体、甲状腺、上皮小体、副腎、膵島、消化管ホルモンの機能を説明できる。

キーワード　インスリン　コルチゾール　ペプチドホルモン　アミン型ホルモン　ステロイドホルモン

1．内分泌とは―外分泌や傍分泌との違い

ここがPOINT

- 内分泌（エンドクリン）は、分泌した物質が内分泌腺から血行に乗って全身に運ばれ、標的臓器のレセプターに作用する分泌様式である。
- 傍分泌（パラクリン）は、分泌した物質が血行に乗らずに近傍の細胞に作用を示す分泌様式である。
- 自己分泌（オートクリン）は、分泌した細胞そのものに作用を示す分泌様式である。

分泌とは

- 分泌とは、細胞がその細胞生産物を排出させることである。内分泌（endocrine、エンドクリン）は、内分泌腺から導管を通さず、直接血液中または細胞に産物（ホルモン）を分泌し、それを標的細胞が受け取り、作用が発揮される（図1-10-1）。一方、外分泌（exocrine、エリクソン）は、体表または外界に、直接または導管を通して放出する。
- 外分泌腺には、汗腺、涙腺、乳腺、唾液腺、

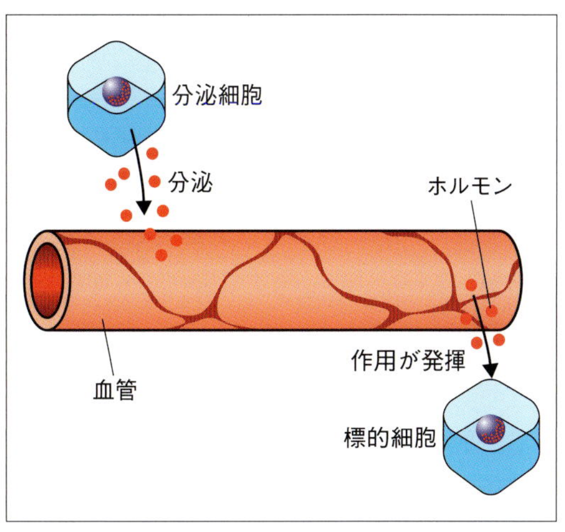

図1-10-1　内分泌

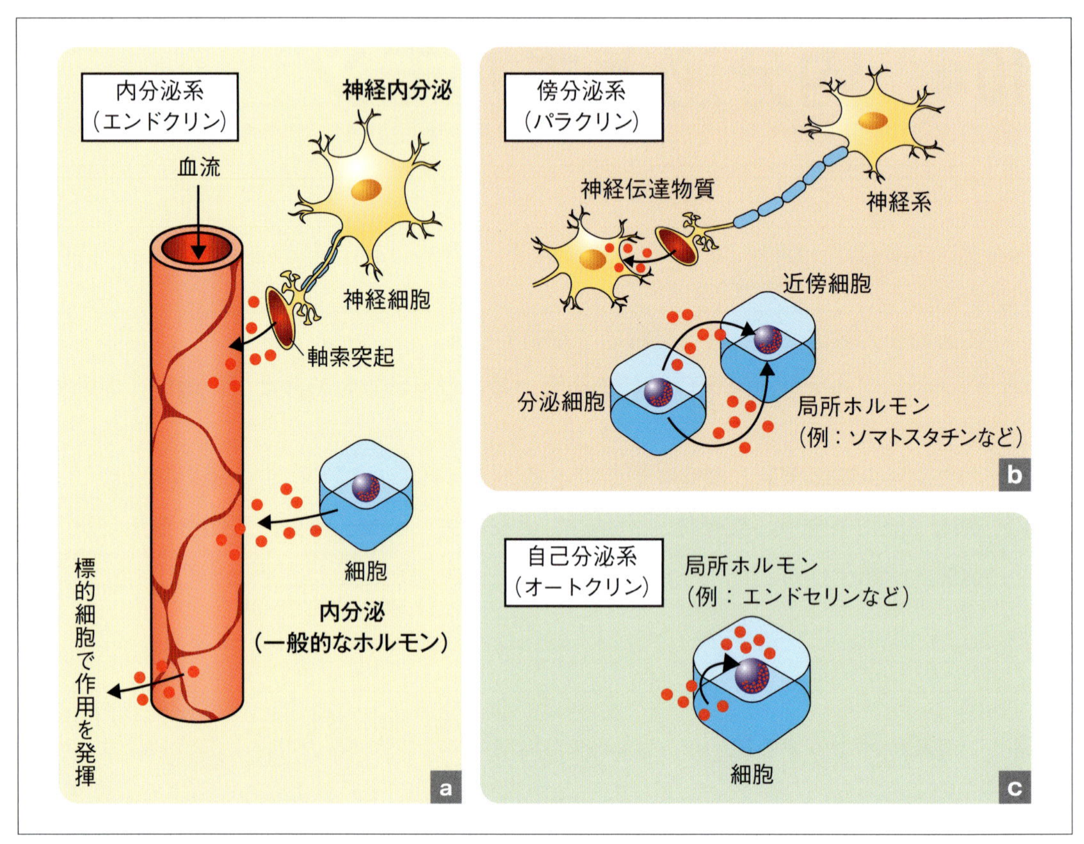

図1-10-2　ホルモンの分泌形式

消化液分泌腺などがあり、消化管では、唾液、胃液、膵液、胆汁などがある。この場合、消化管腔は外界とみなされる。

ホルモンとは

- ホルモンとは、動物に対する刺激に呼応して内分泌臓器から分泌される物質で、血液などを通して生体内の各種臓器に指令を伝達していく物質である。すなわち、内分泌であるホルモンは、神経系および免疫系と協調して、外界あるいは内的からの刺激により変化する生体を一定の状態に保つ作用、恒常性（ホメオスタシス）維持に寄与する。例えば、生体に必要なエネルギー量をコントロールするのもホルモンの重要な作用である。さらに発育、成長、性の分化および生殖といったものを調節するのもホルモンの作用である。このようにホルモンは生体の種々の細胞から分泌され、直接または間接的に情報伝達し、細胞本来の機能を強めたり弱めたりする。

ホルモンの分泌形式

- ホルモンの分泌形式としては、典型的なホルモンは内分泌腺から血行に乗って全身に運ばれ、標的臓器のレセプターに作用する。この形態をエンドクリン（endocrine）と呼ぶ（図1-10-2a）。分泌した物質が血行に乗らずに近傍の細胞に作用を示す分泌様式をパラクリン（paracrine、傍分泌）と呼ぶ（図1-10-2b）。また、分泌した細胞そのものに作用を示す分泌様式をオートクリン（autocrine、自己分泌）と呼ぶ（図1-10-2c）。

- 神経分泌はパラクリンの一つの例であり、分泌臓器の分泌部位と標的臓器のレセプターがきわめて近い位置にある（シナプスと呼ばれる）。またエンドクリンの一つに、神経内分泌がある（図1-10-2a）。これは神経細胞で生産されたホルモンが神経の軸索突起から直接血中に放出され、標的細胞に運ばれる作用様式である。例としては視床下部ホルモン、下垂体後葉ホルモンがある。

CHECK!

ホルモンの異常を捉えるのは難しい

ホルモンは非常に微妙な量で情報伝達ができるため、ホルモンに何か問題が起きても、血液中の濃度の変化を捉えることができないこともあり、ホルモンの異常を捉えるのは大変難しい。

2. ペプチドホルモン、ステロイドホルモンおよびアミン型ホルモンとは

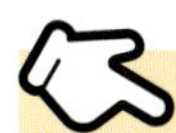

ここがPOINT

- ペプチドホルモンは、数十から数百のアミノ酸が結合して構成されるホルモンである。
- ステロイドホルモンは、コレステロールから合成されたステロイド環構造をもつホルモンの総称である。
- アミン型ホルモンは、アミノ酸の誘導体であるアミンで構成されたホルモンの総称である。

ホルモンの分類

- ホルモン分泌組織としては、視床下部、下垂体、松果体、甲状腺、上皮小体（副甲状腺）、膵臓（膵島）、副腎皮質・髄質、性腺などがある。そのほか、腎臓、消化管（消化管ホルモン）、心臓・血管などもホルモンを分泌するが、内分泌腺とは分類しない。
- ホルモンの機能（作用機序）、生成、分泌については、大きく三つに大別され、**ペプチドホルモン**、**ステロイドホルモン**および**アミン型ホルモン**がある。ペプチドホルモンの代表である**インスリン**を図1-10-3に示した。

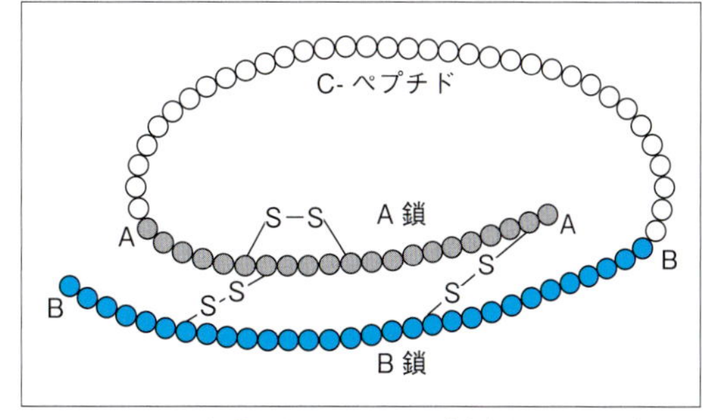

図1-10-3　ペプチドホルモンの例（インスリン）
丸い一つひとつがアミノ酸で、ペプチド結合で長くつながる。青ー白ー灰色はプロインスリンという物質であり、C- ペプチドと呼ばれる白い部分が取れてインスリンとなる。

ペプチドホルモン

- ペプチドホルモンとは、数十から数百のアミノ酸が結合して構成されるホルモンを指す（表1-10-1）。分子量は１万くらいのものが多い。構成成分がアミノ酸のため**親水性**であり、単独で血液内を移動できる。一般に下垂体、視床下部などの**高位の内分泌臓器から分泌されるホルモン**がこの型である。

表1-10-1　主なペプチドホルモン

視床下部	ソマトスタチン、甲状腺刺激ホルモン放出ホルモン(TRH)、成長ホルモン放出ホルモン(GHRH)、副腎皮質刺激ホルモン放出ホルモン(CRH)、性腺刺激ホルモン放出ホルモン(GnRH)
下垂体前葉	成長ホルモン(GH)、プロラクチン(PRL)、甲状腺刺激ホルモン(TSH)、副腎皮質刺激ホルモン(ACTH)、黄体形成ホルモン(LH)、卵胞刺激ホルモン(FSH)、MSH
下垂体後葉	バソプレシン(VP)、オキシトシン
上皮小体	パラソルモン(PTH)
甲状腺	カルシトニン
膵臓	インスリン、グルカゴン、ソマトスタチン
消化管	ガストリン、セクレチン、コレシストキニン(CCK)、GIP、GLP-1、VIPなど
胎盤	ヒト絨毛性ゴナドトロピン(HCG)、ヒト胎盤性ラクトゲン(HPL)
その他	アンギオテンシン(肝)、インスリン様成長因子Ⅰ(IGF-1)(肝)、エリスロポエチン(腎)

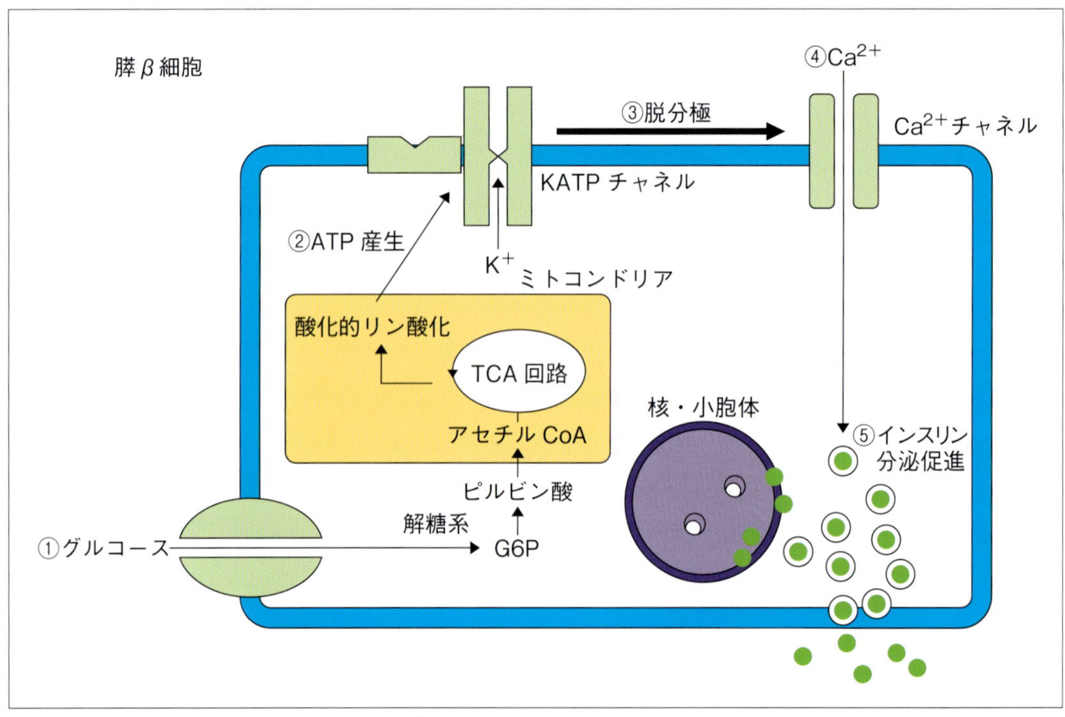

図1-10-4　インスリンの分泌システムの例
血中のグルコースが上昇すると、膵臓ランゲルハンス島β細胞に貯蔵されていたインスリンが、図のようなシステムで分泌される。

● アミノ酸配列はそれぞれのホルモンごとにほぼ決まっているが、動物種ごとに若干の違いがある。そのため、測定や負荷試験、あるいは治療に異種動物のペプチドホルモンを用いる場合において、作用を示さないことがあるので注意が必要である。また、異種動物の製剤を治療や検査などで生体内に投与した場合、異種タンパク(ペプチド)であることから免疫

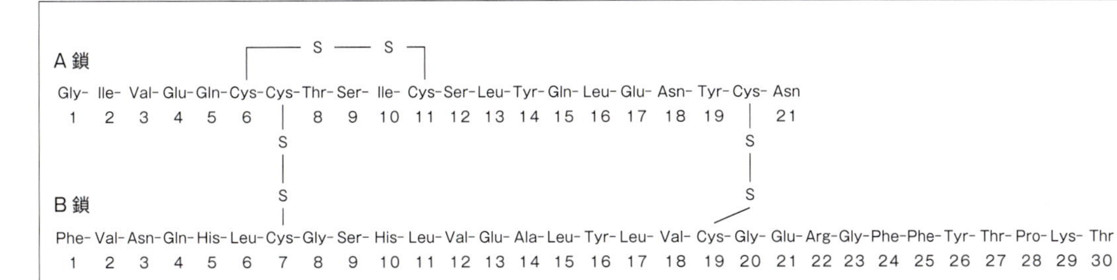

種	ヒトのアミノ酸配列との違い	
	A 鎖内の位置 8 9 10	B 鎖内の位置 30
ブタ、犬、マッコウクジラ	Thr-Ser-Ile	Ala
ウサギ	Thr-Ser-Ile	Ser
ウシ、ヤギ	Ala-Ser-Val	Ala
ヒツジ	Ala-Gly-Val	Ala
ウマ	Thr-Gly-Ile	Ala

図1-10-5　ヒトのインスリン分子構造（分子量5080）およびほかの哺乳類における分子構造の差異

反応を起こし、**抗体産生**や**アナフィラキシー**を起こす可能性もあるので注意が必要である。ペプチドホルモンは、経口的に投与するとタンパク質と同様に、胃液によって変性したり、膵液で分解消化されたりするために、効果を示さない。ペプチドホルモン製剤の経口投与はほとんど無効であるため、原則的に**注射剤または非経口的製剤による投与**を行う。

- 細胞内で生合成されたペプチドホルモンは、膜に包まれ、小胞の形で貯蔵される。このようなシステムが備っているのは、分泌刺激があってから合成するのでは分泌が間に合わないため、または十分量を分泌できないためと考えられている。何らかの分泌刺激があった場合には、小胞が細胞膜に移動し、開口分泌で排出される。図1-10-4にインスリンの分泌システムを図説した。血中のグルコースが上昇すると、膵β細胞内に①グルコースが流入し、②アデノシン三リン酸（ATP）が生じる。すると③ KATP チャネルが閉じ、細胞膜で脱分極を起こすことによって④細胞内にカルシウムイオン（Ca^{2+}）が流入し、⑤インスリン分泌を促進する。
- 微量であるホルモンを測定する方法は、抗原抗体反応を用いた**ELISA 法**や**RIA 法**で行われている。しかし、それぞれのホルモンのアミノ酸組成は動物種ごとに若干の違いがあるため（図1-10-5）、ヒト用の測定方法では測定できないことが多い。そのため、動物種ごとに正確に測定できるかどうかを必ず確認しなくてはならない。血液・血清成分に分解物質が存在することもあるので、測定用のサンプルはできる限り素早く分離し、測定することが望ましい。測定サンプルは冷蔵または冷凍されることが多い。
- ペプチドホルモンは親水性であり、脂溶性の細胞膜を通過できない。そのため、標的細胞の**細胞膜上の受容体（レセプター）**を介して作用を発現する（「ホルモンが働くしくみ」の項参照）。受容体以降の細胞内反応系が存在し、反応は速い。

ステロイドホルモン

- ステロイドホルモンは、**コレステロール**から合成されたステロイド環構造をもつホルモンの総称である（図1-10-6）。コレステロール骨格をもつために**疎水性（脂溶性）**が強く、血液中の移動には**輸送タンパク**が必要である。分子量は比較的小さく約300である。
- また、疎水性であるため、細胞膜を通過し、細胞内受容体を介して作用を示す。副腎皮質ホルモンや性ホルモンの多くがこの型に属している。動物種ごとの構造に差がほとんどないため、測定、負荷試験および治療などにヒトの製剤などが比較的応用しやすい。生体内ではコレステロールを材料に生合成される。さらに、**細胞膜を自由に通過できる**ため、細胞内で貯蔵されることなく、合成されると直ちに細胞外へと分泌される。
- このカテゴリーに属するホルモンとしては、副腎で主に合成されるコルチゾール、アルドステロン、性腺で主に合成されるテストステロン、エストロゲン、プロゲステロン、そのほか活性型ビタミンD_3などがある。図1-10-7にステロイドホルモンの合成経路について図示した。すべてコレステロールから合成されることがわかる。

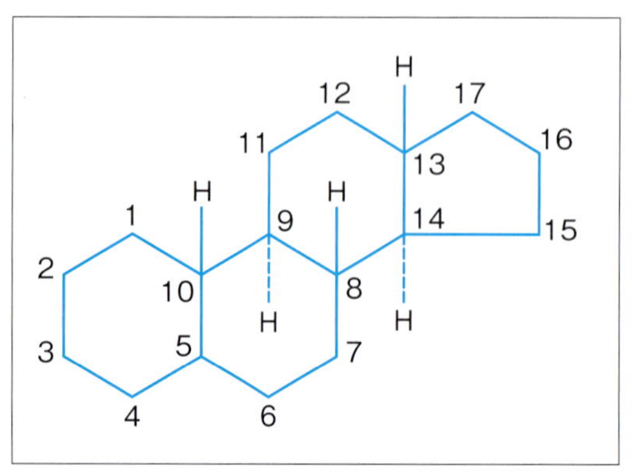

図1-10-6　ステロイド骨格

アミン型ホルモン

- アミノ酸の誘導体であるアミンで構成されたホルモンの総称をいう。基本的に**水溶性**で分子量も小さく、分子構造も動物種間差がない。分泌されたホルモンは単独で標的臓器まで運ばれるものもあるが、主に甲状腺ホルモンのように特定の輸送タンパク質と結合して運ばれる。甲状腺ホルモンの場合、生合成されたホルモンはいったん甲状腺内の濾胞内に**コロイド**という形で貯蔵された後、分泌刺激によって細胞に吸収され、血中に放出される。
- アミン型ホルモンには、甲状腺ホルモンのほかに、カテコールアミン、メラトニンなどがある。ホルモン検査時には、分子構造に動物種間差がほとんどないため、動物種間で差が出ることは少ない。

ホルモンが働くしくみ

- ホルモンは標的細胞に達すると、受容体に結合し、作用を発揮する（図1-10-8）。

CHECK!

標的細胞の受容体

ホルモンの受容体は細胞膜に存在するもの（細胞膜受容体）と細胞内に存在するものがあり、さらに細胞内のものは、細胞質に存在するもの（細胞質受容体）と核内に存在するもの（核内受容体）とがある。

- **細胞膜受容体**には、**ペプチドホルモン**および**カテコールアミン**が結合する。ホルモンと結合した受容体は、セカンドメッセンジャーなどシグナルを発信して情報を伝える。このため情報伝達速度が速く、タンパク合成やホル

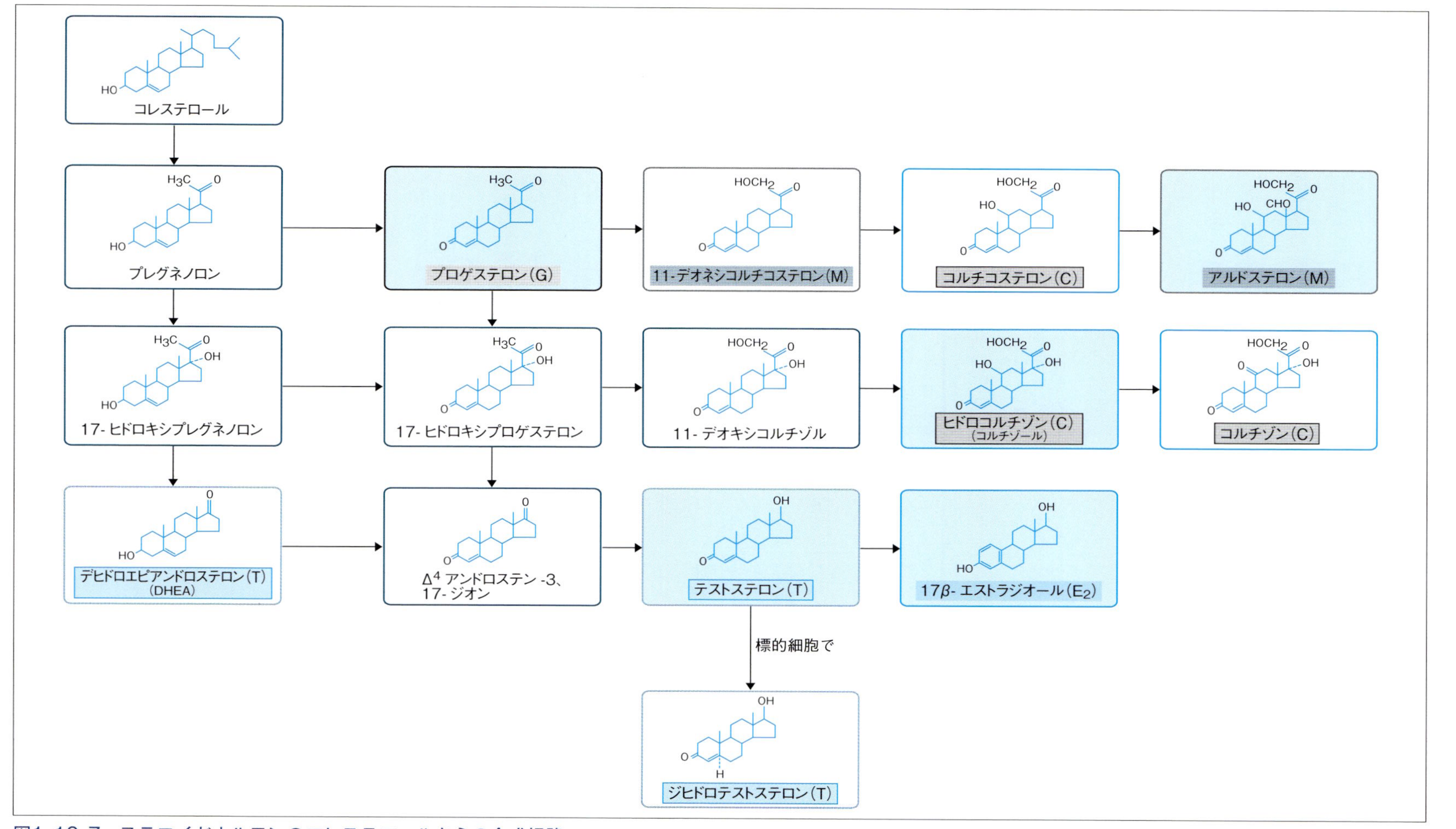

図1-10-7　ステロイドホルモンのコレステロールからの合成経路
それぞれのステロイドホルモンの分類。C：グルココルチコイド（糖質コルチコイド）、E：エストロゲン（卵胞ホルモン）、M：ミネラルコルチコイド（鉱質コルチコイド）、G：プロゲステロン（黄体ホルモン）、T：アンドロゲン（男性ホルモン）
ステロイドホルモンが標的細胞の細胞膜（脂溶性）を通過して、細胞質内の受容体に結合すると、タンパク質合成が開始し、ホルモンの作用が発現する。

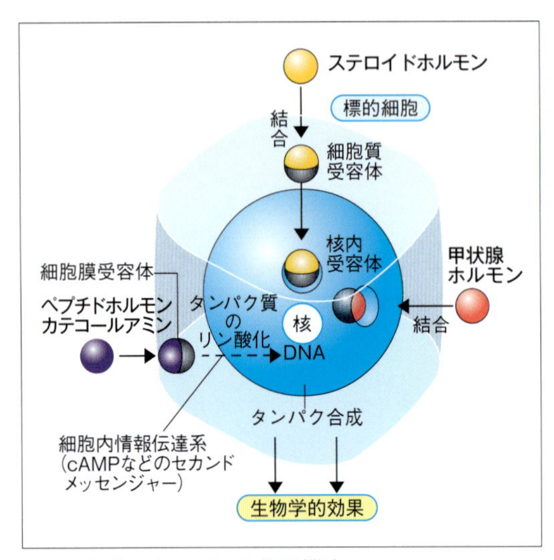

図1-10-8　ホルモンの作用機序

モン反応も速い。

- **細胞質受容体**には、**ステロイドホルモン**が結合する。疎水性であるステロイドホルモンは、脂溶性の細胞膜を通過して細胞内に侵入する。細胞内に入ったホルモンは細胞質受容体と結合し、複合体を形成して核の中に入り、タンパク質の合成を開始してホルモン作用を示す。情報伝達速度は遅い。甲状腺ホルモンは疎水性であるため細胞膜を通過し、核内受容体と結合し作用を発揮する。

フィードバック機構

- **フィードバック機構**とは、血液中のホルモンのバランスを調節する一連のシステムのことで、**ネガティブフィードバック機構**と**ポジティブフィードバック機構**がある。
- 一般的なシステムはネガティブフィードバック機構である。例えば、甲状腺ホルモンの分泌システムは、視床下部から甲状腺刺激ホルモン放出ホルモン(thyrotropin-releasing hormone：TRH)の分泌により、命令を受けた下垂体から甲状腺刺激ホルモン(thyroid-stimulating hormone：TSH)が分泌され、さらにその命令を受けて甲状腺ホルモンが分泌される仕組みになっている(図1-10-9)。下位ホルモンである甲状腺ホルモンが過剰になると、甲状腺ホルモンは分泌を刺激する上位の下垂体および視床下部のホルモンを抑制するように働く。また逆に、下位の内分泌器官から分泌されている血液中ホルモン量が不足すると、上位の内分泌器官がそれを感知し、刺激ホルモンを分泌する。このシステムをネガティブフィードバック機構という(図1-10-10)。
- 例外的フィードバック機構としては、ポジティブフィードバック機構があるが、これは卵胞の排卵過程のホルモン分泌システムで起こる。下垂体から分泌される黄体形成ホルモン(luteinizing hormone：LH)の刺激により、卵巣で合成されたエストロゲンが、さらにLH合成を進め(LHサージ)、排卵する機構のことをいう。

生体リズム

- ホルモンは種類によって、血中濃度が決まった周期で分泌するものがある。この変動要因としては、成長、日内変動、時間変動、性周期変動などがある。成長期には、成長ホルモン、甲状腺ホルモン、インスリン様成長因子1(insulin-like growth factor 1：IGF-1)など動物が成長するためのホルモンが分泌され、血中濃度の上昇が認められる。**日内変動**があると知られているホルモンとしては、脳内から分泌されるホルモンを中心に、成長ホルモン、抗利尿ホルモン(antidiuretic hormone：ADH)、副腎皮質刺激ホルモン(adrenocorticotropic hormone：ACTH)、コルチゾールなどが挙げられる。また、当然だが雌性ホルモンは**性周期**により変動が起こる。

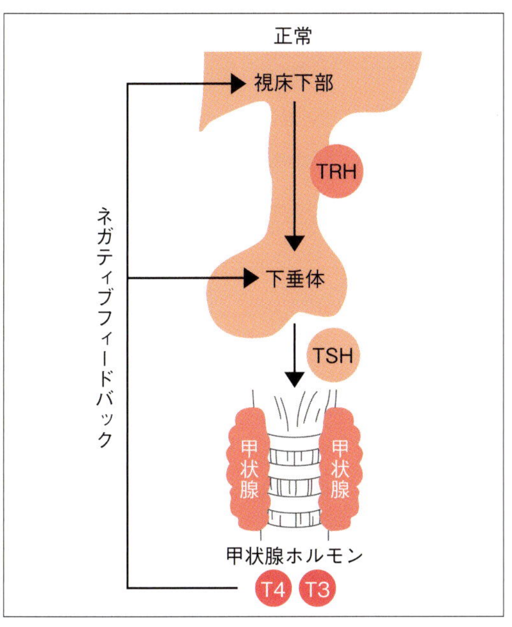

図1-10-9　甲状腺ホルモンのネガティブフィードバック機構
TRH が TSH の分泌を促し、TSH が甲状腺ホルモンの分泌を促す。下位ホルモンである甲状腺ホルモンが過剰になるとネガティブフィードバックにより TRH、TSH 分泌が低下する。

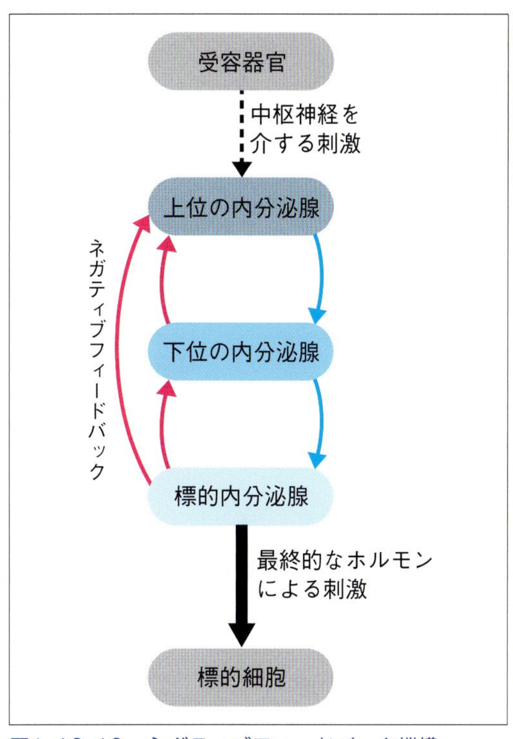

図1-10-10　ネガティブフィードバック機構
→分泌促進、→分泌抑制

3. 内分泌系の基本構造と機能

ここがPOINT

- 視床下部および下垂体は、生命の維持に欠かせないさまざまな機能をもつ。
- 甲状腺は代謝に関わる重要なホルモンを分泌する。
- 上皮小体はカルシウム代謝に関わるホルモンを分泌する。
- 副腎はステロイドホルモンを分泌する。
- 膵臓には、血糖値を調節するホルモンを分泌するランゲルハンス島（膵島）が存在する。

基本構造

- 内分泌系の基本構造はそれぞれの器官によって大きく異なる。体内における内分泌系の器官のおおよその分布を図1-10-11に示した。脊椎動物における内分泌系の主な器官としては視床下部（hypothalamus）、下垂体（pituitary〔gland〕）、松果体、甲状腺、上皮小体（副甲状腺）、副腎、膵臓、精巣（雄）および卵巣（雌）が挙げられる。

視床下部・下垂体

- **視床下部**および**下垂体**は脳内に存在し、生命の維持に欠かせないさまざまな機能をもつ。

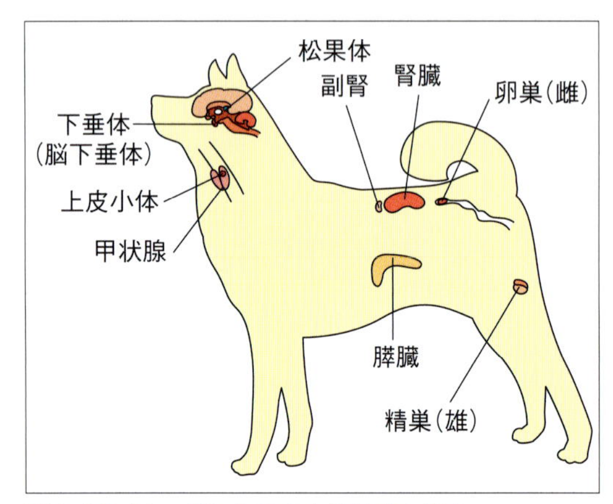

図1-10-11　犬における内分泌系の器官

視床下部－下垂体の脳内の位置と基本構造を**図1-10-12**に示した。視床下部とは脳内の間脳の一部で、第三脳室の側から下壁を形成する部分にある。

- 下垂体は視床下部の下部の蝶形骨トルコ鞍の中に存在し、視床下部とは下垂体茎でつながっている。下垂体茎には下垂体門脈や、視床下部から下垂体後葉に連なる神経線維が走っている。
- 下垂体は主に**前葉**と**後葉**からなるが、それぞれはまったく別の組織から発生する。前葉(腺下垂体)は原始の口腔だった部分が脳に向かって嚢上に発育したもので、一方の後葉(神経下垂体)は間脳の底部から下方に陥没したものである。この二つが結合して下垂体となる。
- 動物種により前葉と後葉の結合の形は異な

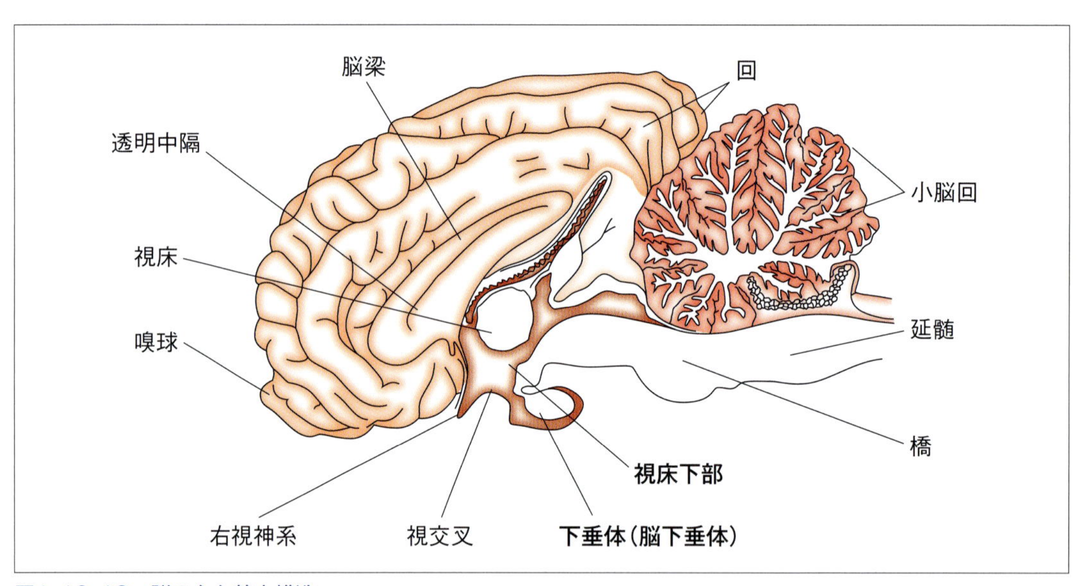

図1-10-12　脳の主な基本構造

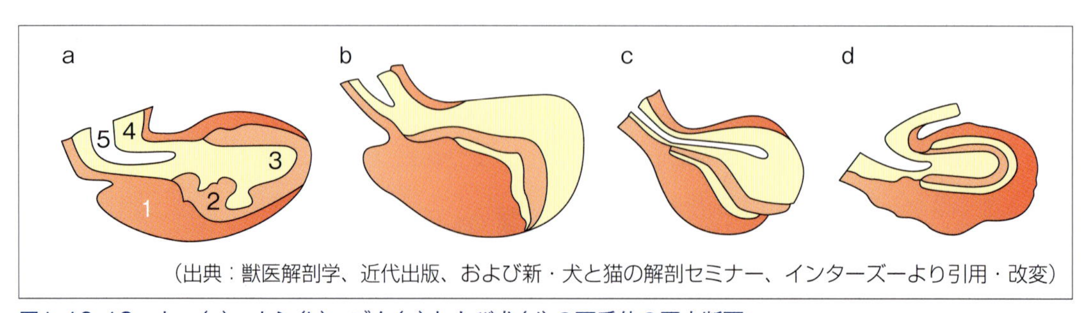

(出典：獣医解剖学、近代出版、および新・犬と猫の解剖セミナー、インターズーより引用・改変)

図1-10-13　ウマ(a)、ウシ(b)、ブタ(c)および犬(d)の下垂体の正中断面
1．前葉(腺下垂体)　2．中間部　3．後葉(神経下垂体)　4．下垂体柄　5．第三脳室陥凹

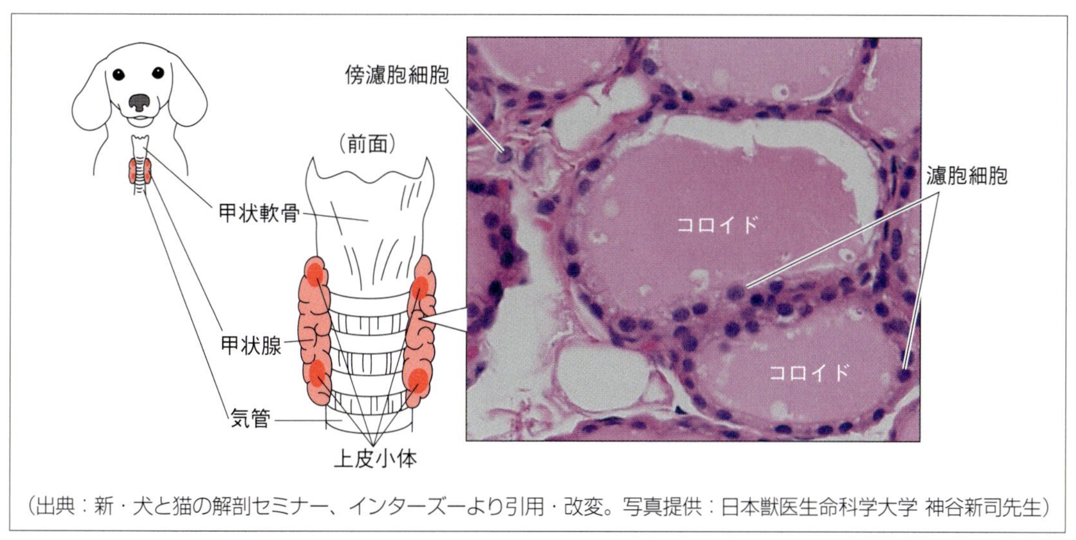

(出典：新・犬と猫の解剖セミナー、インターズーより引用・改変。写真提供：日本獣医生命科学大学 神谷新司先生)

図1-10-14 甲状腺の基本構造および上皮小体の位置(犬)

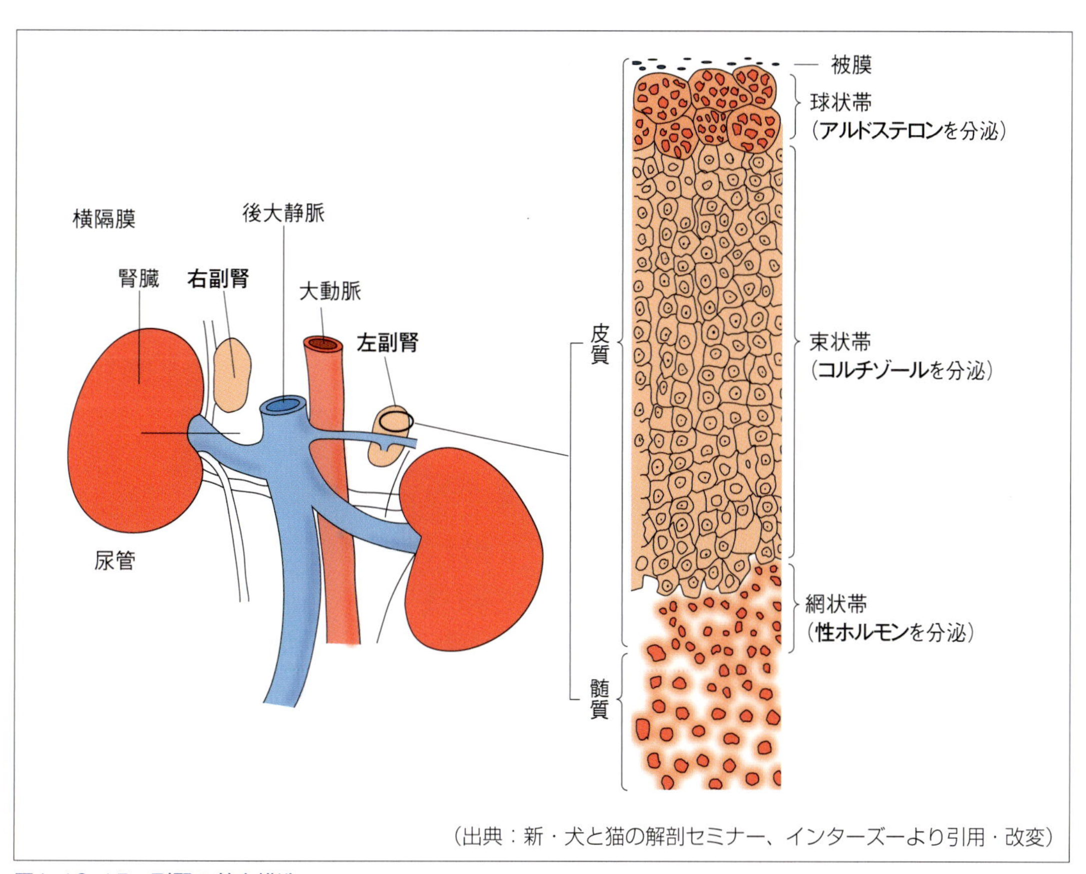

(出典：新・犬と猫の解剖セミナー、インターズーより引用・改変)

図1-10-15 副腎の基本構造

り、下垂体も組織的に違う様相を示す(図1-10-13)。中型犬で長径約 1 cm、幅約0.7cm、厚さ約0.5cm程度の非常に小さな臓器である。

甲状腺

● 甲状腺は代謝に関わる重要なホルモンを分泌

する。甲状腺の基本構造を図1-10-14に示した。咽喉頭部に近い気管の外側に存在し、犬および猫で通常は左右に一対存在する。中型犬において長軸が約5cm、短軸が約0.5cm、猫において長軸が約2cm、短軸が約0.3cmと比較的小さい器官である。

- 甲状腺の細胞には甲状腺ホルモンを産生分泌する**濾胞細胞**、甲状腺ホルモンを貯蔵する**コロイド**、そしてカルシウム(Ca)濃度を低下させる作用をもつカルシトニンを分泌する**傍濾胞細胞(C細胞)**がある。

上皮小体

- **上皮小体**はCa代謝に関わるホルモンを分泌する器官である。上皮小体の位置を図1-10-14に示した。上皮小体は有対であり、左右対称性の小さな上皮性の構造物として、甲状腺の被膜下で、実質組織の中に埋もれている。左右で2対ずつ合計4個存在する。
- 内上皮小体および外上皮小体があり、犬の内上皮小体は両葉の中間くらいに埋没している。外上皮小体は、甲状腺の頭側端近くにみられるか、または甲状腺の前半部にみられる。猫の内上皮小体は甲状腺両葉の実質内に位置し、それらの内側面直下にみられる。外上皮小体は、甲状腺の頭側端近くにみられる。上皮小体ホルモンは主細胞より分泌される。

副腎

- **副腎**はステロイドホルモンを分泌する。副腎の基本構造を図1-10-15に示した。副腎は、左腎臓と大動脈の間および右腎臓と後大静脈の間に存在する左右一対の器官で、**皮質**(ステロイドホルモンを分泌)と**髄質**(カテコールアミンを分泌)に分けられる。副腎皮質は外側から**球状帯**、**束状帯**および**網状帯**の3層となっており、それぞれの細胞で異なる**ステロイドホルモン**を分泌する(図1-10-15を参照)。

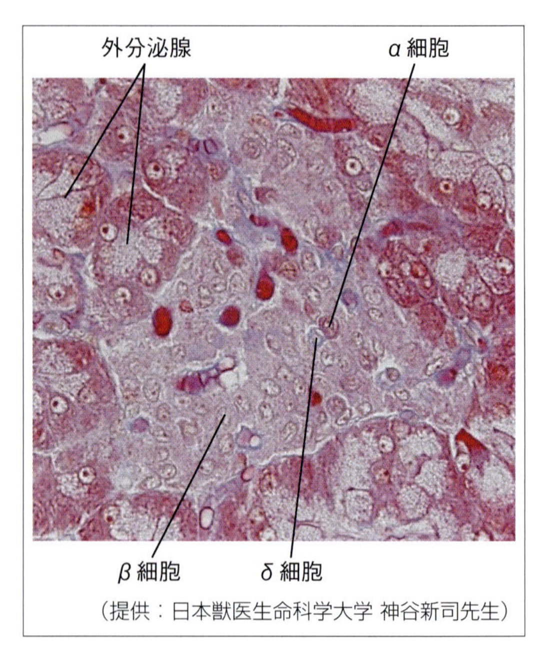

図1-10-16 ランゲルハンス島の基本構造

膵臓

- 膵臓には、血糖値を調節するホルモンが分泌される**ランゲルハンス島(膵島)**が存在する。膵臓およびランゲルハンス島の基本構造を図1-10-16に示した。

CHECK!

膵島を構成する内分泌細胞

ランゲルハンス島には、α(アルファ)(A)細胞、β(ベータ)(B)細胞、δ(デルタ)(D)細胞およびPP細胞が存在する。

4．視床下部、下垂体、甲状腺、上皮小体、副腎、ランゲルハンス島、消化管ホルモンの機能

ここがPOINT

- 下垂体は、前葉から成長ホルモン、プロラクチン、甲状腺刺激ホルモンなどが分泌され、後葉からバソプレシン、オキシトシンが分泌される。
- 甲状腺からは、サイロキシン（T4）およびトリヨードサイロニン（T3）が分泌される。
- 上皮小体からは、パラソルモンが分泌される。
- 副腎は皮質と髄質に分けられ、皮質からはステロイドホルモン、髄質からはカテコールアミンが分泌される。
- ランゲルハンス島（膵島）からは、グルカゴン、インスリン、ソマトスタチン、膵ポリペプチドが分泌される。
- 消化管粘膜からは、ガストリン、コレシストキニン、セクレチン、グルカゴンなどが分泌される。

視床下部・下垂体

- 視床下部は、生命維持に欠かせない体温調節、水分調節、消化・吸収・代謝、生殖機能など自律神経の中枢として種々の生命活動の調節に中心的に働く。また、視床下部ホルモンおよび下垂体後葉ホルモンを産生し、下垂体ホルモンの分泌制御を行っている。
- 視床下部は神経によって大脳皮質・脊髄とも連絡しており、大脳皮質機能、自律神経、環境因子（温度、光、ストレスなど）に支配される。また、末梢ホルモン（コルチゾール、甲状腺ホルモン、性ホルモンなど）によるネガティブフィードバック機構の影響も受ける。
- TRH、副腎皮質刺激ホルモン放出ホルモン（corticotropin releasing hormone：CRH）、性腺刺激ホルモン放出ホルモン（gonadotropin releasing hormone：GnRH）、成長ホルモン放出ホルモン（growth hormone-releasing hormone：GHRH）などの視床下部ホルモンは、視床下部でもやや異なる部位で生成されるが、下垂体を制御するホルモンは毛細管網に放出され、下垂体門脈を通って下垂体に至り作用する。
- 下垂体から分泌されるホルモンを表1-10-2と図1-10-17に示した。
- 前葉および後葉で分泌されるホルモンは異なり、後葉ホルモンは視床下部で合成される。それぞれのホルモンの機能について以下に示す。

下垂体前葉から分泌されるホルモン

◆成長ホルモン

- 成長ホルモンは標的細胞に直接作用し、大きく分けて成長促進と代謝という二つの作用をもつ。また、肝臓においてIGF-1（ソマトメ

表1-10-2　下垂体から分泌される主要なホルモン

分類	産生・分泌	主要ホルモン	主な作用
前葉ホルモン	産生：下垂体前葉 分泌：下垂体前葉	成長ホルモン (growth hormone [GH])	身体成長の促進： (図1-10-18参照)
		プロラクチン (prolactin [PRL]：乳腺刺激ホルモン)	乳汁合成・分泌の促進 母性行動の刺激 黄体の維持(図1-10-19参照)
		甲状腺刺激ホルモン thyroid-stimulating hormone (TSH)	甲状腺の成長および 甲状腺ホルモン分泌の促進
		副腎皮質刺激ホルモン adrenocorticotropic hormone (ACTH)	副腎皮質の成長および 副腎皮質ホルモン分泌の促進
		卵胞刺激ホルモン follicle-stimulating hormone (FSH)	雌：卵胞発育の促進 雄：精子形成の前段階を促進
		黄体形成ホルモン luteinizing hormone (LH) (雌の場合) 間質細胞刺激ホルモン interstitial cell-stimulating hormone (ICSH) (雄の場合)	雌：卵胞成熟、排卵誘起など 雄：アンドロゲンの合成・分泌の促進 (表2-1-2参照)
後葉ホルモン	産生：視床下部 分泌：下垂体後葉	バソプレシン (vasopressin [VP]：抗利尿ホルモン [antidiuretic hormone 〈ADH〉])	水分保持： 末梢血管の収縮、血圧上昇 水の再吸収の促進 尿量の減少 (図1-10-21参照)
		オキシトシン (oxytocin [OT])	子宮筋の収縮、陣痛の促進、乳汁放出の促進(図1-10-22参照)

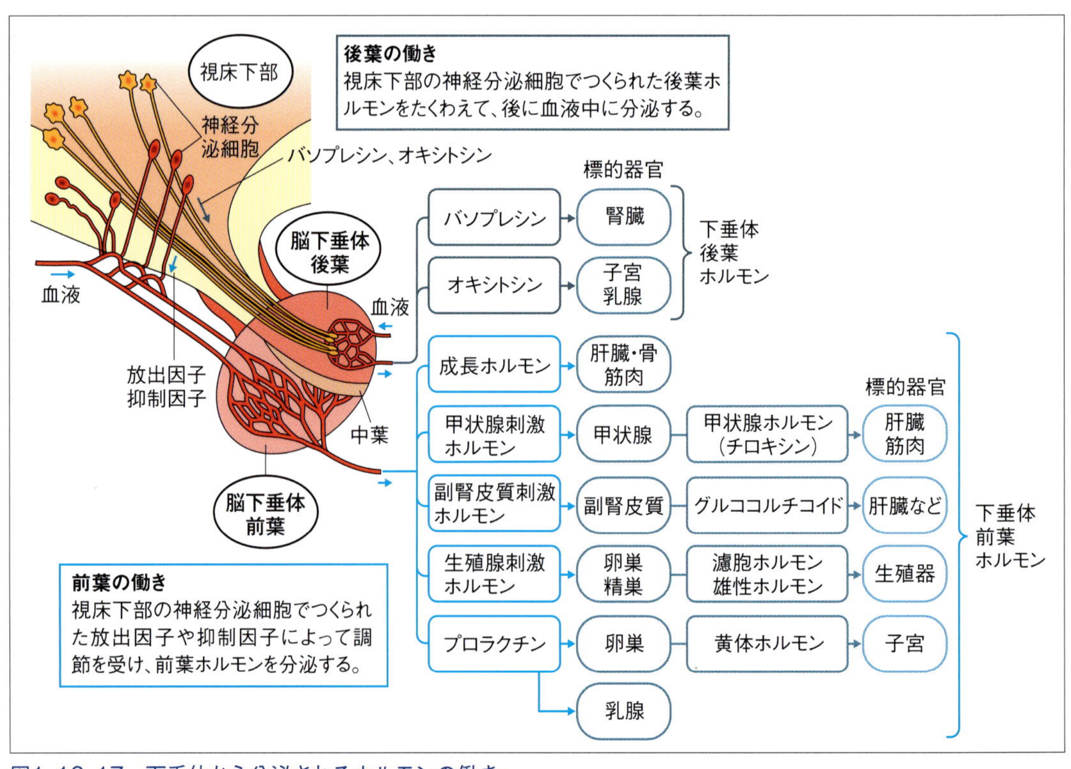

図1-10-17　下垂体から分泌されるホルモンの働き

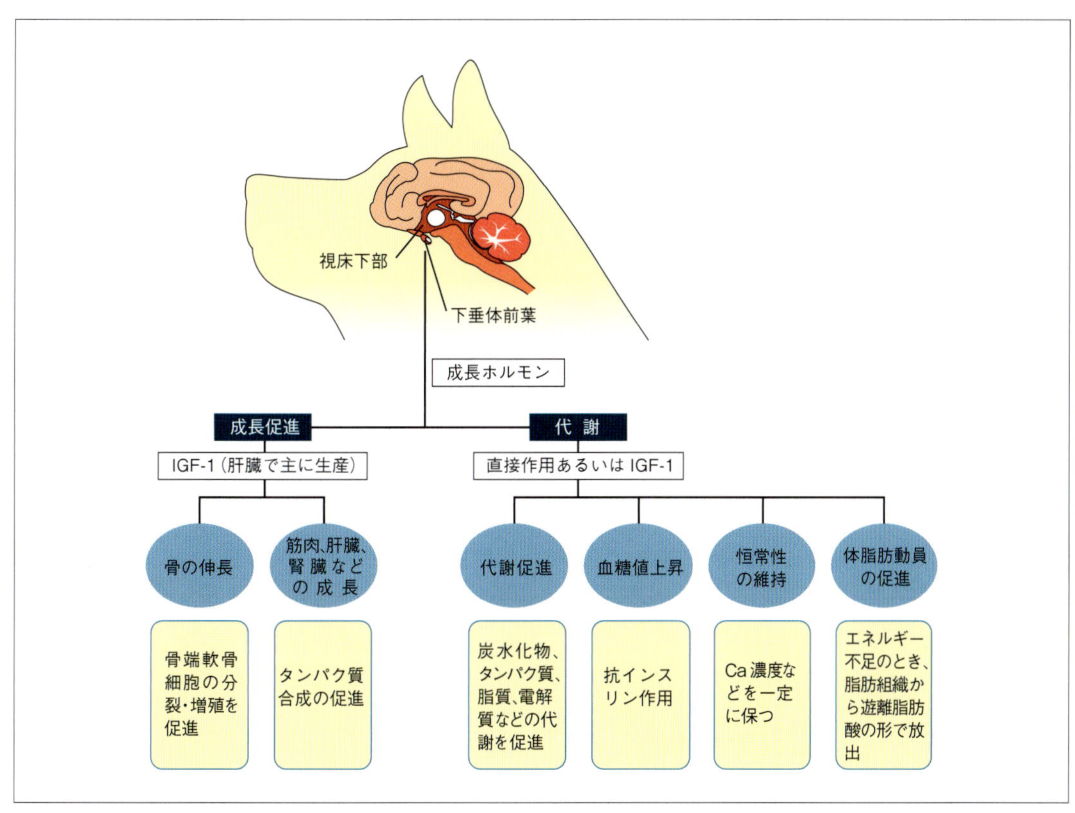

図1-10-18　成長ホルモンの作用

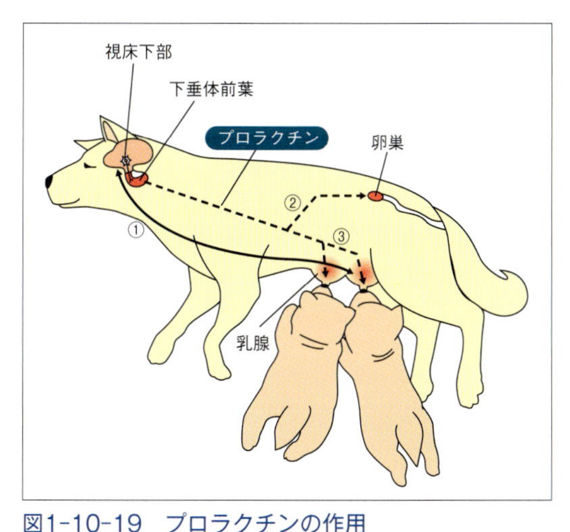

図1-10-19　プロラクチンの作用
①乳頭を吸引する刺激。②乳腺の発育促進・性腺機能の抑制。③乳汁産生・分泌の促進。

ジンC）の産生を刺激することで、成長促進作用を示す。成長ホルモンは成長期に多く分泌され、加齢とともに低下する。主な成長促進作用には骨軟骨形成促進およびタンパク合成促進が挙げられ、代謝作用には抗インスリン作用、脂肪分解および電解質の再吸収促進などが挙げられる。成長ホルモンの作用を図1-10-18に示す。

◆プロラクチン

- プロラクチンは乳腺発育の促進、乳汁産生・分泌の促進および性腺機能の抑制（発情の停止）など、性周期や授乳に関わるホルモンである。妊娠により血中濃度が徐々に上がり、授乳期に最も高くなる。プロラクチンの作用を図1-10-19に示す。

◆甲状腺刺激ホルモン（TSH）

- 甲状腺の成長および甲状腺ホルモン分泌を促進する作用をもつ。TRHにより分泌が促進される（図1-10-9参照）。

◆副腎皮質刺激ホルモン（ACTH）

- 副腎皮質の成長および副腎皮質ホルモン分泌

を促進する作用をもつ。CRHにより分泌が促進される（図1-10-20）。

◆卵胞刺激ホルモン

- 「動物繁殖学第1章　3．生殖機能調節に関わるホルモン」を参照。

◆黄体形成ホルモン

- 「動物繁殖学第1章　3．生殖機能調節に関わるホルモン」を参照。

下垂体後葉から分泌されるホルモン

◆バソプレシン

- 腎臓の集合管細胞に作用して、水の再吸収を促進する。その結果、水が体内に保持され、血漿浸透圧は一定の範囲に保たれる。抗利尿作用とは、尿の産生を減少させて、水分を生体内に貯留させる作用である。血漿浸透圧の上昇（ナトリウムイオン〔Na^{+}〕の上昇）により、バソプレシンの分泌が増加する。また、血管平滑筋に働き血管を収縮する作用をもつ。そのため、このホルモンが上昇すると血圧が増加し、低下すると血圧が減少する。
- その作用は強力で、バソプレシンが欠乏する病気（尿崩症）では顕著な尿量の増加が起こり、常に水を飲むような症状が認められることがある。バソプレシンの作用を図1-10-21に示す。

CHECK!

バソプレシンは抗利尿作用をもつホルモン

そのため、別名抗利尿ホルモン（ADH）とも呼ばれる。

◆オキシトシン

- オキシトシンは乳腺腺房の平滑筋を収縮させ、乳汁を腺房から乳管へ放出させる。分泌は妊娠、分娩および授乳で増加する。子宮では子宮平滑筋に作用し、収縮させて分娩の進行をはやめ、胎盤娩出後の出血を少なくする。オキシトシンの作用を図1-10-22に示す。

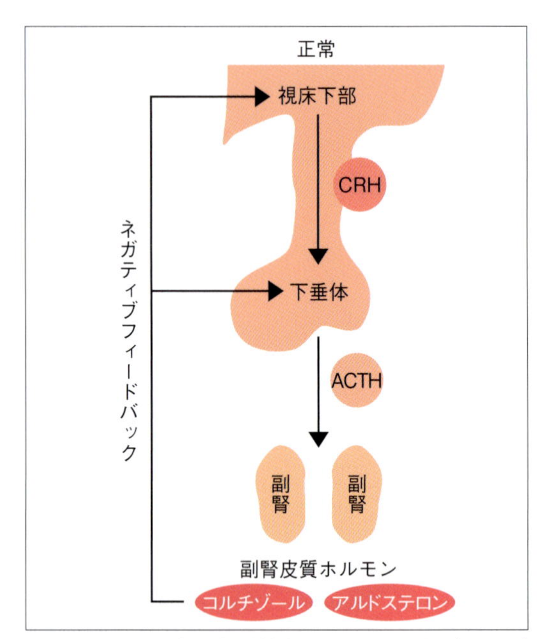

図1-10-20　副腎皮質刺激ホルモンのネガティブフィードバック機構

CRHがACTHの分泌を促し、ACTHが副腎ホルモンの分泌を促す。下位ホルモンである副腎皮質ホルモンが過剰になるとネガティブフィードバックによりCRH、ACTH分泌が低下する。

甲状腺

- 甲状腺ホルモンはアミン型ホルモンであり、チロシンとヨードから合成されている。ヨードは食餌から摂取される。甲状腺ホルモンには、血漿タンパクと結合しているタンパク結合型のサイロキシン（T4）およびトリヨードサイロニン（T3）と、遊離型である遊離T4（FT4）および遊離T3（FT3）が存在する。ヨードの結合数はT4（ヨードが四つ）とT3（ヨードが三つ）で異なる。
- タンパク結合型は細胞内に入ることができず、遊離型のみが細胞内に入ることができ、活性を示す。下垂体から分泌されるTSHにより分泌が刺激される（主にT4）（図1-10-9

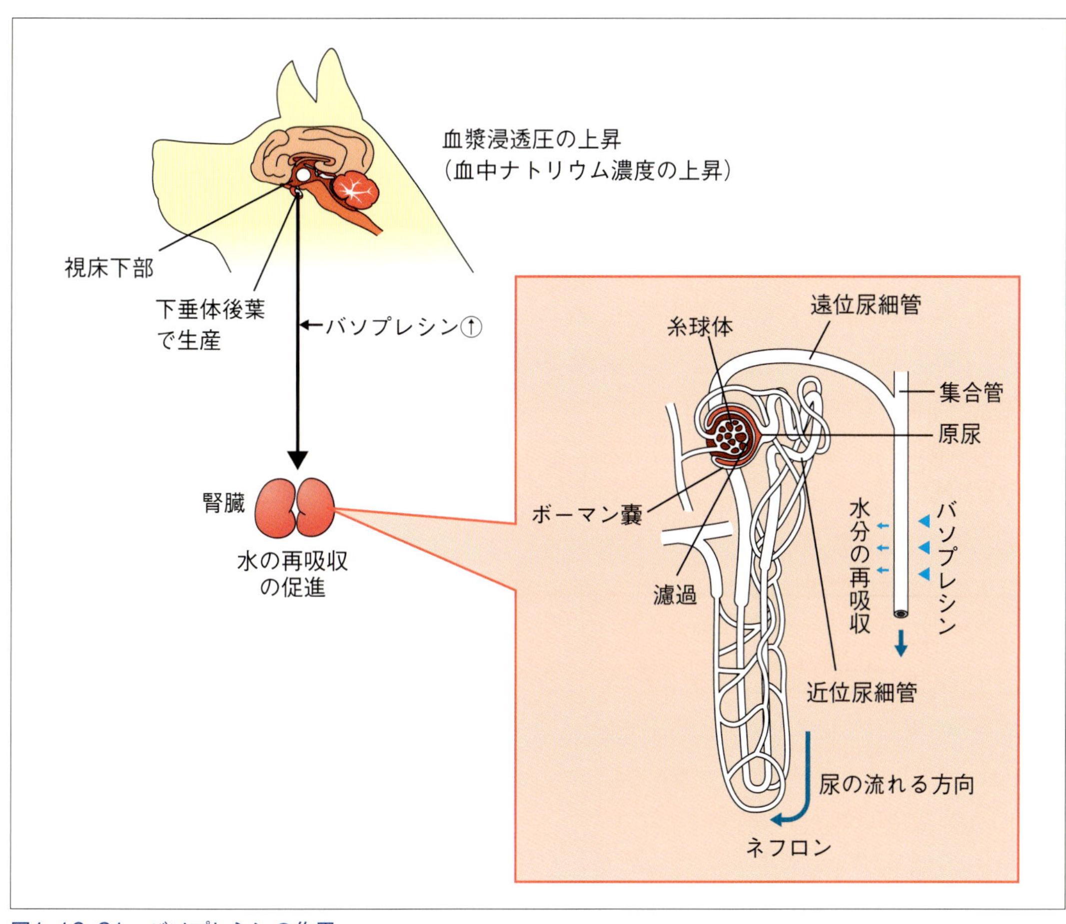

図1-10-21　バソプレシンの作用
抗利尿作用：腎臓はネフロン（腎単位）の集合体である。一つひとつのネフロンでは、血液を糸球体で濾過して原尿と呼ばれる尿を生成し、原尿が尿細管や集合管を通過する間に必要な栄養系や水分を生体に戻したり（再吸収）、不必要な物質を排泄する（分泌）。バソプレシンは、この集合管における水分の再吸収を促進させる。

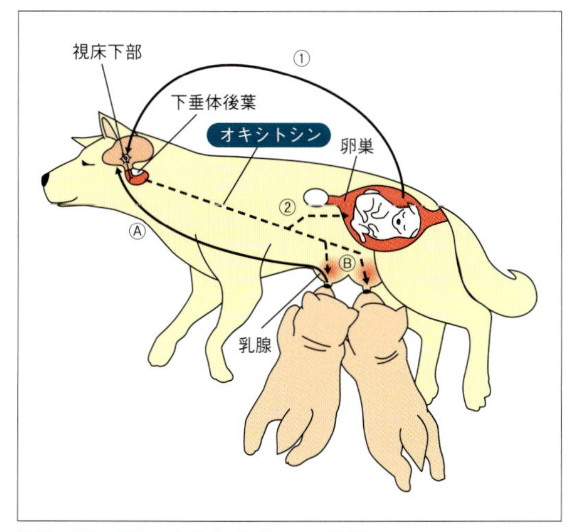

図1-10-22　オキシトシンの作用
Ⓐ乳頭の吸引刺激。Ⓑ乳頭筋上皮細胞を収縮し乳汁を射乳させる。①胎子が産道を通過し始める刺激で大量に分泌。②子宮平滑筋を収縮させる。

参照）。T4の半減期は、ヒトでは1週間なのに対し犬では10～16時間とかなり短い。

- 甲状腺ホルモンには以下のようなさまざまな作用がある。簡単に説明すると、甲状腺ホルモンは全身の代謝を上げるホルモンといえるだろう。

①熱産生作用

ほとんどの組織でO_2消費量の増加

②心臓に対する作用

カテコールアミンの上昇による心収縮・心拍数の上昇、β受容体を介する作用

③糖質に対する作用

消化管からの糖吸収の上昇、血糖値上昇

④神経系に対する作用
カテコールアミンの上昇による被刺激性の促進作用
⑤骨格筋に対する作用
タンパク質異化作用
⑥脂質代謝に対する作用
肝臓のLDL受容体の増加によりコレステロールと中性脂肪を低下
⑦成長・成熟への作用
脳の発育促進など
⑧Ca代謝に対する作用
甲状腺の傍濾胞細胞から、血中Ca濃度を低下させる作用のあるカルシトニンを分泌

上皮小体

- 上皮小体ホルモン（パラトルモン、parathyroid hormone：PTH）はペプチドホルモンであり、上皮小体（副甲状腺）から分泌されるため、**副甲状腺ホルモン**とも呼ばれる。このホルモンは血中カルシウム濃度の低下により分泌が刺激される。また、CaのみでなくリンP）に対する作用もあり、主に骨と腎臓に対する作用を及ぼす。一般的にPTHが上昇すると血中のCaが上昇し、Pが低下することは覚えておいたほうがよい。表1-10-3に上皮小体ホルモンの作用を、また、図式化したものを図1-10-23に示す。

腎臓

- **活性型ビタミンD_3**は、Ca代謝を制御するホルモンで、**腎臓で活性型**となる。主な作用は小腸でCaとPの吸収を促進する。よって活性型ビタミンD_3が上昇する場合血中のCaとPが上昇する（表1-10-4）。

副腎

- 副腎は皮質と髄質に分けられ、**皮質からはステロイドホルモン**、**髄質からはカテコールアミン**が分泌される。皮質は外側から球状帯、束状帯、網状帯に分かれ、それぞれ**アルドステロン（ミネラル［鉱質］コルチコイド）**、**コルチゾール（グルコ［糖質］コルチコイド）**および**性ホルモン**を分泌する（図1-10-15参照）。それぞれのホルモンは作用が異なるため、それぞれ下記に説明する。すべてのステロイドホルモンは**コレステロールから合成**される。

コルチゾール

- **コルチゾール**は生命維持に最も重要な役割を果たすステロイドホルモンの一つである。その作用にはさまざまなものがあり、大きく分けて代謝に対する作用、免疫に関連する作用、水や血圧に対する作用、骨代謝に対する作用、精神やストレスに対する作用が挙げられる。またコルチゾールは**ストレス応答ホルモン**としても知られ、ストレス時に上昇する。分泌は下垂体からのACTHにより刺激される（図1-10-20参照）。
- 作用が多岐にわたるため、理解が難しいホルモンではあるが、簡単に説明すると外傷、手術、不安、飢餓時など動物にストレスがかかった場合に、体の恒常性を保つのに必要なホルモンとなる。コルチゾールの作用を表1-10-5に示した。

アルドステロン

- **アルドステロン**は腎臓の**遠位尿細管に作用**し、水や電解質の再吸収を促進し、血圧上昇、循環血液量増加を引き起こすホルモンであ

表1-10-3　上皮小体ホルモン（PTH）の作用機序

	分泌器官	血中 Ca	血中 P	作用
パラソルモン、PTH（副甲状腺ホルモン）	上皮小体（副甲状腺）	⬆	⬇	①破骨細胞の活性化。骨から Ca^{2+} を遊離させる。 ② P、OH^- の近位尿細管からの排泄を促進。 ③遠位尿細管において Ca^{2+} の再吸収を促進する。 ④腎臓でビタミン D_3 を活性化ビタミン D_3 に変換する。

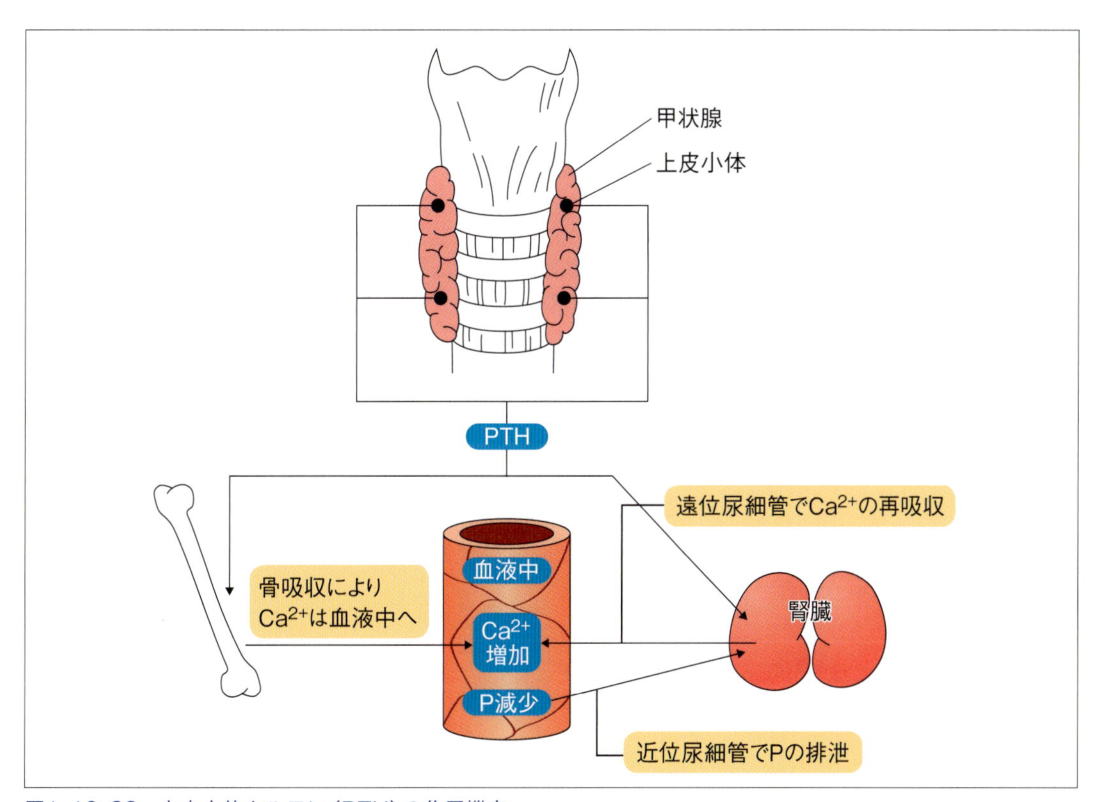

図1-10-23　上皮小体ホルモン（PTH）の作用機序
Ca^{2+}：カルシウムイオン、P：リン

る。そのため、血圧の低下時に分泌が促進される。コルチゾールと同様、生命維持に最も重要な役割を果たすステロイドホルモンの一つである。

- 主な作用として腎臓遠位尿細管での Na^+ および水の再吸収促進と、K^+ および H^+ の排泄促進が挙げられる。このホルモンが欠乏すると、血液中の Na^+ 濃度の低下、K^+ 濃度の上昇がみられ、最悪の場合は死亡する。
- アルドステロンの分泌は、主に**レニン・アンギオテンシン・アルドステロン系**で調節されている。また、アルドステロンは下垂体からの ACTH 分泌による刺激によっても分泌する（**図1-10-20**参照）。
- コルチゾールとアルドステロンには、糖代謝に関わる糖質作用と電解質代謝に関わる鉱質作用があるが、それぞれのホルモンで糖質作用と鉱質作用は異なり、アルドステロンは電解質代謝に関わる鉱質作用が非常に強いことがわかる（**表1-10-6**）。

表1-10-4　活性型ビタミンD_3の作用

	分泌器官	血中Ca	血中P	作用
活性型ビタミンD_3 $(1,25\text{-}(OH)_2\text{-}D_3)$	腎臓	⬆	⬆	①小腸からのCa^{2+}、Pの吸収を促進。 ②骨代謝を高める。 ③遠位尿細管におけるPTHのCa^{2+}再吸収作用を増強。

表1-10-5　コルチゾールの作用

①代謝への作用	・肝臓での糖新生亢進（血糖値の上昇） ・グリコーゲン合成促進 ・タンパク、脂肪を分解
②免疫への作用（薬としての作用）	・抗炎症作用 ・免疫抑制作用
③血圧への作用	・水利尿作用
④骨代謝への作用	・破骨細胞を増加させ、骨吸収の促進 ・骨芽細胞の減少による骨形成抑制作用
⑤精神やストレスへの作用	・ストレス時の循環およびエネルギー代謝を高める ・食欲亢進作用

表1-10-6　コルチゾールとアルドステロンの作用の違い

	糖質作用	鉱質作用
コルチゾール（生体内のもの）	1	1
アルドステロン（生体内のもの）	0.3	3,000

副腎髄質

- また、**副腎髄質**ではチロシンから**カテコールアミンが合成分泌**される。これはストレスにより交感神経が刺激された場合に分泌が増加する。カテコールアミンには**ノルアドレナリン**、**アドレナリン**があり、血圧や心拍、および血糖値を上昇させる作用をもつ。

ランゲルハンス島（膵島）

- 膵臓には**ランゲルハンス島**というホルモンを産生、分泌する組織がある。ランゲルハンス島には**グルカゴン**を分泌する**α細胞**、**インスリン**を分泌する**β細胞**、**ソマトスタチン**を分泌する**δ細胞**、そして**膵ポリペプチド**を分泌する**PP細胞**が存在する（図1-10-16参照）。
- なかでもインスリンは血糖値を下げるただ一つのホルモンであり、非常に重要なホルモンとなる。インスリンの欠乏は高血糖を引き起こし、糖尿病となる。インスリンは主に筋肉、肝臓および脂肪組織に作用し、血糖値を低下させる。
- 筋肉においては、グルコースの取り込みによるグリコーゲン合成とアミノ酸取り込みにより、**タンパク質合成**も行う。肝臓においては、グルコース取り込みにより、グリコーゲン合成および糖新生の抑制、アミノ酸合成によるタンパク合成、グリセロール合成により脂肪合成を行う。脂肪組織においてはグルコース取り込みによりグリセロールを合成し、中性脂肪の合成を促進する（図1-10-24）。
- そのため、インスリンは成長や、筋肉合成お

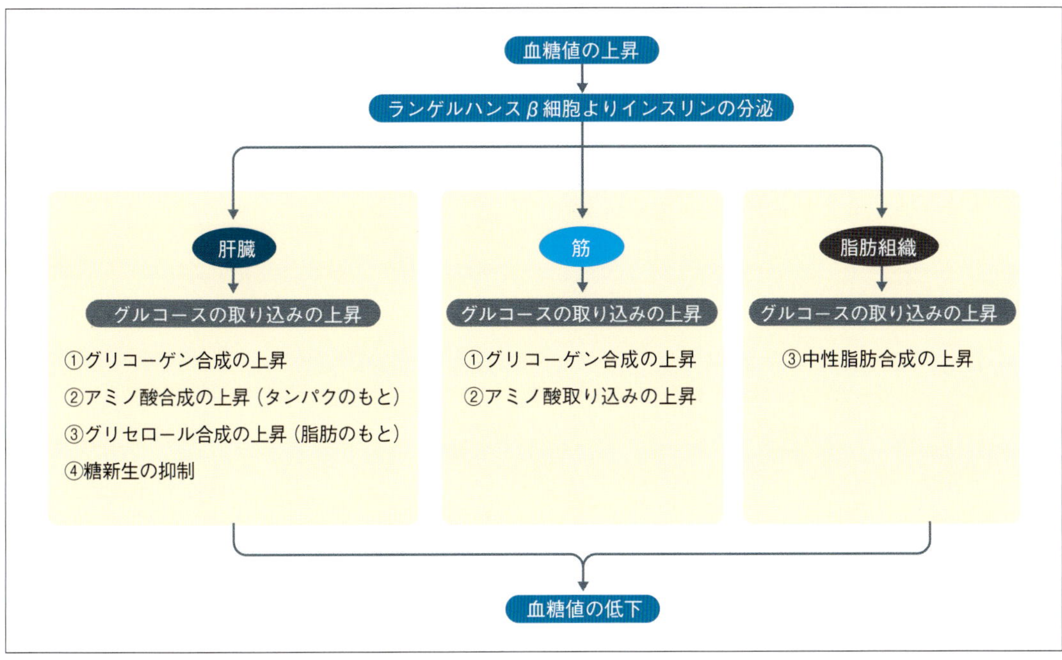

図1-10-24　インスリンの作用

よび太るためのホルモンともいえる。食事の流入があった場合、膵臓ですぐさま血糖値の上昇が感知されてインスリン分泌が上昇するため、健康な動物（犬や猫）では食後の血糖値はほぼ一定に保たれる。

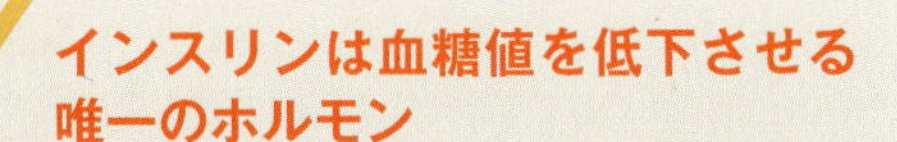

インスリンは血糖値を低下させる唯一のホルモン

動物には血糖値を上げるホルモンが数種類あるのに対し、下げるホルモンはインスリンのみである。これは、動物が地球上に存在してから、これまで飽食よりも飢餓状態にあることが圧倒的に多かったために、血糖値を上げるシステムが発達していったと考えられる。現在のように、食事が足りない状況がほぼないために、肥満などが起こり、インスリンの不足が起こるようになり、ヒトにおいては糖尿病患者の増加がつながっていると考えられている。

- **グルカゴン**は**糖新生**を引き起こす働きをもつため、**血糖値を上昇させる作用**がある。そのため低血糖時に分泌が亢進する。血糖値を上昇させるホルモンとしては、そのほかにコルチゾールやアドレナリンが挙げられる。膵臓のランゲルハンス島では血糖値の低下や上昇に瞬時に反応し、これら二つのホルモンの分泌を調整することで血糖値を正常に保つ働きをしている。

消化管ホルモン

- 消化管粘膜の神経や上皮から分泌されるホルモンのことをいう。**ポリペプチド**であり、パラクリン様式で働くが、同時に血行にも入る。多くのホルモンは**ガストリンファミリー**と**セクレチンファミリー**の２種に大別される。ガストリンファミリーには**ガストリン**と**コレシストキニン**（cholecystokinin：CCK）があり、セクレチンファミリーには**セクレチン**、**グルカゴン**、**GLP-1**（glucagon-like peptide-1）、**GIP**（glucose dependent insulinotropic polypeptide）などがある。
- ガストリンは**胃幽門前庭部（幽門洞）粘膜**の腺の側壁にある細胞（**G細胞**）でつくられる。

生理的作用は胃酸とペプシンの分泌刺激と消化管粘膜の成長促進および胃運動の促進などである。CCK は**上部小腸の I 細胞**から分泌される。生理的作用としては胆嚢の収縮と酵素に富む膵液分泌を引き起こす。そのほか、アルカリ性膵液の分泌を促すセクレチンの作用を増強する。

- セクレチンは**上部小腸粘膜の S 細胞**より分泌される。生理作用としては重炭酸塩に富む膵液の大量分泌を引き起こす。そのため、酸性胃内容物（胃酸による）との反応により酸を中和する作用がある。
- GLP-1 および GIP は、主に**小腸**より分泌され、インスリン分泌促進作用をもつことが証明されている。これらのホルモンの総合作用を図1-10-25に示す。

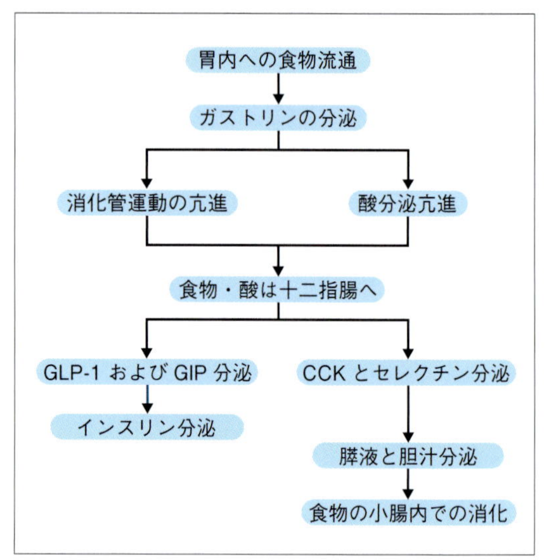

図1-10-25　消化および吸収の調節に関わる消化管ホルモンの総合作用

参考図書

・Dyce KM, Sack WO, Wensing CJG（1998）：獣医解剖学，山内昭二，杉村　誠，西田隆雄 監訳，近代出版，東京．
・浅利昌男（2003）：新・犬と猫の解剖セミナー―基礎と臨床，インターズー，東京．
・McCracken TO, Kainer RA（2009）：イラストでみる小動物解剖カラーアトラス，浅利昌男 監訳，インターズー，東京．
・浅野隆司，浅野妃美（2010）：小動物臨床のための機能形態学入門，改訂版，インターズー，東京．
・Barrett KE, Barman SM, Boitano S, et al（2011）：ギャノング生理学，岡田泰伸 監訳，原書 24 版，丸善出版，東京．
・医療情報科学研究所 編（2012）：病気がみえる vol.3 糖尿病・代謝・内分泌，メディックメディア，東京．

第10章　内分泌とホルモン　演習問題

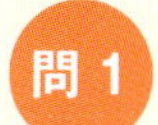
外分泌腺と内分泌腺に関する記述について、正しいものをすべて選べ。

① 内分泌腺には導管がある。

② 内分泌腺にはフィードバックという仕組みが存在しない。

③ 外分泌腺には導管がある。

④ 傍分泌（パラクリン）は血行に乗って全身に運ばれ、標的臓器のレセプターに結合する作用様式である。

⑤ 内分泌（エンドクリン）は分泌した物質が血行に乗らずに近傍の細胞に作用する様式のことである。

問2　下垂体前葉から分泌されるホルモンをすべて選べ。

① インスリン

② 成長ホルモン

③ バソプレシン

④ オキシトシン

⑤ 副腎皮質刺激ホルモン

問3　ホルモンの種類に関する記述について、正しいものをすべて選べ。

① インスリンはペプチドホルモンに属する。

② ペプチドホルモンには動物種差がない。

③ ステロイドホルモンは中性脂肪から合成される。

④ ペプチドホルモンは経口投与が可能である。

⑤ アミン型ホルモンは経口投与が可能である。

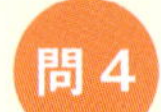

ホルモンの分泌組織について、正しい組み合わせをすべて選べ。

① インスリン―膵臓(ランゲルハンス[膵]島)

② コルチゾール―上皮小体

③ アルドステロン―腎臓

④ パラソルモン―甲状腺

⑤ プロラクチン―下垂体前葉

⑥ サイロキシン―甲状腺

⑦ バソプレシン―下垂体後葉

問 5 **ホルモンの作用について、正しい組み合わせをすべて選べ。**

① インスリン―血糖値を低下させる。

② コルチゾール―血糖値を上昇させる。

③ アルドステロン―血中ナトリウム濃度を上昇させ、血中カリウム濃度を低下させる。

④ サイロキシン―熱産生作用

⑤ パラソルモン―血中カルシウム濃度を上昇させ、血中リン濃度を低下させる。

⑥ バソプレシン―抗利尿作用

解　答

問1 正解③ **外分泌腺には導管がある。**

①内分泌腺には導管がない。

②内分泌腺にはフィードバックという仕組みが存在する。

④設問は内分泌（エンドクリン）の説明である。

⑤設問は傍分泌（パラクリン）の説明である。

問2 正解② **成長ホルモン**

⑤ **副腎皮質刺激ホルモン**

①のインスリンは膵臓、③のバソプレシンと④のオキシトシンは下垂体後葉から分泌される。

問3 正解① **インスリンはペプチドホルモンに属する。**

⑤ **アミン型ホルモンは経口投与が可能である。**

②ペプチドホルモンには動物種差がある。

③ステロイドホルモンはコレステロールから合成される。

④ペプチドホルモンは経口投与をしても胃酸や消化酵素で分解されるため効果がなくなる。

問4 正解① **インスリン—膵臓（ランゲルハンス[膵]島）**

⑤ **プロラクチン—下垂体前葉**

⑥ **サイロキシン—甲状腺**

⑦ **バソプレシン—下垂体後葉**

②のコルチゾールと③のアルドステロンは副腎、④のパラソルモンは上皮小体から分泌される。

問5 正解① **インスリン—血糖値を低下させる。**

② **コルチゾール—血糖値を上昇させる。**

③ **アルドステロン—血中ナトリウム濃度を上昇させ、血中カリウム濃度を低下させる。**

④ **サイロキシン—熱産生作用**

⑤ **パラソルモン—血中カルシウム濃度を上昇させ、血中リン濃度を低下させる。**

⑥ **バソプレシン—抗利尿作用**

すべて正解である。

第11章 消化吸収と栄養代謝

この章の目標

1）消化管の構造と機能を説明できる。
組織の基本構造、口腔・咽喉、食道、胃、小腸、大腸の構造と機能
2）消化腺の構造と機能を説明できる。
唾液腺、膵臓、肝臓
3）消化と吸収について理解する。
炭水化物、タンパク質、脂質
4）各種栄養素の代謝について理解する。
動物種により必要な栄養（特有な栄養代謝を含む）

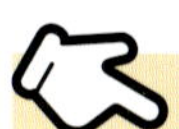
キーワード

歯　舌乳頭　咽頭　喉頭　蠕動運動　噴門　幽門　壁細胞　主細胞　表層粘液細胞　ペプシノーゲン　胃抑制性ペプチド　受け入れ弛緩　飢餓収縮　回盲部　刷子縁　杯細胞　分節運動　大蠕動　唾液腺　ランゲルハンス島（膵島）　アミラーゼ　リパーゼ　コレシストキニン　セクレチン　門脈　肝小葉　胆汁酸　腸肝循環　促進拡散　トリグリセリド　同化　異化　酵素　補酵素　炭水化物　グルコース　タンパク質　アミノ酸　ペプチド　脂質　トリアシルグリセロール　コレステロール　グリコーゲン　ATP　解糖系　ピルビン酸　クエン酸回路　電子伝達系　糖新生　尿素回路　必須アミノ酸　リポタンパク　脂肪酸　β酸化　必須脂肪酸　LDL　HDL　脂溶性ビタミン　水溶性ビタミン　ミネラル

1．歯の分類と数

ここがPOINT

- 哺乳動物の歯は切歯（せっし）、犬歯（けんし）、前臼歯（ぜんきゅうし）、後臼歯（こうきゅうし）からなる。
- 歯は歯冠と歯根からなり、その内部は歯髄で満たされている。

- 摂取された食物は、咀嚼という機械的な消化を受け、嚥下によって食道に送られる。咀嚼は多様な形の歯による食物の噛み砕き行為である。
- 哺乳動物の**歯**は、生える場所によって**切歯**、**犬歯**、**前臼歯**、**後臼歯**という異なる形態に分かれ、それぞれが独自の役割をうまく果たせるようになっている。
- 切歯は食物の噛み切り、犬歯は噛み裂き、臼歯は噛み砕きに適している。肉食動物では犬歯が発達し、草食動物では臼歯が発達している。上顎の第４前臼歯（P4）と下顎の第１後臼歯（M1）は裂肉歯（れつにくし）と呼ばれる。肉を噛み切るためにハサミ状の構造をしているため、歯石が付着しやすい。歯の数は動物種により一定で、歯式によって示される（表1-11-1）。草食動物では犬歯を欠き、反芻動物では上顎の切歯を欠く。切歯、犬歯、前臼歯は最初に

表1-11-1　各種動物の歯の数

動物		切歯 (I)	犬歯 (C)	前臼歯 (P)	後臼歯 (M)	総歯数
犬		3/3	1/1	4/4	2/3	42
猫		3/3	1/1	3/2	1/1	30
ウサギ		2/1	0/0	3/2	3/3	28
ウマ	雄	3/3	1/1	3～4/3	3/3	40
	雌	3/3	0/0	3～4/3	3/3	36
反芻動物		0/4	0/0	3/3	3/3	32
ブタ		3/3	1/1	4/4	3/3	44

数値は上顎歯数／下顎歯数を示す。左右同数なので、歯式では一方の歯数のみを示す。

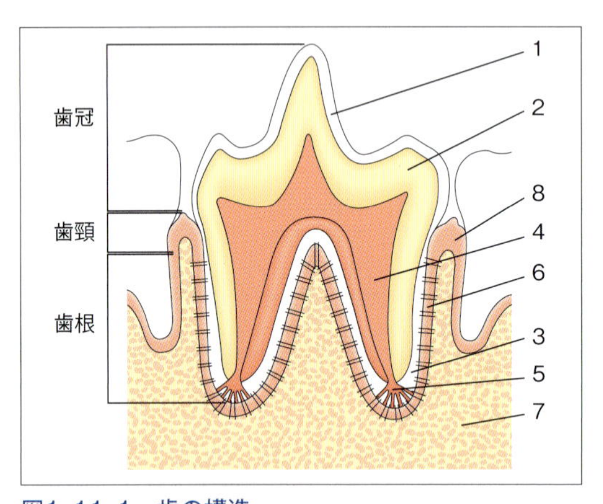

図1-11-1　歯の構造
1. エナメル質　2. ゾウゲ質　3. セメント質　4. 歯髄
5. 歯根尖孔　6. 歯根膜　7. 歯槽　8. 歯肉

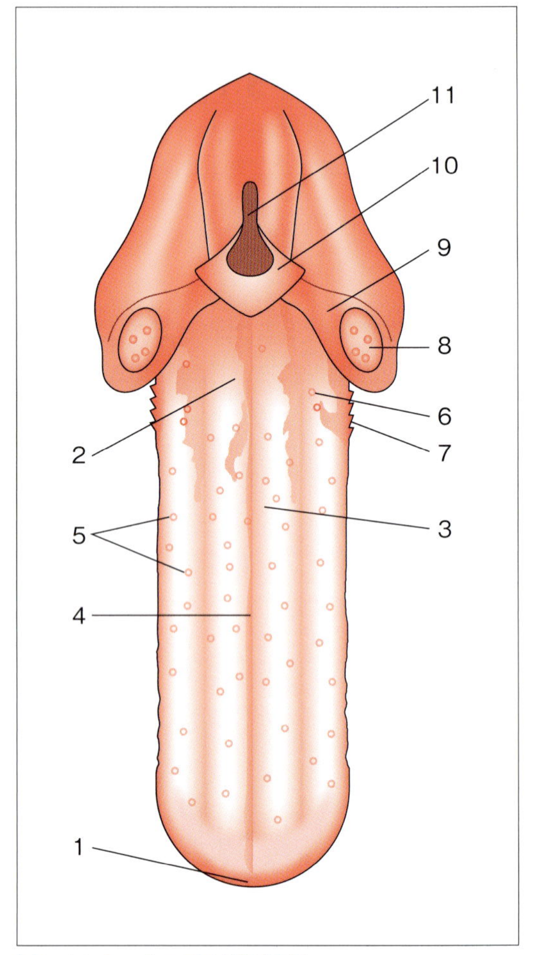

図1-11-2　犬の舌(背側外観)
1. 舌尖　2. 舌根　3. 舌体　4. 舌正中溝　5. 茸状乳頭
6. 有郭乳頭　7. 葉状乳頭　8. 口蓋扁桃　9. 口蓋舌弓
10. 喉頭蓋　11. 喉頭入口

生えた歯が1回だけ置き換えられるが、後臼歯は最初に生えた歯が永久歯となる。

- 歯は**歯冠**と**歯根**からなる。歯冠は硬く石灰化したエナメル質で覆われ、歯根は軟らかいセメント質で覆われている。歯冠と歯根の境界部を歯頸という。**エナメル質**と**セメント質**の内側は**ゾウゲ質**で、さらにその内部は結合組織の歯髄で満たされている。歯髄は歯根部の管を通じて歯槽深部の結合組織とつながっている。歯頸部は歯肉によって囲まれ、歯冠部だけが露出している(図1-11-1)。

2．舌の形と働き

ここがPOINT

➤ 舌は口腔底にある骨格筋のかたまりで、その粘膜には機械乳頭と味蕾乳頭がある。

- 舌は口腔底にある骨格筋のかたまりで、その表面は硬い結合組織と粘膜で覆われている。横紋筋線維はあらゆる方向に走り、舌の繊細な動きを可能にしている。
- 舌の粘膜には、**舌乳頭**という小さな突起がたくさんあり、機械的な作用をする糸状乳頭、円錐乳頭、レンズ乳頭などの**機械乳頭**と、味蕾（みらい）を備えて味覚の受容器として働く茸状乳頭、有郭乳頭、葉状乳頭などの**味蕾乳頭**がある（図1-11-2）。
- 舌は食物を巻き込むなどして口内への取り込みや、嚥下のための食塊をつくることを助け、また味蕾の働きにより味を感じる。

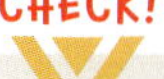

犬の舌は体熱放散の役割を担い、猫の舌は毛繕いに活用されている

犬の舌は血管分布が豊富で動静脈吻合にも富み、あえぎによる体熱放散の役割も担っている。また、猫の舌は円錐乳頭が発達してヤスリ状の舌を形成し、毛繕いに活用されている。

3．咽頭と嚥下

ここがPOINT

➤ 嚥下の過程は、口腔相、咽頭相、食道相の三つに分けることができる。

- **咽頭**は、鼻腔・口腔・**喉頭**の後ろにあり、口腔から食道に抜ける食物路と、鼻腔から喉頭に抜ける呼吸路の交差点である。上は頭蓋底に達し、下は食道に続く。壁は骨格筋からできている。上から、鼻部、口部、喉頭部に分けられる。
- 咀嚼された食物は、口腔から咽頭を通って運ばれ、飲み込まれる。食物が咽頭に入ると、咽頭と鼻腔、喉頭の間がふさがって、食物が呼吸路に入るのを防いでいる。嚥下の過程は、口腔相、咽頭相、食道相の三つに分けることができる（図1-11-3）。

口腔相：舌によって食塊が軟口蓋に押しつけられ、咽頭へと送り出される。この相は随意的な運動である。

咽頭相：食塊が咽頭に触れて反射的に起こる。咽頭相では、軟口蓋が咽頭の後壁に押しつけられ、鼻腔と咽頭との連絡が絶たれるとともに、喉頭蓋が気管入口を閉鎖し、食塊は食道へと送られる。

食道相：食塊が食道に入ると、食道の**蠕動運動**（ぜんどううんどう）によって胃へ送られる。

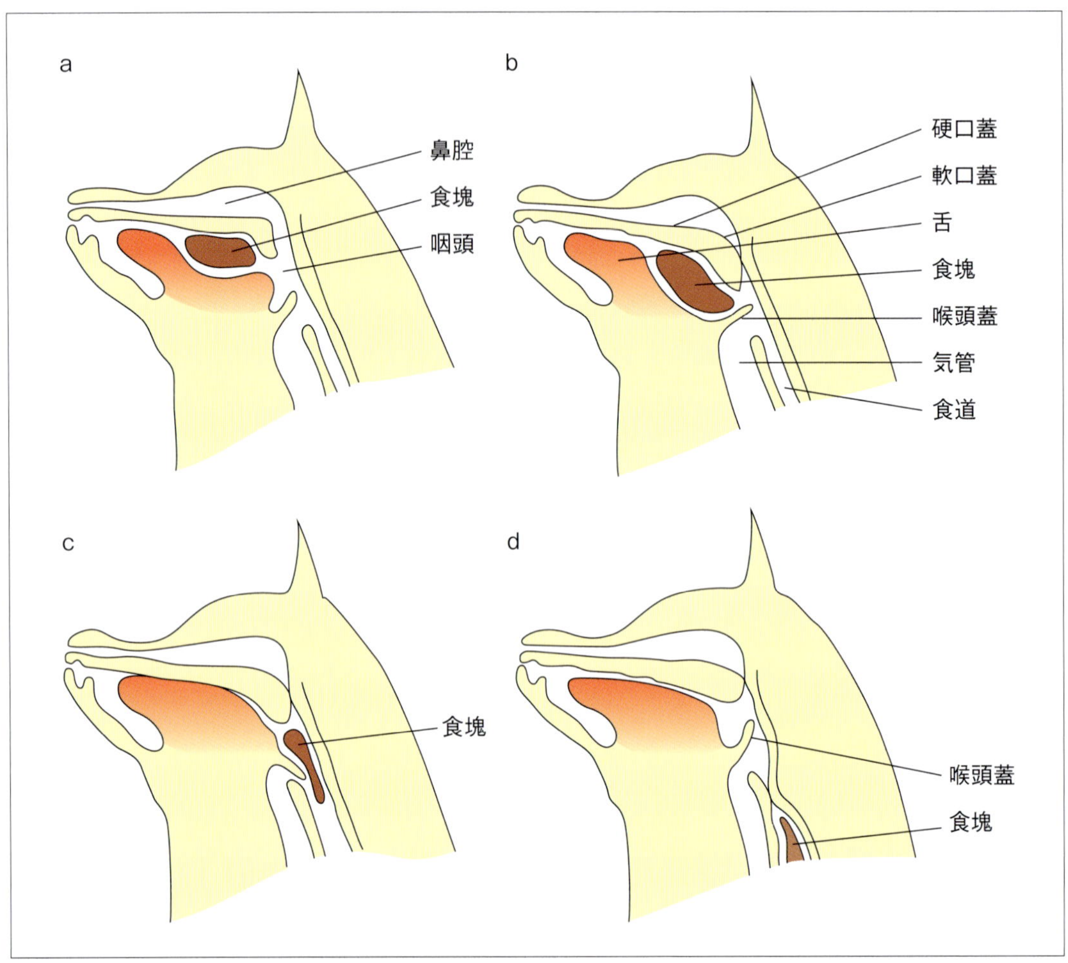

図1-11-3　嚥下運動中の口腔と咽頭の変化
a：口腔相、bとc：咽頭相、d：食道相

4. 食　道

ここがPOINT

➤ 食道は横紋筋からなり、多くの動物では胃に近づくにつれて次第に平滑筋と入れかわる。

- 食道は口から胃へと食物を運ぶ細長い管で、喉頭の輪状軟骨背側に始まり、気管に沿いながら頸部を下降する。
- はじめ、気管の左に転位し、胸郭に入る前後で背側正中に戻る。胸郭内では縦隔中を走り、気管分岐部で心臓の背方をかすめて**横隔膜食道裂孔**を貫く。腹腔へ入ると肝臓の背縁にくぼみをつくって走り、胃の噴門へつながる。
- 食道粘膜は縦のヒダに富み、上皮は重層扁平上皮で、胃の方向に向かって厚く角質層が発達する。粘膜下組織には粘液を分泌する食道腺が存在する。筋層は、咽頭筋の連続である横紋筋からなり、胃に近づくにつれて次第に平滑筋と入れかわる。しかし、犬、ウサギ、反芻動物は全長にわたり横紋筋である。

- 食道の筋層は蠕動運動を行い、その働きにより食塊が胃に送られる。食塊が食道に入ると、食道は反射的に弛緩、次いで収縮し、食塊を下方へ送る。

5. 胃のしくみと働き

ここがPOINT

- 胃は食物を一時貯蔵し消化を行う器官で、胃底部、胃体および幽門部からなり、入口を噴門、出口を幽門という。
- 胃腺には粘液を分泌する頸部粘液細胞、塩酸を分泌する壁細胞、ペプシノーゲンを分泌する主細胞があり、幽門部にあるG細胞はガストリンを分泌する。
- 胃液分泌は頭相、胃相、腸相に分けられ、主に迷走神経とガストリンにより刺激される。
- ペプシノーゲンが活性化されたペプシンはタンパク質を分解し、その至適pHは1.6～3.2である。
- 食物が胃に入ると胃の中央部から幽門に向かって活発な蠕動運動が起こる。また空腹時には飢餓収縮といわれる強い蠕動収縮が起こる。

胃の形状

- 胃の形状は単胃動物と複胃動物とで著しく異なる。
- 胃は食道が接続する消化管の膨大部で、食物を一時貯蔵し、消化を行う。
- 食道からの入口を**噴門**といい、十二指腸への出口を**幽門**という。胃の内側の湾曲を**小彎**（しょうわん）、外側の湾曲を**大彎**（だいわん）という。胃の大きく膨らんだ本体の部分は**胃体**で、幽門に近い細くなった部分は**幽門部**である。胃体上端の盛り上がった部分を**胃底**という（図1-11-4）。胃の小彎と大彎は、胃に分布する血管の通路になっている。小彎には**小網**という薄い膜が付着し、大彎には**大網**が付着している。
- 胃壁は粘膜、平滑筋層、漿膜の3層からなる。胃が空虚なときは、胃の粘膜は多数のヒダを形成し、胃が食物で満たされるとヒダは伸び平坦になる。

胃腺を構成する細胞と働き

- 胃の表面には、胃腺の開口部である**胃小窩**が $1\,cm^2$ あたり100個ほど開いている。
- 噴門部と幽門部では主に粘液を分泌する。
- 胃体部の腺には粘液を分泌する**頸部粘液細胞**のほかに、塩酸と内因子（ビタミン B_{12} の吸収に重要）を分泌する**壁細胞**、ペプシノーゲンとリパーゼを分泌する**主細胞**がある。腺と腺の間にある**表層粘液細胞**からは、粘液とともに HCO_3^- が分泌される（図1-11-5）。
- また、幽門部には内分泌細胞であるG細胞があり、ガストリンを分泌している。

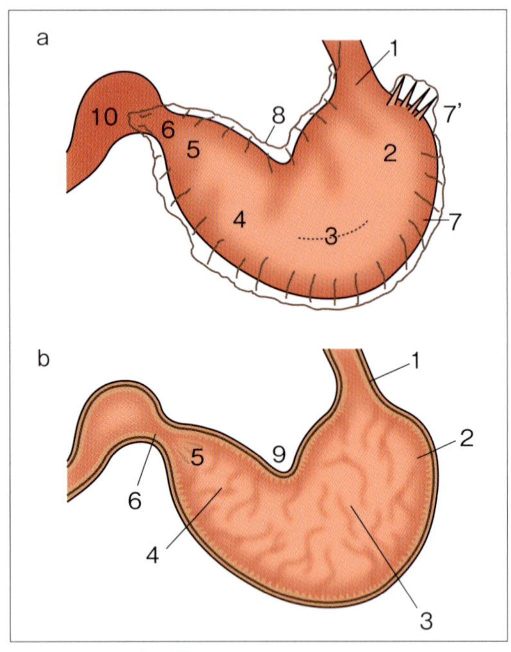

図1-11-4　犬の胃
a：外観　b：内観
1．噴門　2．胃底　3．胃体　4～6．幽門部（4．幽門洞　5．幽門管　6．幽門）　7．大網　7'．胃脾間膜　8．小網　9．角切痕　10．大網および小網の付着部の融合部

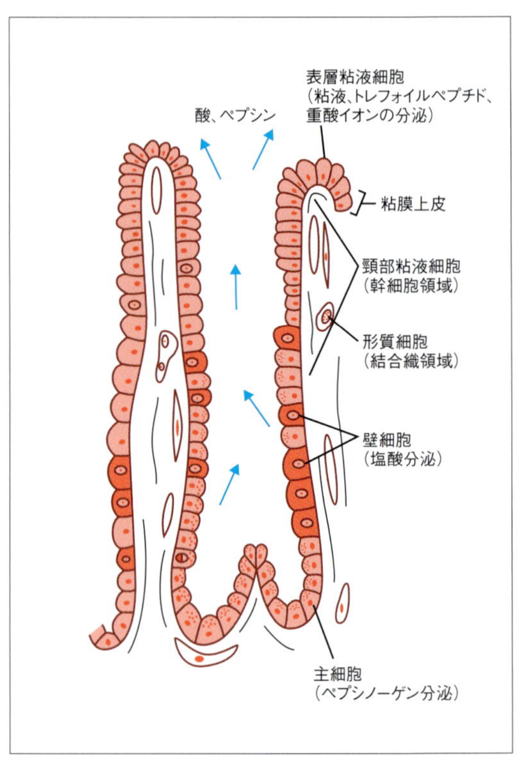

図1-11-5　胃腺の構造

胃液とその分泌調節

- 胃液はpHが約1.0と強酸性の液体で、主要な成分は塩酸とペプシノーゲンである。
- 塩酸は壁細胞から分泌され、その分泌はガストリンにより刺激される。ガストリンは胃腺の**腸クロム親和性細胞様細胞（ECL細胞）**からの**ヒスタミン**放出を刺激し、このヒスタミンも壁細胞からの塩酸分泌を刺激する。壁細胞はまた、迷走神経から放出されるアセチルコリン（acetylcholine：Ach）によっても刺激される。
- ペプシノーゲンは主細胞から分泌されるタンパク分解酵素・ペプシンの前駆体で、迷走神経や胃壁の局所反射を介して神経性に分泌が促進される。
- 胃液分泌は、感覚受容器の解剖学的位置から**頭相**、**胃相**、**腸相**に分けられる。頭相は味覚、嗅覚、機械的刺激などの無条件刺激、あるいは視覚や聴覚を介する条件刺激によって起こり、迷走神経を介する神経性分泌の相である。胃相は食物が胃に入ることによるガストリン分泌増加、胃壁の伸展を介した迷走－迷走神経反射（求心性神経も遠心性神経も迷走神経）や局所反射（胃壁内での反射）により起こる。腸相は十二指腸粘膜からの**胃抑制性ペプチド**（gastric inhibitory peptide：GIP）やソマトスタチン分泌により起こる。
- 胃液分泌全体の約80％は胃相が占め、10～20％は頭相で、腸相における胃酸分泌は少量にすぎない。むしろ、腸相においては酸性糜粥（びじゅく）が十二指腸に入ることにより、GIPなど胃抑制性の消化管ホルモンが分泌され、胃液分泌は抑制される。

胃液の働き

- 胃液中の塩酸は、不活性状態で分泌されるペプシノーゲンから抑制ペプチドを切り離し、タンパク分解作用のあるペプシンに変換する。塩酸はまた、食物中のタンパク質を変性させ、タンパク質分解酵素による消化を受けやすくし、塩酸自身もタンパク質分解作用を有する。
- ペプシノーゲンは自己の組織を分解しないように不活性状態で分泌され、塩酸により活性化される。ひとたびペプシンが生成されると、自己触媒的にペプシノーゲンを活性化する。
- タンパク質分解作用の至適 pH は1.6～3.2で、胃内容物が十二指腸に入ってアルカリ性になると、ペプシンの作用は止まる。
- ペプシンによる消化産物はさまざまな大きさのポリペプチドを含み、小腸で膵消化酵素によりさらに消化される。
- 頸部粘液細胞からは溶解性粘液が分泌され、胃内食塊と混合し表面を滑らかにする。
- 表層粘液細胞からはゲル状でアルカリ性の不溶性粘液（ムチンを含み粘着性が高い）が分泌され、胃の粘膜を覆って食塊の機械的および化学的刺激から胃粘膜を保護し、またペプシンにより胃粘膜が自己消化されないための防御となっている。
- 壁細胞から分泌される**内因子**はビタミン B_{12} と結合して複合体をつくることにより小腸から吸収される。
- ビタミン B_{12} は赤血球新生に必要な因子であり、欠乏すると悪性貧血となる。

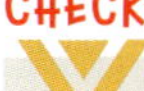

猫では内因子は膵臓からのみ分泌される

壁細胞から分泌される内因子は、犬では膵臓からより多く分泌され、猫では膵臓からのみ分泌される。

胃運動

- 食物が胃に入ると、胃は反射的に弛緩して拡張し、かなりの量の食物を受け入れることができる。これを**受け入れ弛緩**といい、**迷走－迷走神経反射**によって起こる。
- 一定量以上の内容物が入ると、胃体部は伸展刺激を受け、胃の中央部から幽門に向かって活発な蠕動運動が起こる。胃から十二指腸への内容物の排出は、幽門洞部の収縮の強さと幽門括約筋の収縮の強さ、十二指腸の内圧によって調節される。蠕動運動が幽門に到達しても、幽門括約筋が強く収縮していれば、内容物は十二指腸には送られず胃体部に逆戻りする。
- この蠕動運動が繰り返し起こることにより、固形物の食塊は消化液と混和・攪拌され、半流動化した糜粥となり、少量ずつ十二指腸に送られる。
- 空腹期には、**飢餓収縮**といわれる強い蠕動収縮が起こり、胃の残渣を十二指腸へ排出する。
- また嘔吐時には胃は逆蠕動し、下部食道括約筋と食道は弛緩して胃の内容物が駆出される。

6．腸のしくみと働き

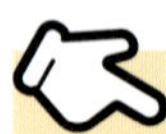

ここがPOINT

- 腸は胃の幽門から始まり肛門に終わり、回盲部で近位の小腸と遠位の大腸とに分けられる。
- 腸管壁は最外側が漿膜で包まれ、最内側は粘膜で覆われており、平滑筋層は外側に縦走筋、内側に輪走筋がある。
- 小腸の内面は輪状ヒダ、腸絨毛（じゅうもう）、上皮細胞の微絨毛により表面積が拡大され、その表面積は漿膜側の約600倍になる。
- 消化管には筋層間神経叢（Auerbachの神経叢）と粘膜下神経叢（Meissnerの神経叢）の二つの神経回路網がある。
- 小腸は栄養の消化と吸収を行う主要な部位である。
- 大腸には微生物が棲息し、胃や小腸において消化されないセルロースなどを発酵消化する場となっている。
- 腸の運動には内容物を混和させる分節運動と内容物を移動させる蠕動運動がある。

腸の構造

- 腸は胃の幽門から始まり、肛門に終わる。**回盲部**で近位の小腸と遠位の大腸とに分けられる。
- さらに、小腸は固定されている短い十二指腸と、腸間膜でつられている長い空腸と回腸の3部に分けられる。大腸も盲腸、結腸および直腸の3部に分けられる。
- 腸全体でみると腹腔の腹側を占めている（図1-11-6）。
- 盲腸や結腸は、草食動物でよく発達している（図1-11-7）。

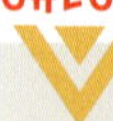

CHECK!

肉食動物の腸は短い

例えば、犬の腸は体長の3～4倍くらいの長さだが、草食動物であるヒツジは体長の25倍の長さをもつ。

- 腸管壁は、最外側が**漿膜**で包まれ、最内側は**粘膜**で覆われる。平滑筋層は外側に**縦走筋**、内側に**輪走筋**がある。粘膜は上皮、固有層と粘膜筋板からなる（図1-11-8）。

小　腸

- 十二指腸近位部の粘膜下層には、アルカリ性の粘液を分泌する**十二指腸腺（ブルンネル腺）**が多数存在している。
- 小腸の内面には、さまざまな突起やヒダがあり、表面積が拡大されている。
- その表面には**腸絨毛**という突起がある。このため、粘膜側表面積は漿膜側の約30倍大きい。
- さらに粘膜表面は1層の円柱上皮で覆われているが、この細胞には管腔に面した側に多数の**微絨毛**があり、**刷子縁**と呼ばれる特殊な構造をつくっている。これを計算に入れると漿膜側の約600倍の表面積になる。

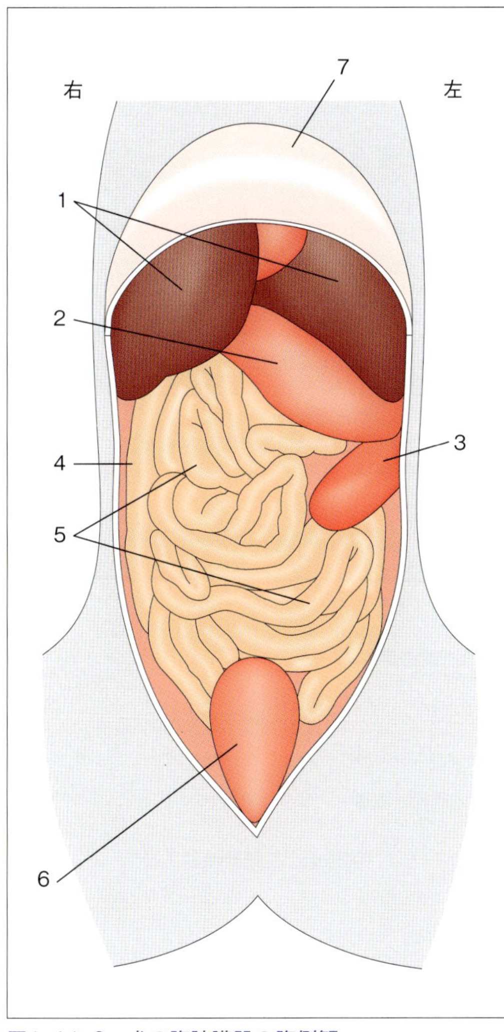

図1-11-6　犬の腹腔臓器の腹側観
1. 肝臓　2. 胃　3. 脾臓　4. 十二指腸下行部　5. 空腸
6. 膀胱　7. 横隔膜

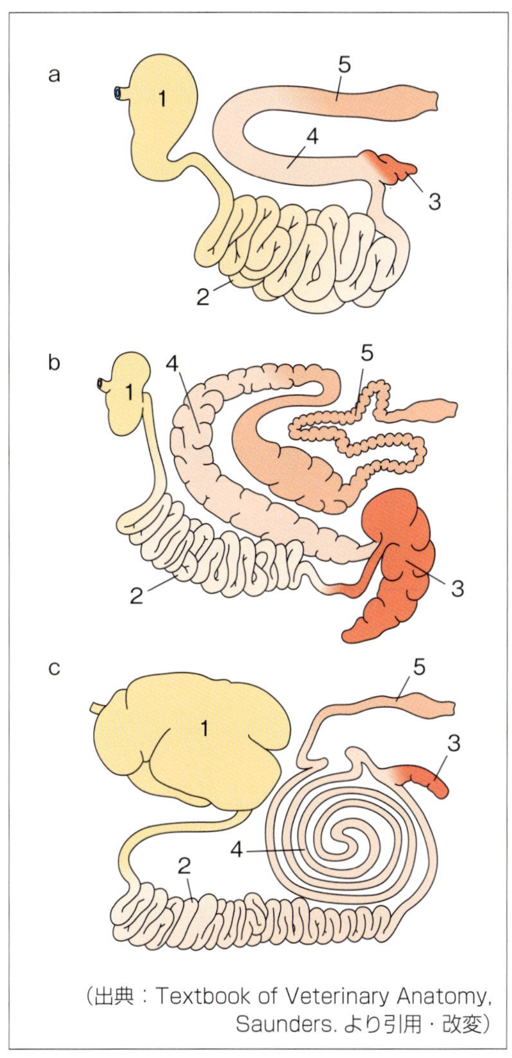

図1-11-7　犬(a)、ウマ(b)、ウシ(c)の胃腸管
1. 胃　2. 小腸　3. 盲腸　4. 上行結腸　5. 下行結腸

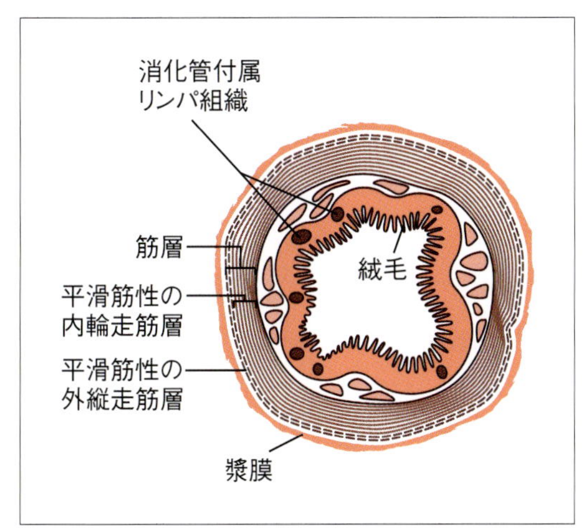

図1-11-8　胃腸管の構造(横断面)

- 腸絨毛の間はくぼんでいて、腸陰窩(腸腺、リーベルキューン腺)を形成している(図1-11-9)。
- 十二指腸には胆管と膵管が開口するが、総胆管に合流して1本にまとまって開口する動物と、それぞれが独立して開口する動物がいる。

大　腸

- 大腸の粘膜には小腸でみられる輪状ヒダがなく、縦ヒダが認められる。さらに表面には絨毛がなく平滑で、無数の腸陰窩が開口する。

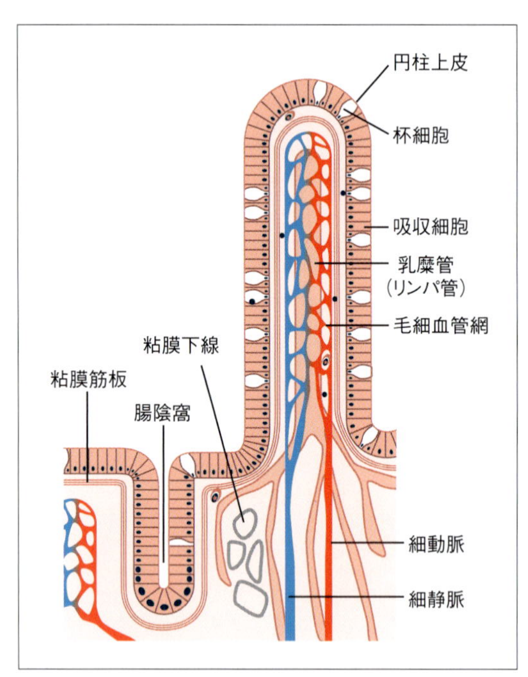

図1-11-9　小腸の絨毛と陰窩の構造

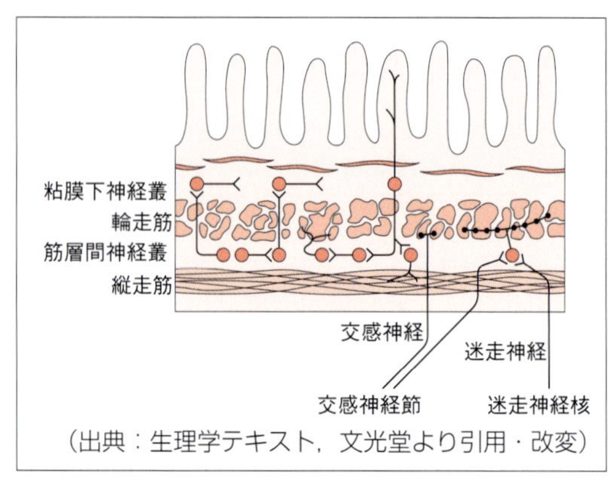

図1-11-10　胃腸管の神経支配

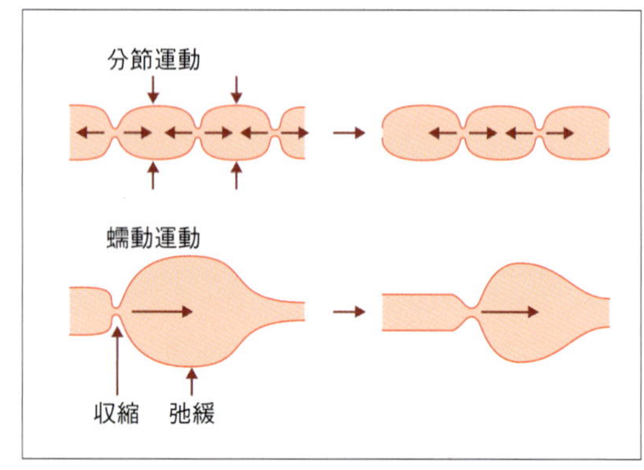

図1-11-11　分節運動と蠕動運動

腸の神経支配

- 消化管には二つの神経回路網がある。縦走筋層と輪走筋層との間にある**筋層間神経叢（Auerbachの神経叢）**と、輪走筋層と粘膜との間にある**粘膜下神経叢（Meissnerの神経叢）**である。
- これら腸管神経系は、交感神経および副交感神経により中枢神経と連絡しているが、この連絡を遮断しても自律的に機能することができる。
- 筋層間神経叢からは縦走筋層や輪走筋層に神経支配があり、主として消化管運動を制御している。これに対して粘膜下神経叢からは腸腺、腸内分泌細胞、粘膜下血管に神経支配があり、主に腸液分泌を制御している（図1-11-10）。

腸の働き

- 小腸は栄養の消化と吸収を行う主要な部位である。
- 胃で粥状にされた食物は、小腸を通る間に多種の消化酵素を含む膵液や小腸粘膜からの腸液と混和され、さらに小腸粘膜表面に結合している消化酵素によって吸収できる分子にまで消化されて、小腸粘膜の絨毛上皮細胞から吸収される。
- 陰窩には**杯細胞**（さかずき）と多数の腸細胞があり、杯細胞は粘液を分泌して腸管の内側を潤滑にし、消化酵素による消化から保護している。
- 陰窩の腸細胞はNaClを主成分とし、血漿に近い組成の大量の電解質液を分泌する。十二指腸には十二指腸腺があり、同様の溶液を分泌する。
- 大腸は絨毛を欠くが、陰窩には杯細胞が多く、杯細胞が分泌する粘液は糞を滑らかにし、糞の通過を容易にする。

- 大腸には Na^+ と Cl^- を吸収する系と分泌する系があり、水は付随して移動する。通常は吸収が分泌に勝っている。
- また、大腸には微生物が棲息し、胃や小腸において消化されないセルロースなどを発酵消化する場となっている。この発酵消化の役割は、植物の粗繊維を多く摂取する草食動物において顕著であり、盲腸や結腸がよく発達している。

腸の運動

- 小腸の運動は、糜粥を混和させる分節運動と、大腸方向へ移動させる蠕動運動がある。
- 分節運動は、弛緩部と収縮部が交互に入れ替わり、収縮・弛緩を繰り返す運動である。
- 蠕動は腸筋層反射に従って起こる。この反射は腸の一部を拡張すると、その部位の上方に収縮輪ができ、下方に弛緩輪ができる反射である（図1-11-11）。
- 大腸の運動は主に分節運動であり、内容物の移動速度は遅い。また、逆蠕動があり、内容を停滞させて水分の吸収を促す。ただし、食事の後には大腸の蠕動運動が亢進し（胃大腸反射）、結腸の内容を急激に直腸に送る。この強い蠕動運動を大蠕動と呼ぶ。

7. 唾液腺

ここがPOINT

- 唾液腺は唾液分泌の大部分を占める耳下腺、下顎腺、舌下腺など大唾液腺と、口腔内に多数開口し少量の唾液を分泌する小唾液腺がある。
- 唾液は塩類を含む水溶液でムチン、リゾチーム、免疫グロブリンなどを含む。

- 口腔粘膜に開口する分泌腺を唾液腺といい、耳下腺、下顎腺、舌下腺など唾液分泌の大部分を占める大唾液腺と、口腔内に多数開口し少量の唾液を分泌する小唾液腺がある（図1-11-12）。
- 唾液腺を構成する腺房細胞には漿液性細胞と粘液性細胞があり、耳下腺は漿液性細胞で構成され、下顎腺と舌下腺は漿液性細胞と粘液性細胞で構成される。
- 唾液は塩類を含む水溶液で、有機物としてはムチン、リゾチーム、免疫グロブリンなどを含む。
- ムチンは唾液に粘り気を与えて食塊の通過を助け、粘膜表面を保護する働きがある。リゾチームは殺菌作用があり、免疫グロブリンとともに口腔内を清潔に保つのに役立ってい

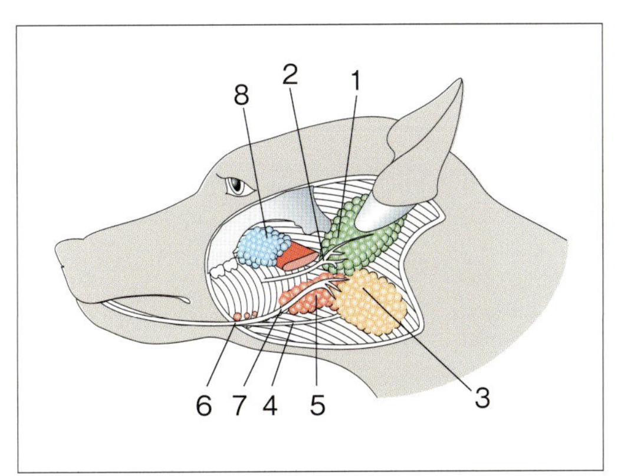

図1-11-12　犬の唾液腺
1. 耳下腺　2. 耳下腺管　3. 下顎腺　4. 下顎腺管
5. 単孔舌下腺　6. 多孔舌下腺　7. 大舌下腺管
8. 頬骨腺

る。動物が傷口をなめるのは、この殺菌作用を利用した感染からの防御である。

8. 膵　臓

ここがPOINT

- 膵臓は外分泌部と内分泌部を合わせもっている。
- 外分泌部の腺房細胞は消化酵素を分泌し、導管細胞は HCO_3^- に富む多量の水分を分泌する。
- 膵液はタンパク質、炭水化物、脂肪など食物成分の大部分を分解する消化酵素を含んでいる。
- 腺房細胞は迷走神経と CCK により、導管細胞は迷走神経とセクレチンにより刺激される。

膵臓のしくみとはたらき

- 膵臓は腹腔背側で十二指腸の基部に沿って位置する充実した扁平な腺体で、外分泌部と内分泌部を合わせもっている。大部分を外分泌部が占め、小葉からなる複合胞状腺である（図1-11-13）。
- 小葉を構成する**腺房細胞**は、多数の**酵素原顆粒**を有し、タンパク質、炭水化物、脂肪など食物成分の大部分を分解するさまざまな消化酵素を含んでいる。また、導管は膵液を十二指腸に導くだけでなく、HCO_3^- に富む多量の水分を分泌する。
- したがって、膵液は HCO_3^- 濃度が高いアルカリ性の液体であり、胆汁、腸液とともに胃液の酸を中和して十二指腸内容を pH6.0～

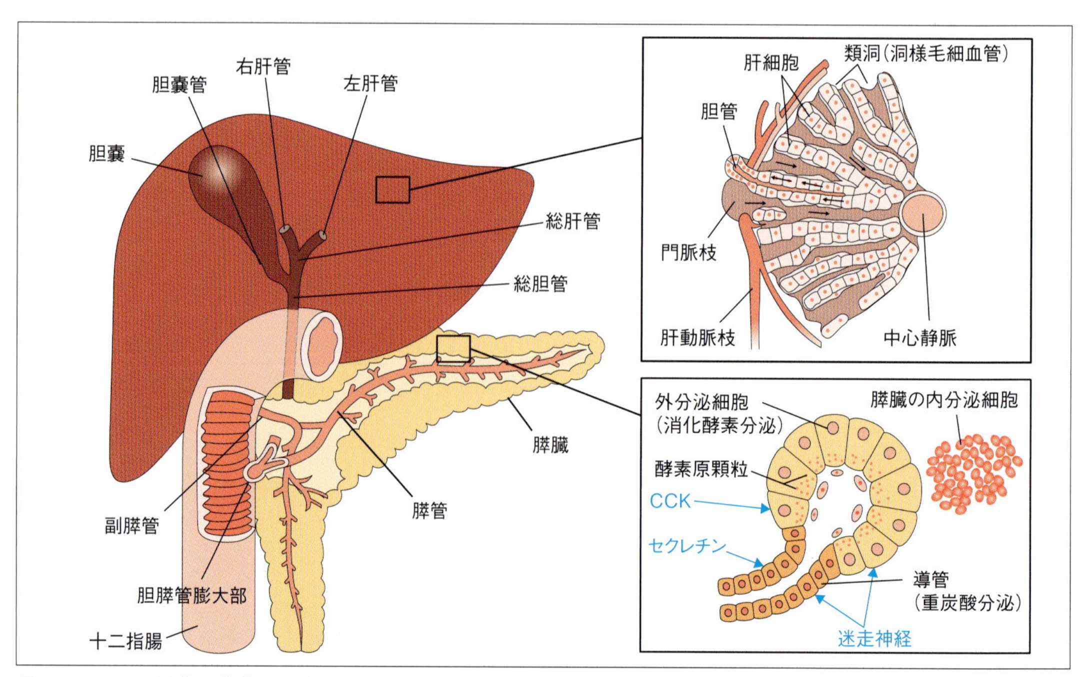

図1-11-13　肝臓、膵臓、胆嚢の分泌管相互の関係、および分泌調節の模式図

7.0に上昇させ、膵酵素や小腸の刷子縁膜結合酵素が作用しやすくしている。

- 膵管は、主膵管として胆管と一緒に、またはそのそばで十二指腸に開口する場合と、副膵管として単独で十二指腸に開口する場合があり、動物種により異なる。
- 内分泌部は外分泌の腺房間に散在する細胞集塊であり、ランゲルハンス島（膵島）と呼ばれる。ランゲルハンス島からはインスリン、グルカゴン、ソマトスタチンが分泌され、糖

表1-11-2 消化酵素

産生部位	消化酵素（活性型）	前駆物質	活性化	基質	産物
胃	ペプシン	ペプシノーゲン	HCl、ペプシン	タンパク質	ペプチド、アミノ酸
	胃リパーゼ	—	—	トリグリセリド	脂肪酸、グリセリン
膵臓	トリプシン	トリプシノーゲン	エンテロキナーゼ、トリプシン	タンパク質	ペプチド、アミノ酸
	キモトリプシン	キモトリプシノーゲン	トリプシン	タンパク質	ペプチド、アミノ酸
	エラスターゼ	プロエラスターゼ	トリプシン	エラスチン	ペプチド、アミノ酸
	カルボキシペプチダーゼ	プロカルボキシペプチダーゼ	トリプシン	タンパク質	ペプチド、アミノ酸
	膵リパーゼ	—	—	トリグリセリド	脂肪酸、モノグリセリド
	コリパーゼ	プロコリパーゼ	トリプシン	脂肪滴	膵リパーゼ活性部位を露出
	α－アミラーゼ	—	—	デンプン	α－限界デキストリン、マルトトリオース、マルトース
	リボヌクレアーゼ	—	—	RNA	ヌクレオチド
	デオキシリボヌクレアーゼ	—	—	DNA	ヌクレオチド
	ホスホリパーゼ A_2	プロホスホリパーゼ A_2	トリプシン	リン脂質	脂肪酸、リゾリン脂質
腸粘膜	エンテロキナーゼ	—	—	トリプシノーゲン	トリプシン
	アミノペプチダーゼ	—	—	ポリペプチド	アミノ酸、ペプチド
	カルボキシペプチダーゼ	—	—	ポリペプチド	アミノ酸、ペプチド
	エンドペプチダーゼ	—	—	ポリペプチド	ペプチド
	ジペプチダーゼ	—	—	ジペプチド	アミノ酸
	グルコアミラーゼ	—	—	マルトース、マルトトリオース、α－デキストリン	グルコース
	ラクターゼ	—	—	ラクトース	グルコース、ガラクトース
	スクラーゼ	—	—	スクロース	グルコース、フルクトース
	イソマルターゼ	—	—	マルトース	グルコース
	トレハラーゼ	—	—	トレハロース	グルコース
	ヌクレアーゼ	—	—	核酸	五炭糖、プリンまたはピリミジン塩基
腸上皮細胞質	各種ペプチダーゼ	—	—	ジペプチド、トリペプチド、テトラペプチド	アミノ酸

代謝に重要な役割を果たしている。

膵消化酵素

- 膵液は、タンパク質、炭水化物、脂肪など食物成分の大部分を分解するさまざまな消化酵素を含んでいる（表1-11-2）。
- アミラーゼとリパーゼは活性型で分泌されるが、タンパク質分解酵素は不活性型で分泌され、組織の自己消化を防いでいる。小腸上皮刷子縁膜に存在するエンテロキナーゼによってトリプシノーゲンが活性化されると、活性化されたトリプシンは、ほかのすべてのタンパク質分解酵素を活性化させる。

膵液分泌の調節

- 膵臓には腺房細胞や導管細胞にも迷走神経が分布し、迷走神経の活動亢進により膵液分泌が促進される。
- 腺房細胞は消化管ホルモンであるコレシストキニン（cholecystokinin：CCK）により刺激される。CCKは脂肪やタンパク質の消化産物により十二指腸から分泌される。一方、導管細胞はセクレチンにより刺激される（図1-11-13参照）。セクレチンは胃酸が十二指腸に流入することにより分泌される消化管ホルモンである。

9. 肝　臓

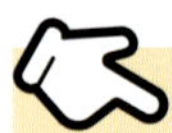

ここがPOINT

- 肝臓は最大の実質臓器である。
- 肝臓に入る血管は固有肝動脈と門脈で肝門から入り、肝静脈として肝臓を出て後大静脈に注ぐ。
- 肝臓を流れる全血液量のうち、約1/5は肝動脈から、4/5は門脈から流入する。
- 胆汁は肝細胞から分泌され胆汁酸を含み、毛細胆管上皮細胞から分泌されるHCO_3^-が加わりアルカリ性で胃酸を中和する。
- 胆汁酸は腸肝循環され、この腸肝循環が肝細胞における胆汁の生成を最も強力に促進する。
- 食後、胆嚢が収縮し総胆管括約筋が弛緩して胆汁は十二指腸に排出され、CCKがこの排出を最も強力に刺激する。
- 胆汁に含まれる胆汁酸は乳化作用により膵リパーゼの作用を助け、ミセル形成により脂肪酸の吸収を助けている。

肝臓と胆嚢のしくみ

- 肝臓は最大の実質臓器で前腹部にあり、横隔膜に付着する。肝臓の腹面には胆嚢と胆管がある（図1-11-13参照）。
- 肝臓に出入りする血管は3種類あり、そのうち流入する2種類の血管（固有肝動脈と門脈）は、胆管とともに腹面にある肝門と呼ばれるくぼみから入り、流出する肝静脈は肝臓の背面に接する後大静脈に注ぐ。
- 胃腸を循環した血液は、吸収された栄養分を取り込み、門脈に集められて肝臓に流入する。

門脈の枝と肝動脈の枝は、肝臓のなかで枝分かれをして肝小葉の周囲に達し、そこから肝細胞の間を通る毛細血管（洞様毛細血管）を通過し（図1-11-13参照）、中心静脈、肝静脈、後大静脈を経て心臓に戻る。

CHECK!

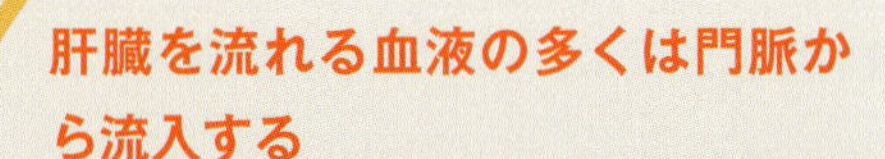

肝臓を流れる血液の多くは門脈から流入する

肝臓を流れる全血液量のうち、約5分の1は肝動脈から、5分の4は門脈から流入する。

- 胆汁を運ぶ毛細胆管は、肝細胞索の中で隣接する肝細胞の間の隙間として始まり、洞様毛細血管とは逆に周辺部に向かって走り、肝管に注ぐ。
- 胆嚢は、肝門の腹面にあるナス形の袋で、胆嚢管を介して総肝管および総胆管と接続している。しかし、ウマやラットなどのように胆嚢を欠く動物もある。総胆管は多くの動物では膵管と合流して十二指腸乳頭に開く。開口部には総胆管括約筋（猫、ウマは胆膵管膨大括約筋）がある。
- 胆汁には、肝細胞から分泌される胆汁酸、コレステロール、レシチン、胆汁色素が含まれる。また、毛細胆管上皮細胞から分泌される HCO_3^- を含みアルカリ性なので、膵液や腸液と同様に胃酸を中和する役割を担っている。
- 胆汁は肝臓の肝細胞より分泌され、毛細胆管（隣り合う肝細胞の接触面に形成される）を通って胆管に入り、胆嚢のある動物では胆嚢に貯留される。この間に水と電解質が再吸収され、ほかの成分は5～15倍に濃縮され、食後に胆嚢から十二指腸に分泌される。
- 胆汁の分泌については、肝細胞における生成と胆嚢からの排出を考慮しなければならない。
- 胆汁の主要な成分である胆汁酸は、回腸下部で能動的に再吸収される。血中に吸収された胆汁酸は肝細胞に取り込まれて再利用され、再び胆汁として分泌される。このように、胆汁酸は腸と肝臓の間を循環しており、胆汁酸の腸肝循環と呼ばれる。
- この胆汁酸の腸肝循環が、肝細胞における胆汁の生成を最も強力に促進している。
- 細胆管上皮細胞からの HCO_3^- 分泌は、セクレチンによって促進される。
- 食物を摂取すると迷走神経の活動が亢進することにより胆嚢が収縮し、同時に総胆管括約筋が弛緩して十二指腸乳頭が開口し、胆汁は十二指腸に排出される。十二指腸から分泌されるCCKは、最も強力に胆嚢を収縮させ、総胆管括約筋を弛緩させる。

胆汁の働き

- 胆汁には消化酵素は含まれていないが、脂肪の消化と吸収に重要な役割を果たしている。
- 胆汁酸は表面活性作用が強く、脂肪の滴を小さくする乳化作用を有し、脂肪滴の表面積を拡大することによって膵リパーゼの作用を助ける。
- また、胆汁酸は親水性部分と疎水性部分をもち、水溶液のなかでは表面が親水性で内部が疎水性の粒子であるミセルを形成する。このミセル形成により、脂肪酸の吸収を助けている。ミセルは脂肪酸を内部に取り込み、不攪拌水層（小腸粘膜表面の消化管運動によっても攪拌されない水溶性の層）を拡散して粘膜表面に到達することができる。粘膜表面に到達すると、ミセルは解体し、内部に取り込まれていた脂肪酸は遊離して上皮細胞内に吸収される。

10. 炭水化物の消化と吸収

ここがPOINT

- デンプンは、膵液中のα - アミラーゼによって少糖類に分解される。
- スクロースやラクトースを含む少糖類は膜消化により単糖に分解され吸収される。
- 単糖類は刷子縁膜にある輸送体を介して能動輸送や促進拡散により小腸上皮細胞内に入り、側底膜にある輸送体を介して促進拡散により間質液へ移動する。

炭水化物の消化

- デンプンは、膵液中のα-アミラーゼによって小鎖のグルコース重合体（α-限界デキストリン、マルトトリオース、マルトース）に分解される。
- スクロース（ショ糖）やラクトース（乳糖）はもともと二糖類であるため、そのままで小腸に送られる。これらの少糖類は単糖にまで分解されてから吸収される。
- 少糖類の分解は、小腸の管腔ではなく、小腸上皮細胞の刷子縁膜にある酵素の働きによって行われ、**膜消化**と呼ばれる。
- 膜消化により、最終的にデンプンからはグルコースが、スクロースからはグルコースとフルクトースが、ラクトースからはグルコースとガラクトースが生成される（図1-11-14）。

炭水化物の吸収

- これらの単糖類は刷子縁膜にある輸送体によって小腸上皮細胞内に入る。
- グルコースとガラクトースはSodium dependent Glucose Transporter 1（SGLT1）によるNa^+との共輸送により能動的に、フルクトースはGlucose Transporter 5（GLUT5）を介して**促進拡散**（促通拡散ともいう）により小腸上皮細胞内に入る。
- 次いで、これらすべての単糖類は小腸上皮細胞の**側底膜**（間質液と接している膜）にあるGLUT2による促進拡散により間質液へ移動し、最終的には毛細血管壁の小孔を通り血液へと吸収される（図1-11-15）。

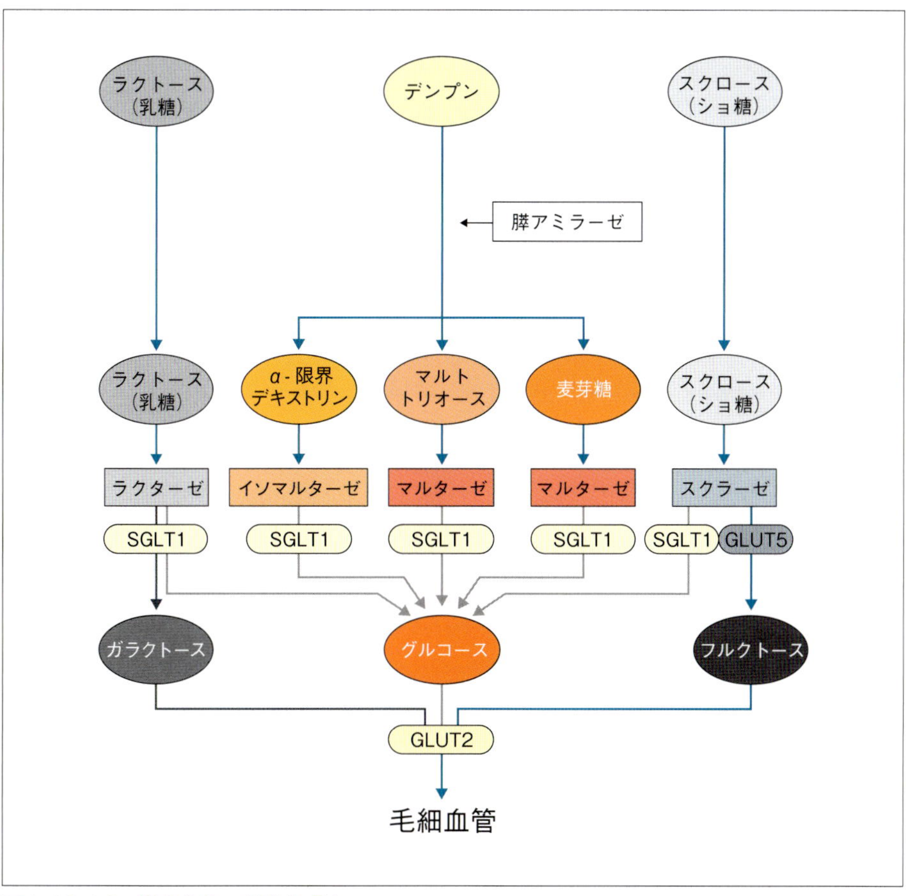

図1-11-14　炭水化物の消化と吸収

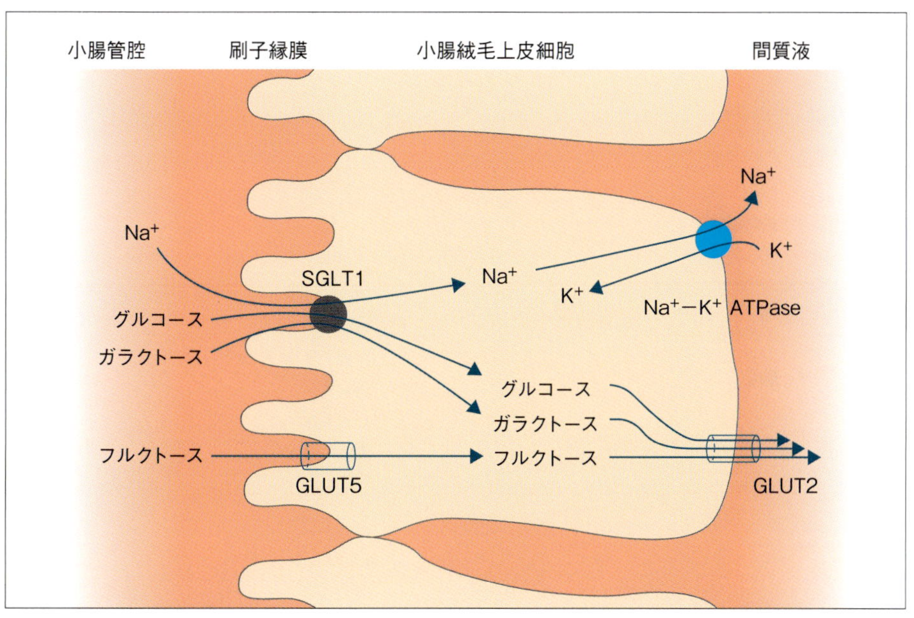

図1-11-15　糖の吸収機序

11. タンパク質の消化と吸収

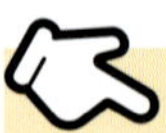

ここがPOINT

- タンパク質は胃液や膵液に含まれるタンパク分解酵素によりジペプチドやトリペプチドにまで分解される。ジペプチドとトリペプチドの大部分は小腸上皮刷子縁膜にあるアミノペプチダーゼによりアミノ酸に分解さる。
- アミノ酸およびジペプチドとトリペプチドの一部は刷子縁膜にある輸送体を介して細胞内に取り込まれる。
- 吸収されたペプチドは、細胞内でペプチダーゼによってアミノ酸に分解される。
- 結局、タンパク質は小腸上皮細胞内ではアミノ酸となり、側底膜に存在する輸送体を介して間質液へ移動する。

タンパク質の消化

- タンパク質は胃液に含まれるペプシン、膵液中のトリプシンやキモトリプシンなどの作用により、ジペプチドまたはトリペプチドにまで分解される。
- ジペプチドとトリペプチドの大部分は、小腸上皮刷子縁膜にあるアミノペプチダーゼにより、1個1個のアミノ酸まで分解される（図1-11-16）。

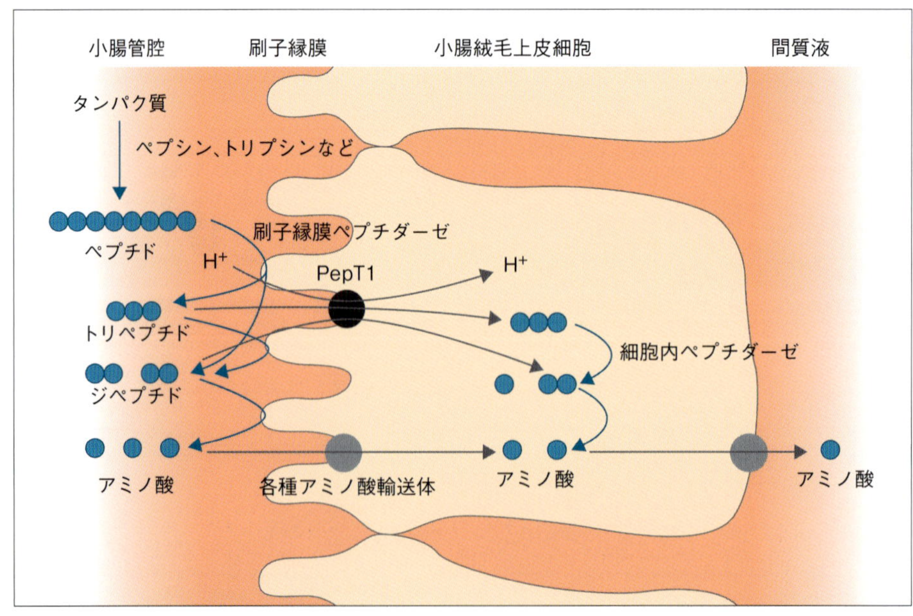

図1-11-16　タンパク質の消化と吸収

CHECK!

ジペプチドはアミノ酸が2個、トリペプチドはアミノ酸が3個つながったもの

アミノ酸は結合している数によって、ジペプチド（アミノ酸2個）、トリペプチド（アミノ酸3個）、オリゴペプチド（アミノ酸数個から十数個）、ポリペプチド（アミノ酸多数）などに区分される。

タンパク質の吸収

- アミノ酸は種類が多く、小腸上皮細胞内に輸送する輸送体も多種存在する。
- アミノ酸の一部はグルコースと同じようにNa^{+}との共輸送により能動的に取り込まれる。
- ジペプチドとトリペプチドの一部はH^{+}-オリゴペプチド共輸送体（PepT1）によるH^{+}との共輸送で、分解されずに細胞内に輸送される。吸収されたペプチドは、細胞内でペプチダーゼによってアミノ酸に分解される。
- その結果、タンパク質は小腸上皮細胞内ではアミノ酸となり、側底膜に存在する多種の輸送体を介して毛細血管内に吸収される。

12. 脂肪の消化と吸収

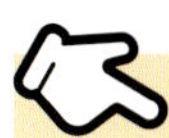

ここがPOINT

- 食物に含まれる脂肪にはトリグリセリドが多い。
- 脂肪は十二指腸で、胆汁酸などによって乳化され、0.5～1.0μmの脂肪滴になる。
- 膵臓から分泌されるリパーゼが脂肪滴に作用し遊離脂肪酸とモノグリセリドに分解する。
- 遊離脂肪酸とモノグリセリドは胆汁酸などとミセルを形成し、不攪拌水層を拡散して粘膜まで効率よく運ばれる。
- 脂肪酸とモノグリセリドは細胞内で再びトリグリセリドに合成され、キロミクロンを形成し開口分泌されリンパ管に入る。

脂肪の消化

- 食物に含まれる脂肪には、グリセロールに3個の脂肪酸が結合したトリグリセリドが多い。
- 脂肪は十二指腸で、胆汁酸、レシチン、モノグリセリドなどによって乳化（脂肪の塊を小さな脂肪滴にすること）され、0.5～1.0μmの脂肪滴になる。この脂肪滴に膵臓から分泌されるリパーゼが作用し、3個の脂肪酸のうち2個を切り離し、2個の遊離脂肪酸と脂肪酸が1個結合したモノグリセリドを生じる。

脂肪酸の吸収

- 胆汁酸は親水性部分と疎水性部分をもつ両親媒性で、遊離脂肪酸、モノグリセリド、コレステロール、レシチンを集合して直径3～10nm（乳化脂肪滴の100分の1程度）のミセルを形成する。ミセルは不攪拌水層を拡散して、脂肪酸やモノグリセリドを粘膜まで効率良く運ぶ。ここで脂肪酸とモノグリセリドは離れて細胞内に入り、残された胆汁酸はミセル形成に再利用される（図1-11-17）。

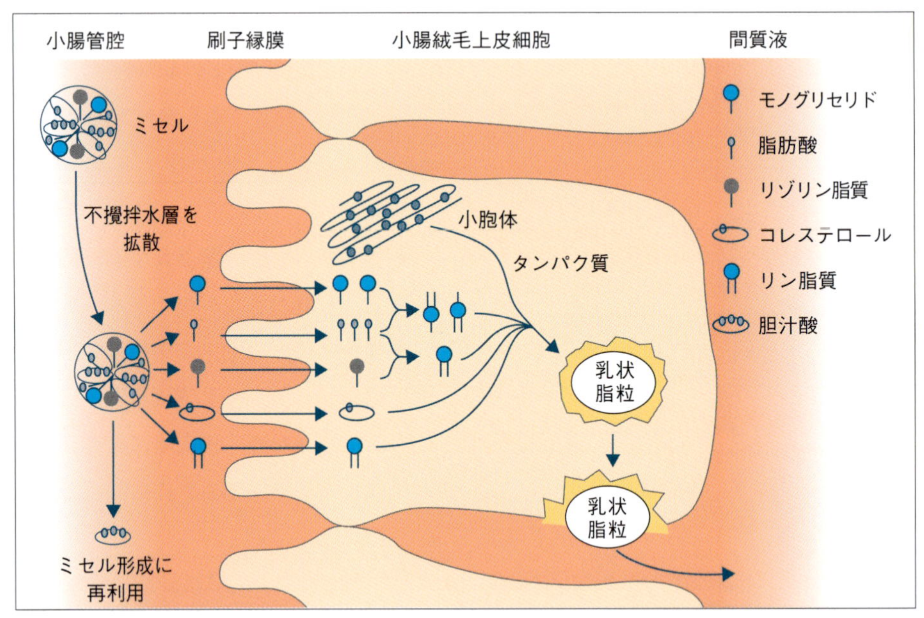

図1-11-17　脂肪の吸収機序

- 炭素数が12個以下の脂肪酸とモノグリセリドは、ミセル形成なしでも吸収され、細胞内でグリセロールと遊離脂肪酸に完全に分解され門脈血中に入る。長鎖の脂肪酸とモノグリセリドは細胞内で再びトリグリセリドに合成され、リン脂質、コレステロール、タンパク質が加わって直径50nmくらいのキロミクロン(乳状脂粒)が形成され、開口分泌されて、リンパ管に入る。

13. 代謝総論

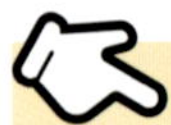
ここがPOINT

- 栄養素をエネルギーに変えるプロセスは、酵素反応によって進行する。
- 生体における代謝は、同化と異化の二つに分けられ、同化とは生体に必要なさまざまな分子を合成すること、異化は三大栄養素を分解して活動に必要なエネルギーを生み出すことである。
- 同化や異化など生体内の化学反応は、酵素の働きで制御されている。

- 消化、吸収された栄養素は全身循環に入り、細胞に取り込まれてエネルギーとして利用される。栄養素をエネルギーに変えるプロセスは、分子に含まれる化学エネルギーを取り出す作業であり、酵素反応によって進行する。

同化と異化

- 生体における代謝は、**同化**と**異化**の二つに分けて考えることができる。同化とは生体に必要なさまざまな分子を合成すること、異化は三大栄養素を分解して活動に必要なエネルギーを生み出すことである。同化のための材料は異化に由来するものが多く、必要なエネルギーは異化で生み出されたものを利用する。一方、異化を進めるためには同化によってつくり出された分子が必要であり、同化と異化は相補的な関係にある。

酵素の生化学

- 同化や異化など生体内の化学反応は、酵素の働きで制御されている。酵素とは触媒として作用するタンパク質で、特定の化学反応において結果に影響を及ぼさず、ただ進行速度のみを数万倍にはやめる作用がある。酵素が作用する分子を基質と呼び、それぞれの酵素は特定の基質にのみ作用する。このような性質を、酵素の基質特異性と呼ぶ。生体内では、数千種類の化学反応がそれぞれ異なる酵素によって制御されている。ただし、なかには複数種の酵素が同じ作用をもつ場合もあり、このようなものはアイソザイムと呼ばれている。酵素は作用機序により、酸化還元酵素、転位酵素、加水分解酵素、除去付加酵素、異性化酵素、合成酵素の6種類に分類される(表1-11-3)。
- 代謝反応において、酵素反応がほかの分子によって調節されることをアロステリック効果と呼ぶ。反応を促進するアロステリックアクティベーターと抑制するアロステリックインヒビターがあり、一般的に酵素の基質結合部位と異なる部位に結合して作用する。生体内では、酵素反応の生成物がアロステリックインヒビターとして働いて自身の生成反応を抑制し、フィードバック阻害をかけているものが多い。一連の反応にいくつかの酵素が関与するとき、反応全体の速度を支配する酵素(律速段階の反応を触媒する酵素)を鍵酵素、または律速酵素と呼ぶが、鍵酵素にはアロステリックな調節を受けているものが多い。また、酵素反応の速度を低下させる物質を酵素反応の阻害剤という。阻害剤が基質と同じ部位に結合して反応の効率を低下させる機序を競合阻害、基質とは異なる部位に結合して酵素の働きを妨げる機序を非競合阻害と呼んでいる。
- タンパク質以外の分子が酵素に結合することでその酵素が機能するとき、その分子を補酵素(コエンザイム)と呼ぶ。補酵素の多くはビタミン由来であり、いくつかのビタミン欠乏は代謝に関わる酵素反応を妨げることによって疾患を引き起こす。ただし、すべての酵素が補酵素を必要とするわけではない。

表1-11-3 酵素の分類

酵素群	触媒する化学反応
酸化還元酵素	酸化還元反応
転位酵素	基質の一部のほかの分子への移動
加水分解酵素	加水分解反応
除去付加酵素	脱離反応による二重結合の生成またはその逆反応
異性化酵素	光学異性の相互変換
合成酵素	新しい分子間結合の生成

14. 三大栄養素の分子のしくみ

ここがPOINT

- 炭水化物とは炭素と水が結合した分子であり、結合している糖の数によって単糖、オリゴ糖（二糖類、三糖類など）、多糖に分類される。
- タンパク質は、多数のアミノ酸が連結してつくられる高分子である。
- 長鎖脂肪酸または類似の炭化水素鎖をもつ生物由来の分子を、脂質と総称する。
- 栄養素としての脂肪は通常、脂質の一種であるトリアシルグリセロール（triacylglycerol：TG）を指す。

炭水化物の分子構造

- **炭水化物**とは炭素と水が結合した分子であり、一般的な化学式はCn(H_2O)mで表される。結合している糖の数によって単糖、オリゴ糖（二糖類、三糖類など）、多糖に分類される（**表1-11-4**）。

表1-11-4　栄養代謝に関わる主な炭水化物

分類	例
単糖類	グルコース、フルクトース、ガラクトース
二糖類（オリゴ糖）	マルトース、スクロース、ラクトース
多糖類	デンプン、グリコーゲン、セルロース

- 細胞レベルで利用されるエネルギー源は単糖の**グルコース**であり、食物源としてはグルコースがα1→4結合したデンプンがよく知られている（**図1-11-18**）。
- デンプンには直鎖状のアミロースと分岐構造をもつアミロペクチンの2種類があり、食物としての穀類には両方が含まれる。肝臓で貯蔵栄養として合成されるグリコーゲンもグルコースを多数連結させたものであり、アミロペクチンよりも細かい分岐構造をもつ。
- 一方、植物の繊維質の主成分として知られるセルロースも多糖である。ただし、デンプンと同様にグルコースが多数結合したものであるが、β1→4結合で連結している点が異なる。

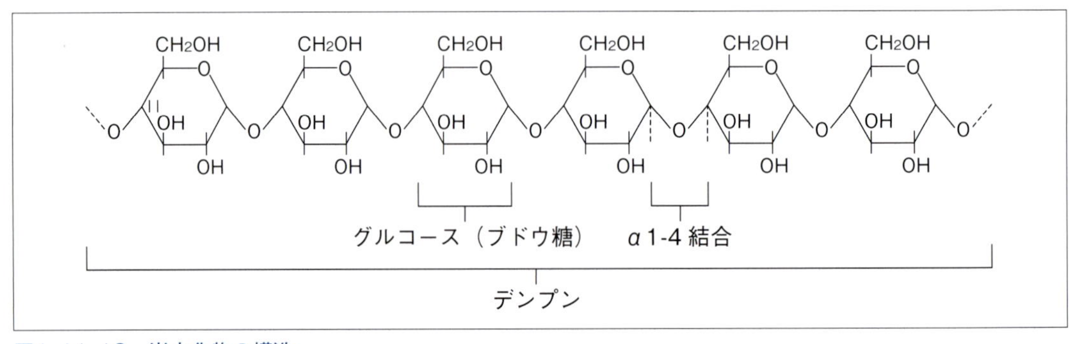

図1-11-18　炭水化物の構造

名称	記号		R-	R 基の性質	代謝
	三文字	一文字			
グリシン	Gly	G	$H-$	中性・非極性	糖原性
アラニン	Ala	A	CH_3-	中性・非極性	糖原性
バリン	Val	V	$(CH_3)(CH_3)>CH-$	中性・非極性	糖原性
ロイシン	Leu	L	$(CH_3)(CH_3)>CH-CH_2-$	中性・非極性	ケト原性
イソロイシン	Ile	I	$(CH_3-CH_2)(CH_3)>CH-$	中性・非極性	糖原性 ケト原性
フェニルアラニン	Phe	F	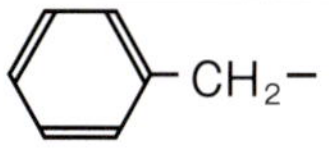 (ベンゼン環) $-CH_2-$	中性・非極性	糖原性 ケト原性
トリプトファン	Trp	W	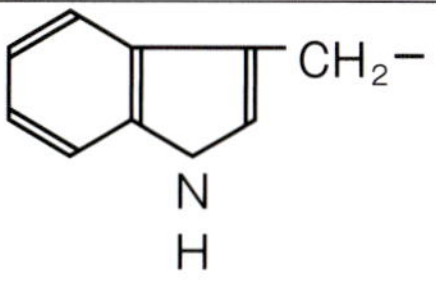 (インドール環) $-CH_2-$, NH	中性・非極性	糖原性 ケト原性
セリン	Ser	S	$HO-CH_2-$	中性・極性	糖原性
トレオニン	Thr	T	$CH_3-CH(OH)-$	中性・極性	糖原性
チロシン	Tyr	Y	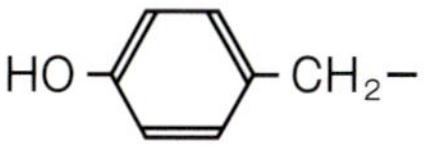 $HO-$(ベンゼン環)$-CH_2-$	中性・極性	糖原性 ケト原性
プロリン	Pro	P	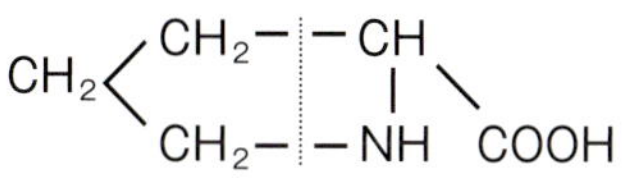 $CH_2<(CH_2-)(CH_2-)$ ¦ $-CH(-COOH)-NH-$	中性・非極性	糖原性
システイン	Cys	C	$HS-CH_2-$	中性・極性	糖原性
メチオニン	Met	M	$CH_3-S-CH_2-CH_2-$	中性・非極性	糖原性
アスパラギン酸	Asp	D	$HOOC-CH_2-$	酸性・極性	糖原性
グルタミン酸	Glu	E	$HOOC-CH_2-CH_2-$	酸性・極性	糖原性
アスパラギン	Asn	N	$H_2NOC-CH_2-$	中性・極性	糖原性
グルタミン	Gln	Q	$H_2NOC-CH_2-CH_2-$	中性・極性	糖原性
リシン	Lys	K	$H_2N-CH_2-CH_2-CH_2-CH_2-$	塩基性・極性	ケト原性
アルギニン	Arg	R	$H_2N-C(=NH)-NH-CH_2-CH_2-CH_2-$	塩基性・極性	糖原性
ヒスチジン	His	H	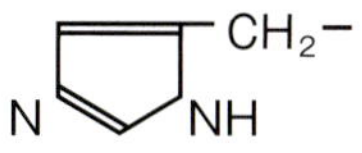 (イミダゾール環: N, NH) $-CH_2-$	塩基性・極性	糖原性

図1-11-19　アミノ酸の種類

注：アミノ酸 $\left(H_2N-\underset{H}{\overset{R}{C}}-COOH \right)$ はRのところで異なる。分子の残りの部分は共通である。

- デンプンのα1→4結合は膵臓由来のアミラーゼによって分解が可能であるが（犬や猫ではヒトと違って唾液にアミラーゼはほとんど含まれない）、セルロースのβ1→4結合は分解することができない。セルロースを分解することができるのは細菌などの微生物のみである。
- 哺乳類が自力で代謝できるアミロースやアミロペクチンのことを、炭水化物のなかで特に糖質と呼ぶこともある。

タンパク質の分子構造

- **タンパク質**は、多数の**アミノ酸**が連結してつくられる高分子である。
- アミノ酸は炭素原子にアミノ基とカルボキシル基を結合させた分子であり、側鎖の構造により100種類以上が知られている。ただし、DNA上に遺伝暗号で指定されているアミノ酸は20種類のみであり（図1-11-19）、これらが生体内でのタンパク合成に関与する。
- 隣接するアミノ酸同士がアミノ基とカルボキシル基の間でペプチド結合を形成し、それによって多数のアミノ酸が連結したものがタンパク質である（図1-11-20）。
- 構成するアミノ酸が数個から数十個程度までのものは**ペプチド**と呼び分けることも多い（p.307参照）。
- あるタンパク質を構成するアミノ酸の種類と順番（アミノ酸配列）を、そのタンパク質の一次構造と呼ぶ。一次構造はDNA上の遺伝情報によって規定され、タンパク質の機能を決定する。
- また、タンパク質はらせん状（αヘリックス）またはシート状（βシート）に折れ曲がった二次構造、それらが折りたたまれた三次構造、さらにそれらを個々のサブユニットとして複数個結合した四次構造など、複雑な高次構造をつくることでさまざまな機能を発揮する。

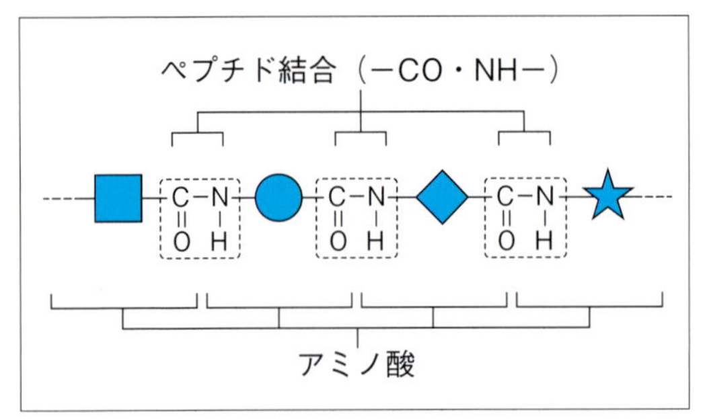

図1-11-20　タンパク質の構造

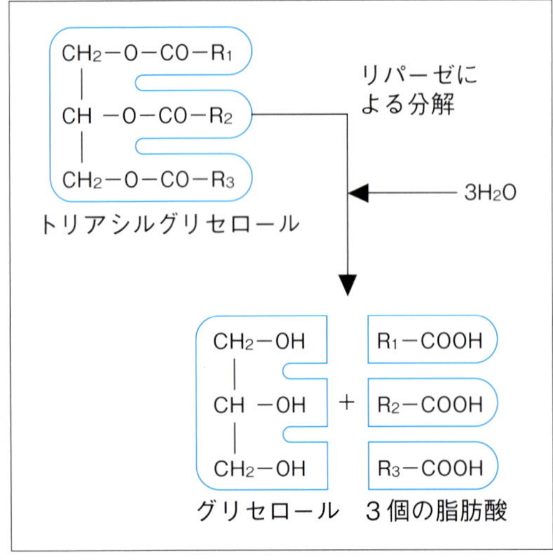

図1-11-21　トリアシルグリセロールの構造

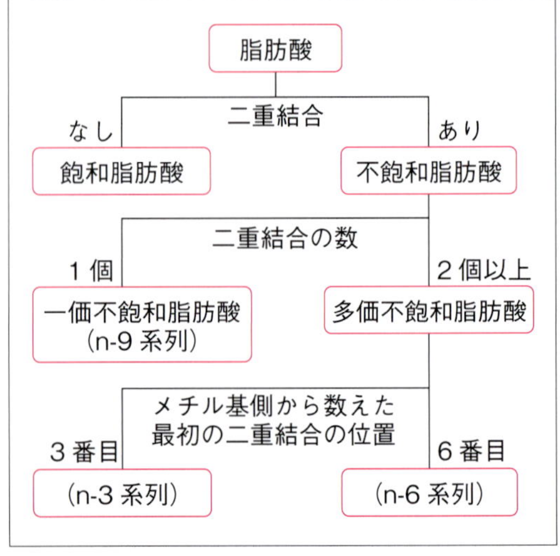

図1-11-22　脂肪酸の分類

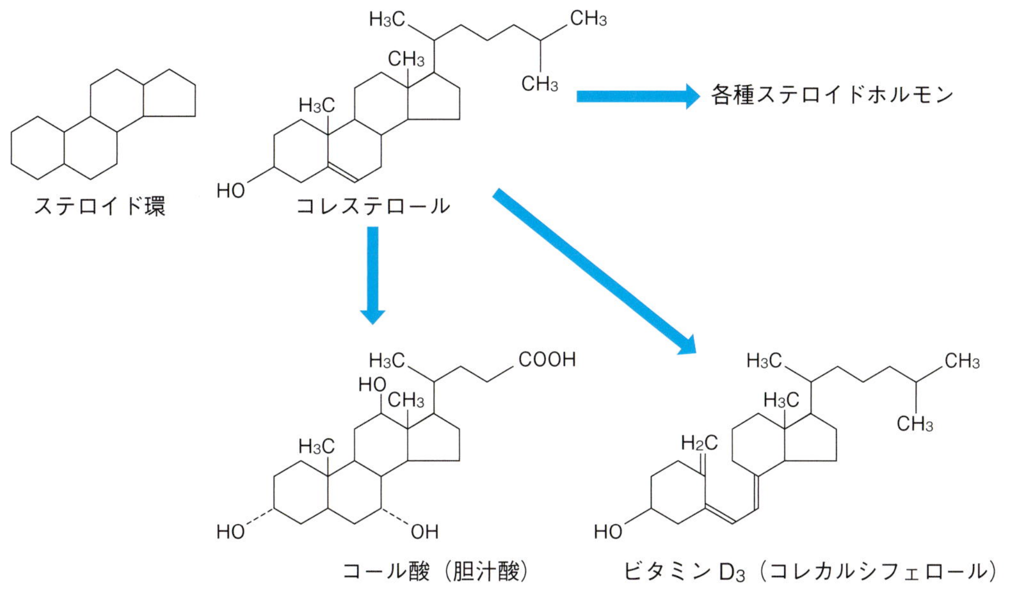

図1-11-23　コレステロールとその誘導体

脂質の分子構造

- 長鎖脂肪酸または類似の炭化水素鎖をもつ生物由来の分子を、**脂質**と総称する。
- 栄養素としての脂肪は通常、脂質の一種である**トリアシルグリセロール**（triacylglycerol：TG）を指し、グリセロールに三つの脂肪酸がエステル結合した化学構造をもつ（**図1-11-21**）。
- 脂肪酸は炭素鎖の長さによって短鎖脂肪酸（7個以下）、中鎖脂肪酸（8～11または12個）、長鎖脂肪酸（11または12個以上）、極長鎖脂肪酸（20～24個以上）に分類される。
- また、炭素鎖は二重結合や三重結合を含む不飽和脂肪酸と含まない飽和脂肪酸に区分され、前者のうちこれらの結合を複数含むものは多価不飽和脂肪酸（PUFA）と呼ばれる。
- PUFAはさらに、最初の二重結合の位置がメチル基から数えて3番目にあるn-3脂肪酸（ω3脂肪酸）と6番目にあるn-6脂肪酸（ω6脂肪酸）に分類される（**図1-11-22**）。
- **コレステロール**は、肝臓や腸管細胞でアセチルCoAから合成されるステロール脂質の一種である。
- ステロールは、ステロイドと呼ばれる有機化合物（3個の六員環と1個の五員環を含むシクロペンタノフェナントレン環を基本骨格とする）に水酸基が付加した構造をもつ（**図1-11-23**）。
- コレステロールは細胞膜の構成成分であるほか、ステロイドホルモンやビタミンDの前駆物質としても重要である。
- 複合脂質と呼ばれるもののなかには、リン酸を含むリン脂質（グリセロリン脂質およびスフィンゴリン脂質）と糖を含む糖脂質（グリセロ糖脂質およびスフィンゴ糖脂質）がある。これらは生体膜や神経細胞を構成する重要な機能性脂質である。

15. 代謝経路の概要

ここがPOINT

- 日常的なエネルギーは、まず糖質代謝によってまかなわれる。
- グリコーゲンが枯渇した状態では、脂肪分解が亢進する。
- ATPは生体におけるエネルギー伝達体として多くの代謝に関与し、エネルギーを要求する反応の進行はATPの加水分解と共役することで初めて可能となる。

エネルギーの利用と貯蔵

- 日常的なエネルギーは、まず糖質代謝によってまかなわれる。
- 食後インスリンの作用で細胞内に取り込まれたグルコースは後述する解糖系、クエン酸回路、電子伝達系を経てアデノシン三リン酸（Adenosine 5'-triphosphate：ATP）を生成する。
- 過剰のグルコースはグリコーゲン合成酵素の働きでグリコーゲンに合成され、肝臓に蓄えられる。
- このグリコーゲンは、絶食によって血液中のグルコース濃度（血糖値）が低下したときにはホスホリラーゼの作用によって分解され、全身にグルコースを補給する。
- 逆に肝臓の貯蔵限界を超えてグルコースが過剰となったときは、グルコースを原料に中性脂肪が合成され、脂肪組織に蓄えられる。
- グリコーゲンが枯渇した状態では、脂肪分解が亢進する。
- 脂肪細胞に蓄えられた中性脂肪はホルモン感受性リパーゼの作用で分解され、脂肪酸とグリセロールを生じる。
- 脂肪酸はβ酸化によってATPを産生し、グリセロールは糖新生の材料となる。脂肪酸の酸化によって生じたケトン体もエネルギーとして利用が可能である。
- 適正な体脂肪率の動物が脂肪組織に蓄えたエネルギーによって、理論上は数十日間に及ぶ生存が可能である。しかし長期にわたって栄養摂取ができず、蓄えた脂肪をも使い果たしたとき、最後の栄養素として生体はタンパク質の利用を開始する。
- タンパク質は本来それ自体が生理的な役割を有する機能分子であるが、一部のアミノ酸は糖または脂質代謝の経路に合流してATPを産生する。

エネルギー通貨としてのATP

- ATPは、ヌクレオチドの一種であるアデノシンのリボース5'位にリン酸が三つ連結した構造をもつ分子で、高エネルギーリン酸結

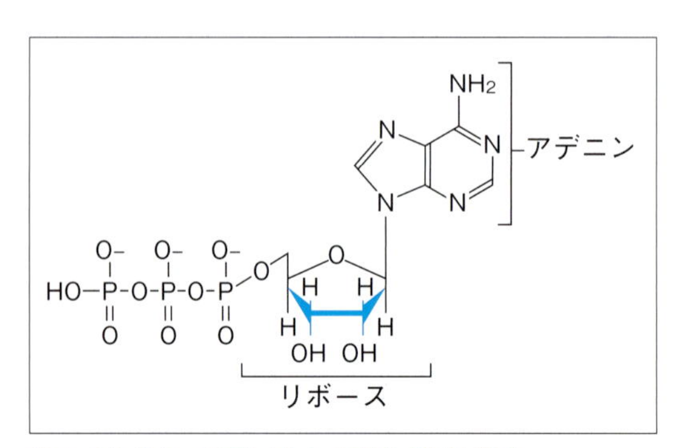

図1-11-24　アデノシン三リン酸（ATP）

合を２個含んでいる（図1-11-24）。

- ATP は生体におけるエネルギー伝達体として多くの代謝に関与し、エネルギーを要求する反応の進行は ATP の加水分解（高エネルギーリン酸結合の切断によるエネルギーの解放）と共役することで初めて可能となる。

CHECK!

三大栄養素を材料にエネルギーを生み出すということは、直接的には ATP を産生することである

例えば、グルコース１分子が好気的条件下で完全に酸化されると38分子の ATP が生成し、化学的に発生するエネルギーの40％が ATP の中に蓄えられる。一方、ATP が加水分解されて ADP とリン酸が生じる場合、１mol あたり31kJ の自由エネルギーが放出される。

16. 炭水化物（糖質）の代謝経路

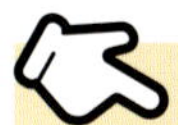

ここがPOINT

- 解糖系は、グルコース代謝によって ATP を生成するための最初の経路である。
- クエン酸回路は、ミトコンドリア内で糖、脂肪酸、一部のアミノ酸など三大栄養素の炭素骨格を完全酸化するための代謝経路である。
- 電子伝達系は、クエン酸回路で生成した還元型補酵素を用いて ATP を合成する経路である。

解糖系

- 小腸から吸収したグルコース（第10項参照）は血液循環を介して細胞に取り込まれ、エネルギーとして利用される。グルコース代謝によって ATP を生成するための最初の経路が**解糖系**である。
- 解糖系では、まずヘキソキナーゼやグルコキナーゼの働きでグルコースがリン酸化され、グルコース-6-リン酸（G6P）となる（猫はグルコキナーゼを欠くためこのステップが迅速に進まず、糖の代謝能力が低い）。次に G6P はフルクトース-6-リン酸（F6P）に変化し、酵素反応を次々と受けて最終的に**ピルビン酸**を生成する（図1-11-25）。
- ピルビン酸は糖代謝の分岐点に相当する分子で、嫌気的条件下（酸素が十分にない状態）では乳酸に変化するが、この場合はグルコース1分子から ATP2分子が生成されるにすぎない。
- 一方、好気的条件下（酸素が十分にある状態）ではピルビン酸はアセチル CoA に変化して、ミトコンドリア内のクエン酸回路に引き渡される。好気的条件下でクエン酸回路、電子伝達系を経て完全酸化された場合、グルコース1分子から38分子の ATP が生成される。

クエン酸回路

- **クエン酸回路**は、ミトコンドリア内で糖、脂肪酸、一部のアミノ酸など三大栄養素の炭素

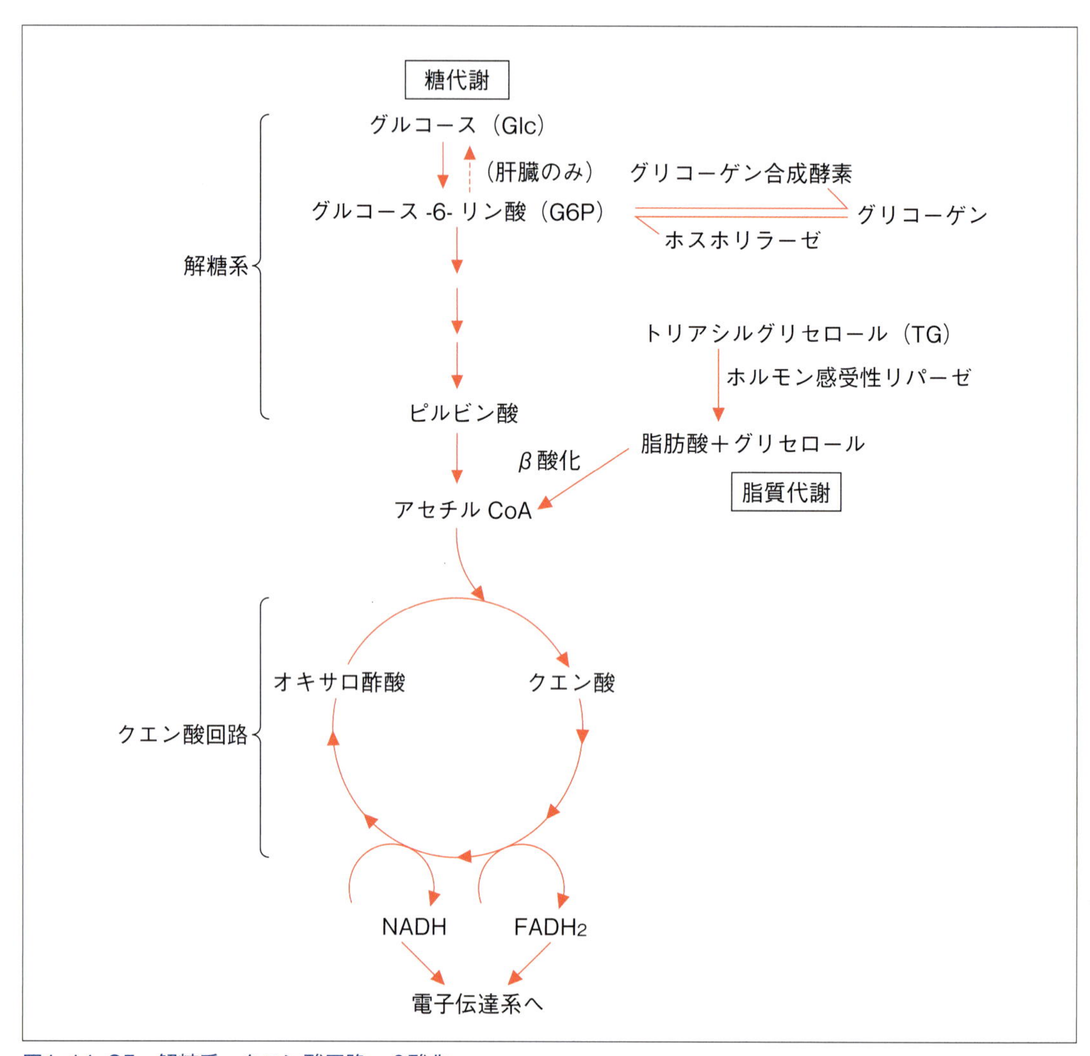

図1-11-25　解糖系、クエン酸回路、β酸化

骨格を完全酸化するための代謝経路であり、トリカルボン酸（Tricarboxylic acid：TCA）回路、クレブス回路とも呼ばれる。

- 糖代謝においては、最初のステップとして、グルコースから解糖系で生じたピルビン酸に補酵素 A（CoA）を付加してアセチル CoA を生成し、オキサロ酢酸と反応させてクエン酸を生成する。クエン酸は次々と変化しながら最終的にオキサロ酢酸となって、反応経路の最初のステップへ戻る（図1-11-25）。
- この回路が一回りするうちに生じた還元型ニコチンアミドアデニンジヌクレオチド（NADH）や還元型フラビンアデニンジヌクレオチド（$FADH_2$）などの補酵素は電子伝達系に送られ、さらに ATP を産生する。

電子伝達系

- **電子伝達系**は、クエン酸回路で生成した還元型補酵素（NADH や $FADH_2$）を用いて ATP を合成する経路で、呼吸鎖とも呼ばれる。好気性代謝における ATP は、大部分がこの経路でつくられている。
- NADH や $FADH_2$から放出された電子がミトコンドリア内膜にあるプロトンポンプを駆

動し、膜の内外で水素イオンの濃度勾配を形成する。

- この濃度勾配によって生じた電気化学的ポテンシャルを駆動力としてATP合成酵素が働き、ATPが産生される。

グリコーゲンの合成と分解

- 糖代謝において、余剰のグルコースはグリコーゲンとして肝臓に貯蔵される。この反応にはグリコーゲン合成酵素（グリコーゲンシンターゼ）が関与し、この酵素はインスリンによって活性化される。
- 一方、糖が不足する状況下ではホスホリラーゼの作用によってグリコーゲンの分解が行われる。グリコーゲンから切り出された糖はG6Pとなり解糖系で利用されるか、もしくは肝臓ではグルコース-6-ホスファターゼ（G6Pase）の作用によりグルコースに変換されて血液中へ放出される（血糖値を高める）。
- アドレナリンやグルカゴンはcAMP依存性プロテインキナーゼの系を介してホスホリラーゼをリン酸化し、活性型に変える。その結果、グリコーゲン分解が亢進し、血糖値は上昇する。

CHECK!

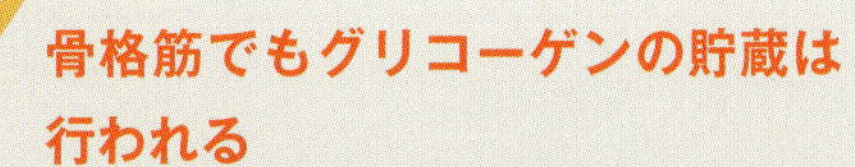

骨格筋でもグリコーゲンの貯蔵は行われる

ただし、骨格筋にはG6Paseが存在しないため、グリコーゲンの分解で生じたG6Pをグルコースまで戻すことができない。そのためグリコーゲンを分解しても血糖値を上げることができず、もっぱら骨格筋内部での利用に限られる。

17. タンパク質の代謝経路

ここがPOINT

- 糖新生は、糖原性アミノ酸や乳酸、グリセロールなどを材料にグルコースを生合成する経路である。
- 尿素回路は、代謝の過程で発生したアンモニアを、肝臓で比較的毒性の少ない尿素に変換してから体外に排泄するための反応経路である。
- 20種類のアミノ酸のうち、生体内で合成できないアミノ酸を必須アミノ酸（不可欠アミノ酸）という。

糖新生

- 生体内においてグルコースが不足すると、肝臓（および一部腎臓）は血糖値を維持するためにほかの栄養素からグルコースをつくり出すことができる。この経路が**糖新生**である。
- 糖新生はオキサロ酢酸からグルコースをつくり出す経路であり、解糖系の逆戻り反応といえる。
- 材料としては嫌気性代謝でつくり出された乳酸、脂肪分解によって生じたグリセロールなども使われるが、大部分はアラニンなどの糖原性アミノ酸（糖新生の材料となりうる18種類のアミノ酸）である。すなわち糖新生の主

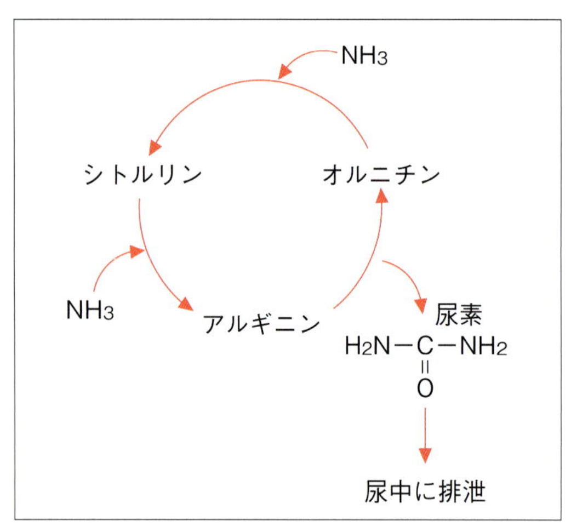

図1-11-26　尿素回路

な役割は、タンパク質をグルコースに変えて血糖値を維持し、エネルギーとして利用することであるといえる。

- ホスホエノールピルビン酸カルボキシキナーゼ（PEP-CK）が反応の鍵酵素であるが、この酵素はグルカゴンやグルココルチコイドの作用で増加し、インスリンの作用で減少する。
- 完全な肉食動物である猫はこの経路の働きが強く、タンパク質の摂取のみで十分に血糖値を維持することができる。

尿素回路

- タンパク質を構成するアミノ酸にはアミノ基がついているため、代謝の過程でアンモニアが発生する。
- アンモニアは生体に毒性をもつため、肝臓で比較的毒性の少ない尿素に変換してから体外に排泄される。そのための反応経路を**尿素回路**（オルニチン回路）という。
- 肝臓に運ばれたアンモニアは二酸化炭素と結合してカルバモイルリン酸となり、次にオルニチンと結合してシトルリンとなる。シトルリンにもう一つアンモニアが結合するとアルギニンとなり、最後にアルギニンから尿素が抜けるともとのオルニチンに戻る（図1-11-26）。つまり、この回路が一回りするたびにアンモニア2分子が尿素1分子に変換される。尿素は腎臓を通じて尿中に排泄される。

必須アミノ酸

- 20種類のアミノ酸のうち、生体内で合成できないアミノ酸を**必須アミノ酸**（不可欠アミノ酸）という（それ以外は非必須アミノ酸または可欠アミノ酸）。
- アミノ酸が必須アミノ酸かどうかは動物種やライフステージによって異なる。

CHECK!

犬と猫で共通の必須アミノ酸

犬や猫ではアルギニン、ヒスチジン、ロイシン、イソロイシン、バリン、リジン、メチオニン、フェニルアラニン、トレオニン、トリプトファンの10種類が共通の必須アミノ酸である。

- タウリンはカルボキシル基の代わりにスルホン酸基をもつため化学構造上はアミノ酸ではないが、猫ではタウリンの要求量に比して合成能が低いため、便宜上必須アミノ酸として扱われる。

18. 脂質の代謝経路

ここがPOINT

- 脂質は脂溶性分子であり、そのままでは血液中を流れることができないため、極性分子をもったタンパク質と結合し、リポタンパクをつくることによって、血液中の移動が可能となる。
- トリアシルグリセロールの分解によって得られた脂肪酸は、ミトコンドリアとペルオキシソームで酸化され、エネルギーとして利用される。
- 肝臓で合成されたコレステロールはLDLの形で末梢に運ばれ、ステロイドホルモンやビタミンDの合成に利用される。
- HDLは末梢からコレステロールを回収する逆輸送系として働き、動脈硬化に予防的な作用をもつ。

リポタンパクによる脂質の輸送

- 脂溶性分子である脂質はそのままでは血液中を流れることができない（油は水に溶けない）。そこで、極性分子をもったタンパク質と結合し、リポタンパクをつくることによって、脂質の体内輸送が可能となる。
- リポタンパクは含まれる脂質の割合が高いほど密度は低くなり、密度が低いものから順にキロミクロン（カイロミクロン）、超低密度リポタンパク（very low density lipoprotein：VLDL）、中間密度リポタンパク（intermediate density lipoprotein：IDL）、低密度リポタンパク（low density lipoprotein：LDL）、高密度リポタンパク（high density lipoprotein：HDL）に分けられる（図1-11-27）。
- 小腸で吸収されたTGはタンパク質の付加によってキロミクロンとなり、リンパ管から全身循環に入る。キロミクロンは粒子が大きく光を屈折させる作用があるため、食後の血漿は乳白色となり乳び血症と呼ばれる。
- 脂肪組織では、栄養過多のときにはリポタンパクリパーゼ（lipoprotein lipase：LPL）の作用でキロミクロン中のTGが分解され、脂肪細胞に取り込まれた後再びTGに合成される。
- 一方、飢餓状態では脂肪細胞にあるホルモン感受性リパーゼ（hormone sensitive lipase：HSL）が貯蔵TGを脂肪酸とグリセロールに分解し、これらはエネルギー源として利用される。
- エネルギー余剰状態では、肝臓でもTGの合成が行われる。肝細胞内に貯留したTGはVLDLによって運び出されるが、これが十分に機能しないと肝リピドーシス（脂肪肝）と呼ばれる病態を引き起こす。

β酸化（脂肪酸酸化）

- TGの分解によって得られた脂肪酸は、ミトコンドリアとペルオキシソームで酸化され、エネルギーとして利用される。
- 脂肪酸をミトコンドリアに送るには、L-カルニチンという分子の助けが必要である。減量用フードのなかには、脂肪酸酸化を促進するためL-カルニチンが添加されているもの

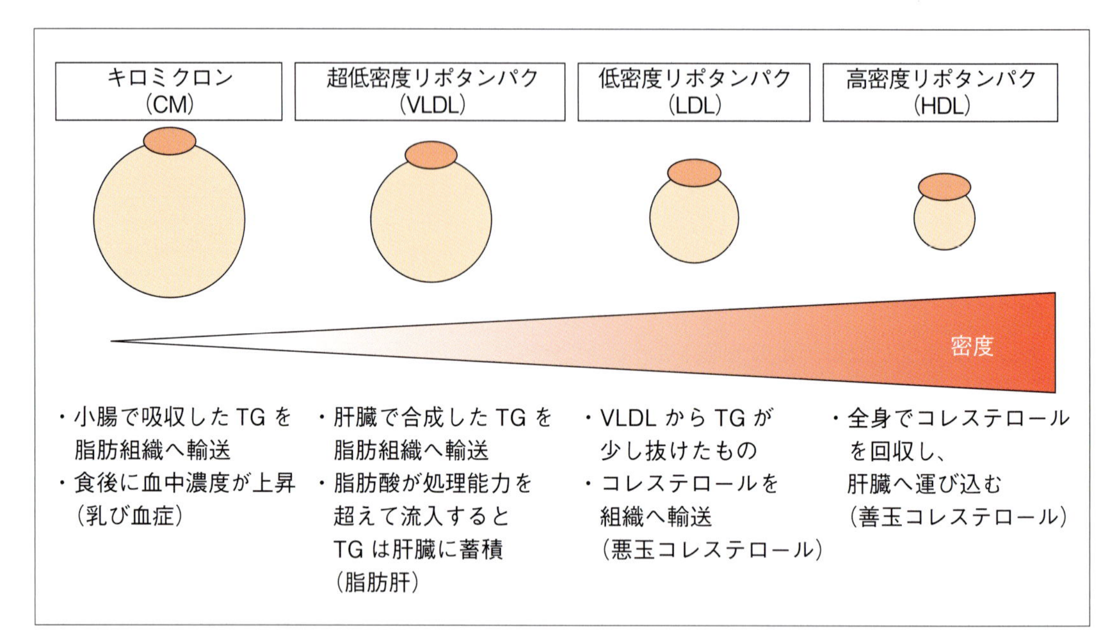

図1-11-27　リポタンパク

もある。

- 脂肪酸はまず、CoAと結合してアシルCoAとなり、次に炭素鎖が酸化されて2個ずつの単位で切り離されていく。これらは複数の酵素反応を受けてアセチルCoAとなり、クエン酸回路に入る。
- 一方、炭素鎖が切り離された残りの部分もアセチルCoA(奇数脂肪酸の場合はプロピオニルCoA)となり、同じくクエン酸回路に入る(図1-11-25参照)。
- β酸化でつくられるアセチルCoAをクエン酸回路が処理しきれないとき、余ったアセチルCoAはケトン体(アセトン、アセト酢酸、3-ヒドロキシ酪酸)に変化する。
- ケトン体は筋肉などでエネルギー源として利用できるが、糖尿病の動物では過度に増加して血液のpHを低下させ、ケトアシドーシスと呼ばれる病態を引き起こすことがある。

必須脂肪酸

- 体内で合成することができないため、食物から摂取する必要のある脂肪酸を必須脂肪酸と呼ぶ。犬ではn-6脂肪酸のリノール酸、猫ではリノール酸とアラキドン酸が必須脂肪酸である。

コレステロール代謝

- コレステロールは、血液中ではリポタンパクとして存在する。
- 肝臓で合成されたコレステロールはLDLの形で末梢に運ばれ、ステロイドホルモンやビタミンDの合成に利用される。
- 一方、HDLは逆に末梢からコレステロールを回収する逆輸送系として働き、動脈硬化に予防的な作用をもつ。
- 肝臓で分解されたコレステロールはコール酸となり、アミノ酸と抱合して抱合胆汁酸をつくる(グリシンと抱合してグリココール酸、タウリンと抱合してタウロコール酸)。抱合胆汁酸は胆汁中に含まれ、胆管から十二指腸に分泌される。

CHECK!

脂溶性ビタミンの吸収に寄与

胆汁酸は両親媒性（水と油の両方になじみやすい性質）であり、脂溶性ビタミンの吸収に寄与している。

19. ビタミン

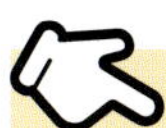

ここがPOINT

- ビタミンとは、生体の生存および発育のために必要な栄養素のうち、三大栄養素（炭水化物、タンパク質、脂肪）とミネラル以外のものをいう。
- 脂溶性ビタミンには、ビタミンA、D、E、Kが含まれる。
- 水溶性ビタミンには、ビタミンB群とビタミンCが含まれる。

- 生体の生存および発育のために必要な栄養素のうち、三大栄養素（炭水化物、タンパク質、脂肪）とミネラル以外のものをいう。エネルギーに変えることはできないが、代謝に関わる酵素が適切に働くために必須である。
- **脂溶性ビタミン**と**水溶性ビタミン**に分類され、前者にはビタミンA、D、E、K、後者にはビタミンB群とビタミンCが含まれる。
- 機能的に、ビタミンAとビタミンDはホルモンの一種と見なされることもある。また、ヒトにおける要求性をもとに定義されたためビタミンCはビタミンに含まれているが、犬や猫をはじめとするほとんどの動物はビタミンCを自分で合成できるため、これらの動物にとっては真のビタミンではない。

脂溶性ビタミン

ビタミンA（レチノール）

- 網膜の視細胞に含まれるロドプシンの材料となり、視力の維持や上皮組織の保護に関与する。
- 肝油や卵など動物性食品に多く含まれる。
- 植物中には前駆物質（プロビタミンという）であるカロテンやクリプトキサンチンが含まれるが、猫はカロテンをビタミンAに変換することができない。

ビタミンD（カルシフェロール）

- カルシウムの吸収や骨形成作用をもつ。D2〜D7の6種類が知られているが、生物活性が高いのはD2（エルゴカルシフェロール）とD3（コレカルシフェロール）である。
- ビタミンD3は肝臓と腎臓で水酸基が1個ずつ付加され、活性型ビタミンD（1、25-ジヒドロキシコレカルシフェロール）となって機能を発揮する。

CHECK!

犬や猫では、ビタミンDは食物が唯一の摂取源である

ヒトでは皮膚において紫外線による生合成も行われるが、犬や猫では合成能が低いため食物からの摂取がほぼ唯一の摂取源である。

ビタミンE

- 多価脂肪酸が酸化し、過酸化脂質になるのを抑制する作用がある。α、β、γ、δ－トコフェロールとα、β、γ、δ－トコトリエノールの8種類が存在するが、生物活性が最も高く生体内で最も多いのがα－トコフェロールである。
- 猫がマグロの赤身などを多量に摂取すると、含まれるPUFAの酸化抑制のために相対的なビタミンE不足状態となり、脂肪組織に炎症を引き起こす（黄色脂肪症）。

ビタミンK

- 二次止血に関与し、血液凝固因子のうち第Ⅱ、Ⅶ、Ⅸ、Ⅹ因子はビタミンK依存性に産生される。
- 腸内細菌によっても合成されるため欠乏症は起こりにくいが、胆汁分泌の低下などで吸収不良となり、不足すると止血異常を引き起こす。

水溶性ビタミン

ビタミンB群

◆ビタミンB_1（チアミン）

- クエン酸回路の開始点においてピルビン酸代謝の補酵素として働き、ATP産生を補助する。不足すれば多発性神経炎や運動失調の原因となる。
- 多くの魚介類には分解酵素であるチアミナーゼが含まれるため、これらの生食によっても欠乏症が起こりうる。

◆ビタミンB_2（リボフラビン）

- ATP産生に必要な補酵素であるFMD、FADの構成成分。酸化還元反応を中心に、50種類以上の酵素の補酵素として機能している。
- 欠乏すると成長不良や繁殖障害、神経症状、皮膚炎などが引き起こされる。

◆ビタミンB_6（ピリドキシン）

- ピリジンの誘導体で、ピリドキシン、ピリドキサール、ピリドキサミンの3種がある。
- アミノ酸代謝に関与し、タンパク質の摂取量が多いと要求量が上昇する。

◆ビタミンB_{12}

- 広義ではコバラミンと呼ばれる化合物一般、狭義では特にシアノコバラミンを指す。ヘモグロビンのヘムに似た構造をもつが、鉄の代わりにコバルトを含んでいる。
- 犬や猫では膵臓から分泌される内因子（ヒトでは胃から分泌される）と結合して吸収されるため、膵外分泌不全でビタミンB_{12}の吸収不全が起こる。
- 欠乏すると、貧血や神経障害が起こる。

◆葉酸

- 核酸の合成やアミノ酸代謝に必要であり、ビタミンB_{12}とともに造血に関与する。
- 不足すると巨赤芽球性貧血の原因となる。

◆ビオチン

- 多くの酵素の補酵素として働き、不足すると成長低下や脱毛、皮膚角化症などを呈する。
- 卵白に含まれるアビジンはビオチンと強く結合し、吸収を阻害する。

◆ナイアシン

- エネルギー産生に必要な補酵素であり、NADなどの構成成分である。
- 欠乏すると犬では舌の壊死（黒舌症、イヌペラグラ症）、猫では舌の潰瘍などが見られる。

◆パントテン酸

- CoAの構成成分であり、三大栄養素からATPを産生するときに多くの酵素の補酵素として機能する。
- 欠乏すると成長障害や脂肪肝、昏睡などの原因となる。

◆コリン

- リン脂質やアセチルコリンの材料となる。生体内でアミノ酸の一つであるセリンから合成できるため、ビタミンに含めないこともある。
- 欠乏すれば脂肪肝の原因となる。

ビタミンC（アスコルビン酸）

- 抗酸化作用やコラーゲンの維持作用をもつ。犬や猫など一般的な動物は肝臓で合成することができるため食物から摂取する必要はなく、真のビタミンではない（例外はヒト、モルモット、ゾウなどごく一部）。

20. ミネラル

ここがPOINT

➤ ミネラルとは、生体を構成する主な元素（炭素、酸素、窒素）以外で、生体にとって必須な元素である。

- **ミネラル**は、生体を構成する主な元素（炭素、酸素、窒素）以外で、生体にとって必須な元素である。
- 組織1kg中に数g単位で含まれるものを主要元素、μgからmg単位で含まれるものを微量元素と呼んでいる。
- 無機質とも呼ばれるが、この言葉は元素だけでなく無機化合物を含む場合がある。

主要元素

- 骨や歯の主要成分となるカルシウム（Ca）やリン（P）、無機イオンとして体液のpHや浸透圧、膜電位の維持に関与するナトリウム（Na）、カリウム（K）、塩素（Cl）、マグネシウム（Mg）などが含まれる。

微量元素

- 酵素の活性中心として機能しているものが多く、AAFCO栄養基準では鉄（Fe）、亜鉛（Zn）、銅（Cu）、マンガン（Mn）、ヨウ素（I）、セレン（Se）の6元素が記載されている。

参考図書

・E. E. Conn, P. K. Stumpf 著，田宮信雄，八木達彦訳（1988）：コーン・スタンプ生化学，第5版，東京化学同人，東京.
・今道友則ほか 訳（1990）：デュークス生理学，学窓社，東京.
・藤田道也 編（1997）：標準分子医科学，医学書院，東京.
・山内昭二，杉村　誠，西田隆雄 監訳（1998）：獣医解剖学，第2版，近代出版，東京.
・加藤嘉太郎，山内昭二（2003）：新編家畜比較解剖図説，上・下巻，養賢堂，東京.
・津田恒之，小原嘉昭，加藤和雄（2004）：家畜生理学，第二次改訂増補第1版，養賢堂，東京.
・大島泰郎，鈴木紘一，脊山洋右 編，今堀和友，山川民夫 監修（2007）：生化学事典，第4版，東京化学同人，東京.
・高橋迪雄 監訳（2007）：獣医生理学，第2版，文永堂，東京.
・本郷利憲，廣重　力，豊田順一 監修（2007）：標準生理学，第6版，医学書院，東京.
・阿部又信（2008）：動物看護のための小動物栄養学，改訂3版，ファームプレス，東京.
・日本獣医解剖学会 編（2008）：獣医組織学，第4版，学窓社，東京.
・岡田泰伸 監訳（2011）：ギャノング生理学，原著23版，丸善，東京.
・中間實徳（2012）：新・小動物看護用語辞典，インターズー，東京.
・大地陸男（2013）：生理学テキスト，第7版，文光堂，東京.

第 11 章　消化吸収と栄養代謝　演習問題

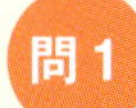

問1　胃腺を構成する主細胞の働きに関する記述について、正しいのはどれか。

① 塩酸を分泌する。

② ペプシノーゲンを分泌する。

③ 内因子を分泌する。

④ 粘液を分泌する。

⑤ ガストリンを分泌する。

問2　胆汁に関する記述について、正しい組み合わせはどれか。

a. 肝細胞から分泌される。

b. HCO_3^- を含み胃酸を中和する。

c. リパーゼを含み脂肪を分解する。

d. 胆汁酸（胆汁酸塩）は脂肪を乳化し、脂肪の消化を促進する。

e. ビリルビンはミセルを形成し、脂肪酸の吸収を促進する。

①　a、b、c　　②　b、c、d　　③　c、d、e　　④　a、d、e　　⑤　a、b、d

問3　膵液の分泌に関する記述について、正しい組み合わせはどれか。

a. 膵臓の腺房細胞は消化酵素に富む膵液を分泌する。

b. 腺房細胞からの分泌はセクレチンにより刺激される。

c. 膵臓の導管細胞は HCO_3^- に富む膵液を分泌する。

d. 導管細胞からの分泌は CCK により刺激される。

e. 腺房細胞と導管細胞からの分泌は迷走神経により抑制される。

①　a、b　　②　c、d　　③　a、c　　④　b、d　　⑤　a、c、e

問4　腸の神経支配に関する記述について、正しいのはどれか。

① Auerbach の神経叢は粘膜下神経叢である。

② Meissner 神経叢は筋層間神経叢である。

③ Auerbach 神経叢は主に絨毛の血管運動を支配している。

④ Meissner 神経叢は腸液分泌を支配している。

⑤ 腸管神経系は自律的に機能することができない。

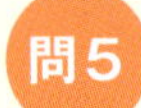

問5 小腸からのグルコースの吸収に関する記述について、誤っているのはどれか。

①促進拡散により小腸上皮細胞内に入る。

②輸送体 SGLT1を介して小腸上皮細胞内に入る。

③ Na^{+} との共輸送により小腸上皮細胞内に入る。

④側底膜にある GLUT2によって促進拡散により間質液へ移動する。

⑤最終的に毛細血管壁の小孔を通り血液へと吸収される。

問6 糖代謝に関する記述について、正しいのはどれか。

①デンプンはグルコースが多数連結した分子である。

②好気的条件下ではグルコースの大部分が乳酸に変化する。

③骨格筋では、貯蔵しているグリコーゲンを分解してグルコースを生じる。

④グリコーゲンが分解されてグルコースになることを糖新生と呼ぶ。

⑤グルコース代謝で ATP を産生することはできない。

問7 脂質代謝に関する記述について、正しいのはどれか。

①トリアシルグリセロール（TG）には脂肪酸が一つだけついている。

②脂質は通常、リポタンパクの形で血中に存在する。

③脂肪酸を燃焼させて ATP を産生する反応を α 酸化という。

④必須脂肪酸とは、体内で合成可能な脂肪酸のことである。

⑤コレステロールはペプチドホルモンの材料となる。

問8 タンパク質代謝に関する記述について、正しいのはどれか。

①タンパク質とは、脂肪酸が多数連結した分子である。

②タンパク質のアミノ酸配列を、そのタンパク質の二次構造と呼ぶ。

③犬や猫において糖新生の材料として最も少ないのはアミノ酸である。

④尿素回路が一回りすると、アンモニア2分子から尿素1分子が生じる。

⑤タウリンは、犬において必須アミノ酸として扱われる。

解　答

問1 **正解②**

ペプシノーゲンを分泌する。

主細胞の働きはペプシノーゲンを分泌することである。塩酸と内因子を分泌するのは壁細胞であり、粘液を分泌するのは頸部粘液細胞と表層粘液細胞である。ガストリンはG細胞から分泌される。また、内因子はヒトでは胃から分泌されるが、犬や猫では主に膵臓から分泌される。

問2 **正解⑤**

a、b、d

胆汁は胆嚢ではなく肝細胞から分泌される。消化酵素は含まれていないが、HCO_3^-を含みアルカリ性で胃酸を中和するのに役立っている。胆汁には胆汁酸が含まれ、表面活性作用が強く、脂肪の滴を小さくする乳化作用により脂肪滴の表面積を拡大することによって膵リパーゼの作用を助けている。また、胆汁酸は親水性部分と疎水性部分をもち、水溶液の中では表面が親水性で内部が疎水性の粒子であるミセルを形成する。このミセル形成により脂肪酸の吸収を助けている。ビリルビンは胆汁の成分ではあるが、ミセル形成には関与せず脂肪酸の吸収を促進することはない。

問3 **正解③**

a、c

膵臓の腺房細胞からは消化酵素に富む膵液が分泌され、導管細胞からはHCO_3^-に富む膵液が分泌される。腺房細胞は主にCCKと迷走神経により刺激され、導管細胞は主にセクレチンと迷走神経により刺激される。迷走神経により腺房細胞と導管細胞からの分泌が抑制されることはない。

問4 正解④

Meissner神経叢は腸液分泌を支配している。

Auerbachの神経叢は筋層間神経叢であり、Meissner神経叢は粘膜下神経叢である。Auerbach神経叢は主として消化管運動を抑制しており、Meissner神経叢は腸液分泌を抑制している。腸管神経系は、交感神経および副交感神経により中枢神経と連絡しているが、この連絡を遮断しても自律的に機能することができる。

問5 正解①

促進拡散により小腸上皮細胞内に入る。

グルコースとガラクトースはSGLT1によるNa^+との共輸送により能動的に小腸上皮細胞内に入る。促進拡散により小腸上皮細胞内に入るのはフルクトースである。これはGLUT5を介して行われる。次いで、これらすべての単糖類は小腸上皮細胞の側底膜にあるGLUT2による促進拡散により間質液へ移動し、最終的には毛細血管壁の小孔を通り血液へと吸収される。

問6 正解①

デンプンはグルコースが多数連結した分子である。

グルコースの大部分が乳酸に変化するのは嫌気的条件下であり、好気的条件下に比べてATP産生量は著しく少なくなる。骨格筋はG6Paseを欠くため、グリコーゲンをグルコースまで戻すことができず、貯蔵エネルギーの利用は骨格筋内に限られる。糖新生とは糖原性アミノ酸や乳酸、グリセロールなどを原料としてグルコースをつくり出す反応である。

問7 正解②

脂質は通常、リポタンパクの形で血中に存在する。

トリアシルグリセロールには脂肪酸が三つエステル結合している(triは3の意)。脂肪酸を燃焼させる反応はβ酸化である。必須脂肪酸は体内で合成できないからこそ「必須＝食物から摂取しなければならない」脂肪酸である。コレステロールはステロイドホルモンの原料となる。

正解④

尿素回路が一回りすると、アンモニア２分子から尿素１分子が生じる。

タンパク質はアミノ酸が多数連結した分子であり、その配列を一次構造と呼ぶ。犬や猫において糖新生の材料として最も多いのがアミノ酸である。タウリンは猫において必須アミノ酸として扱われている。

第12章 尿の生成と体液調節

この章の目標

1） 腎臓の機能的構造と働きを説明できる。
2） 尿路について説明できる。
3） 体液の分布、区分について説明できる。
4） 電解質バランスについて説明できる。
5） 酸・塩基平衡について説明できる。

キーワード

腎臓　ネフロン　原尿　再吸収と分泌　濃縮尿　レニン・アンギオテンシン・アルドステロン系　膀胱　泌尿　体液　細胞内液　細胞外液　代謝水　蒸散水　不感蒸泄　水分出納　対向流増幅系　内部環境　アニオン・ギャップ　アルドステロン　上皮性ナトリウムチャネル　酸・塩基平衡　Henderson-Hasselbalch の方程式　滴定酸　揮発性酸　重炭酸 - 炭酸系　重炭酸 - 炭酸緩衝系　アンモニア　グルタミナーゼ　アンモニウムイオン　再吸収閾値　腎臓での酸排泄量

1. 腎　臓

ここがPOINT

- 腎臓は、通過する血液を濾過して代謝老廃物質を除去・排泄する働きをもつ。
- 尿の生産と排泄の機能単位をネフロンといい、1個の腎小体とそれに続く1本の尿細管で構成される。
- 尿の生成は、濾過・再吸収・分泌からなり、原尿の99%は尿細管で吸収され、残り1%が尿として排泄される。
- 腎臓は内分泌器官としても重要な役割を果たしている。

腎臓とは

- 左右の**腎臓**は赤褐色のそら豆形で、腰下部の筋に接して存在する腹膜後器官である。
- 腎臓は、誰もが知っているように、通過する血液を濾過して代謝老廃物質を除去・排泄する。大型犬（成犬体重20kg以上）で、1日に1,000〜2,000L（リットル）の血液が腎臓を通過し、そこから200〜300Lが濾過される。その濾液（原尿）は再吸収されて最終的に1〜2Lの尿が排出される。
- 呼吸や消化、汗にも排泄機能はあるが、腎臓の排泄機能は**ホメオスタシス**（恒常性）の維持にきわめて重要な役割を担っている。恒常性の維持のために、腎臓はさまざまな機能を有していて、しかもダイナミックに調節が行

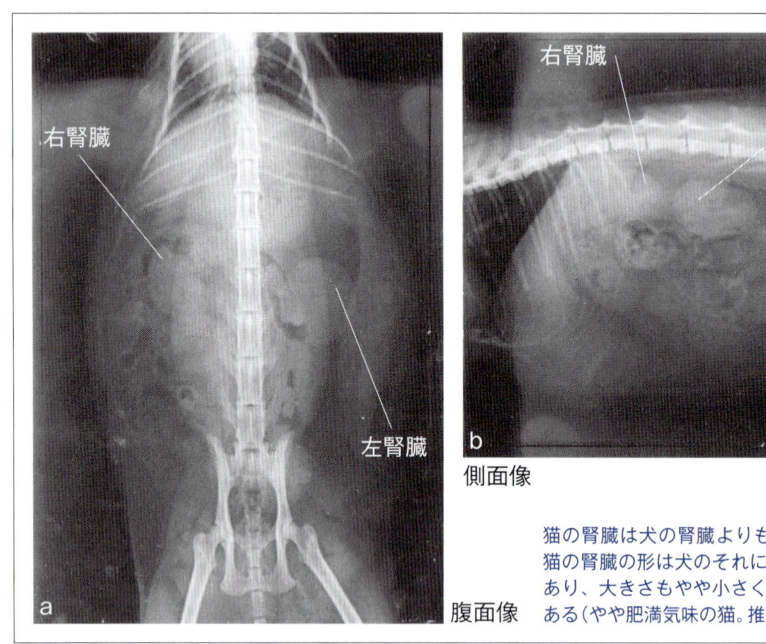

猫の腎臓は犬の腎臓よりも位置がより変化しやすい。また、猫の腎臓の形は犬のそれに類似しているが、犬よりも丸みがあり、大きさもやや小さく、第２腰椎の椎体の２倍の長さである（やや肥満気味の猫。推定年齢１歳４カ月齢。FeLV陽性）。

図1-12-1　猫の腎臓の位置

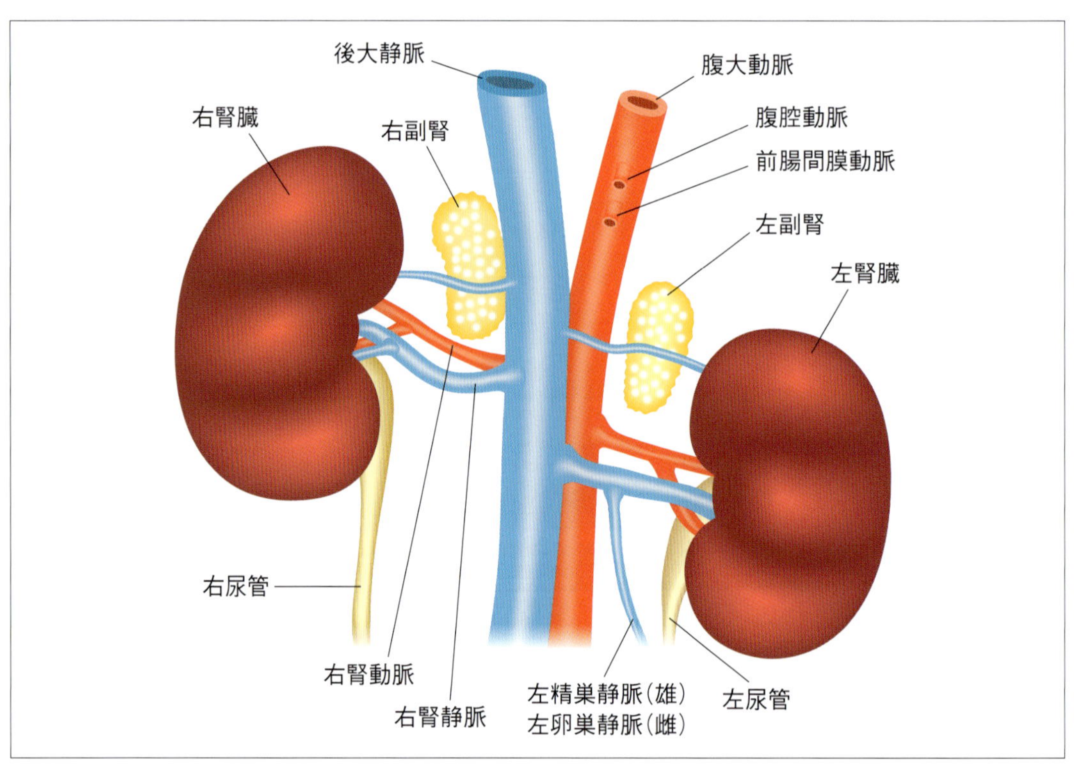

図1-12-2　犬の腎臓および周囲構造（模式図、腹側面）

われている。そのため、腎不全や腎臓の疾患は深刻な障害で、しばしば致死的となる場合が多い。

腎臓の位置

- 右腎臓は左腎臓よりもやや前位に位置(図1-12-1、-2)する。
- 犬で、右腎臓は第1～3腰椎、左腎臓は少し後方で第2～4腰椎に面して位置するが、その位置は呼吸や姿勢によって変化する。
- 猫の腎臓、特に左腎臓は犬よりも大きく移動する。右腎臓は肝臓の腎圧痕に収まっているのであまり移動しない。

CHECK!

ウシやヤギなどの反芻類家畜の左腎臓は遊走腎と呼ばれる

ウシやヤギなどの反芻類家畜の左腎臓は、正常時でもその位置を大きく変えるために遊走腎と呼ばれる。この名前は、フードを食べ第一胃の容積が増えた状態では後方に位置し、第一胃の容積が減少するにつれて前方に移動することに由来している。

- 猫の腎臓の形は犬のそれに類似しているが、犬よりも丸みがあり、大きさもやや小さく、第2腰椎の椎体の2倍の長さである。
- 太っていなければ、犬で左腎臓が触知できるが、猫は両側とも触知できる場合が多い。
- 右腎臓は、内側で右副腎と腹大動脈および後大静脈に、外側で最後肋骨と腹壁に、腹側で肝臓と膵臓に接している。
- 左腎臓は、前方では脾臓に、内側で左副腎と腹大動脈および後大静脈に、外側で腹壁に、腹側で下行結腸と小腸に接している。

腎臓の外形

- 腎臓は強靱な線維性結合組織でできた薄い被膜(線維被膜)で包まれている。線維被膜は正常な腎臓ならば容易にはがすことができるが、被膜下の組織が病的な場合ははがれにくくなっている。
- この線維被膜の周囲には脂肪性結合組織の膜(脂肪被膜、腎周囲脂肪)が存在する。太った動物では、腎臓が隠れるほど多量の脂肪が存在する。腎臓の腹側面だけが**腹膜(漿膜)**で被われている。
- 腎臓の外表面は、犬では滑らかであるが、猫では、腎門から表面に放散している被膜静脈が存在しているために凸凹観がある。また、犬の腎臓は赤褐色であるが、猫の腎臓は脂肪が多いためやや黄色調を帯びている。
- 腎臓の内側縁のくぼみは**腎門**と呼ばれ、腎門は腎臓内部の閉鎖空間(**腎洞**)に続く。腎動脈、腎静脈、および尿管が腎門を通過する。また、リンパ管および神経線維も腎門を通過する。

腎臓のしくみと働き

- 腎臓の水平断面あるいは横断面(図1-12-3)を観察すると、血管との関係や尿路の起始部にあたる腎盤(**腎盂**(う))とそれに続く尿管の様子などといった、腎臓の全体構成がよくわかる。

腎の実質と皮質

- 腎臓の実質は、肉眼的に外側の皮質と内側の髄質に分けられ、その境界部には弓状動・静脈が存在する。
- 皮質は暗褐色で無数の微細顆粒(**腎小体**)がみられる。髄質は、縞模様(髄放線)が皮質中に伸びている暗赤色の外帯と、淡赤色で腎洞方向で腎乳頭を形成する内帯からなっている。
- 尿は腎乳頭にある多数の小孔(乳頭孔)から腎盤に流れ込む。

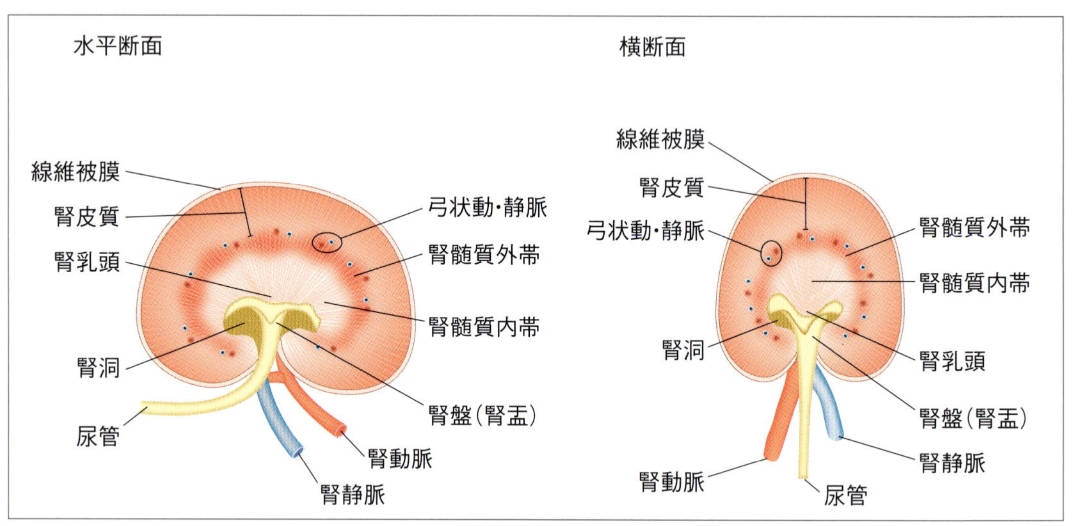

図1-12-3　犬の腎臓の横断面（模式図）

ネフロンとは

- 腎臓内の機能的単位は、腎単位またはネフロン（nephron）（図1-12-4）として知られ、その数は犬の腎臓で数十万～百万個と推定されている。
- 組織学的に、ネフロンは1個の腎小体（糸球体とボウマン嚢）とそれに続く1本の尿細管（近位尿細管、ヘンレのワナ（係蹄（けいてい））［ネフロンループ：下行脚、Uターン、上行脚で形成］、遠位尿細管）からなるが、尿細管は集合管を経て乳頭孔につながる。
- 腎臓の断面で、皮質が顆粒状にみえるのは腎小体が皮質にしか存在しないためで、髄質が線状にみえるのは尿細管とそれが注ぐ集合管が束状に走行しているためである。
- ネフロンは、1個の腎小体とそれに続く1本の尿細管で構成され、尿の生産と排泄の機能単位である。
- 腎小体は腎皮質に散在し、毛細血管の固まりである糸球体とそれを包む糸球体包（ボウマン嚢）からなる。
- 糸球体は、動脈（輸入細動脈）と動脈（輸出細動脈）の間に存在する毛細血管で、毛細血管は足細胞（タコ足細胞）の突起や血管間膜（メサンギウム）細胞で包まれる（図1-12-5）。
- 尿細管は、腎小体でつくられた原尿を運ぶ単層上皮の管で、糸球体包に続く細長く、曲がりくねった管である。尿細管（近位尿細管→ヘンレのワナ→遠位尿細管）を通過中に、原尿の99％が再吸収される。遠位尿細管は必ず1度糸球体に接近して、緻密斑（図1-12-5）という特殊な構造をつくる。

集合管とは

- 集合管系は、尿細管が集まって集合細管、集合細管が合流して集合管、さらに合流して乳頭管となり、腎乳頭で腎杯に開口する。

ネフロンの働き

- ネフロンの機能を簡単に記すと、第一に腎小体で血液を濾過することである。これはいわゆる限外濾過で、ヒトでは血漿中にある分子で直径4 nm（ナノメートル）以上もしくは分子量が7万以上のものは濾過されないし、マイナスの電荷を帯びた分子も濾過されない。

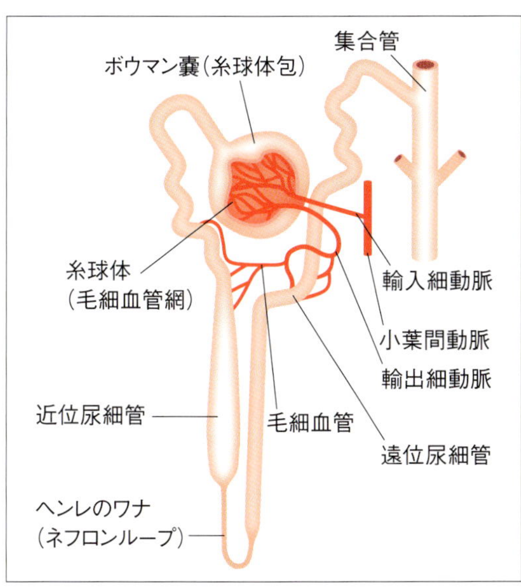

図1-12-4　ネフロンの構造（模式図）

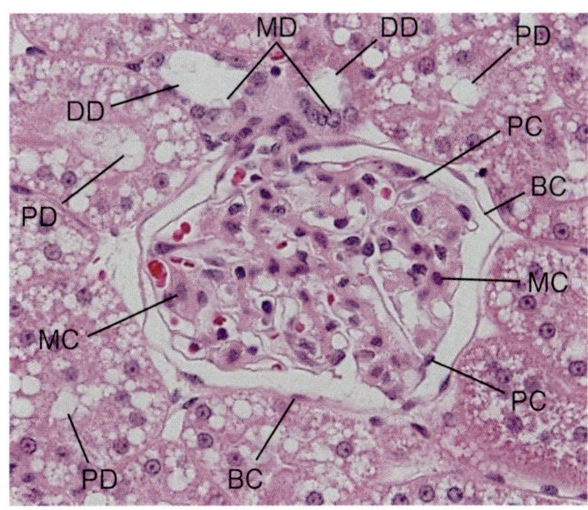

図1-12-5　猫の腎臓の顕微鏡写真
中央の糸球体をボウマン嚢（BC）が包んでいる。糸球体は、毛細血管とメサンギウム細胞（MC）と足細胞（PC）からなる。猫の近位尿細管（PD）は脂肪滴が多い。遠位尿細管（DD）は血管極で緻密斑（MD）を形成している。

- 第二はその濾液（原尿）が尿細管と集合管を通過する間に、水分や尿素などが浸透および単純拡散で再吸収され、塩類、グルコース、アミノ酸などが能動輸送、促進拡散あるいは交換輸送で再吸収されるといった複雑な経路を経て、尿が生成される。

尿の生成

- 尿の生成は、濾過・再吸収・分泌からなる。血液中の水分・電解質・小分子（糖など）は糸球体を通過して（限外濾過）、糸球体包に出る（原尿）。
- 原尿の量はヒトで1日に150～200Lといわれ、その99%は尿細管で吸収され、残り1%だけが尿として排泄される。
- 糸球体の毛細血管を血液が通過するとき、血球やタンパク質のような大きな粒子や分子量の大きいものは濾過されず、それ以外の水分・電解質（ナトリウム〔Na〕、カリウム〔K〕など）・グルコース・アミノ酸・体内の不要代謝産物（尿素、尿酸、アンモニア）などが濾過される。

CHECK!

糸球体濾過圧

糸球体には毛細血管圧（55mmHg）が生じており、ボウマン嚢の内圧（15mmHg）と膠質浸透圧（30mmHg）との圧差（10mmHg）が糸球体濾過圧となる。

- 尿細管での再吸収と分泌は、尿細管の3部位でそれぞれ機能（吸収・分泌）が異なる。

近位尿細管の働き

- 近位尿細管では糸球体から濾過された糖とアミノ酸のほとんどが再吸収される。電解質についても、PO_4とHCO_3の85%、Na・塩素（Cl）およびカルシウム（Ca）の60～70%が再吸収される。近位尿細管の水素（H）分泌は、65%がNa/H交換輸送体、35%がHポンプによる。尿酸やアンモニアの排泄は濾過によるものより、ここでの分泌による排泄の割合が多い。

ヘンレのワナの働き

- ヘンレのワナの下行脚は水の透過性が高く水が再吸収されヘンレのワナの尖端に向かって

尿細管内の浸透圧は高くなる（ヘンレのワナの尖端では1,200mOsm/kg H_2Oにも達する）。このことが尿濃縮の生成に役立っている。上行脚ではNa^+、K^+およびCl^-は再吸収されるが、水は不透過なために上行脚内の浸透圧は上行するにつれ低くなる。

遠位尿細管の働き

- **遠位尿細管**は、特にそのはじめの部分はヘンレのワナの太い上行脚の延長とみてよい。管腔内液から溶質が再吸収され、水に対しては比較的不透過なために管内液の浸透圧はさらに低下する（100mOsm/L H_2Oにも低下しうる）。このことが希釈尿の生成に役立っている。

集合管の働き

- 尿は尿細管に続く集合管において**抗利尿ホルモン**（ADH、**バソプレシン**）の作用で水分が再吸収されて濃縮される。希釈尿を産生するか、濃縮尿を産生するかはADHによって調整される。ADHのレベルが低いと尿は非常に希釈される。しかし、ADHのレベルが高いと、より多くの水が血液中に再吸収されて、濃縮尿が産生される。

尿の成分と性状

- 尿は、含まれている色素（**ウロビリン**など）により淡黄色をしている。尿の95%は水で、５%程度の固形成分は、尿素・尿酸・クレアチニン・ウロクロームなどである。無機成分として、Na^+とCl^-が多く、K^+やリン酸塩も少量含まれる。
- 通常の尿の比重は、ヒトで1.015～1.025であるが、水分をとらないと1.060程度まで上がり、多量の水を飲むと1.002程度まで低下する。通常の尿のpHは6.0前後で弱酸性であるが、放置すると尿素が分解されてアルカリ性に変わる。

腎機能の測定

- 腎臓がどのくらい効果的に血漿からある物質を除去するかを評価することは、血液尿素窒素（BUN）検査や血中クレアチニン測定と並んで有用である。**（腎血漿）クリアランス**はある物質を単位時間当たりに処理する血液量で、通常［mL/min］で表現する。
- 高いクリアランスは、ある物質が尿へ効率よく排泄されることを意味し、低いクリアランスは不完全な排泄を意味する。例えば、グルコースは完全に再吸収されるので、グルコースのクリアランスは通常０である。薬物のクリアランスを知ることは適切な投与量を決定する上で必須である。

腎血漿流量

- 腎臓には毎分約１Lの血液が流れていて、血液中の物質が濾過される。腎血漿流量（RPF）を求めるにはパラアミノ馬尿酸（PAH）などの、排出はされるが代謝などの影響を受けずに、また濾過されなかった大部分が周囲の血管より尿細管中へ分泌される物質が使われる。PAHは糸球体で濾過され、90%以上が排泄される。したがって、PAHのクリアランスは腎血漿流量を測定するのに用いられる。
- 尿中に排泄されたPAHをU、尿量をV、血中PAH濃度をPとすると、腎血漿流量は$(U \times V)/P$となり、血液のヘマトクリット値をHtとすると腎血流量は$RPF \times (1/[1 - Ht])$となる。

糸球体濾過量

- 糸球体で濾過されるが、尿細管で吸収や分泌されない物質を使うことにより、毎分の糸球体で濾過された血流量を測定できる。これを**糸球体濾過量（GFR）**という。GFRの測定にはイヌリンやクレアチニンが使われる。イヌリンのクリアランスはヒトで約125mL/分で、これはGFRに等しい。

腎臓の内分泌

- 腎臓は内分泌器官としても重要な役割を果たしており、**レニン**（renin）や**エリスロポエチン**（erythropoietin）などを分泌する。
- レニンは、動脈圧の低下や遠位尿細管内液の減少を引き金として、傍糸球体細胞から分泌される。この酵素は血中のアンギオテンシノーゲン（angiotensinogen）をアンギオテンシンⅠ（angiotensin Ⅰ）に変換し、さらにこのペプチドは主に肺で**アンギオテンシンⅡ（AT Ⅱ）**に変換され、血中を流れるホルモンとして働く（図1-12-6）。
- AT Ⅱは血管収縮物質であり、糸球体濾過率を調節し、下垂体からの抗利尿ホルモン（ADH）の分泌を刺激して水の再吸収を促進し、さらに副腎皮質からのアルドステロンの分泌も刺激してNaの保持を促す。

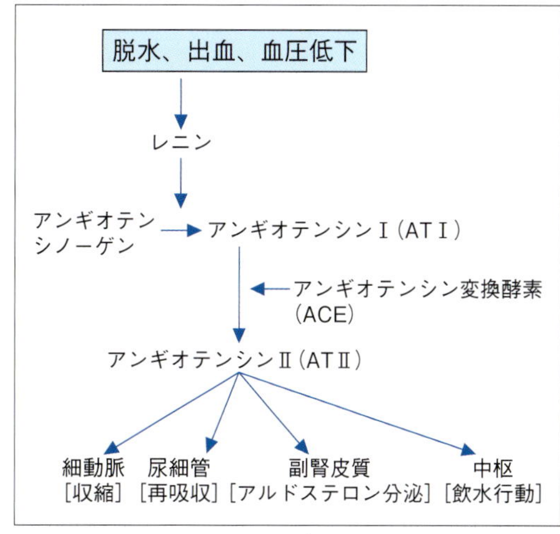

図1-12-6　レニン・アンギオテンシン・アルドステロン系

- エリスロポエチンは骨髄での赤血球産生を促進する因子で、間質細胞（主に線維芽細胞様の細胞）でつくられ、その産生率は血液の酸素輸送能に反比例するという。また、ビタミンDの活性型が腎臓で産生され、腸からのCa吸収を増加させ、破骨細胞の活動性も高める。

2. 尿　路

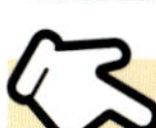

ここがPOINT

- ➤ 尿路は、腎盤・尿管・膀胱および尿道からなる。
- ➤ 膀胱の平滑筋は自律神経支配を受ける。
- ➤ 排尿は、神経・筋反射作用の一つで、この反射は高位中枢（脳）により調節を受けている。

尿路とは

- **尿路**は、腎盤・**尿管**・**膀胱**および尿道（図1-12-7）からなる。

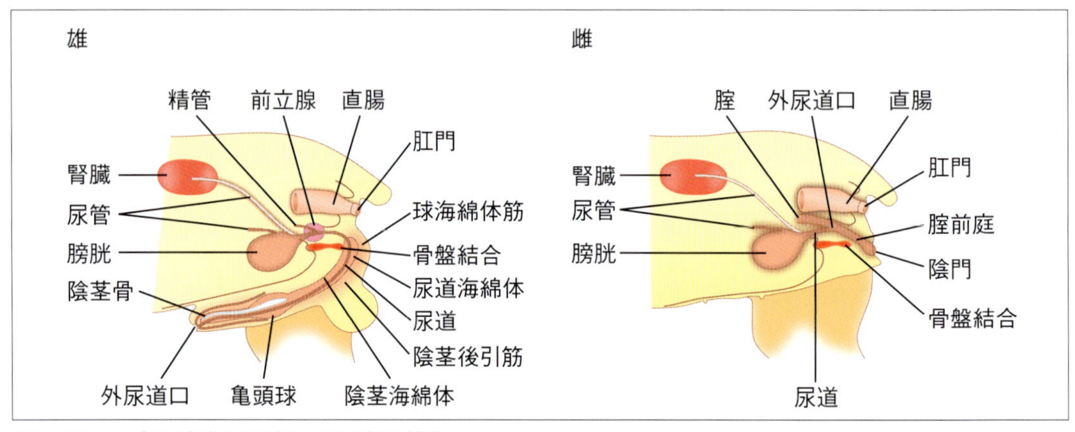

図1-12-7　犬の膀胱およびその周辺部の構造

腎盤

- 腎盤(腎盂)は尿管が腎門に進入し、腎洞の中で漏斗状に広がった部位である。腎乳頭に開口する乳頭管から分泌される尿は、腎盤を介して尿管に入る。

尿管

- 尿管は、腎臓と膀胱の背壁をつなぐ筋肉性の管である。左右の腎臓から出た1本ずつの尿管は、後走して膀胱の背面に入り込み、尿管口に開口する。

膀胱

- 膀胱(図1-12-8)は、尿を一時的にためる袋である。恥骨の背側に位置し、前面のみが腹膜で被われている。
- 尿の貯留(最大容量はヒトで約300～500mL)の程度に応じて、形状や位置関係が変化する。尿が空の状態の膀胱は、全体が骨盤腔内に存在するが、尿が満たされるにつれて、下腹部の前腹壁に達するようになる。
- 膀胱の壁の厚さは、空の状態で約1.5cmであるが、尿が一杯になると約3mmの薄さとなる。

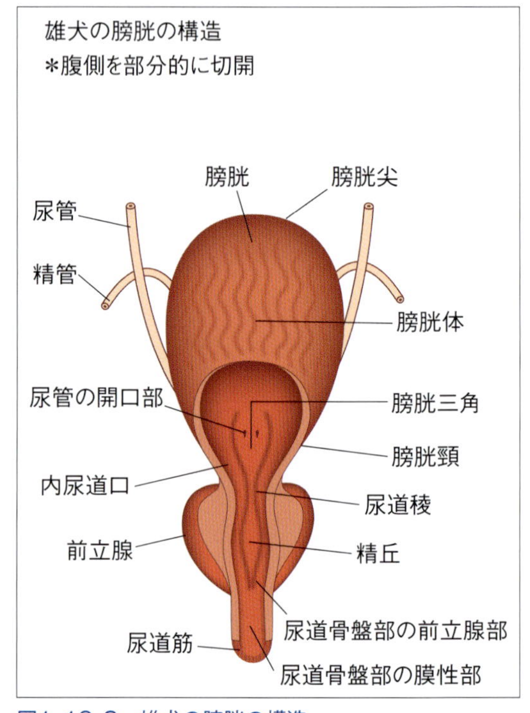

図1-12-8　雄犬の膀胱の構造

- 尿管が膀胱壁を斜めに貫いているので、膀胱に尿が溜まると圧迫され閉じて逆流を防いでいる。
- 膀胱は組織学的に、粘膜・筋層・外膜(前面は漿膜)の3層(図1-12-9)からなる。
- 粘膜は、空のときにはヒダを形成し、上皮は移行上皮である。筋層は、平滑筋からなり、内縦層・(中)輪層・外縦層(排尿筋)の3層配列になっている。内尿道口の（中）輪層を膀胱括約筋と呼ぶことがある。

- 膀胱の平滑筋は自律神経支配を受ける。交感神経の緊張は、膀胱括約筋の収縮と排尿筋の弛緩を引き起こし、副交感神経の緊張は、膀胱括約筋の弛緩と排尿筋の収縮を引き起こす。

尿道

- 尿道は、膀胱内にためられた尿を排出する管であるとともに、雄では精液の通路でもある。雄の尿道は雌の尿道に比べると著しく長い。

CHECK!

尿道結石は雄に多い

雌の尿道は太く短いため、尿とともに体外に排泄されやすいからであり、雄の尿道ははるかに長く細いため詰まりやすいからである。これは、飼い主に説明しやすい疾患であり、形態学的知識（雌雄差）が役立つ一例でもある。また、間違いなく臨床医にとって解剖学的知識は外科的処置に不可欠である。

低倍率（HE 染色）

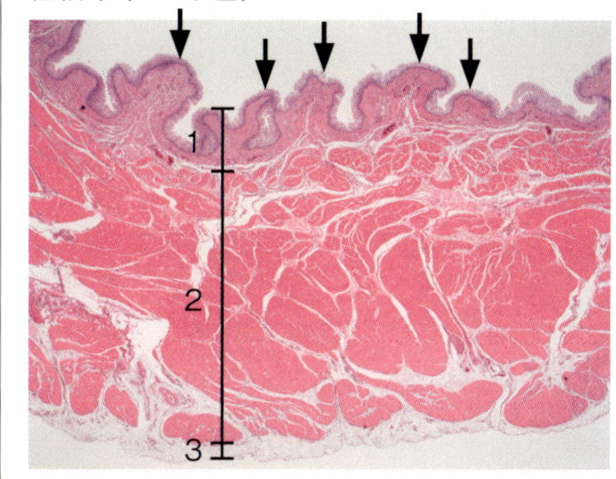

高倍率（HE 染色）

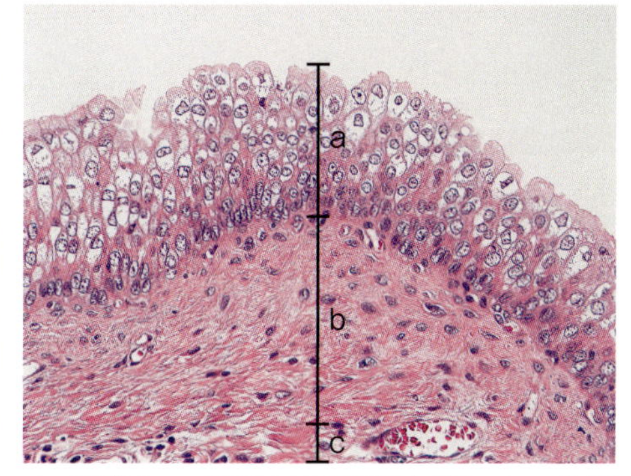

1：粘膜（a＝粘膜上皮［移行上皮］、b＝粘膜固有層、c＝粘膜下組織）、2：筋層、3：漿膜、矢印：粘膜ヒダ。

図1-12-9　犬の膀胱の組織像

雄の尿道

- 雄の尿道は膀胱頸にある内尿道口に始まり、陰茎亀頭の先端にある外尿道口に終わる。尿道の長さは、犬や猫の大きさによって異なり、約10～35cmと幅がある。
- 尿道の内腔は移行上皮で内張りされているが、外尿道口の近くで重層扁平上皮に変わる。尿道の筋層は、主として縦方向に走る平滑筋層と、横方向に走る横紋筋層からなる。
- 尿道は、骨盤腔内を走る骨盤部と、陰茎内部の海綿体部（陰茎部）の2部から構成される。
- 尿道骨盤部は骨盤腔内で直腸と骨盤結合の間を後走する。骨盤部の始まりは前立腺で包まれているので前立腺部と呼ばれる。
- 前立腺部の内腔には縦走する粘膜ヒダがあるが、背壁にある特に明瞭な粘膜ヒダは尿道稜と呼ばれる。排尿や射精の際に尿道壁が膨張すると、尿道稜以外の粘膜ヒダはなくなる。尿道稜の両側には多数の前立腺管の開口部が存在する。尿道稜の正中部には精丘があり、その両側に精管が開口（射精口）する。
- 前立腺部以後の尿道骨盤部は、膜性部とも呼ばれ、管腔が狭く、横紋筋である尿道筋で囲まれている。尿道筋は尿道の括約筋として働く。
- 尿道の海綿体部は、骨盤部に続き陰茎内に存在する部位であるが、尿道海綿体で取り囲まれるのでこの名がある。
- 尿道海綿体は肥厚して結節状の尿道球を形成

している。尿道球は横紋筋である球海綿体筋で包まれている。

- 陰茎亀頭内の尿道は、陰茎骨の腹側にある溝（尿道溝）の中にあり、尿道海綿体に包まれて存在する。
- 尿道海綿体部は外尿道口となって陰茎先端に開口して終わる。
- 尿道骨盤部の前立腺部には、内陰部動脈から分岐する前立腺動脈（尿生殖道動脈）が、膜性部には内陰部動脈あるいは前立腺動脈からの分枝がそれぞれ血液を供給する。
- 尿道海綿体部は、尿道海綿体と同様に、陰茎動脈の枝である尿道球動脈から血液を受ける。尿道の静脈は、同名の動脈に随伴していて、内陰部静脈に流入している。
- 尿道筋などの横紋筋は、仙骨神経叢からの陰部神経の支配を受けている。また、尿道の平滑筋は、下腹神経からの交感神経線維と骨盤神経からの副交感神経線維の支配を受けている。

雌の尿道

- 雌の尿道は、膀胱頸の内尿道口に始まり、腟と骨盤結合の間を後走し、腟壁を斜めに通過して腟と腟前庭の境界部のやや尾方に開口（外尿道口）する。外尿道口は結節（尿道結節）に開口している。雌の尿道の長さは、雄の尿道に比べかなり短く、約7～10cmである。
- 雌の尿道粘膜の上皮も多列上皮であるが、外尿道口付近で重層扁平上皮となる。粘膜下組織は血管に富んでいて、海綿状組織となっている。筋層は3層の平滑筋層からなっているが、外尿道口では横紋筋が取り囲んでいて括約筋として働く。
- 雌の尿道には、腟動脈（尿生殖道動脈）の尿道枝と尿道動脈からの血液がきている。尿道の静脈は内陰部静脈に流入する。
- 雌の尿道の神経支配は、雄と同様に、仙骨神経叢からの陰部神経、下腹神経からの交感神経および骨盤神経からの副交感神経の支配を受けている。

排　尿

- **排尿**は、神経・筋反射作用の一つで、この反射は高位中枢（脳）により調節を受けている。
- 尿の貯留量が一定量を超えると、膀胱壁の**伸展受容神経**が興奮して中枢神経系に信号を送るので、尿意を催すようになる。
- 伸展受容神経は骨盤内臓神経を経て脊髄の仙髄節に入る。遠心性の副交感神経の作用で、膀胱壁全体の平滑筋（膀胱収縮筋）は収縮し、膀胱頸の膀胱括約筋は弛緩する。同時に、遠心性神経刺激は陰部神経を介して、尿道括約筋が弛緩する。
- 尿が尿道に入ると、その感覚性神経刺激が脊髄に伝えられ、反射作用が高められる。腹壁の筋の収縮により腹腔の圧力が高められると、膀胱壁が圧迫されて排尿が促進される。

CHECK!

犬や猫の排尿も大脳皮質の抑制を受ける

犬や猫は、反射機構より排尿する。そのため膀胱にある程度尿がたまれば直ちに排尿するが、トイレをしつけられた犬や猫では、排尿反射が大脳皮質の活動による抑制を受ける。

3. 体　液

ここがPOINT

- 体液は、体細胞の栄養物および老廃物の輸送または排泄に重要な役割を果たしている。
- 水の摂取ルートは、飲水、食事中の水分、代謝水であり、排泄ルートは、尿、糞中の水分、蒸散水（不感蒸泄）である。

体液

体液とは

- 体液とは、体細胞の栄養物および老廃物の輸送または排泄に重要な役割を果たし、成熟動物の場合は体重の約65%程度を占める。また、動物は体脂肪の大部分、体タンパクの半分以上を失っても生存は可能であるが、これらの水分の約10%の喪失でも重度代謝障害を示し、約20%の喪失では死亡するといわれている。

細胞内液と細胞外液

- これらの水分が体の中でどのように分布しているかであるが、約60%強が細胞内液(intracellular water)といわれている(表1-12-1)。体重比でいうと体重の約40%を占め、個々の細胞で種々の代謝反応、複雑な化学反応のための溶媒となっている。
- 一方、体の細胞内液以外の残りの水分の約40%弱は細胞外液(extracellular water)といわれる。間質液、血漿、リンパ液、脳脊髄液、関節液、消化液などが相当する。細胞外液は、体重比でいうと約25%を占め、主に間質液、血液、リンパ液として存在する。
- これらの細胞外液は、各組織間の酸素や二酸化炭素を含めた物質輸送、細胞自体の代謝性老廃物の移動、白血球、ホルモン、抗体などの輸送媒体であるとともに、消化管内で食べ物を消化するための酵素液も細胞外液に含まれる。また、体温の恒常性調節にも血液(血漿)やリンパ液が重要な役割をもっている。

表1-12-1　体液成分の割合

	総水分に対する%		体重に対する%	
細胞内液	63		41	
細胞外液	37		24	
間質液		27		18
血漿		7		4
リンパ液等*		3		2
計	100		65	

＊：リンパ液、脳脊髄液、関節液、消化液を含む。
表は体液区分の割合を示しており、総水分量に対する割合と体重に対する割合を示している。
（出典：改訂増補家畜生理学、養賢堂より引用・改変）

体液量の調節

- 体液量の恒常性は、体内への水分摂取と体外への水分排泄により調整されている。

水の摂取ルート

- 動物は水の摂取ルートは、①飲水、②食事中の水分、③体内で産生される代謝水(metabolic water)の三つである。
- 代謝水とは、消化・吸収された栄養素が体細胞内で酸化（エネルギー化）される過程で副次的に産生される水のことであり、一般的には、1日の水分補給の5～10％に相当する。

水の排泄ルート

- 一方、水の排泄ルートは、①尿、②糞中の水分、③唾液、呼気、汗などの蒸散水（不感蒸泄）の三つであるが、犬や猫は汗腺が少ないため、汗からの水分排泄はきわめて少ない。

水分出納

- この水分摂取と水分排泄とのバランス（水分出納）において、一番量的に大きく重要になるものは、水分摂取では飲水であり、水分排泄では排尿である。腎臓機能が正常であり、一定の水分や塩分を摂取している状況では、尿量および尿中に排泄される塩分も一定であるが、動物はその環境の変化などによって飲水量は変化し、摂取塩分も異なる。

CHECK!

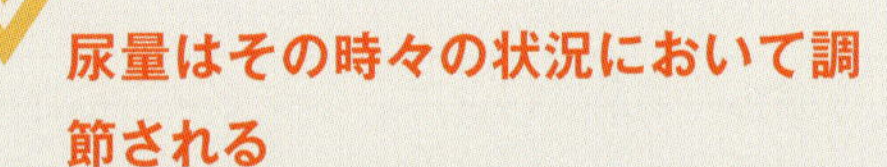

尿量はその時々の状況において調節される

例えば、暑い日などには飲水量が増加し、不感蒸泄も増えてくる。その時々の状況において、体液量が過剰になっているか、もしくは減少気味であるのかにより尿量を調節しなければ、身体が極度の脱水に陥ったり、逆に浮腫に陥ったりすることになる。

飲水量

- 犬や猫の飲水行動は本来、自由であるのが原則であるが、その飲水量は、環境温や日常生活の中での運動の影響を受けるほか、食事量や食事に含まれる水分量にも影響される。
- 犬に水分含量73％の缶詰フードを与えた場合、必要水分の38％しか飲水で補給しなかったが、水分含量7％のドライフードを与えた場合は95％以上を飲水から補給したことが報告されている。
- 一方、缶詰フードだけを食べている猫は、環境温度が低い場合はほとんど水を飲まないといわれている。
- 通常、猫は摂取した食事の乾物1g当たり約2mLの水を必要とする。元来、砂漠地帯で進化したと考えられる猫は飲水量が少なくても耐えられるよう腎機能が発達し、腎臓の水分再吸収能により体外への水分排泄を抑えられる能力を備えている。つまり、尿細管から効率よく水を再吸収して尿自体を濃縮し、尿中への水分排泄を最小限に抑えることができる。
- しかし、尿量の少なさ、すなわち尿濃度の上昇は、猫では尿結石が多発する大きな原因ともなっている。
- また、犬・猫の飲水量は、食事中のNa含量にも影響を受けている。例えば、食事中に3～5％の食塩を添加することで飲水量および尿量を増加させることができる。
- ドライフードより水分と脂肪含量の高い缶詰フードのようなウェットフードのほうが、飲水量は少ないものの尿量は増加することも知られている。これは飲水量と食事に含まれる水分量とを合わせた総水分摂取量が多くなるからである。さらに、食事当たりのエネルギー量が高く、吸収率の高い食事の場合、摂食量が少なくなるため糞便の排泄量も少なくなり、それに糞便量に比例して糞中への水分排泄も減少する結果、水分排泄経路が糞から尿にシフトすることもその理由である。
- このような体の水和のバランスは、何らかの疾患（特に、消化器疾患や腎臓疾患）をもっていた場合、水分の吸収量が排泄量に追いつかなくなり、徐々に脱水状態へと進行していくことになる。

細胞内外の水分分布

- 個体全体の体液量の調節は前述したとおりであるが、水和状態の恒常性では、細胞内液と細胞外液（間質液、血漿、リンパ液など）に分布する水分のバランスが重要となる。
- 基本的な水分のバランスは、細胞内液と細胞外液間の浸透圧較差によって決定される。

CHECK!

「浸透」「浸透圧」とは

「浸透」とは、濃度の異なる液体を水に対して透過性で溶質が不透過である膜で仕切った場合、水分が溶質濃度の低いほうから高いほうへ移動する現象を呼ぶ。この現象を引き起こす溶質が溶けている溶液濃度を、溶液の「浸透圧」と呼ぶ。

- 細胞内液と細胞外液の間には、細胞膜という膜が存在し、その膜を挟んでその内外には溶質の濃度較差が存在する。この濃度較差の形成には、細胞膜を容易に透過できないタンパク質などの物質、細胞の中部へ積極的に取り込まれる物質などが影響している。
- このほかにも、細胞外液の組成を直接的に制御している腎臓と、それを取り巻く内分泌環境の影響も無視できない。

細胞内外の水分分布における腎臓の働き

- 腎臓は、心臓から送り出される血液の約20%を受けて、そこから尿を生成している。
- 腎臓に入った血液は腎動脈、葉間動脈、弓状動脈、小葉間動脈を経て輸入細動脈へ入る。輸入細動脈へ入った血液はそれに続く糸球体で原尿といわれる成分が濾過された後、輸出細動脈へと流れていく。水の代謝の出発点は、この糸球体濾過である。

糸球体の働き

- 糸球体で濾過された尿の源（原尿）はその後、ボウマン嚢で集められ、近位尿細管、ヘンレのワナ、遠位尿細管、接合尿細管、集合尿細管で再吸収・分泌され、腎乳頭へと集められ尿として排泄される。この糸球体から尿細管までのネフロンが尿の成分を決定する部分といえ、細胞外液の組成と濃度を調節している。
- 糸球体ではサイズバリア、チャージバリアなどの濾過障壁が存在するが、これらの障壁に水が引っかかることはない。器質的に糸球体がつぶれて（糸球体硬化）いなければ、水は100%濾過される。ここで実際どの程度の水が濾過されるかは、まさに循環している血漿流量に依存している。この詳細については、消化管や心臓の機能として語られるはずであるので、本章では濾過された水自体がどうなるかをみていく。
- 糸球体では、心臓から拍出された20%の血液を受け非常に多量の水分が原尿に濾過される。濾過された水分は、尿細管で再吸収されることになるが、その50〜55%が近位尿細管で再吸収される。その再吸収の割合は、全身の脱水や浮腫などの水和状態異常で多少変動するものの、ほぼ一定である。しかも、この近位尿細管での水分の再吸収は等張性に行われる（図1-12-10）。ここでいう等張性とは、近位尿細管でNaやクロールなどの物質が再吸収されるのに併せて、受動的に水分が再吸収されることを意味している。

尿細管の働き

- その後、再吸収されなかった残りの45〜50%の水分はヘンレのワナに入っていく。ヘンレのワナでは、実は下行脚と上行脚とで

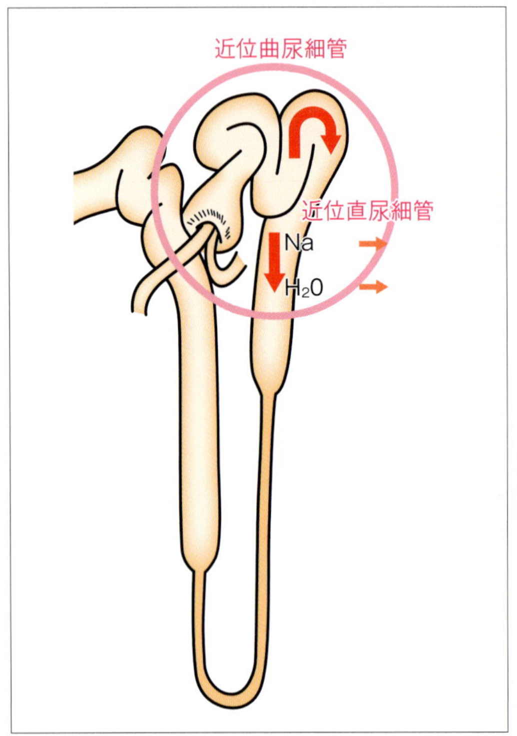

図1-12-10　近位尿細管の水分再吸収
濾過された水分は、近位尿細管で50～55%が再吸収される。この割合は、全身の水和状態異常で多少変動するが、ほぼ一定している。この部位での水分の再吸収は常に等張性に行われる。

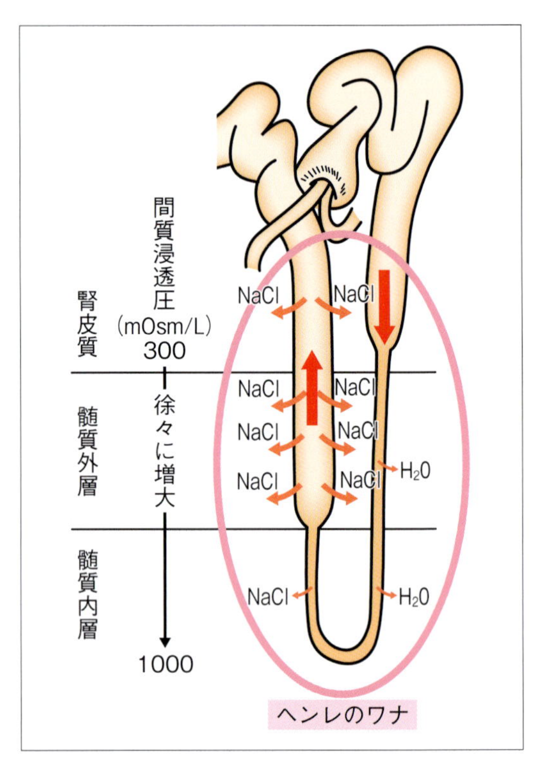

図1-12-11　ヘンレのワナの水分再吸収
下行脚：水は透過するが、イオンの透過性はない。これにより、下行脚では水が受動的に拡散し浸透圧は増加し、ワナ先端に向かって原尿は濃縮される。
下行脚：水は透過するが、イオンの透過性はない。これにより、下行脚では水が受動的に拡散し浸透圧は増加し、ワナ先端に向かって原尿は濃縮される。
ここまでの水分の出納は、身体の水和状態等によって大きく変わらず、濾過された水分の約30%が遠位尿細管へ到達する。

は水と電解質の動きは異なっている。

- 下行脚では水は透過するが各種イオンの透過性はない一方、上行脚ではイオンの透過性はあるが水の透過性はまったくないというのが特徴である。これにより、下行脚では水が受動的に拡散し原尿の浸透圧は増加し、原尿は濃縮されるが、上行脚では逆に各種イオンなどのみが再吸収され水分は再吸収されないため、原尿の浸透圧は低下し、原尿は希釈される。この過程で、ヘンレのワナのはじめと太い上行脚に入る前の浸透圧はほとんど変動することはないが、原尿のボリュームは確実に減少する（図1-12-11）。この過程は**対向流増幅系**と呼ばれる。この機構は後に集合管でも作用してくるが、ここまでのヘンレのワナの過程はあたかも等張性に水分の再吸収しているわけである。
- さらに、ヘンレの太い上行脚ではエネルギー依存的にNaClが再吸収されるが、この部分の管腔壁は防水性になっており、水を通さない構造になっている。この結果、NaClの再吸収が進むにしたがって、尿細管腔内の原尿の浸透圧は徐々に低下していくことになる。
- 実際、身体の水和状態のいかんにかかわらず、この過程での水分の出納は大きく変わることがなく、濾過された水分の約30%が遠位尿細管へ到達する。しかし、遠位尿細管以降では、身体の水和状態により、水分の再吸収率は大きな変動を示し、それを決定する因子は、抗利尿ホルモンであるバソプレシンである。

バソプレシン

- バソプレシンは視床下部で産生され、下垂体後葉に運ばれて分泌されるペプチドホルモンであるが、主に体液の浸透圧の上昇や体液量の減少などによってその分泌が調節される。例えば、大量の水分を摂取して体内の水分量が増加し、体液の浸透圧が低下するようになると、バソプレシンは分泌されず、遠位尿細管・集合管へ入ってきた浸透圧の低い原尿から水分が再吸収されることはない。
- 一方、水分の摂取量が減少して脱水状態になり体液の浸透圧が上昇すると、バソプレシンが分泌されて遠位尿細管・集合管は水の透過性が亢進する。ここにも対向流増幅系が存在し、集合尿細管の周囲、つまり間質は、皮質から髄質につれて浸透圧勾配が存在し、この尿細管の水透過性亢進により原尿は濃縮されていく。皮質部の集合尿細管の間質の浸透圧はほぼ体液浸透圧と同等の300mOsm/Lであり、髄質の間質ではその浸透圧は1,200mOsm/L以上にもなることもある。

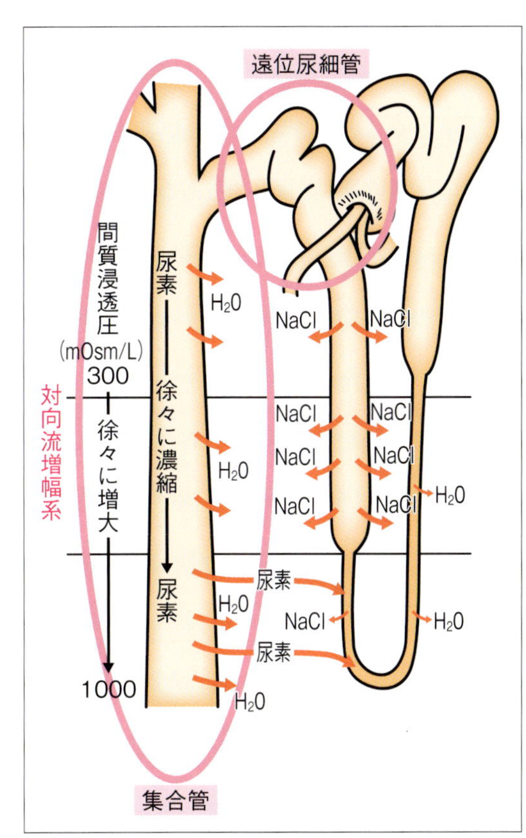

図1-12-12　遠位尿細管・集合管の水分再吸収
皮質から髄質にかけて浸透圧勾配が存在し（対向流増幅系）、遠位尿細管・集合管の水透過性により原尿は濃縮される。皮質の浸透圧はほぼ体液浸透圧と同等の300mOsm/Lであり、髄質では1,200mOsm/L以上になる。遠位尿細管の入口の尿浸透圧は約50mOsm/Lであるが、尿が集合尿細管を通過することにより髄質の浸透圧（約1,200mOsm/L）と等しくなるまで濃縮できる。最終的には糸球体で濾過された水分は約0.5％以下しか尿中に排泄されない。

間質浸透圧

- この髄質の間質浸透圧は実は動物種で異なり、長ネフロン型ネフロンを多くもつ動物である猫では、2,000mOsm/L近くにもなると考えられる。遠位尿細管の入口での原尿の浸透圧は約50mOsm/Lであり非常に希釈されているが、これが集合尿細管を通ることにより髄質間質の浸透圧と等しくなるまで濃縮することが可能となる。この濃縮により、最終的には糸球体で濾過された原尿中の水分は約0.5%以下しか尿中へ排泄されなくなるのである（図1-12-12）。
- このように、ここでは水分のみの出入りをみてきたが、この水分の変化に併せて電解質などの浸透圧物質の出入りがあり、その結果、体液量が決定されることになる。

体液量を調節するしくみ

- 今まで論じてきたように浸透圧は電解質はじめ浸透圧物質と水分の調節機構（浸透圧調節機構）により調節される。

浸透圧調節機構とは

- 体液の浸透圧は受容体により感知され調節されているが、この浸透圧受容体は、脳内の前

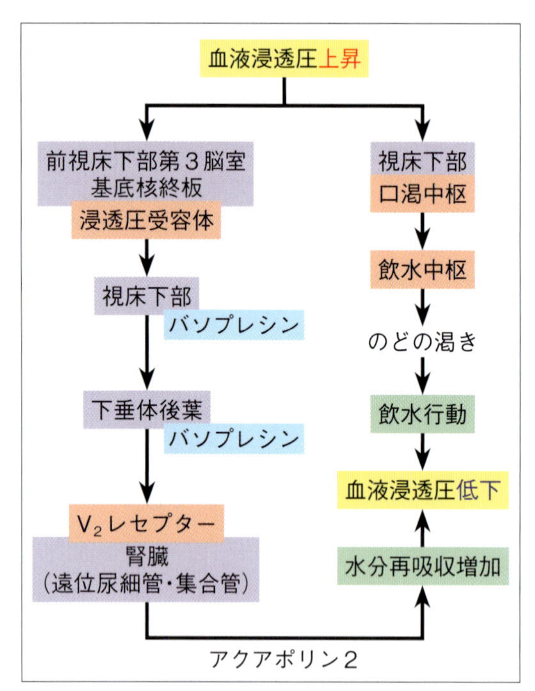

図1-12-13　浸透圧調節機構
血漿浸透圧は、飲水行動と腎臓での水分再吸収により、調節される。この浸透圧調節は直接的に体液量を調節できる機構である。

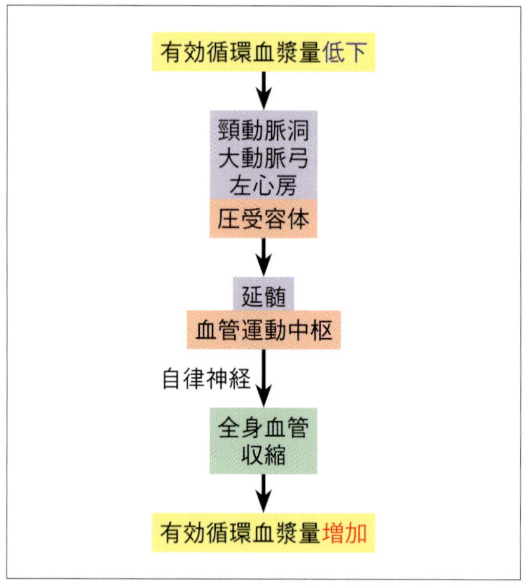

図1-12-14　容量調節機構
有効循環血漿量とは動脈系にある細胞外液で組織を有効に灌流している体液を示している。実測できないが、細胞外液の変化を直接反映して変動し、ほぼ体内の総 Na 量により決定される。Na 摂取量と Na 排泄量で調整できるが、有効循環血漿量と体液量は必ずしも等しくはない。

視床下部の第３脳室基底核終板に存在する。この部位は構造的に血液脳関門の外側にあって、血液浸透圧の変化を鋭敏に感知できる部位となっている。血液浸透圧がわずか１～２ mmol/L 変化しても、その変化を感知し、その結果、視床下部においてバソプレシンが合成され、下垂体後葉を通して血液中に放出される。

- 血液中に放出されたバソプレシンは、腎臓の遠位尿細管から集合管の主細胞に存在する V_2 レセプターに作用して、主細胞内のアクアポリン２の合成を高める結果となり、主細胞からの水分の再吸収を促進することができる。
- このアクアポリンの作用は、水のみを透過できるチャネルであり、このチャネルの数が増えれば増えるほど尿細管腔からの水分の再吸収量を増やすことができるため、尿細管空内の尿が濃縮し、その再吸収された水分量の分だけ血漿浸透圧を低下させることができる。
- 血漿浸透圧の低下は、再び前視床下部に存在する浸透圧受容体に感知され、バソプレシンの分泌低下を引き起こすことになる。また、血漿浸透圧の上昇はバソプレシンの合成だけではなく、視床下部の口喝（こうかつ）中枢や飲水中枢を刺激し、口渇も生じ、引き続く飲水行動を起こす契機をつくっている（**図1-12-13**）。

容量調節機構とは

- 一方、容量調節機構とは、頸動脈洞、大動脈弓、および左心房にある圧受容体に有効循環血漿量の刺激が加わることにより、延髄にある血管運動中枢を介して自律神経の調節を受けてコントロールされる（**図1-12-14**）。
- この調節機構で調節されている体液は有効循環血漿量を示し、これは動脈系に存在している細胞外液であり、組織を有効に灌流している体液のことを示しているが、実測できるものではない。しかし、有効循環血漿量は、細胞外液の変化を直接反映して変動し、ほぼ体内の総Na量によって決定される。したがって、Na摂取量とNa排泄量を調整することにより有効循環血漿量が調節されている。

- ここで確認しておく必要があるのは、有効循環血漿量と体液量は必ずしも等しくないことである。例えば、嘔吐や下痢などで脱水がみられる場合、体液量も有効循環血漿量も低下する。しかし、重症心不全や重症肝硬変を罹患している場合も、やはり有効循環血漿量は低下するが、体液量は逆に増加することが知られている。
- 有効循環血漿量は、腎臓の傍糸球体装置を介してレニンの放出を制御している。レニンはアンギオテンシノーゲンに作用しアンギオテンシンⅠを切り出し、アンギオテンシンⅠはアンギオテンシン変換酵素によりアンギオテンシンⅡに変換される。アンギオテンシンⅡは、細動脈を収縮させることにより有効循環血漿量を増加させることができる。いずれにせよ、体液量の調節は、主に浸透圧調節機構と副次的に容量調節機構の両者によって一定の範囲に調節されている。

体液の成り立ち

- 体液は大きく細胞内液と細胞外液に区別され、さらに細胞外液は血漿（血清）と間質液を含んでいる。
- 細胞内液とは、細胞内部に存在する液体成分であり、血漿は血液の液体成分、間質液は細胞外にあって血管の外側にある液体成分である。この血漿と間質液とを合わせた細胞外液は動物の**内部環境**（internal environment）と呼ばれ、この組成は、細胞が自らの機能を維持するのに必要な固有の電解質と栄養を含んだ溶液に細胞が浸れるように正確に調整されている。
- 図1-12-15は**細胞内液**と**細胞外液**のおおよその組成を模式的に表している。各成分量はmEq/Lで表している。タンパク分子やある種の非電解質分子は、多くの小さなイオンに比べるときわめて大きい。それゆえ、タンパク質と非電解質が実際に占める割合は、量的にみると血漿中で約90%、間質液で約60%、細胞内液で約97%である。血漿中の非電解質の組成は、大きな脂肪粒子、リポタンパクを除けばほぼ間質液と同様である。大きな脂肪粒子は間質液中へ拡散できないからである。溶液の生化学反応および各成分の物理学的反応という点において重要なのは、個々の分子またはイオンの濃度である。
- 細胞内液はナトリウムイオン（Na^+）と塩素イオン（Cl^-）はほんの少量しか含まれず、カルシウムイオン（Ca^{2+}）はほとんど含まれていない。しかし、多量のカリウムイオン（K^+）とリン酸イオンを含み、比較的多くのマグネシウムイオン（Mg^{2+}）と硫酸イオンは含まれている。さらに、細胞内液には、細胞外液と比較して大量のタンパク質が含まれている。
- 一方、細胞外液（大まかに血漿と間質液）は、多量のNa^+とCl^-、そして比較的大量の重炭酸イオン（HCO_3^-）を含んでいる。しかし、細胞外液は、K^+、Ca^{2+}、Mg^{2+}、リン酸イオン、硫酸イオン、および有機酸イオンはほんの少ししか含んでいない。また、これら細胞外液のイオンは、陽イオンと陰イオンでバランスが取られており、液体としての±0となっている。
- さらに、簡単に測定できる血漿（血清）中の主となる陽イオンと陰イオンの差を**アニオ**

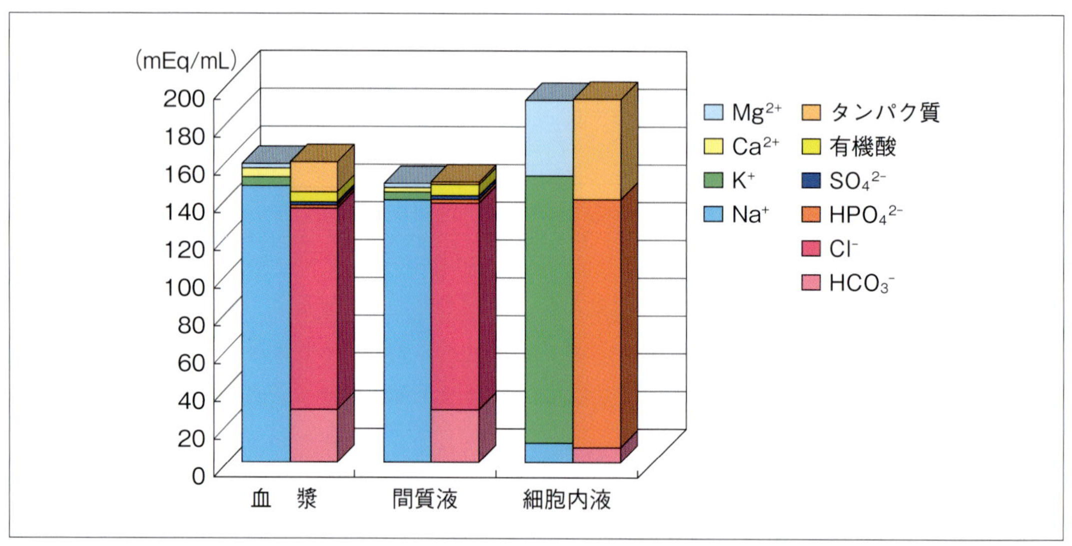

図1-12-15　体液組成の電解質バランス
この図は動物の内部環境（internal environment）と呼ばれる細胞外液と細胞内液の違いを示している。

ン・ギャップ（anion gap：AG）と呼んでいる。このAGを構成するイオンは、リン酸、硫酸、陰イオンタンパク、クレアチニン、そのほかの有機酸であり、一般的にAGは、AG＝（主な陽イオン濃度）－（主な陰イオン濃度）となり、AG＝（$[Na^+]$＋$[K^+]$）－（$[Cl^-]$＋$[HCO_3^-]$）となる。

CHECK!
犬のAGの正常値
15～25（mEq/L）であり、この増減が種々の病的な状態によって変動することになる。

4．電解質バランス

ここがPOINT

- 腎臓は、電解質バランスの恒常性の調節を担っている。
- Na^+は、電解質バランスにおいて最も重要な働きをもつイオンである。

電解質バランスの調節

- 電解質バランスは、細胞内液と細胞外液の間で一定のルールに基づいて、調節されている。各電解質ごとに、調節のためのチャネルやトランスポーターが存在し、細胞内外のまたは体内の電解質バランスの恒常性を調節できるようになっている。このような電解質バランスの恒常性のほとんどは腎臓で調節されている。
- 各電解質バランスは前述したように、水和状態とも密に関連しており、細胞外液すなわち内部環境においては、腎臓でのNa^+、Cl^-、水分の挙動が体全体の水和状態、イオンバランスを決定することになっている。
- なかでも、最も重要なイオンはNa^+であり、このイオンを調節することによって水和状態および電解質濃度を調節している。Na^+（陽イオン）の対となるCl^-（陰イオン）は、有効循環血漿量を調節するときに必要となるイオンでもあるが、その調節自体はほとんどNa^+の付随した動きで調節されている。

ナトリウム調節

- Na排泄の始まりもやはり糸球体濾過からである。Naも水分同様にサイズバリア、チャージバリアに引っかかることはないため、原尿中に100％濾過される。ここで濾過されたNa濃度は、まさに循環している血漿Na濃度に依存しているわけである。血漿Na濃度は通常140～150mEq/Lであるから、原尿中のNa濃度も同じく、140～150mEq/Lとなる。
- さらに、原尿中のNaは近位尿細管で再吸収されるが、前述のとおり近位尿細管での再吸収は等張性であり、塩化Naと水がほぼ同時に再吸収され、約50～55％のNaが再吸収される。さらに、ヘンレのワナの下行脚ではまったく再吸収されないが、上行脚では対向流増幅系が存在し、または太い上行脚ではそれに加えて能動輸送によるNaの再吸収が起こり、原尿中の約35～40％のNa^+が再吸収される。その結果、原尿が遠位尿細管の入口にたどり着くころには、原尿中Naは糸球体で濾過された原尿の約85～95％まで再吸収される。最後に、副腎皮質ホルモンであるアルドステロンの作用により、遠位尿細管では約5～8％、集合管では約2～3％のNaの再吸収が起こり、結果として尿中に排泄されるNaは糸球体で濾過されたもののうちのわずか1％以下になる（図1-12-16）。
- 実際のNa濃度は水分の量の調節もあり、最終的な排泄量が決定されることになるが、これらの過程で、最も重要な部分は、遠位尿細管から集合管にかけてのアルドステロン感受性の部分である。

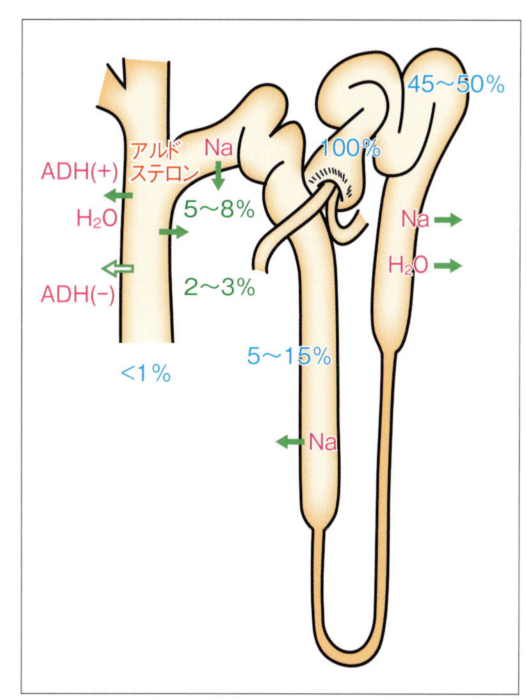

図1-12-16　ナトリウムの調節
糸球体：Naは100％濾過される。Naが濾過される量は、循環血漿中Na濃度による。
近位尿細管：約50～55％のNaが等張性に再吸収され、NaClと水が同様に再吸収される。
ヘンレのワナ：上行脚では対向流増幅系、太い上行脚では能動輸送により、約35～40％のNa^+が再吸収される。
遠位尿細管の入口に到達するまでに、約85～95％のNaは再吸収される。
〈アルドステロンの作用〉
遠位尿細管：約5～8％のNaの再吸収
集合管：約2～3％のNaの再吸収
最終的に尿中に排泄されるNaは、糸球体で濾過されたもののうちのわずか1％以下になる。

- 体内のNaが少ない場合には、副腎皮質からアルドステロンを放出しNaの再吸収を増加させ、逆にNa濃度が高い場合には副腎皮質からアルドステロン放出を減少させることにより再吸収するNaを抑えている。もし、食事中のNaが多く、大量のNaが消化管から吸収された場合、Naは細胞外液に入り込み、水分がそれに付随して入り込むため、細胞外液量が増加するため、高血圧、体液過剰、浮腫などが発生する。また、Na摂取量が不足した場合には、細胞外液量、血漿量、糸球体濾過量も低下することになる。そのバランスを調節しているのが、副腎から放出されるアルドステロンである。

CHECK!

アルドステロンの放出が起こる原因

前述のアルドステロンの放出は、体内の低Na血症によるものであるが、そのほかにも、腎臓の血液灌流量（血流量）の低下がもたらすレニン・アンギオテンシン・アルドステロン系（renin-angiotensin-aldosterone system：RAAS）の活性化でも、アルドステロンの放出が起こることになる。

カリウムの調節

- 体内総Kの98％は筋肉、軟部組織、赤血球などの細胞内液に存在し、残りの２％が血漿や間質液などの細胞外液に分布する。
- また、食事に由来するKは消化管から迅速に吸収され、各組織に拡散・分布した後、約90％は腎臓より尿中へ排泄される。残りの10％は消化管より便中に排泄される結果、食事で摂取されたKはほぼ100％体外に排泄されることにより、Kの恒常性を維持している。
- 血漿中のKは体内総Kのわずか２％に過ぎず、血漿K濃度は通常約5 mEq/Lに調節されているが、この血漿K濃度が高くても低くても神経系および筋肉系（心筋、骨格筋、平滑筋）に対する抑制が起こる。これはK^+がこれらの細胞の興奮・刺激伝達・弛緩を制御していることによるものである。
- 実際のKの調節は、①Kの細胞内への取り込みと②腎臓からの分泌によって調節されている。通常、食事性のKを摂取した場合、腎臓から体外への排泄には数時間を要するため、血漿K濃度を急激に上昇させずに一定に維持される機構として細胞膜に存在するNa/K ATPaseを介した即時的な細胞内取り込み機構が重要な役割を果たしている。細胞膜にあるNa/K ATPase活性を刺激する物質としては、インスリン、カテコールアミン、β_2アドレナリン作動薬、さらには血漿K濃度自体も刺激物質として作用し、その結果、細胞外液から細胞内液へのKの移動が起こる。逆に、細胞内のKが細胞外への移動を促す因子としては、β遮断薬やアシドーシスという病態などが挙げられる。
- 酸・塩基平衡に関する腎臓の働きに関しては、後述するが、血漿カリウム濃度はこの酸・塩基平衡の影響を受け、アシドーシスでは、pHが0.1低下するごとに0.2～1.7 mEq/L増加し、逆にアルカローシスでは、pHが0.1上昇するごとに0.4 mEq/L低下する。

カリウム調節における腎臓の働き

- 糸球体で濾過されるKは、やはり血漿K濃度に依存しており、この原尿中のKを100％とすると、約70％のKが近位尿細管で、さらに20％のKがヘンレのワナで再吸収される（図1-12-17）。
- 最終的な体内Kの調節は、主として遠位ネフロンからの分泌による尿中へのK排泄で調節されている。
- 腎における最も重要なK分泌調節因子はアルドステロンである。アルドステロンは遠位尿細管と皮質集合管の主細胞に存在する**上皮性ナトリウムチャネル**（epithelial sodium channel：ENaC）数を増加させてNaの細胞内流入を促進し、また、血管側Na/K

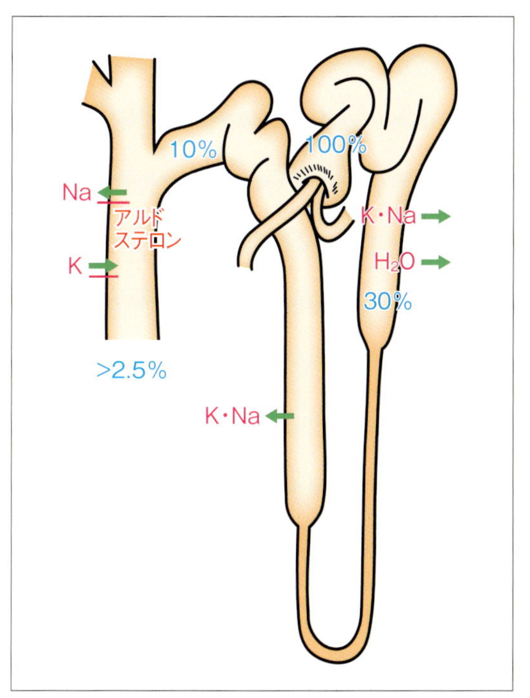

図1-12-17　カリウムの調節
糸球体：Kは100%濾過される。Kが濾過される量は、循環血漿中K濃度による。
近位尿細管：約70%のKが等張性に再吸収される。
ヘンレのワナ：約20%のKが再吸収される。
遠位尿細管の入口に到達するまでに、約90%のKは再吸収される。最終的なKの調節は皮質集合管に局在する主細胞の上皮性Naチャネルによる Na取り込みによりつくられる管腔内の負電位を相殺するために、細胞内からK^+が分泌される。また、アルドステロンは同じ主細胞内のNaチャネルとNa-K ATPaseを刺激することによりKの分泌を促進する。最終的に尿中に排泄されるKは、糸球体で濾過されたKのうち約10～20%となる。

ATPaseを活性化する。その結果、主細胞内K濃度上昇（濃度勾配）と管腔内陰性荷電（電気的勾配）を形成し、受動的なK分泌を促すことができる（図1-12-18）。また、血漿K濃度自体もアルドステロン非依存的に分泌を促すことになる。さらに、遠位尿細管への十分なNa到達量と尿細管管腔内流量も濃度・電気的勾配の形成に影響を及ぼす因子として重要である。

カリウム代謝における腎不全での適応

- 慢性の腎不全では、通常、糸球体濾過量がかなり低下するまでKバランスは保たれる。

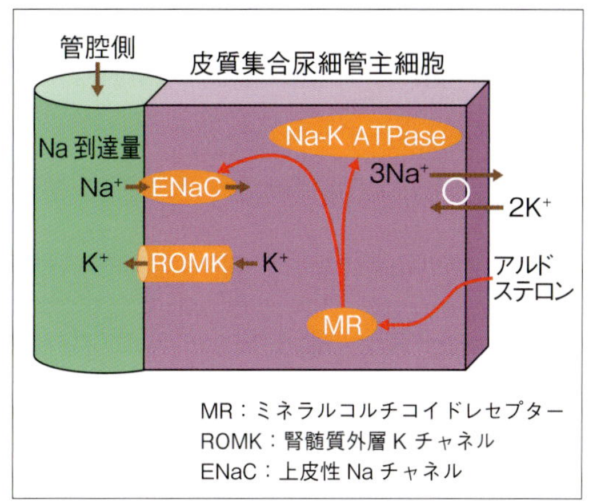

図1-12-18　皮質集合尿細管主細胞でのカリウム分泌機序

これは主として、単一機能ネフロン当たりのK分泌の亢進で説明され、消化管からの排泄亢進も加味された適応現象の結果である。

- 単一機能ネフロン当たりのK分泌亢進のメカニズムについては、遠位尿細管および皮質集合管血管側のNa/K ATPase活性化が関与し、血漿K濃度の増加に対するポジティブ・フィードバックによってアルドステロンの分泌亢進が起こることに併せて、血漿カリウム濃度の増加によるアルドステロン非依存的なNa/K ATPase活性化の促進機序も関与している。
- 腎機能低下時には、腎臓以外のK排泄機構として消化管から便中へのK排泄が亢進しており、この排泄ルートによるK排泄は最大で総K排泄量の30～50%にも達することがある。これらの代償機能は腎不全が末期になるに従い徐々に機能しなくなり、最終的にはネフロン数の絶対的な不足と、遠位ネフロンへのNa到達量の減少、さらには尿流速低下が分泌量を減らす原因となり、血漿K濃度の代償維持機構は破綻することになる。
- 代償機構が保たれているはずの中等度の腎機能低下状態で高K血症を発症した場合には、

組織崩壊、異化亢進や消化管出血などのK負荷の増加やRAAS阻害薬の過剰投与、副腎不全、4型尿細管性アシドーシスなど低アルドステロンを起こすような増悪因子の検索が必要となる。

- しかし、犬猫での慢性腎臓病では、食欲不振や嘔吐などによるK摂取量の低下に併せ、多飲多尿によって、尿細管流量が多くなることから尿中へのK喪失が増加し、低K血症が起こることが多く、特に、猫では低K血症に陥りやすい。ある研究では、慢性腎臓病の猫の19～20%に低K血症(K＜3.5mEg/L)が発生しており、その半数が重度であったとの報告もある。
- 低K血症が進行し、体内のKが枯渇すると、筋肉と腎臓の機能低下、炭水化物代謝とタンパク質合成の異常、酸・塩基平衡の障害が起こることになる。

5. 酸・塩基平衡

ここがPOINT

- 腎臓は、酸・塩基平衡の恒常性の調節を担っている。
- 酸・塩基平衡状態の病態は四つの基本形に分けることができる。
- 重炭酸-炭酸緩衝系は、腎臓の酸・塩基平衡調節として重要な働きを担っている。

- もう一つ腎臓で恒常性を調節しているものに**酸・塩基平衡**もある。ここでいう酸とは、H^+を遊離するもの、塩基とはH^+と結合するものと定義され、一般的に体液中では**酸**(HB)の量と**塩基**(B)の量は平衡関係にある。酸(HB)⇔塩基(B)+H^+(水素イオン)の関係が成り立っている。
- 動物の体が生存可能な水素イオン濃度$[H^+]$は、0.00000002～0.00000016mEq/Lであり、NaやKに比べるときわめて小さい範囲に厳格に調整されていることがわかる。このように数値が極めて小さい範囲で調節されているため、水素イオン濃度$[H^+]$という単位ではなく、pHという単位を用いて表されることが多い。
- pHの定義は、pH=-log$[H^+]$であり、$[H^+]$が0.00000002 mEq/Lであればp H=-log(0.00000002 mEq/L)となり、これはpH=7.6989であり、約pH=7.7となる。また、$[H^+]$が0.00000016 mEq/LであればpH=-log(0.00000016 mEq/L)となり、これはpH=6.7958であり、約pH=6.8となる。したがって、体細胞の生存可能な$[H^+]$をpHで表すとpH6.8～7.7ということになる。さらに、Kを酸の解離定数としてpHを酸と塩基の濃度を使って表すと、水素イオン濃度$[H^+]$=K×[HB]/[B]であるから、pH=pK+log([B]/[HB])となる。この関係は**Henderson-Hasselbalchの方程式**と呼ばれる。
- 一方、動物の身体では、栄養分であるタンパク質、炭水化物、脂肪などが代謝される際にはすべて酸がつくられる。つくられた酸は、主にタンパク質がアミノ酸に分解され、含硫アミノ酸(メチオニン、シスチンなど)や陽イオン性アミノ酸(アルギニン、リジンなど)の代謝によって産生される酸は、不揮発性酸とよばれ、主に滴定酸（titratable acid：TA）として腎臓から排泄される。また、主に炭水化物や脂肪の好気的代謝過程で生成される二酸化炭素（CO_2）である揮発性酸に分けられる。揮発性酸であるCO_2は、呼吸により肺から体外に放出され、TAは腎臓から体外に排泄されることにより、酸・塩基平衡の調節を行っている。これらの酸が何らかの形で中和されないと、身体はいずれ酸性に傾いて機能しなくなる。

酸・塩基の不均衡状態の名称と定義

- ここで酸・塩基不均衡状態の名称とその定義について説明をする。酸・塩基平衡を酸性側にしようとする状態をアシドーシスといい、アシドーシスによりpHが7.35未満になった状態をアシデミア（酸血症）という。
- 酸・塩基平衡をアルカリ側にしようとする状態はアルカローシスといい、アルカローシスによりpHが7.45以上になった状態をアルカレミア（アルカリ血症）という。当然、アシドーシスの際に起こる代償性変化については、通常アルカローシスという用語は使用しない。
- TAの調節が不十分であり、その結果が重炭酸イオン濃度［HCO_3^-］の増減を伴う場合は、代謝性（metabolic）と呼ばれる一方、揮発性酸であるCO_2の調節が不十分であり、その結果が二酸化炭素分圧（pCO_2）の増減として現れる場合は、呼吸性（respiratory）と呼ばれる。
- これらを総合的にまとめると、酸・塩基平衡状態の病態は四つの基本形に分けることができる（表1-12-2）。
- その結果を［HCO_3^-］とpCO_2の関係から臨床的にみると（図1-12-19）、慢性的な呼吸状態の悪化の場合、変化がゆっくり進行する結果代償作用が働くため、［HCO_3^-］もpCO_2もゆっくりと上昇していくのがみて取れる。
- また、表1-12-3には、健康な犬および猫の酸・塩基平衡のパラメーターである動脈血および静脈血のpH、pCO_2、pO_2および［HCO_3^-］の正常参照値を示している。基本的には動物種が変わっても大きな変動はないが、動脈血と静脈血ではpO_2に大きな変動が認められる。

腎臓の酸・塩基平衡調節

- 腎臓に限定して話をすると、動物の体では、1日の代謝活動によって体重1kg当たり約1mEqのTAがつくられ、腎臓ではそれ排泄することにより、平衡を保っている。例えば、5kgの犬であれば1日に約5mEqがつくられている。この量は前述の生存可能な［H^+］の数値と比較すると膨大な量のTAであり、健康な個体の体液ではpHが約7.4に保たれていることを考えると、この膨大なTAを毎日腎臓から排泄していることで体液中の酸・塩基平衡を保っていることがわかる。
- 実は動物の体の酸・塩基平衡に関する調節にはさまざまな緩衝系が関与している（図1-12-20）。
- 体内の［H^+］緩衝系には、細胞内液ではヘモグロビン、リン酸系、タンパク質系などが存在し、細胞外液では重炭酸－炭酸系、ヘモグロビン、骨などが存在する。生体内における各緩衝系の働く割合は、細胞内液ではリン酸系およびタンパク質系が併せて生体内の52％を占め、細胞外液では重炭酸－炭酸系が生体内の約42％の緩衝系を占めている。これらを調節することにより酸・塩基平衡を調節している。

表1-12-2　酸・塩基平衡状態の病態の四つ基本形

	一時性変化	代謝性変化	体液 pH
代謝性アシドーシス	[HCO_3^-] ↓	(pCO_2) ↓	↓
代謝性アルカローシス	[HCO_3^-] ↑	(pCO_2) ↑	↑
呼吸性アシドーシス	(pCO_2) ↑	[HCO_3^-] ↑	↓
呼吸性アルカローシス	(pCO_2) ↓	[HCO_3^-] ↓	↑

一次性変化は酸・塩基平衡以上の原因となる変動を示し、その原因によってもたらされる変化を代謝性の変化として表している。体液 pH は最終的にもたらされる体液 pH の変化を示している。また、[HCO_3^-] は重炭酸イオン濃度、(pCO_2) は二酸化炭素分圧を示している。

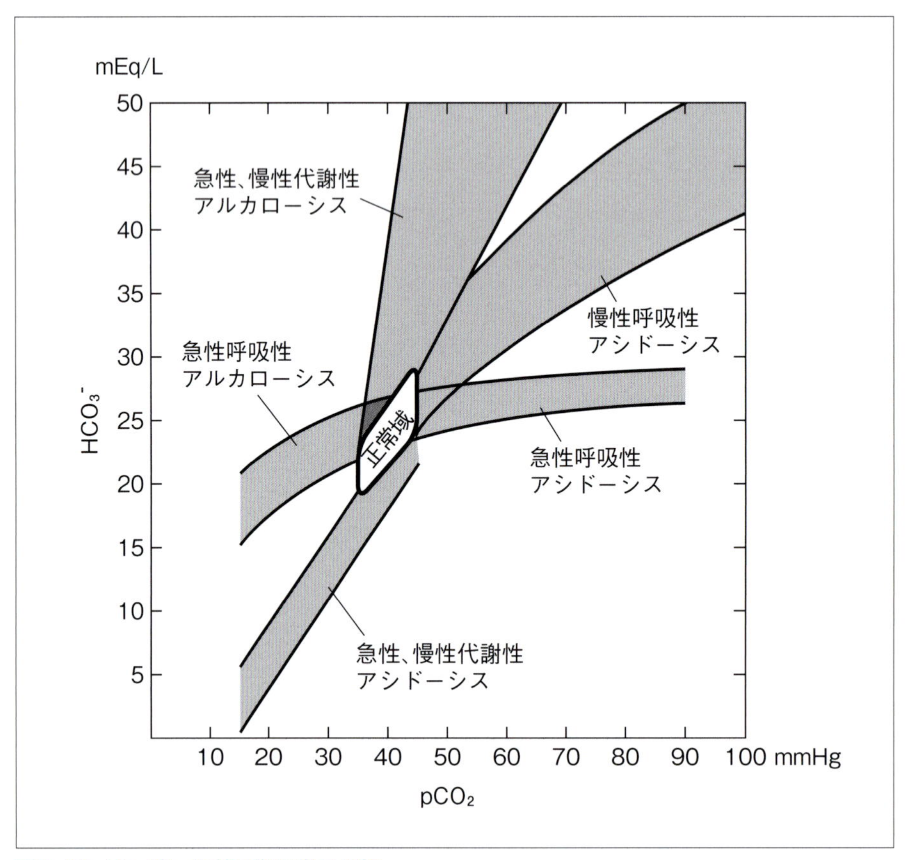

図1-12-19　酸・塩基平衡異常の分類

表1-12-3　犬、猫の動脈および静脈血ガス正常値

	犬		猫	
	動脈	静脈	動脈	静脈
pH	7.407 ± 0.028	7.405 ± 0.097	7.386 ± 0.038	7.300 ± 0.087
pCO_2 (mmHg)	36.8 ± 3.0	36.6 ± 1.21	31.0 ± 2.9	41.8 ± 9.12
pO_2 (mmHg)	92.1 ± 5.6	52.1 ± 2.11	106.8 ± 5.7	38.6 ± 11.44
HCO_3^- (mEq/L)	22.2 ± 1.7	22.3 ± 0.43	18.0 ± 1.8	19.4 ± 4.0

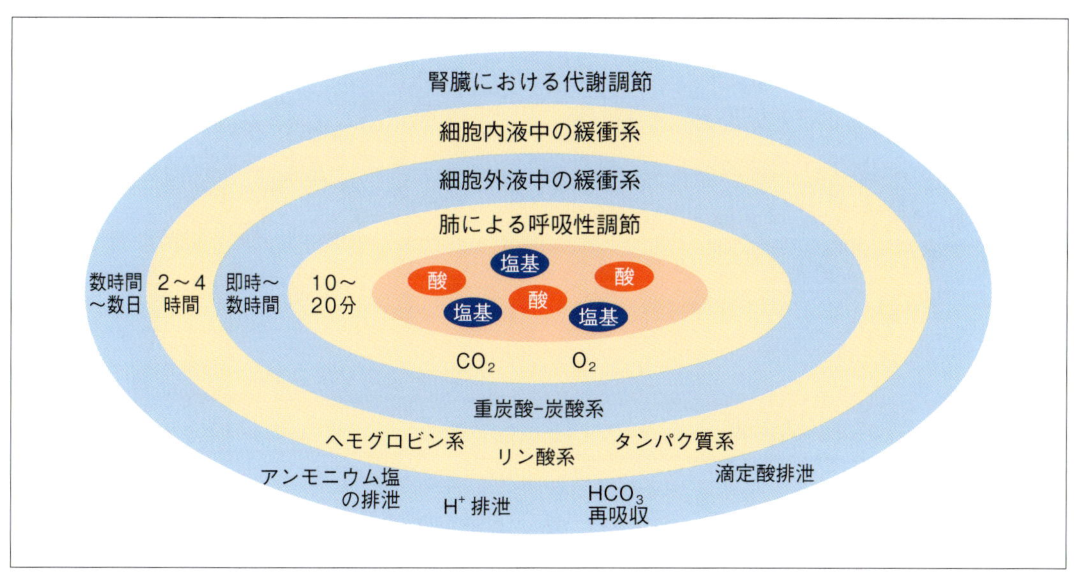

図1-12-20　酸・塩基平衡調節系

- しかし、細胞内外液の緩衝力が発揮されても、摂取した食事から産生された酸が最終的に尿中へ排泄されなければ体内の重炭酸イオンはじめ体液の緩衝力をもつ物質は枯渇してしまう。したがって、腎臓では摂取された食事から最終的に産生された不揮発性酸を、TA として腎臓から排泄することにより酸・塩基平衡を調整している。

重炭酸 - 炭酸緩衝系

- なかでも重要な働きをしているのが**重炭酸 - 炭酸緩衝系**（$CO_2+H_2O \Leftrightarrow H_2CO_3 \Leftrightarrow H^++HCO_3^-$ 系）である。この重炭酸 - 炭酸緩衝系が生体の酸・塩基平衡の緩衝系として重要である理由は、まず、①溶液中の $H_2CO_3 \Leftrightarrow H^++HCO_3^-$ の解離定数は6.1で生理的な pH である7.4と比較的近似していることである（図1-12-21）。このことは生理的な pH の付近でこの緩衝系が必要に応じて反応式の左もしくは右に進行し、H^+ を有効に緩衝できることを意味している。
- ② HCO_3^- は正常な血中濃度が24 mEq/L であり、体内に比較的多量に存在するため、H^+ を緩衝する能力が大きいことが挙げられる。さらに、③ HCO_3^- は腎臓の尿細管で H^+ を排泄した後に再生産されるうえ、HCO_3^-

$$pH = pK + \log\frac{[HCO_3^-]}{[H_2CO_3]}$$

$$pH = 6.1 + \log\frac{[HCO_3^-]}{0.03PaCO_2} \quad (1)$$

$$pH = 6.1 + \log\frac{24}{0.03\times 40} \quad (2)$$

$$pH = 6.1 + \log 20$$

$$pH = 6.1 + 1.3$$

$$pH = 7.4$$

図1-12-21　細胞外液の正常 pH の求め方
Henderson-Hasselbalch の方程式を用いて、重炭酸-炭酸系における、正常な細胞外液系の pH を求めたものである。
図の (1) と (2) の説明は以下のとおりである。
(1) 細胞外液中では $PaCO_2$ と $[H_2CO_3]$ との間には一定の関係があり、$[H_2CO_3]=0.03\times PaCO_2$ である。また、重炭酸-炭酸系の pK は6.10である。
(2) 正常な細胞外液中の $[HCO_3^-]$ は24mEq/L、$PaCO_2$ は40mmHg である。

が過剰に存在するときは余分なHCO_3^-を尿中に排泄することができるため、$[H^+]$を調節できる幅が大きいことである。また、④H_2CO_3は速やかにCO_2に分解されて、呼吸により肺から排泄され、重炭酸－炭酸緩衝系は腎臓と肺の二つの臓器で独立して制御できるので、より細かなpHの調節が可能であることが挙げられる。

酸過剰の調節

- 図1-12-22は重炭酸－炭酸緩衝系を中心とした腎臓のネフロンでの酸・塩基平衡調節を要約した模式図である。近位尿細管の主たる役割は、塩基、つまりHCO_3^-の保持であり、集合管を含む遠位尿細管の役割は基本的に酸の排泄である。
- 糸球体で血液から濾過される塩基はほとんどがHCO_3^-であり、濾過されたHCO_3^-は尿細管でほぼ100%再吸収される。もし、HCO_3^-が1%多く排泄されるだけでも、それを代償するために排泄しなければならない酸の量は正常酸排泄量（1 mEq/L/Body Weight Kg）の約1.5倍量となり、排泄することが困難になる。したがって、正常状態において近位尿細管では、糸球体で濾過されたHCO_3^-がほぼ完全に再吸収される。この再吸収機構は若干複雑であるが、図1-12-23にそれを示した。
- 近位尿細管細胞からNa^+と交換する形でK^+が細胞内に入り、Naの濃度勾配ができる。さらに、その濃度勾配により管腔側からNa^+が入るのと交換にH^+が管腔内に出る。次に管腔内に入ったH^+とHCO_3^-は**炭酸脱水素酵素**（carbonic anhydrase：CA）によりH_2OとCO_2になる。CO_2は近位尿細管細胞内で再びCAにより速やかにH^+とHCO_3^-となる。

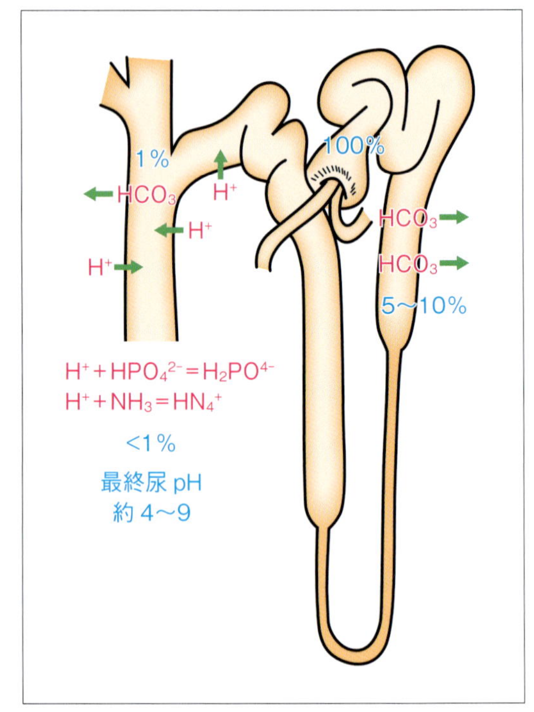

図1-12-22　重炭酸イオンと水素イオンの代謝
HCO_3^-は、糸球体で100％濾過される。近位尿細管では約90～95%のHCO_3^-が再吸収される。HCO_3^-は遠位尿細管でほとんど再吸収されないが、集合管では、多少再吸収され、最終的に1％以下のHCO_3^-が尿中に排泄される。それとは別に、遠位尿細管・集合管では、H^+が分泌され、それがTAやアンモニウムイオンとして尿中に排泄される。その結果最終的な尿pHは4～9になる。

HCO_3^-はNa^+とともにまたはCl^-と交換に細胞から血管側へ移動する。これにより実質的にはHCO_3^-の再吸収が行われるようになっている。また、細胞内に残ったH^+は再び尿細管腔内に放出される。この反応のプロセスは主に近位尿細管でのみ行われている。

- これは遠位尿細管の腔内には$H^+ + HCO_3^- \Leftrightarrow H_2CO_3$という反応を媒介するCAが欠落しており、遠位尿細管では、髄質にある集合尿細管の一部を除いて、このHCO_3^-再吸収の機構は働かないからである。

遠位尿細管における役割

- さて、遠位尿細管、特に皮質集合尿細管であるが、ここではHCO_3^-再吸収は行われず、

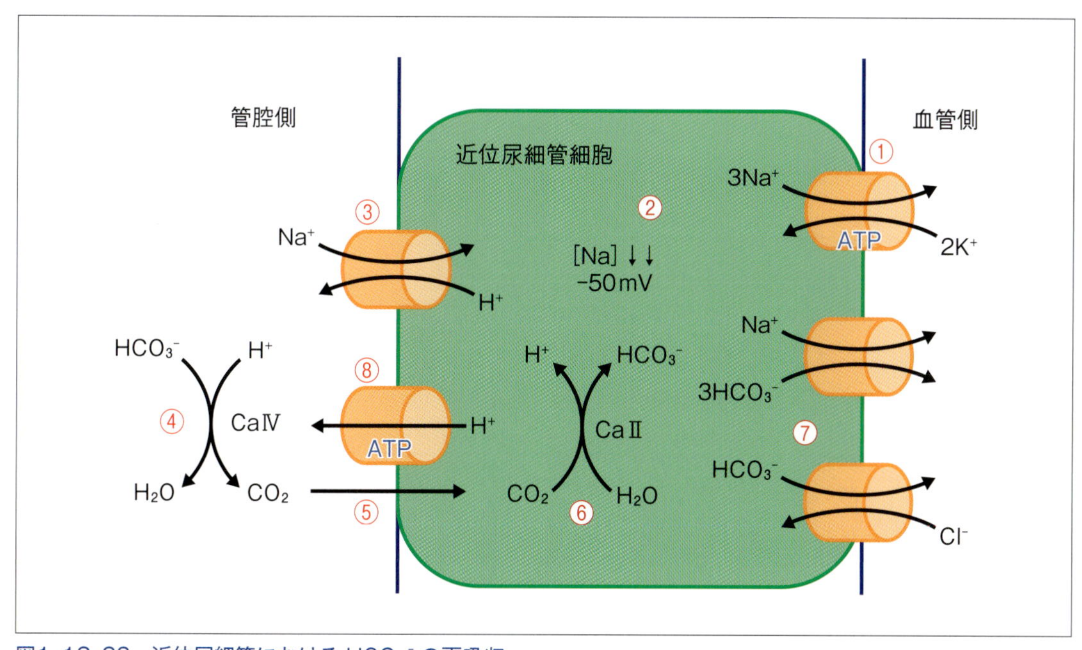

図1-12-23　近位尿細管における HCO_3^- の再吸収
近位尿細管では、反応は図中の①⇒⑧の順に進行し、その結果、HCO_3^- はすべて再吸収され、尿中には H_2O のみが排泄される。

代わって行われるのがATPをエネルギー源として消費しながら行う H^+ の分泌である。この分泌機能は健康な動物の尿pHを5以下にまで落とすことが可能であり、生理的な生体のpHは7.4であることを考えると、$[H^+]$ に換算すれば、遠位尿細管腔では、約1,000倍もの $[H^+]$ 濃度差をつくり出すことが可能である。

- しかしながら、実際の H^+ の排泄は、H^+ の形で行われているわけではない。糸球体で濾過される H^+ は、ほんのわずかであり、仮にすべて尿pH5の尿を排泄したところで、1日に排泄される尿中の H^+ 量は 10^{-5}Eq、すなわち0.1μEqにも満たない量である。したがって、糸球体の濾過だけでは十分量の H^+ を排泄するのは到底できないことがわかる。また、尿細管で分泌された酸も H^+ として排泄されるのではなく、H^+ が結合できる担体が必要となる。その担体として重要なものが、図1-12-22にも記載があるTAとアンモニア (NH_3) である。これら二つの担体が H^+ を引き受ける運び屋として働き、H^+ の排泄に重要な役割を担っている。

滴定酸

- TAの場合には $TA^-+H^+ \Rightarrow TAH$ という反応が起こる。例えばTAがリン酸なら、反応式は $H_2PO_4^-+H^+ \Rightarrow H_3PO_4$ となる。$H_2PO_4^-$ の場合解離定数(pK)が6.8であり、この反応が進むためには、尿pHが6.8以下に下がって初めて50%以上が右に進むことになる。このような役割をもつTAの代表は、リン酸や硫酸などがあるが、これらの酸はほとんど食事としてとったタンパク質の分解産物として体内で産生されるものである。
- しかし、タンパク質の食事を摂取する量にも限界があるため、TAの産生量にも自ずと限界ができる。そのうえ、TAを酸排泄の担体として使用する場合には、尿のpHが十分に下がらなければ酸と結合することができない。実際には、体内の排泄されるべき酸のうち、約40%程度がTAとして尿中に排泄されている。

アンモニア

- アンモニア(NH_3)は、通常は残りの約60%の酸の排泄を受けもっているが、体内で酸が余分に産生されたときには、ある程度まで自由に産生量を増やすことが可能である。
- 近位尿細管細胞はグルタミナーゼという酵素をもち、αアミノ酸の一種であるグルタミンを分解してNH_3を生成する能力をもっている。
- この近位尿細管細胞で産生されたNH_3は電荷をもたないため、自由に細胞膜を通り抜けることが可能であり、尿細管の管腔内に出ることができる。このNH_3が遠位尿細管腔に入ると、そこに分泌されたH^+と直ちに結びついて細胞膜を通過しないアンモニウムイオン(NH_4^-)を形成し、尿細管腔内にとどまり、尿として体外に排泄される(図1-12-24)。したがって、酸の担体としてNH_4^-を使用した場合、その反応式は$NH_3+H^+ \Rightarrow NH_4^+$となり、$NH_3$のpKは9.4であることから、この反応は中性から弱アルカリ性の正常な尿pHでも十分に右側に進むことができる。TAに比べNH_3のほうが優れた酸の担体となれるわけである。しかし、腎臓のアンモニアの産生能力も無限に増やせるわけではなく、その限界は正常の状態の約6～7倍である。
- このように、腎臓には少なくとも通常の状態の5倍量の酸を排泄する潜在能力が秘められていることから、逆に、腎臓は腎臓機能が正常の約20%程度まで障害されるまでは通常に負荷される酸を排泄できることになる。したがって、慢性腎疾患の症例でも病態がある程度進行した中期以降で初めて酸・塩基平衡の異常が出現してくることになる。

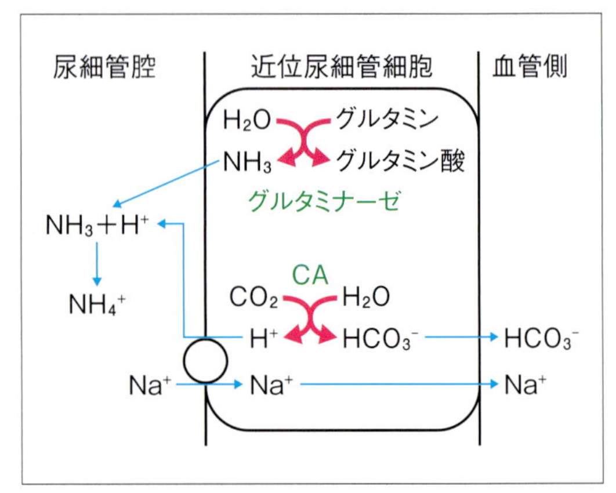

図1-12-24　腎臓のアンモニア代謝
近位尿細管細胞ではグルタミンからNH_3を生成する。そのNH_3が管腔内に出て遠位尿細管周囲でNH_4^+が生成される。

塩基過剰の調節

- 塩基を過剰に摂取したり、ひどく吐いたりして胃酸を大量に失ったりした場合には、体はアルカリ性に傾くことになるが、腎臓には余分な塩基を排泄する大きな能力が備わっている。
- 塩基が過剰となった場合には、腎臓ではHCO_3^-を体外に排泄することにより体を中和している。その一つが近位尿細管におけるHCO_3^-の再吸収を止めることにある。近位尿細管におけるHCO_3^-の再吸収能力にはそもそも限界があり、糸球体で濾過されるHCO_3^-がある程度以上になると、HCO_3^-は遠位尿細管へと溢れ出す。この近位尿細管でのHCO_3^-の再吸収の限界を、再吸収閾値と呼ぶ。遠位尿細管では先に述べたように、原則的にはHCO_3^-の再吸収は行われないため、この溢れ出したHCO_3^-はそのまま尿中に失われることになる。
- 糸球体で濾過されるHCO_3^-量はきわめて大量なので、少しくらいの塩基過剰状態は簡単に処理できる。このほかにも、遠位尿細管で

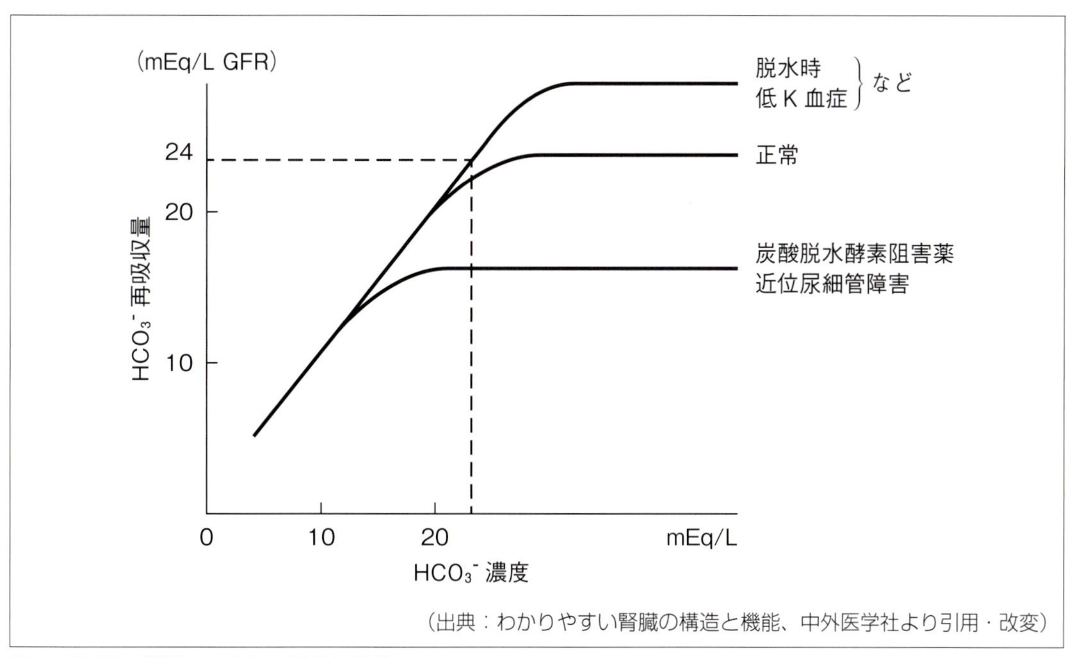

図1-12-25　腎臓の HCO_3^- 再吸収閾値

血中 HCO_3^- 濃度がある一定の濃度に増加するまでは、近位尿細管はほとんどすべての HCO_3^- を再吸収する能力をもっているが、その濃度を超えるとそれ以上再吸収は行うことができなくなる。この濃度のことを HCO_3^- 再吸収の閾値と呼び、この閾値は各種病態により変動する。低K血症や脱水の時には、この閾値は増加し、炭酸脱水酵素阻害薬の投与時や近位尿細管障害時(Fanconi症候群など)では低下する。

は、Cl^- と交換に HCO_3^- を排泄するメカニズムも存在している。したがって、余分の塩基はこれらの機構によりたちどころに尿中に排泄されることになる。

- しかし、余分な塩基 (HCO_3^-) が体内に蓄積した状態が続き、代謝性アルカローシスとよばれる病態が時に出現することがある。実際、図1-12-25に示したように、代謝性アルカローシスの原因となる低K血症時や脱水時では、近位尿細管での HCO_3^- 再吸収閾値が上昇することが知られている。これは、代謝性アルカローシスが持続している状態では、身体に余分な塩基が負荷される病態に加えて、プラスアルファの塩基を不適切に保持する機構も同時に合併している結果である。
- 腎臓の本来もつはずの、酸・塩基平衡に関する大きな調節能力が障害された結果として代謝性アルカローシスが発現する。

酸・塩基平衡調節における腎臓の役割

- このように腎臓での酸の排泄は、NH_4^- とTAの排泄によって行われ、塩基の排泄は重炭酸イオンとして行われる。したがって、腎臓からの H^+ の排泄は、主に NH_4^- とTAの排泄および重炭酸イオンの再吸収の総和であり、遊離している H^+ を排泄するわけではないことがわかる。
- 実際の**腎臓での酸排泄量**(net acid excretion：NAE)は、尿中 NH_4^- を[uNH_4^+]、TAを[TA]、尿中重炭酸イオンを[$uHCO_3^-$]とした場合、NAE = [uNH_4^+] + [TA] - [$uHCO_3^-$]となる。
- この過程によって生成される尿は一定の遊離の H^+ を含み、尿中でもpHの測定は可能であるが、この尿pHは、尿中への[H^+]の排泄の指標ではあるものの、それが尿中の酸排

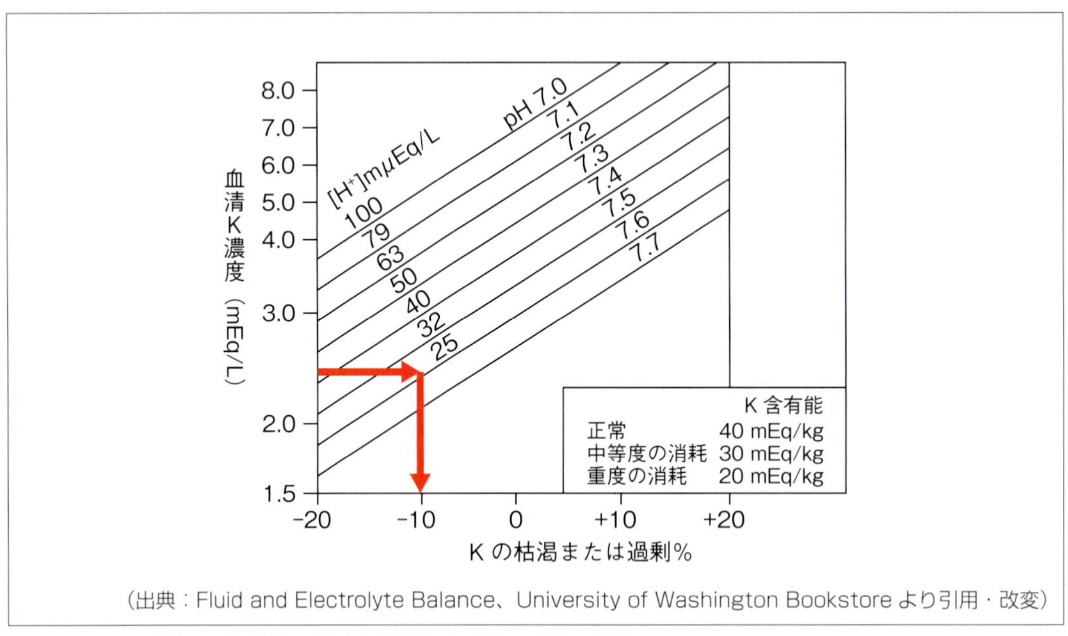

図1-12-26　血液pHと血清K濃度と生体内カリウム含量の関係
血清K濃度を縦軸に、生体内K含量の枯渇もしくは過剰%を横軸に示している。また、斜線はそれぞれ血液pHもしくは血中水素イオン濃度[H+]を示している。身体の消耗の度合を3段階に分けK含有能を示している。
このグラフを用いて、（推定カリウム含有能）×（体重）×（K枯渇・過剰%）を算出すれば、K欠乏または過剰量が算出できる。

泄量を表しているわけではない。

血液pHと血漿カリウム濃度の関係

- 実は、血漿K濃度は血液pHと密接な関係をもっている。K自体がもともと細胞内液に多く含まれており、血漿などの細胞外液には細胞内の2.5%しか含まれていない。腎臓が行っているKの調整も細胞外液を中心にした調整であり、緊急の場合の細胞外液中K濃度は、細胞内外への出入りによって調整されている。そのため、この細胞内外の出入りには、血液pH（アシドーシスやアルカローシス）が強く関わる。例えば、Kはアシドーシスであれば細胞内液から細胞外液へ移行し、逆にアルカローシスでは細胞外液から細胞内液へ移行する。その結果、血漿K濃度はアシドーシスでは増加傾向をとり、アルカローシスでは減少傾向を示すことになる。
- この血液pHを考えたうえで、生体内のK含量が過剰になっているのか、不足しているのかを計算できる方法が報告されている（図1-12-26）。例えば、重度に消耗した体重15kgの犬が血漿K濃度2.5mEq/L、血液pH7.6と測定された場合のK欠乏量は、（推定K含有能）×（体重）×（K枯渇・過剰%）で表される。
- グラフの中の書き込みから、重度に消耗した場合の推定K含有能は20mEq/kgとなり、K枯渇・過剰%はグラフの血漿K濃度2.5mEq/Lから測定pHに対応する斜線に水平線を引き、水平線と斜線との交点からX軸に垂直に下ろせば、その値は−10%となる。したがって、上述の式に代入すれば、(20mEq/kg)×(15kg)×(−10% = −0.1) = −30mEqとなり、約30mEqの欠乏であることがわかる。

CHECK!

生体内のK含量はpHで変動する

生体内のK含量はpHで変動するため、私たちが調べることのできる細胞外液中のK濃度とは、必ずしも一致するものではないことを認識する必要がある。

参考図書

・アニマル・メディア社 編（2017）：アニコム家庭どうぶつ白書 2017，アニコム ホールディングス，東京.
・Dyce KM, Sack WO, Wensing CJG（1998）：獣医解剖学，第２版，山内昭二，杉村　誠，西田隆雄 監訳，近代出版，東京.
・佐々木文彦（2008）：続ぼくとチョビの体のちがい，学窓社，東京.
・インターズー 編（2009）：プレミアム・サージャン，Vol. 4，腎・泌尿生殖器外科，インターズー，東京.
・神谷新司（2010）：膀胱の局所解剖. Surgeon, 82: 6-9.
・Tortora GJ, Derrickson B（2014）：トートラ人体の構造と機能，第４版，桑木共之，黒澤美枝子，高橋研一，細谷安彦　編訳，丸善，東京.
・日本獣医解剖学会 編（2014）：獣医組織学，第６版，学窓社，東京.
・浅野奏，宮田幸雄（2005）：CD-ROMで学ぶ 酸塩基平衡の実際，東京医学社，東京.
・今井正（2004）：パワーポイントで学ぶ 腎臓のはたらき，東京医学社，東京.
・Allan B. Schwartz, Harvey Lyons（1986）：酸・塩基－電解質バランス その恒常性は疾患でどう変わるか，田崎　寛 監訳，医学書院，東京.
・丸茂文昭 監，北岡建樹 編（1998）：K，酸塩基平衡異常の臨床，診断と治療社，東京.
・丸茂文昭 監，飯野靖彦 編（1998）：水とNaの臨床，診断と治療社，東京.
・黒田　清（2004）：水・電解質と酸塩基平衡－Step by Stepで考える－，南江堂，東京.
・奥田俊洋（2000）：わかりやすい腎臓の構造と機能，中外医学社，東京.
・北岡建樹（2012）：楽しくイラストで学ぶ水・電解質の知識（改訂２版），南山堂，東京.
・津田恒之（1994）：改訂増補家畜生理学，養賢堂，東京.
・Helmut G. Rennke, Bradley M. Denker（2007）：体液異常と腎臓の病態生理 第２版，黒川　清 監訳，メディカル・サイエンス・インターナショナル，東京.
・Schribner BH（1969）：Fluid and Electrolyte Balance. Seattle, University of Washington Bookstore, WA.

第 12 章　尿の生成と体液調節　演習問題

問 1　遊走腎と呼ばれる左腎臓をもつ動物はどれか。

① ウマ

② ブタ

③ 犬

④ ウシ

⑤ 猫

問 2　レニンを分泌する細胞はどれか。

① 糸球体内皮細胞

② メサンギウム細胞

③ 糸球体傍細胞

④ 足細胞

⑤ 尿細管上皮

問 3　レニン・アンギオテンシン・アルドステロン系に関する記述について、正しいものはどれか。

① 体液量の増加によりレニンが分泌される。

② 腎臓に作用して、強いナトリウム利尿作用により体液量を減少させる。

③ 血管に直接作用して、血管を収縮させる。

④ 副腎皮質に作用して、アルドステロンの分泌を抑制する。

⑤ 脳に作用して、バソプレシンの分泌を抑制する。

問 4　糸球体から濾過された糖のほとんどを再吸収する部位はどこか。

① 近位尿細管

② ヘンレのワナ

③ 遠位尿細管

④ 緻密斑

⑤ 集合管

問5　次の記述のうち、誤っているのはどれか。

①腎血流量が増加すれば、糸球体濾過量も増加する。

②抗利尿ホルモンの分泌抑制は、集合管からの水の再吸収を増加させる。

③水を多く飲むと、血漿浸透圧が低下し、バソプレシンの分泌を抑制する。

④膀胱の粘膜上皮は、移行上皮である。

⑤排尿は、神経・筋反射作用の一つである。

問6　体液の分布割合として最も多く占めているものはどれか。

①細胞内液

②細胞外液

③間質液

④血漿

⑤リンパ液

問7　細胞内液に多く含まれているものはどれか。

①ナトリウムイオン（Na^{+}）

②塩素イオン（Cl^{-}）

③重炭酸イオン（HCO_3^{-}）

④カリウムイオン（K^{+}）

⑤カルシウムイオン（Ca_2^{+}）

問8　尿中へのナトリウム排泄を最終的に調節しているホルモンは何か。

①レニン

②アンギオテンシン

③アルドステロン

④バソプレシン

⑤コルチゾール

細胞外液にある酸・塩基平衡を調節している最も多く存在する緩衝系は何か。

① リン酸系

② 重炭酸－炭酸系

③ ヘモグロビン系

④ 骨系

⑤ タンパク質系

解　答

問1　**正解④**

ウシ

反芻類動物の左腎臓が遊走腎と呼ばれる。

問2　**正解③**

糸球体傍細胞

レニンを分泌するのは糸球体傍細胞である。

問3　**正解③**

血管に直接作用して、血管を収縮させる。

この系は、直接血管に作用して、血管を収縮させる。①、②、④、⑤は心房性ナトリウム利尿ペプチド（ANP）の作用で、レニン・アンギオテンシン・アルドステロン系と拮抗している。

問4　**正解①**

近位尿細管

近位尿細管では、糸球体から濾過された糖とアミノ酸のほとんどを再吸収する。

問5　**正解②**

抗利尿ホルモンの分泌抑制は、集合管からの水の再吸収を増加させる。

抗利尿ホルモンの分泌抑制は、集合管からの水の再吸収を抑制する。

問6　**正解①**

細胞内液

体液の約60％強を細胞内液（intracellular water）が占める。

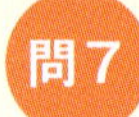

正解④

カリウムイオン（K^+）

静止電位を保つために K^+ は細胞内に多く含まれる。

Ca_2^+ は細胞内液にも細胞外液にも多くは含まれない。

問8 **正解③**

アルドステロン

アルドステロンはミネラルコルチコイドとも呼ばれる副腎皮質ホルモンであり、腎臓の遠位尿細管から集合管にある主細胞で Na の再吸収を調節している。

問9 **正解②**

重炭酸－炭酸系

動物の体内には酸・塩基平衡を調節する多くの緩衝系が存在している。細胞内液ではリン酸系が、細胞外液では重炭酸－炭酸系が主であり、生体内の約42％の緩衝系を占めている。

認定動物看護師教育コアカリキュラム2019準拠

動物繁殖学

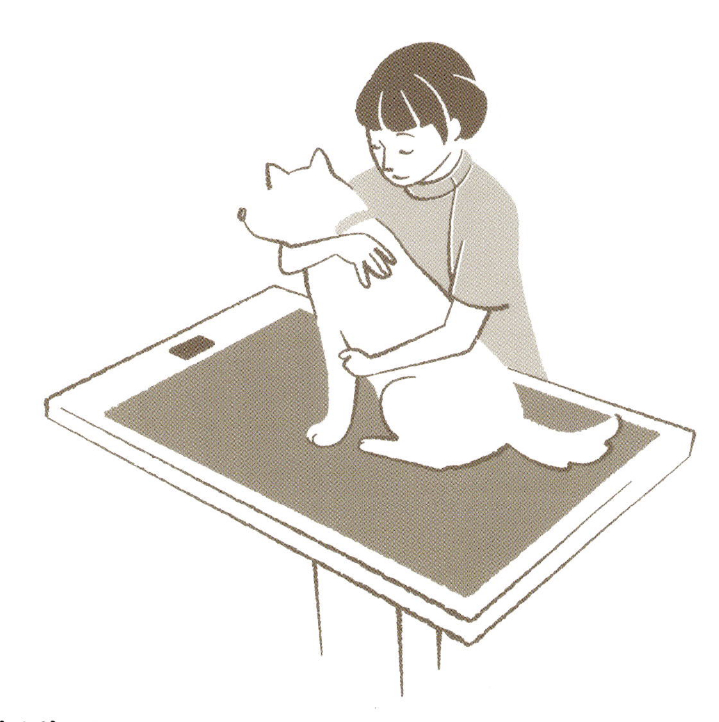

動物の体の構造と機能を理解する

●概要

繁殖に関わる形態機能学を学び、妊娠・分娩と新生子管理、遺伝学の基礎知識を修得する。

第1章 性と生殖

この章の目標

1）生殖器（雌雄）の基本構造について説明できる。
2）生殖機能調節に関わる主要なホルモンの名称、産生部位および標的器官を説明できる。
3）交配、妊娠、分娩、産褥の過程について説明できる。
4）染色体、遺伝子、器官の発生メカニズムについて説明できる。

キーワード　生殖　生殖器　ホルモン　性成熟　発情周期　発情徴候　交配適期　交尾様式　受精　着床　妊娠　偽妊娠　分娩　難産　遺伝子　染色体　器官発生

1. 生殖とその分類

ここがPOINT

- 生殖とは、生物が自分のもっている固有の遺伝情報（DNA）を受け継いだ、新しい個体をつくり出す現象のことである。
- 生殖は無性生殖と有性生殖に大きく分類される。
- 哺乳動物は一般的に、有性生殖によって子を増やし、有性生殖は遺伝的な多様性が生まれるという特徴をもつ。

生殖とは

- **生殖**とは、生物が自分のもつ固有の遺伝情報（DNA）を受け継いだ、新しい個体をつくり出す現象のことである。生殖は、種の存続にとって重要な働きであり、その方法としては、**無性生殖**と**有性生殖**に大きく分類される。
- 無性生殖は、単独で体細胞を分裂させ個体を増やしていくという、比較的下等な動物にみられる生殖方法である。
- 有性生殖は、雄と雌がつくり出す生殖細胞（配偶子または生殖子）が接合して新しい個体を生み出す生殖方法である。有性生殖における生殖細胞の接合の過程を**受精**という。
- 哺乳動物は一般的に、有性生殖によって子を増やしていく。有性生殖は、雄と雌がそれぞれもっている遺伝情報が子に伝わるため、遺伝的な多様性が生まれるのが大きな特徴である。

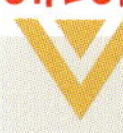
CHECK!

無性生殖には遺伝的な多様性はみられない

有性生殖とは異なり、親から子へ同じ遺伝情報が伝わるため、無性生殖には遺伝的な多様性はみられない。

生殖器の分類

- 一連の生殖行動に携わる器官を生殖器という。生殖器は、生殖腺（または生殖巣）と副生殖器から構成される（表2-1-1）。生殖器はほかの多くの臓器と異なり、雄と雌で構造と機能が異なるのが特徴である。
- 生殖腺は、雄では精巣、雌では卵巣を指し、それぞれ生殖子である精子と卵子を生産する器官であるとともに、副生殖器の形態や機能を支配するためのさまざまな性ホルモンを分泌する内分泌器官でもある。
- 副生殖器は生殖道、副生殖腺および外部生殖器から構成される。副生殖腺は、生殖子および生殖機能に必要な液を分泌している器官である。生殖道および外部生殖器は、生殖子の排出または進入の通路であるとともに、交尾器としての機能を果たす器官である。また、雌動物における副生殖器は、受精、妊娠および分娩などの生殖活動を行うための重要な器官となる。

表2-1-1　生殖器の分類

生殖器		雌	雄
生殖腺（生殖巣）		卵巣	精巣
副生殖器	生殖道	卵管、子宮、腟	精巣上体、精管
	副生殖腺	子宮腺、大前庭腺、小前庭腺	精嚢腺、前立腺、尿道球腺
	外部生殖器	腟前庭、陰門	陰茎

2．生殖器の基本的なしくみ

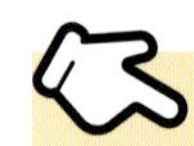

ここがPOINT

- ➤ 雄の生殖器は、精巣、精巣上体、精管、副生殖腺、陰嚢、陰茎および尿道から構成されている。
- ➤ 雌の生殖器は、卵巣、卵管、子宮、子宮頸管、腟、腟前庭および外陰部から構成されている。
- ➤ 生殖器ではないが、乳房（乳腺）は生殖活動にとって重要な役割を担っている。

雄の生殖器

- 雄の生殖器は、精巣、精巣上体、精管、副生殖腺、陰嚢、陰茎および尿道から構成されている。雄犬の生殖器は図2-1-1に、雄猫の生殖器は図2-1-2にそれぞれ示した。

精巣および精巣上体

- 成熟した犬と猫は、一対の精巣が陰嚢と呼ばれる袋の中に保持されている。しかし、生まれた直後の雄子犬と雄子猫の精巣は陰嚢内には存在しない。
- 精巣は最初、胎子の腹腔内の左右の腎臓の尾側の位置で発生するが、胎生期から出生後の発育に伴い、腹腔内から鼠径（そけい）管および鼠径部皮下（鼠径輪）を通り陰嚢内に向かって移動をする。この過程を精巣下降という。
- 陰嚢内への精巣下降が完了する時期は動物によって異なり、犬で生後約30日、猫で約21日であるが、品種や発育状況の違いによっても完了時期に個体差が生じる。
- 時々、この精巣下降の過程に問題が生じ、腹

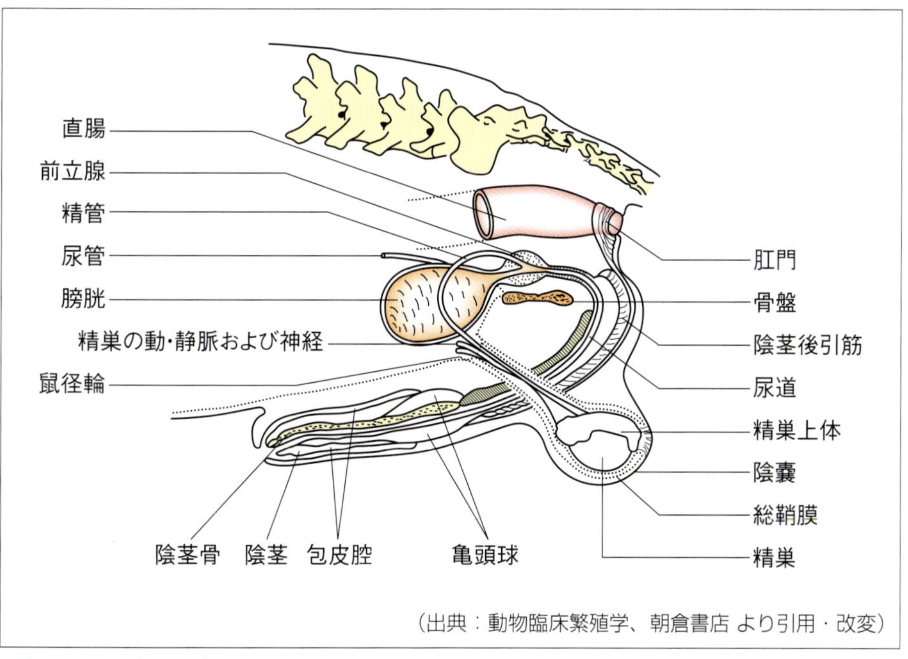

図2-1-1　雄犬の生殖器

陰茎骨：陰茎先端部の尿道背側にある。陰茎中隔が化骨してできたもの。
亀頭球：尿道海綿体が発達して太くなったもの。
｝これらの構造は、交尾時に役立つ。

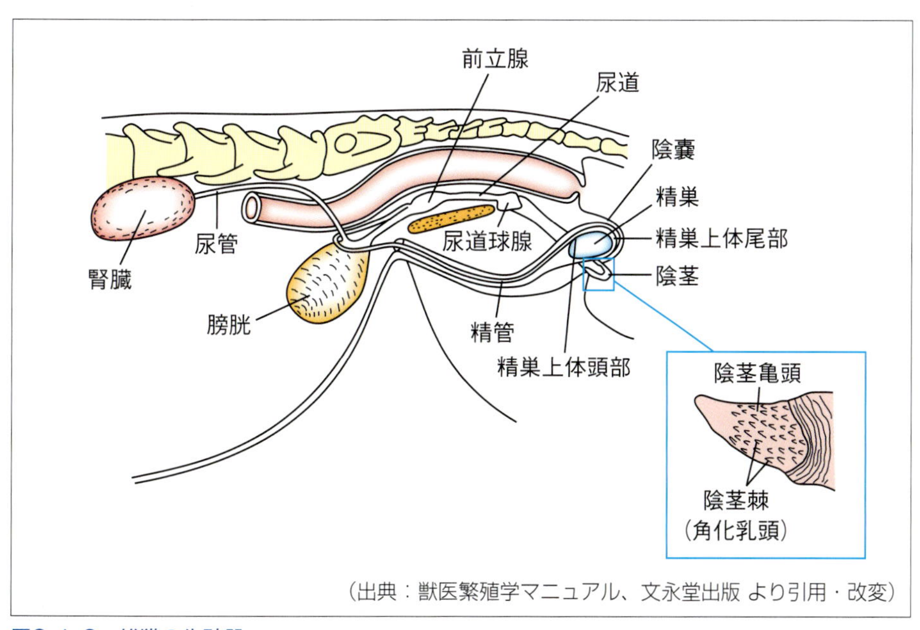

図2-1-2　雄猫の生殖器

腔内や鼠径部に精巣が留まってしまう**潜在精巣**という疾患が起こることがある。潜在精巣は、片側に起こる場合と両側に起こる場合があり、遺伝することが知られている。

- 精巣の形態は卵円形で、白膜と呼ばれる比較的硬く、丈夫な膜によって包まれている。精巣内部は非常に細く、コイル状に曲がりくねった精細管と、精細管を囲むように存在する間質細胞（ライディッヒ細胞）から形成される。

- 精巣の主な働きは、精子を生産することであり、この能力を造精機能と呼ぶ。精子形成は精細管で行われている。また、精巣は内分泌器官でもあり、間質細胞から雄性ホルモン（アンドロゲン）を分泌している。アンドロゲンは、副生殖腺の発達に関与したり、雄の二次性徴を発現するほかに、精子形成にも関与している。
- 生後、精細管の中には精子のもととなる精粗細胞と、その細胞を支持・保護しているセルトリ細胞だけが存在しているが、性成熟過程に伴って精粗細胞が分裂を開始し、さまざまな性ホルモンの影響を受けて精母細胞、精娘（せいじょう）細胞、精子細胞を経て精子が形成される。しかし、精巣で形成された精子はまだ未熟な状態であり、運動性や受精能力をもっていない。精子は精巣上体と呼ばれる管腔を通過する間に成熟し、受精能力を獲得していく。
- 精巣上体は、精巣にくっついており、精巣に近い側から、頭部、体部、尾部に区分され、その先は精管とつながっている。精巣上体尾部は、成熟した精子を一時的に貯蔵している。また精巣上体は、余分な精子を吸収する役割ももっている。
- 射精時には、精巣上体尾部に貯蔵されている精子が精管を通って、副生殖腺から分泌される液と混合されて、尿道を通り、陰茎の先にある尿道口から外に排出される。
- 精巣において精子形成を行うためには、性ホルモンのほかに、体温よりも低い温度条件が必要となる。そのため、陰嚢内にある精巣は、体温よりも4～6℃ぐらい低い温度に維持されている。この温度調節に関係しているのが、陰嚢壁、精巣挙筋および精索内の血管の働きである。
- 寒い環境にあるときには、肉様膜と呼ばれる陰嚢壁内の筋肉を収縮させ、陰嚢壁を厚くして精巣挙筋という筋肉によって精巣を体に近づけて温度を上げる。逆に暑いときには、この筋肉を弛緩させ、陰嚢壁を薄くして精巣を体から遠ざけることによって精巣の温度を下げている。

CHECK!

潜在精巣では精子形成を行うことができない

精巣が陰嚢内に存在せず、鼠径部もしくは腹腔内に存在する場合、すなわち潜在精巣では、体温と同等の高い温度環境に曝されるため、精子形成を行うことができない。ただし、潜在精巣では性ホルモンの産生・分泌を行うことは可能である。

副生殖腺

- 副生殖腺は、動物によってその種類と数が異なっている。副生殖腺として、犬は前立腺のみを有し、猫は前立腺と尿道球腺を有している。
- 犬の前立腺は、哺乳動物のなかでも非常に発達しており、膀胱の尾方に尿道を囲むように、クルミ状に左右の葉に分かれて存在する。
- 犬の前立腺は、加齢に伴って肥大し、高齢では前立腺肥大症という病気を起こすことがある。前立腺は、雄性ホルモンであるアンドロゲンに依存している臓器であるため、去勢を行うと縮小する。したがって、去勢された犬では、普通の前立腺肥大症が起こることはない。ただし、前立腺癌はアンドロゲンと関係なく発症するため、去勢してもその発症に注意が必要である。
- 犬とは対照的に、猫の前立腺はあまり発達しておらず、左右の区分も顕著ではない。また、犬の前立腺のように加齢に伴って肥大することはほとんどない。猫の尿道球腺は、骨盤付近の尿道部分に一対存在する。

- 副生殖腺から分泌される液は、精液の液体部分である精漿の主成分であり（射精された精液は、精子と精漿からなる）、精子の代謝や運動性に関与し、生理的緩衝剤としての役割をもっている。射精時において、犬の前立腺液は非常に多量に分泌されるが（10mL 前後）、猫では前立腺および尿道球腺から分泌される液は少量（50～100μL 前後）である。

陰　茎

- 犬の**陰茎**は包皮内に収まっており、常に保護されているが、交尾時に**勃起**が起こると包皮の外に出てくる。犬の陰茎は尿道の背側に**陰茎骨**という骨を有しているため、勃起する前からやや硬い。また、犬の陰茎の基部には、**亀頭球**という特徴的な膨らみがある（図2-1-3）。
- 猫の陰茎は、約1～1.5cm 程度の大きさで、犬と同様に陰茎骨が存在するが、小さく痕跡程度に認められる。陰茎は、三角錐状の形態をしており、陰茎の周囲には棘のような突起物がある。これを**陰茎棘**（または**角化乳頭**、図2-1-2）という。陰茎棘はアンドロゲン依存性の構造物であり、去勢を行うと消失する。

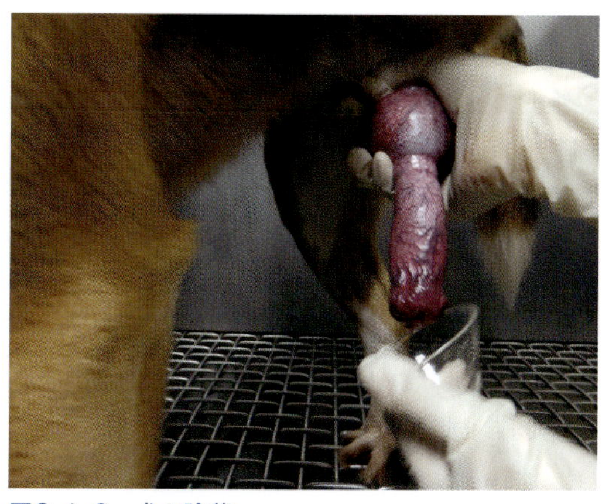

図2-1-3　犬の陰茎
犬の精液採取時の勃起した陰茎である。陰茎の基部で膨らんでいる部分が亀頭球である。

陰　嚢

- **陰嚢**は、精巣および精巣上体を入れている袋のことである。陰嚢には中隔が存在しており、左右の精巣を別々に収納している。
- 陰嚢は、外側に薄い伸縮性のある皮膚と、**肉様膜**と呼ばれる平滑筋の層から構成されている。肉様膜が収縮することによって陰嚢壁も収縮する。肉様膜の内側には、腹腔内にあった精巣が下降するときに、腹膜が陥入して形成された**腹膜鞘状突起**に由来する**総鞘膜**があり、その内側に精巣および精巣上体が含まれている。
- また精巣は、陰嚢内で**精巣導帯**（精巣下降の働きにおいて重要なもの）由来の靱帯によって固定されている。

雌の生殖器

- 雌の生殖器は、**卵巣**、**卵管**、**子宮**、**子宮頸管**、**腟**、**腟前庭**および**外陰部**から構成されている。また、生殖器ではないが、**乳房**（**乳腺**）は生殖活動にとって重要な器官である。雌犬の生殖器を図2-1-4、図2-1-5に、雌猫の生殖器を図2-1-6、図2-1-7にそれぞれ示した。

卵　巣

- 雌の生殖腺である卵巣は左右一対あり、腹腔の背側で腎臓の尾側に位置し、雄の精巣とは異なり胎生期からその位置はほぼ移動しない。
- 卵巣は、腹膜の一部である卵巣間膜によってつり下げられており、**卵巣提索**という靱帯によって腎臓側に、反対側は**固有卵巣索**という

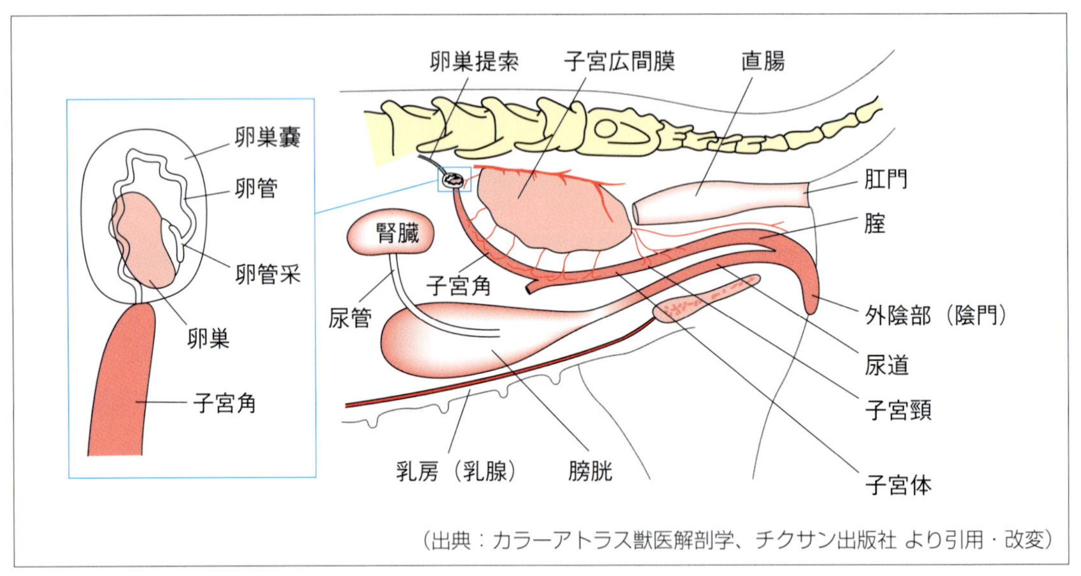

図2-1-4　雌犬の生殖器

靭帯によって子宮側に固定されている。

- 犬や猫では左腎臓が右よりもやや尾側に位置しているため、卵巣の位置も右側よりも左側がやや尾側に位置している。
- 卵巣の形態は楕円形で扁平であるが、**卵胞**または**黄体**が形成されることによって大きくなり、凹凸が生じ、形態がさまざまに変化する。
- 犬の卵巣は、**卵巣嚢**という袋状の構造物に完全に覆われた状態で存在する（図2-1-8）。
- 卵巣嚢は、卵巣間膜、卵管間膜、卵管および脂肪によって形成されており、一部だけがスリット状に腹腔と通じている。このため、開腹手術を行うときには、そのままでは犬の卵巣を直視することはできない。
- 卵巣嚢のスリット部分には卵管采が存在するが、犬の卵管采は一般の動物でみられるような漏斗（ろうと）状ではなく海綿状を呈している。
- 排卵が近くなると卵管采部分が腫大し、卵巣嚢のスリットを閉じて卵巣内に漿液を貯留させる。この漿液は、排卵された卵子とともに卵管に入る。このように、犬の卵巣嚢は、排卵された卵子を腹腔に逃すことなく卵管に入ることができる構造となっている。

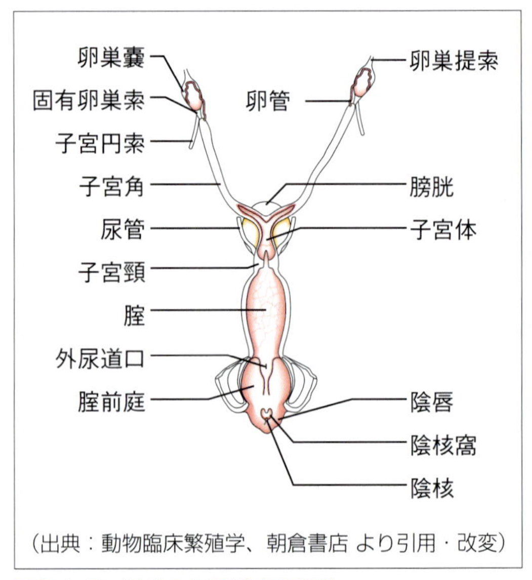

図2-1-5　雌犬の生殖器（平面図）

- 一方、猫の卵巣は、一般の動物と同様に、漏斗状を呈した卵管采に覆われており、排卵された卵子をとらえて卵管内に誘導している。猫の卵巣は、開腹手術時には卵管および間膜をよけることによって直視することができる。
- 卵巣は、表層部の**皮質**と中心部にある**髄質**に

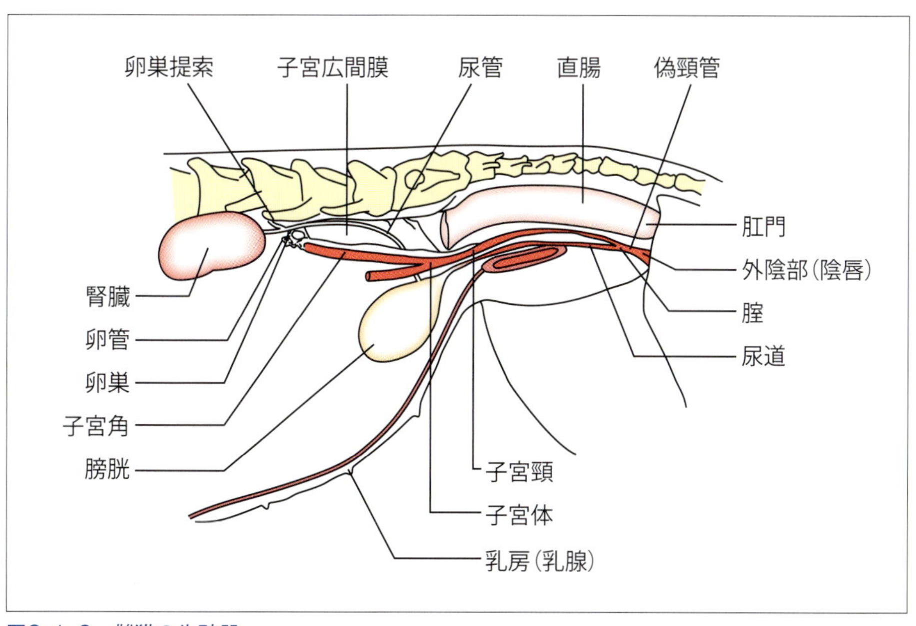

図2-1-6　雌猫の生殖器

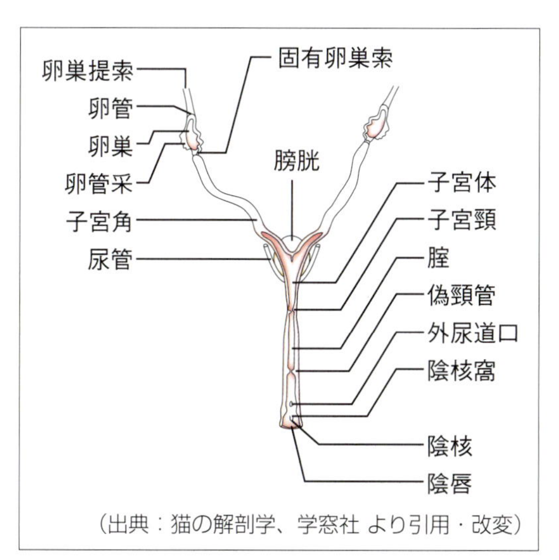

(出典：猫の解剖学、学窓社 より引用・改変)

図2-1-7　雌猫の生殖器(平面図)

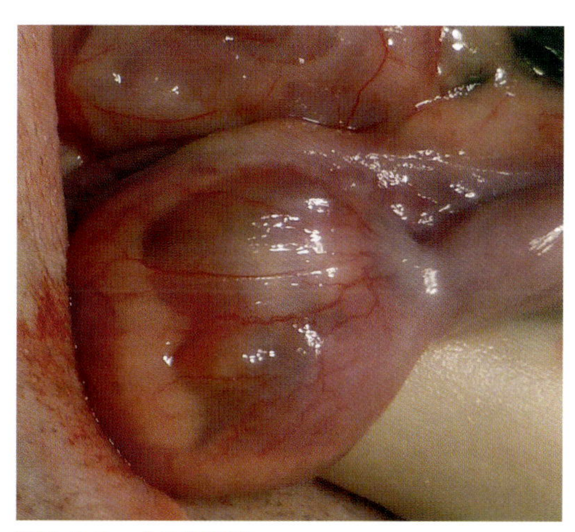

図2-1-8　犬の卵巣嚢
犬の卵巣は、卵巣嚢という袋状の構造物によって完全に包まれているため、それを直接みることはできない。

分けられる。卵胞や黄体が形成されるのは皮質部分のみであり、髄質は卵巣門から入ってくる血管、リンパ管、神経が存在している。

- 卵巣の主な機能は、卵胞内で卵子を生産することと、内分泌腺として卵胞や黄体からさまざまな性ホルモンを分泌することである。すなわち、犬や猫が性成熟期に達すると、視床下部－下垂体－生殖腺軸の働きが開始され、さまざまな性ホルモンが分泌されて生殖活動が開始される。特に**下垂体前葉**から分泌される**卵胞刺激ホルモン(FSH)**の働きによって、卵巣に存在する未熟な卵胞(**原始卵胞**)が発育を開始し、大きく成熟する。
- 原始卵胞は、卵母細胞とそれを囲む1層の扁平な**卵胞上皮細胞**からなるが、ホルモンの影響を受け、卵胞上皮細胞はやがて立方体または円柱状の一次卵胞となり、さらに分裂・増殖して二次卵胞となる。

- そしてさらに分裂して顆粒層となり、顆粒層細胞の間に卵胞腔が形成された胞状卵胞になると、腔が大きくなって成熟する。成熟した卵胞をグラーフ卵胞と呼ぶ。卵胞上皮細胞からは、卵胞ホルモンであるエストロゲンが分泌される。
- 成熟しなかった卵胞は、閉鎖卵胞として退行する。

CHECK!

成熟卵胞の数は犬種により異なる

卵巣につくられる成熟卵胞の数は犬種により異なり、小型犬では少なく、大型犬では多い。

- 成熟した卵胞は、やがて下垂体前葉からの黄体形成ホルモン（LH）の一過性の放出（LHサージ）の刺激を受けて、卵胞から飛び出し卵管内に導入される。この現象を排卵という。
- 排卵後は、卵胞が存在していた部分に黄体細胞が増殖し、黄体を形成する。黄体からは黄体ホルモンであるプロゲステロンが分泌される。

卵　管

- 卵管は、薄い間膜（卵管間膜）に包まれた細長く蛇行した管であり、卵巣に近接して存在する。
- 卵管における主な機能は、排卵された卵子を子宮へ運ぶことと受精を行うことである。
- 卵管の内腔は繊毛上皮となっており、卵子を運搬するのに役立つ。卵巣は卵管采で包まれており（犬以外）、排卵された卵子は、卵管の入り口である卵管腹腔口から卵管内へと入る。
- 犬以外の卵管采は漏斗状を呈しているため、この構造を卵管漏斗と呼ぶ。
- 卵管は、卵管膨大部と呼ばれるやや太い部分と、卵管峡部（きょうぶ）と呼ばれる細い部分からなり、子宮へと移行している。
- 子宮への卵管の開口部は、卵管子宮口と呼ばれる。
- 犬の卵管は脂肪が多く付着した卵巣嚢の中に含まれているため、卵管を外観から見極めることは困難である。

子宮および子宮頸管

- 子宮は動物によって形態がやや異なるが、犬と猫の子宮は、左右２本の子宮角と子宮角が合わさった子宮体からなっており、双角子宮に分類される。
- 子宮の主な役割は、胚を着床させ、胎子へと成長させることである。着床は主に子宮角で行われる。
- 犬と猫は多胎動物であるため、子宮角が比較的長いが、右卵巣が左より尾側に位置しているため、右の子宮角に対して、左の子宮角がやや短い。
- 子宮は、腹腔内で卵巣間膜および卵管間膜から続く子宮広間膜という膜によってつり下げられている。犬では子宮広間膜に脂肪が多く付着しているが、猫では付着していない。この特徴により、犬と猫の子宮を素早く見分けることができる。
- 子宮は腟へとつながっているが、その境には厚く強靱な管壁があり、内腔が狭くなった部分に子宮頸部が存在する。この内腔を子宮頸管といい、子宮頸管が子宮体腔に開口している部分を内子宮口、腟に開口している部分を外子宮口という。
- 子宮頸管は普段は狭くなっており、外部からの細菌などの侵入を防いでいるが、分娩時には胎子が通るくらいに大きく拡張する。

腟および陰門

- 子宮から外陰部へつながる円筒状の器官が腟である。腟は交尾器であり、分娩時の産道にもなる器官である。
- 犬の腟は比較的長く、ビーグル犬程度の大きさでも15〜20cmぐらいの長さがある。また、猫の腟には狭くなっている部分が存在し（外陰部から約2cmの部分）、この部分を偽頸管と呼んでいる。
- 腟の粘膜上皮は、エストロゲンの作用によって重層扁平上皮となり変化する。犬では、この細胞を採取して観察すること（腟スメア）によって、生殖周期の段階を判断することができる。
- 腟前庭は、腟から外陰部につながる部分であり、ここに外尿道口が開口している。腟前庭の後方は明らかな境界がなく、陰門につながっている。腟前庭と陰門を含めて外部生殖器と呼ぶ。
- 陰門は生殖道の末端の開口部で、両側の皮膚が隆起して陰唇を形成する。陰唇および陰門の体外に突出した部分を外陰部と呼ぶ。
- 犬では、発情が起こるとエストロゲンの作用によって、外陰部の充血・腫大が起こる。また、腟前庭部には雄の陰茎に相当する円錐状の陰核が陰核窩に囲まれて存在する。

乳　房

- 乳房は、乳頭、乳管および乳腺からなる。乳房の数は動物によって異なり、基本的に犬では5対、猫では4対存在するが、個体によってその数に若干の差がみられる。
- 乳房は、腋窩から鼠径部まで広がって存在している。
- 生後〜性成熟に達するまでは乳頭や乳房は小さいが、性成熟後に分泌されるさまざまなホルモンの影響を受けて乳腺（乳房）が腫大し、機能的となる。
- 妊娠した場合には、鼠径部に近い乳房が大きく発達し、乳腺内で乳汁がつくられ、分娩後の授乳時期に分泌される。
- 犬では、妊娠していなくても乳房の腫大と乳汁の分泌がみられる偽妊娠という現象がみられることがある。

3．生殖機能調節に関わるホルモン

ここがPOINT

- 生殖機能には、多くのホルモンが関与している。
- 生殖系ホルモンには、性腺刺激ホルモン放出ホルモン（GnRH）、卵胞刺激ホルモン（FSH）、黄体形成ホルモン（LH）（間質細胞刺激ホルモン〔ICSH〕）、プロラクチン、オキシトシンなどがある。

- 生殖機能には、多くのホルモンが関与している。生殖機能の調節に関わる主要なホルモンの種類、主な産生部位と作用については表2-1-2に示したとおりである。

表2-1-2　生殖系ホルモン

種 類（略 語）	主な産生部位	主な作用
性腺刺激ホルモン放出ホルモン（gonadotropin releasing hormone：GnRH）	視床下部	雄・雌：下垂体からの性腺刺激ホルモン（FSHおよびLH）の分泌・放出を促進
卵胞刺激ホルモン（follicle stimulating hormone：FSH）	下垂体前葉	雌：卵胞発育の促進 雄：精巣のセルトリ細胞に作用し、精子形成の前段階を促進
黄体形成ホルモン（luteinizing hormone：LH） 雄では、間質細胞刺激ホルモン（interstitial cell stimulating hormone：ICSH）とも呼ばれる	下垂体前葉	雌：卵胞成熟、排卵誘起、黄体形成と機能維持、プロゲステロンの合成と分泌を促進 雄：精巣間質のライディッヒ細胞に作用して、アンドロゲンの合成と分泌を促進
プロラクチン	下垂体前葉	雌：乳腺発育、乳汁産生・分泌、黄体機能維持
オキシトシン	視床下部で産生され、下垂体後葉から分泌される	雌：子宮収縮（陣痛を起こす）、乳汁排出
エストロゲン	卵巣（卵胞上皮細胞）	雌：発情徴候の発現、副生殖器の発育、二次性徴の発現、小卵胞の発育、乳腺乳管系の発達、オキシトシンに対する感受性を高める
プロゲステロン	黄体	雌：子宮内膜の着床性増殖、妊娠維持、乳腺濾胞系の発育、オキシトシンに対する感受性を低下させる
アンドロゲン	精巣（ライディッヒ細胞）	雄：副生殖器の発育、二次性徴の発現、精子形成の後段階を促進、性行動および攻撃性の発現
リラキシン	胎盤	雌：恥骨結合や仙腸結合を弛緩、子宮頸管（産道）の拡張
インヒビン	卵巣（卵胞上皮細胞） 精巣（セルトリ細胞）	雄・雌：FSHの分泌抑制
プロスタグランジン（prostaglandin：PG）	子宮内膜	雌：黄体退行、子宮平滑筋収縮

- これらの生殖系ホルモンが視床下部－下垂体－生殖腺軸を基本にして相互に作用し、雌では**発情周期**、**発情徴候**の発現、排卵、妊娠、分娩および泌乳などの一連の生殖過程において、雄では二次性徴の発現、精子の形成などにおいて、重要な役割を演じている。

雄犬および雄猫の生殖系ホルモン分泌の推移

- 雄犬および雄猫では、性成熟時期に達すると**視床下部**から**性腺刺激ホルモン放出ホルモン（GnRH）**の分泌が促進され、このホルモンの

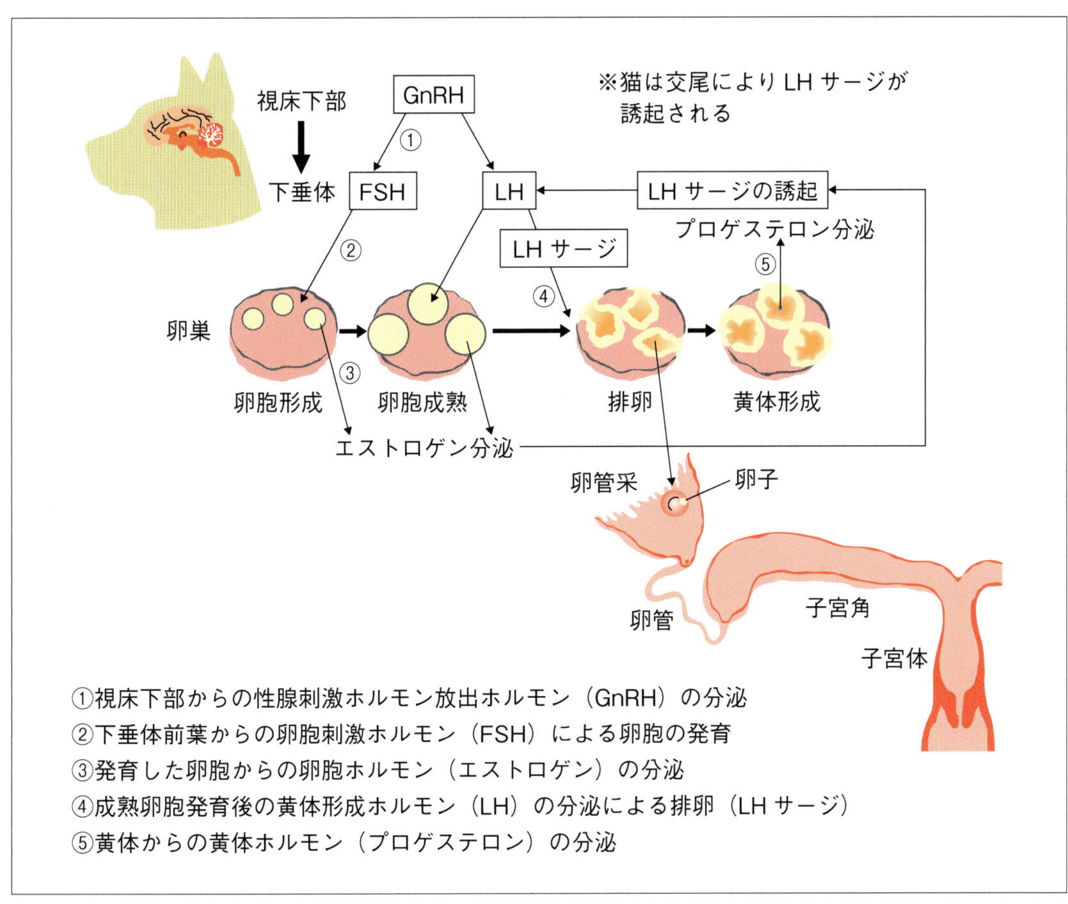

図2-1-9　雌犬の性ホルモンの作用

作用により下垂体前葉から**間質細胞刺激ホルモン**（**ICSH**：LHと同様のホルモン）が分泌され、ICSHの作用により精巣の間質細胞から雄性ホルモンであるアンドロゲンの分泌が開始される。アンドロゲンの大部分は**テストステロン**である。

- テストステロンは、副生殖器を発育させて雄の二次性徴を発現し、性行動および攻撃性を発現させて雄犬や雄猫を「雄らしく」させる。
- 同様にGnRHの作用によって下垂体前葉から卵胞刺激ホルモン（FSH）が分泌され、このFSHとテストステロンが精巣の精細管を刺激することで（前者が精子形成の前段階を刺激し、後者が精子形成の後段階を刺激する）精子が形成される。
- すなわち、精子形成にはGnRH、FSH、LH、テストステロンのすべてが必要であり、これらのホルモンが一つでも欠乏すると精子形成ができなくなる。

CHECK!

ホルモンの分泌に季節性ない

雄犬および雄猫の造精機能は、1年を通して大きな変化はみられないため、ホルモンの分泌にも季節性はみられない。

雌犬および雌猫の生殖周期における生殖系ホルモンの分泌の推移

- 雌犬および雌猫が性成熟時期に達すると（雌猫では、性成熟に達して繁殖季節に入ると）、視床下部から頻回で拍動的なGnRHの分泌が起こり、下垂体前葉からのFSHの分泌を促す（図2-1-9）。このFSHの作用により卵胞が発育し、卵胞ホルモン（エストロゲン）の分泌が開始される。

- エストロゲンは、雌の副生殖器の発育、増殖およびその機能を促進し、雌の二次性徴を発現させるホルモンである。このホルモンが分泌されると、各動物種に特異的な発情徴候がさまざまにみられるようになる（発情の開始）。
- 発情が進行し、卵胞が完全に成熟してエストロゲンの分泌がピークに達すると、エストロゲンの作用（**正のフィードバック**）によって下垂体前葉からLHサージが起こり、卵胞が破裂して排卵が起こる（図2-1-9参照）。この排卵様式を**自然排卵**という。
- 一方、雌猫ではLHサージは交尾刺激によって誘起されるため、交尾が起こらないと排卵は起こらない。排卵が起こらなかった場合、成熟した卵胞はやがて閉鎖退行する。このような排卵様式を、**交尾排卵**という。
- なお、排卵前の卵胞の発育が終了するときには、FSHの分泌を低下させるために**インヒビン**というホルモンが関与する。
- 排卵後、破裂した卵胞壁から黄体細胞が増殖し（これを**黄体化**という）、やがて黄体が形成される。黄体からは黄体ホルモン（プロゲステロン）の分泌が起こる（図2-1-9参照）。
- 犬ではプロゲステロンの分泌は、妊娠の有無にかかわらず、約2カ月間持続する。これに対して、猫では妊娠期間中の約2カ月間持続するが、妊娠が成立しない場合（不妊の場合）は40日前後で終了する。
- 黄体からのプロゲステロンの分泌は、犬では妊娠維持のために妊娠の全期間を通して必要であるが、猫では妊娠40～45日以降では必須でないことが知られている。
- 妊娠した雌犬および雌猫の妊娠中ごろから、エストロゲン（乳腺乳管系の発達に関与）とプロゲステロン（乳腺濾胞系の発達に関与）の影響を受けた乳腺に、下垂体前葉から分泌されている**プロラクチン**が作用して、乳汁の生産を起こす。プロラクチンは犬および猫の黄体刺激因子として知られており、妊娠中にこのホルモンが欠如した場合、黄体が維持できなくなり流産が起こることが知られている。
- また妊娠中ごろからは、**胎盤**から**リラキシン**というホルモンが分泌される。このホルモンは高値を示したまま分娩まで維持され、分娩とともに急速に低下する。
- リラキシンは、妊娠中の子宮の自発運動を抑制して妊娠の維持に役立ち、分娩時には産道を拡張させて胎子の娩出を容易にする作用をもっている。
- さらに、分娩時には**オキシトシン**や**プロスタグランジン**の作用によって陣痛が起こるが、犬や猫の分娩開始の機序についてはまだ詳細に知られていない。

4. 発情徴候と発情周期

ここがPOINT

- 生殖におけるライフサイクルは、主に性成熟過程、生殖活動期、生殖機能衰退期に分けられる。
- 発情〜妊娠〜分娩の過程は、生殖活動期に行われる。
- 犬の発情発現は季節によって影響されないが、猫は季節繁殖動物であり、日照時間の長い季節に発情を示す。

- 生殖におけるライフサイクルは、主に**性成熟過程**、**生殖活動期**、**生殖機能衰退期**に分けられる（図2-1-10）。
- 一般に、発情〜妊娠〜分娩の過程は、生殖活動期に行われる。発情から次の発情までの期間のことを**発情周期**といい、そのなかで、妊娠・分娩・授乳を行った周期を**完全生殖周期**といい、妊娠を行わなかった周期を**不妊（不完全）生殖周期**という。
- 発情周期や発情徴候は動物ごとに特有の特徴をもっており、犬と猫においてもその特徴は大きく異なっている。

CHECK!

犬や猫には更年期がない

犬も猫も寿命がくるまで卵巣は機能している場合が多く閉経がないため、ヒトの「更年期」に相当するものは起こらないとされている。

犬と猫の性成熟

- **性成熟**とは、動物が健全に発育し、性的にも成熟して生殖機能を獲得した状態のことをい

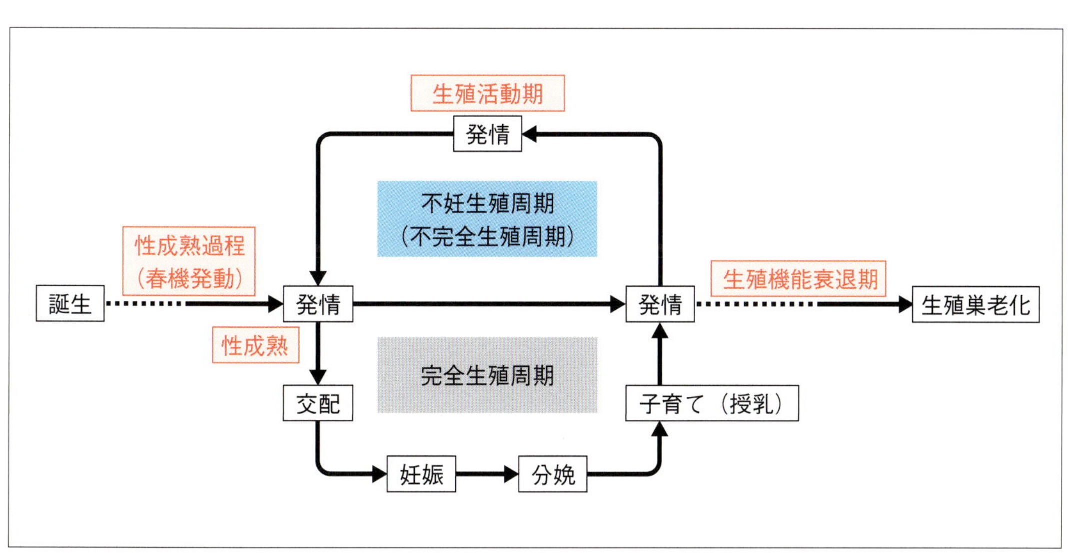

図2-1-10　生殖におけるライフサイクル
性成熟過程：春機発動に始まり性成熟で完成する。
雌動物が交尾して妊娠が成立したときにみられる完全な生殖周期を完全生殖周期という。卵胞発育、排卵、受精、着床、妊娠、分娩、哺乳（泌乳）に至る一連の過程が含まれ、これが繰り返される。

う。また性成熟の開始（春機発動）から完了までの期間を性成熟過程と呼ぶ。

- 性成熟は、具体的には雄では十分な数の精子が産生され、雌を受胎させることが可能になる状態、雌では受精・妊娠・分娩・授乳の一連の生殖機能をまっとうできる状態になることをいう。特に雌では、生まれて初めて発情が開始した時期が性成熟に達した時期とみなされる。
- 雌犬の性成熟の時期は一般的に生後８～16カ月、雄犬では生後７～12カ月である。性成熟の時期は、犬種によって差がみられ、小型犬で早く、大型犬で遅い傾向にあることが知られている。
- 猫の性成熟は、雄雌ともに生後６～10カ月であるが、雌猫は季節繁殖動物であるため、出生の季節によっては性成熟が遅れることがある。また、犬と同様に猫種によっても差がみられ、長毛種のほうが短毛種より性成熟が遅い傾向にある。
- さらに性成熟時期は、栄養状態、飼育環境および血統などによっても影響されるため、同じ犬種や猫種でも性成熟時期には個体差がみられる。

犬の発情徴候および発情周期

- 性成熟後、雌犬は６～12カ月の間隔で発情を繰り返す（図2-1-11）。犬は周年繁殖動物であるため、発情発現は季節によって影響されず、１年中どの時期でも発情が起こる。
- 発情周期の長さは、犬種によって差がみられ、小型犬では短く、大型犬では長い傾向にあるが、性成熟の時期と同様に栄養状態、飼育環境および血統などによっても影響されるため、同じ犬種でも発情周期の長さには個体差が生じる。
- 完全生殖周期は、分娩後の授乳期間（約40日間）だけ不完全生殖周期に比較して長くなる。この長さの違いには、授乳期間中に分泌されているプロラクチンというホルモンが関与していると考えられている。
- 犬は一つの繁殖期に１回だけ発情を示す単発

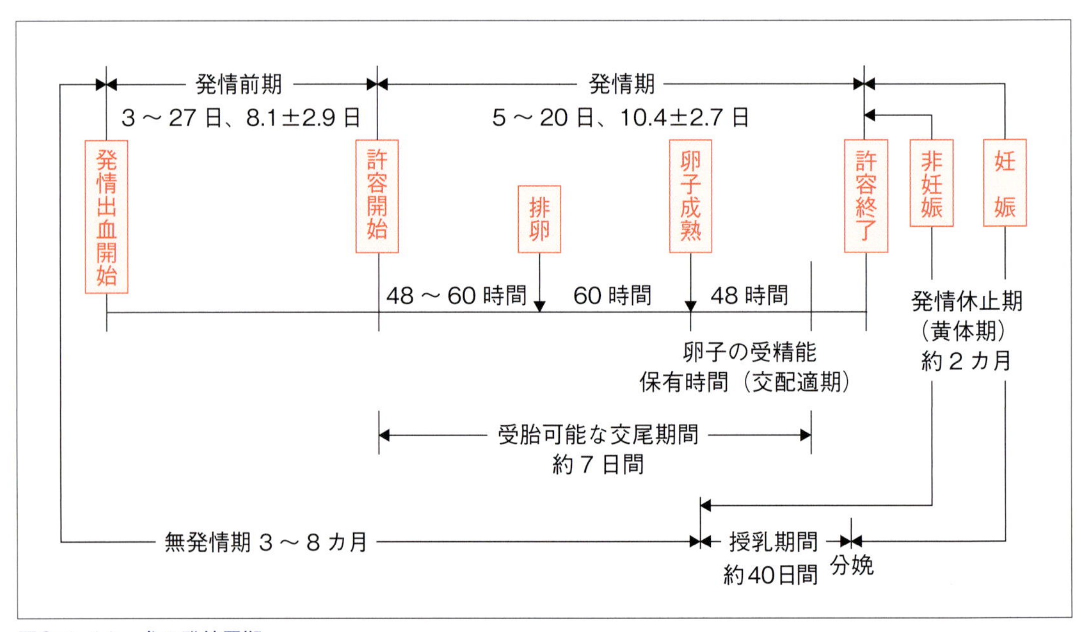

図2-1-11　犬の発情周期

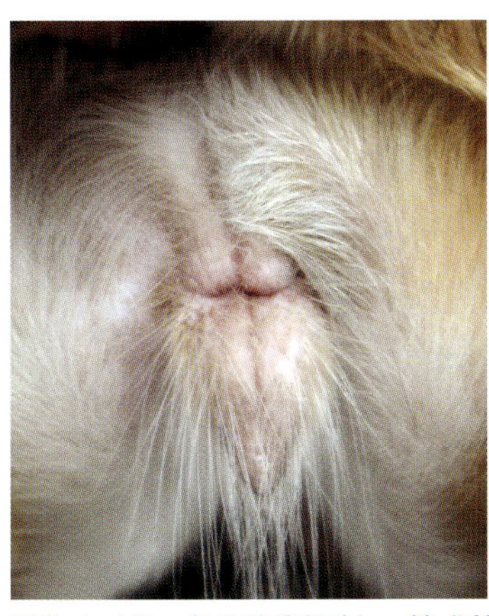
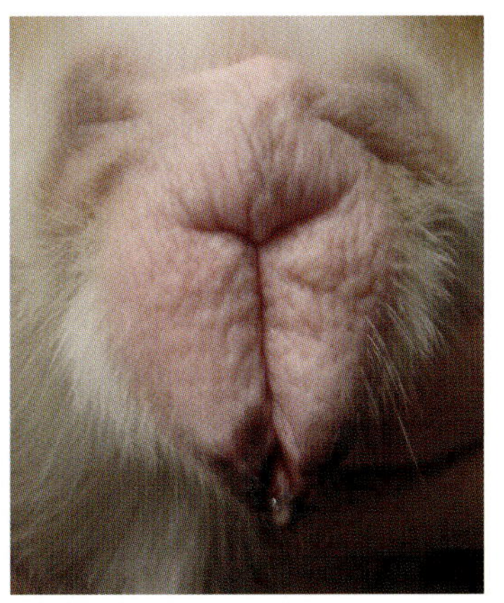

図2-1-12　犬の外陰部（左：性成熟前、右：発情時）

情動物である。そのため、1回発情があると、次の発情まではかなり期間が空くことになるのが特徴である。

- 犬の発情周期は、発情前期、発情期、発情休止期、無発情期の四つの時期に区分される。それぞれの周期の特徴は以下に示すとおりである。

発情前期

- 発情前期は、発情徴候の開始から始まり、雌犬が雄犬への交尾を許す（許容する）までの期間をいう。その期間は、犬によって個体差があり、3～27日、平均8.1±2.9日である。
- 発情徴候は、卵胞から分泌されるエストロゲンの影響によって起こる。犬の発情徴候としては、外陰部の腫大・充血（図2-1-12）、外陰部からの血様排出物（発情出血）、動作に落ち着きがなくなる、排尿回数が増える（頻尿になる）、などがみられる。
- 発情出血は子宮内膜からにじみ出てくるように起こり、子宮の分泌液と一緒に出てくるため、ややさらさらした血様液である。
- 発情出血は、発情前期が進むにつれてより赤く、量も増えていくのが特徴である。膣分泌液中には性フェロモンが分泌されるため、雄犬を引きつけるようになるが、この時期ではまだ雄犬を受け入れない。

発情期

- 発情期は、雌犬が雄犬に交尾を許す期間で、発情前期と同様に個体差があり、5～20日、平均10.4±2.7日である。
- 犬は自然排卵動物であるため、一定の時期に自然に排卵が起こるが、犬の排卵は発情期の約3日目に起こることが知られている。そのため、排卵後も1週間前後発情期が持続する。このように排卵終了後も発情期が長く続く動物はほかにはいないため、犬特有の発情周期の特徴といえる。
- 排卵後、卵胞の代わりに黄体が形成されるため、エストロゲンの分泌量が低下する。そのため、腫大していた外陰部は縮小して軟らかくなっていき、発情出血の量も減少して色も赤色から薄ピンク色へと変化する。

発情休止期

- 発情休止期は、発情期の終了から黄体からのプロゲステロンの分泌が終了するまでの約2カ月間である（いわゆる黄体期である）。犬では、黄体から分泌されるプロゲステロンの分泌状況は、妊娠の有無にかかわらず同様である。

無発情期

- 無発情期は、卵巣に機能的な卵胞も黄体もなく、卵巣が休止している期間である。無発情期の長さは、3～8カ月と個体によって差がみられる。その個体の発情周期の長さは、無発情期の長さによって、その差が決定されるといえる。
- 犬では腟上皮細胞が、発情周期に伴って規則的に変化するため、**腟スメア（腟垢）**検査を行うことによって、発情周期の時期をある程度知ることができる。そのため、この検査は交配に最も適した時期（**交配適期**）を判定するための手段の一つとして用いることができる。
- 腟スメアでは、赤血球、白血球、**有核（腟）上皮細胞**および**角化（腟）上皮細胞**の出現性を判定に用いる。特に、エストロゲンの作用によって赤血球が出現し、有核上皮細胞が角化上皮細胞へと変化する状況から発情周期の時期を推定することが可能となる。
- 発情前期が開始されると赤血球が出現する（図2-1-13a）。また発情前期が進行するにつれて、有核上皮細胞が角化上皮細胞へと変化するため、有核上皮細胞の数は減り、角化上皮細胞の割合が増えていく。
- 発情期では、ほぼ角化上皮細胞で占められる（図2-1-13b）。この所見が得られると、交配に適した時期であると判断できる。
- 発情期の後半、すなわち排卵終了後は再び有核上皮細胞の割合が増えていく。また、赤血球は発情期の後半からだんだんと少なくなっていく。
- 発情休止期は、有核上皮細胞が主体で、角化上皮細胞が少数出現する。この時期には赤血球はほとんどみられなくなる。また、白血球は有核上皮細胞とほぼ同様の消長を示すが、発情期終了の発情休止期になるころに一過性の増加がみられることがある。

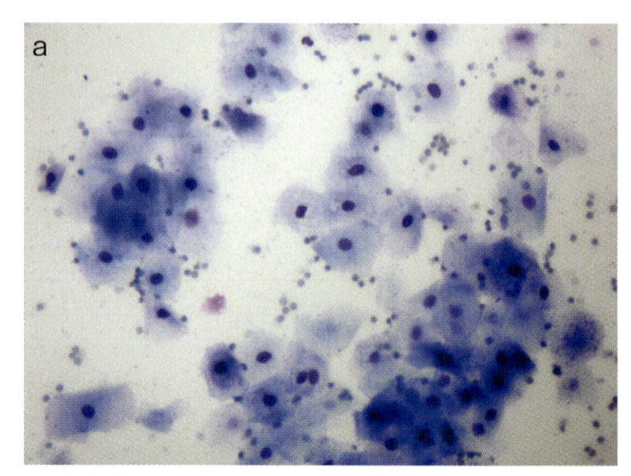

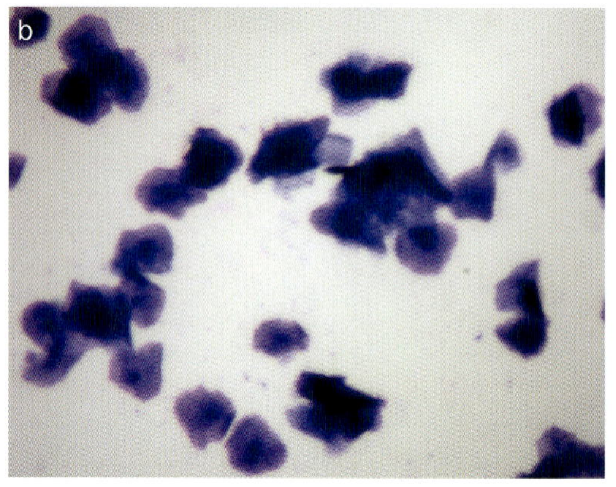

図2-1-13　犬の腟スメア所見
a：発情前期の所見。有核上皮細胞が主体で、赤血球がかなり多くみられる。b：発情期の所見で、有核上皮細胞はほとんどなく、角化上皮細胞が主体である。

猫の発情徴候および発情周期

- 猫は、季節繁殖動物であり、自然光で飼育すると東京では1～8月が繁殖季節である（図2-1-14）。また、**多発情動物**であるため、この期間に数回の発情を繰り返す。
- この繁殖季節は、日照時間によって影響されていることが知られている。すなわち、猫は日照時間が長い季節に発情を示す。

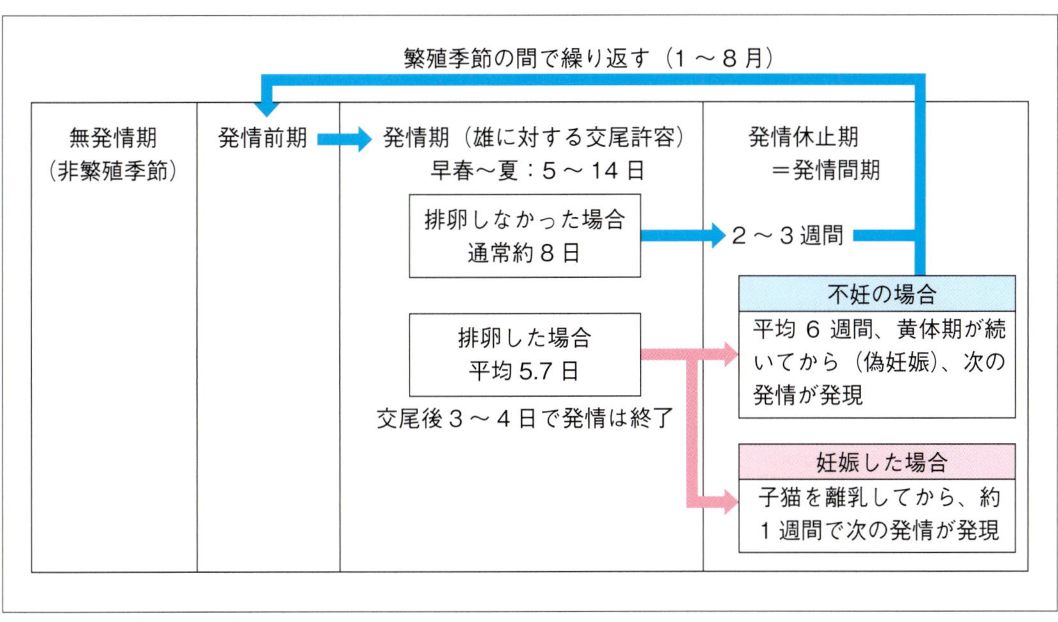

図2-1-14　猫の発情周期

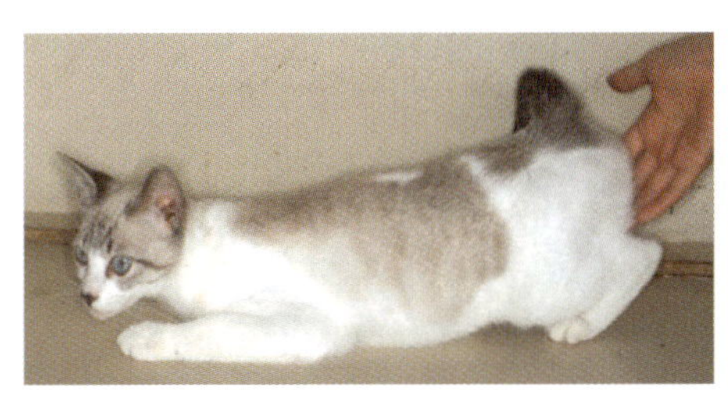
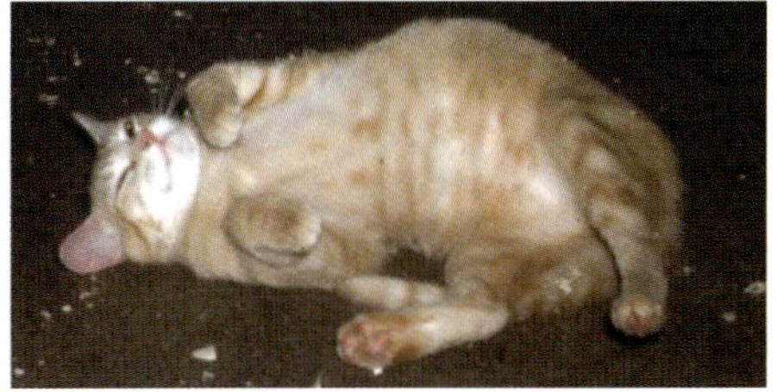

図2-1-15　猫のロードーシス（左）とローリング（右）

CHECK!

家の中だけで飼育されている猫は1年中発情を示す

家の中だけで飼育されている猫は、夜間にも照明が当たり、1日の日照時間が長くなることで繁殖季節が明瞭でなくなり、周年繁殖となるため1年中発情を示すものもいる。

- 性成熟に達した雌猫は、繁殖季節になると卵胞の発育が開始され、発情を開始する。猫の発情徴候としては、奇妙な鳴き声をあげる、頭頸部を身近なものにすりつける、かがんで腰を高くして足踏みをする（ロードーシス）、床を転げ回る（ローリング）（図2-1-15）、排尿の回数が増える、などがみられる。これらの発情徴候は、最初は弱く（この時期を発情前期と呼ぶ）、徐々に強くなって発情期となる。
- 雄に対して交尾を許容する期間となる発情期は、5～14日持続する。猫は交尾排卵動物であるため、交尾が行われた場合は、交尾から28～32時間後に排卵が起こり、やがて数日（交尾後3～4日）で発情が終了する。
- 交尾が行われない場合、発育した卵胞は閉鎖退行し、やがて発情が終了する。
- なお、交尾による排卵刺激には、陰茎の表面にある陰茎棘が作用すると考えられている。
- 猫の発情周期は不規則であるが、基本的に多

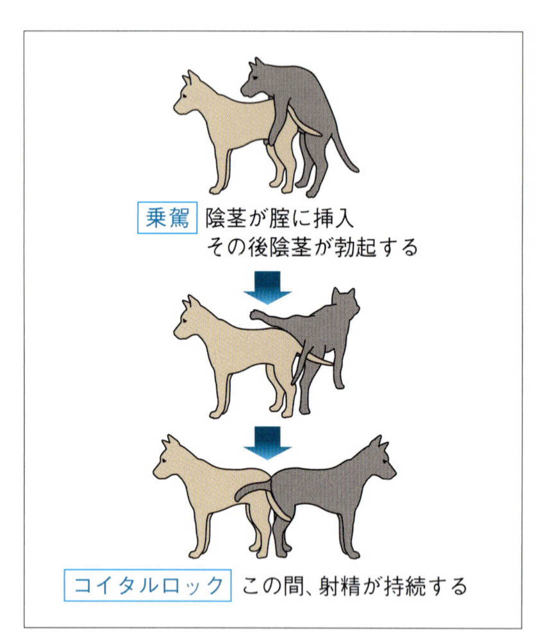

図2-1-16　犬の交尾様式

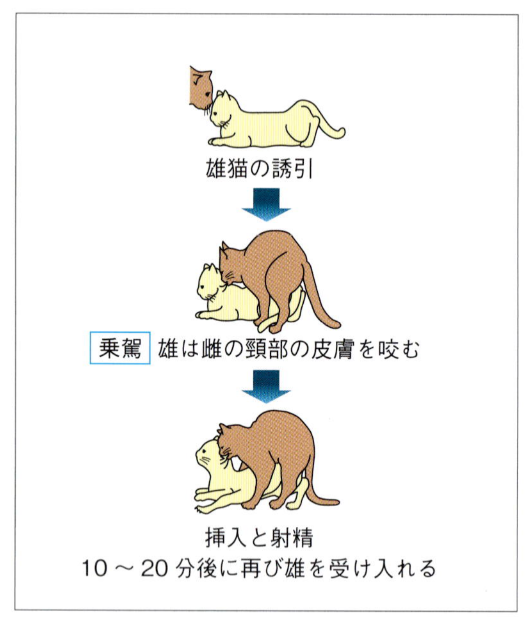

図2-1-17　猫の交尾様式

くの場合は2～3週の間隔で2～3回繰り返し、1～2カ月の間をおいて再び発情を繰り返す。しかし、個体差が生じるため一定ではない。また、猫のなかには妊娠していても、発情徴候を示すものがいる（妊娠発情）。

- 妊娠・分娩した猫では、子猫の離乳後1週間前後で発情を示す猫もいるが、これも個体差があるため一定ではない。また最近では、自然排卵する猫が存在することも報告されているが、その機序については詳細に明らかにされていない。

犬および猫の受胎可能な交尾期間と交配適期

- 一般的に、受胎可能な交尾期間および交配適期（交配に一番適した時期）は、排卵日、卵子の受精能保有時間、精子の受精能獲得時間（精子が卵子に到達するまでの時間を含む）、精子の受精能保有時間から決定される。受精能獲得とは、精子が卵子と受精できる能力を獲得することである。
- 犬の卵子は、ほかの哺乳動物と異なり未成熟の状態（一次卵母細胞）で排卵され、受胎可能な状態（二次卵母細胞＝卵娘細胞（らんじょうさいぼう））になるまでに約60時間かかる。そのため、卵子は成熟するまで精子と受精することができない。
- 犬の受胎可能な交尾期間および交配適期を決めるには、上記に加えて卵子が成熟するまでの時間（卵子の受精能獲得時間）も考慮しなくてはならない。
- 犬の排卵は、発情期の3日目に起こることが知られている。また、精子が受精能を獲得するまでの時間は数時間であるが、精子は雌生殖道に進入してから卵管内で受精能を約5日と長い期間保有している。そのため、排卵の2日前という早い時期に交配が行われても、精子は卵管内で卵子を待ち受けるようにして生存する。そして卵子の成熟後に受精が起こり、受胎が可能となる。
- 卵子の受精能保有時間は卵子が成熟してから約2日間であるので、受胎可能な交配期間は排卵前48時間から排卵後120時間の約7日間と長い。このなかで交配適期は、卵子の成熟後約２日間、すなわち発情期に入ってからの５～７日目（排卵後２～４日）であるといえる（図2-1-11参照）。

- 猫は、交尾排卵動物であるため、特別に排卵日を決定する必要はない。ただし、発情開始の初期では、十分な交尾刺激を与えても排卵が起こらない可能性があるため、猫の交配適期は、発情が強くなった発情開始後３～５日目であるといえる。

犬と猫の交尾様式

- 犬の交尾（図2-1-16）は、まず雄犬が雌犬へ乗駕（マウント）することから始まる。このとき、雌犬が許容していないと自然交配は困難となる。
- 乗駕すると、雄犬は突き運動を行い、陰茎が腟内に入るとさらに力強く突き運動を行う。この時期から精液（第一分画液：前立腺液）の分泌が開始される。陰茎が腟に入ると、陰茎は完全に勃起する。なお、犬は陰茎骨をもつため、陰茎にある程度の硬さがある。そのため、勃起前に腟内への陰茎の挿入が可能で、挿入後に完全な勃起が起こる。この現象を、遅延勃起という。
- 陰茎骨の周囲は陰茎海綿体で覆われており、この部位に血液が流入することによって勃起が起こり、陰茎はさらに硬く腫大する。また、犬の陰茎の基部には亀頭球という特徴的なふくらみがあり、雌犬の腟に陰茎が挿入された後に完全な勃起が起こると、この亀頭球がふくらみ腟から抜けないように結合する。そして、雄犬は片方の後肢を持ち上げて体を回転して、雌犬と雄犬が左右を向いた形となる。この特徴的な交尾結合状態をコイタルロックという。
- この結合の間、腟の中で射精が行われ、勃起が収まると交尾が解除される。犬の交尾の時間は約10～45分と長い。
- 猫の交尾（図2-1-17）は、まず雌猫が体を低くして、足踏みをして雄猫を誘うところから始まる。その後、雄猫が雌猫に乗駕し、雌猫の頸部の皮膚を咬んでつかむ。そして、陰茎を腟に挿入して射精が起こる。
- 陰茎の挿入は、ほんの数秒（３～30秒間）で、雄は離れる。この陰茎の挿入の刺激で、雌猫は泣き叫び、ごろごろする。この反応が交尾後反応である。しばらくすると元に戻り、再び交尾を繰り返す。
- １回の交配で、数回の陰茎の挿入および射精を繰り返す。これによって、LH サージを起こすための刺激と受精に必要な十分な精子を腟内に送り込むことができる。

5．受精と妊娠

ここがPOINT

- 受精とは、雄の生殖子である精子と雌の生殖子である卵子が接合することをいう。
- 妊娠の成立とは、胚が子宮の中に着床することである。
- 犬および猫の妊娠診断法としては、超音波画像診断（エコー）検査法、X線検査法、腹部触診法、および血中ホルモン（リラキシン）測定法がある。

受精とは

- 雄の生殖子である精子と雌の生殖子である卵子が接合することを**受精**という。受精は卵管の中で起こり、受精した卵子（受精卵）は、卵管および子宮の中で胎子へと発育していく。胚が子宮の中に**着床**したときに**妊娠**が成立したといえる。

犬および猫の受精、胚の発育および着床

- 猫では、交尾刺激後、卵胞から排卵される卵子は**減数分裂（第1成熟分裂）**を行った後の二次卵母細胞である。この卵子は、受精能をすでに獲得した成熟した卵子であるため、すぐに受精能を獲得した精子と受精を行うことができる。しかし、犬の卵子は猫とは異なり、一次卵母細胞の未熟な状態で排卵が起こるため、この状態ではまだ受精を行うことができない。
- 卵子はその後、卵管内で約60時間かけて減数分裂を行い成熟し、二次卵母細胞となってから受精能を獲得する。
- このような状況から、猫の卵子は卵管の卵管膨大部で受精が起こるが、犬の卵子は卵管膨大部よりも子宮側に近い卵管下部で行われる。
- 交尾によって膣内に射精された直後の精子は、まだ受精能をもっていないため、すぐには卵子の中に侵入することはできない。必ず受精に備えた特別な生理的・機能的な変化を遂げる。この変化を**受精能獲得現象**といい、精子が受精部位である卵管に到達するまでに獲得する。受精能獲得現象は、精子に付着している**受精能獲得抑制因子**を除去することによって行われる。
- 射精された精子は、雌性生殖道の収縮と精子の運動によって卵管に到達する。受精能を獲得するまでの時間は、犬では4時間、猫では1～2時間である。
- 受精能を獲得した精子が卵子に近づくと、精子の先体内に保持している二つの酵素（**ヒアルロニダーゼ**と**アクロシン**）が放出され、これらの酵素の作用によって卵子内に侵入することが可能になる。この反応を**先体反応**と呼ぶ。特に卵子は粘性物質と**透明帯**という厚い膜に包まれているため、酵素の反応がないと精子は侵入することはできない。
- 受精は、一つの精子と一つの卵子によって成立する。したがって、一つの精子が卵子に侵入すると、卵子の透明帯と細胞膜の膜電位に変化をもたらし、ほかの精子の侵入を拒否する。これらの現象を**透明帯反応**および**卵黄遮**

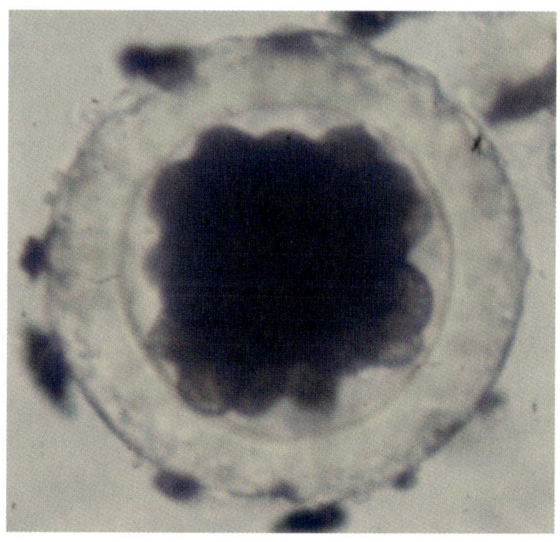

図2-1-18　犬の桑実胚

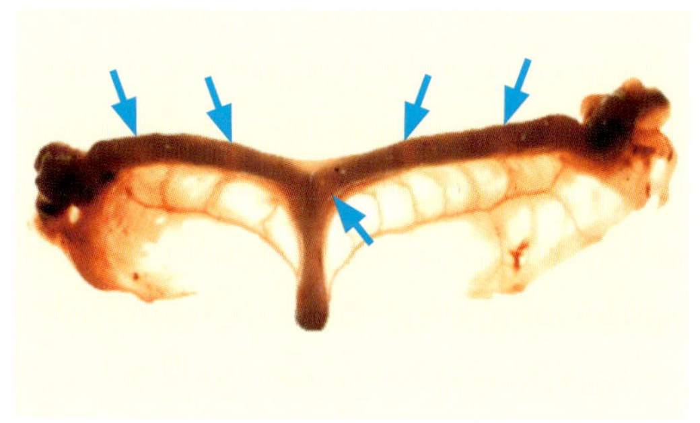

図2-1-19　犬の着床時の子宮
犬の子宮の下から光を当てている。矢印で示したところが着床部位である。等間隔に着床していることがわかる（胚のスペーシング）。

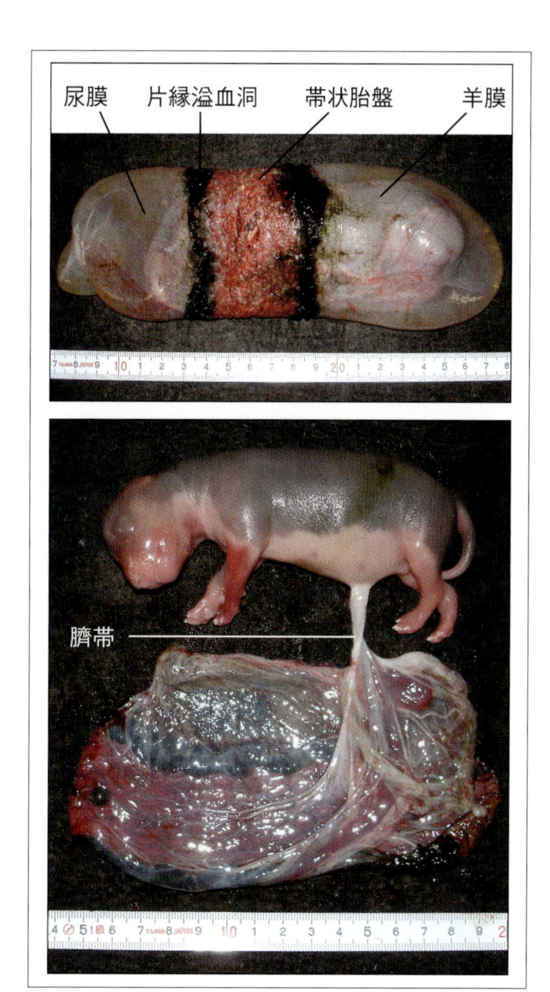

図2-1-20　妊娠45日ごろの犬の胎子・胎盤・胎膜

断といい、これによって多数の精子の侵入（多精子侵入）を防止している。

- 受精された卵子（受精卵）は、細胞（卵球）の分割が始まると胚と呼ばれるようになる。
- 受精卵は卵管内でまず2細胞期胚に分裂した後、4細胞期胚→8細胞期胚→16細胞期胚と分裂（これを卵割という）を繰り返し、犬では排卵後8.5～9日、猫では交尾後5～6日ごろに桑実胚（そうじつはい）になり、卵管から子宮に侵入する。
- 桑実胚は、その名前のとおり、桑の実のような形状をしており、卵球の数が数えられなくなった段階をいう（図2-1-18）。桑実胚はその後、胚盤胞となって大きさを増し、やがて子宮内膜全面に接触し着床が起こる。
- 犬および猫の着床様式を、中心着床という。着床後、胎盤が形成される。

CHECK!

着床の時期は、犬よりも猫のほうが早い

着床の時期は、犬では排卵後19～21日、猫では交尾後13～14日ごろである。

- 胚の着床は、一般的には排卵された卵巣がある子宮角に起こるが、犬や猫のような多胎動物では、左右の卵巣から排卵された卵子の数に差がある場合においても、左右の子宮角に着床する胚の数はほぼ均等になる。これは、排卵数の多い側の胚が、反対側の子宮角へ移動して着床するためで、この現象を胚の子宮内移行（マイグレーション）という。

- 胚の着床が起こる場所は、等間隔で均等に分布する。この現象を胚のスペーシング（図2-1-19）という。
- これらの現象によって、お互いの胎子の発育を邪魔しないようにしている。

犬と猫の胎膜と胎盤

- 胎盤は、母体から胎子へ酸素や栄養を補給する重要な役割を果たしている器官である。胎盤の形態は動物によって異なるが、犬と猫の胎盤はどちらも帯状の形態をしており、帯状胎盤に分類される（図2-1-20）。
- 胎子と胎盤は、臍帯（臍動脈と臍静脈）でつながっており、胎生期中に臍帯を通して母体から血液を介して、酸素やブドウ糖・アミノ酸・脂質などの栄養を供給してもらい、二酸化炭素や老廃物を排泄している。
- 胎子は二つの胎膜によって包まれている。外側の膜は尿膜で、胎子の膀胱である尿膜管から連絡しており、胎子の尿を集めている（尿膜水）。一番内側の膜（胎子に近い膜）が羊膜で、その中は羊水で満たされており、胎子は胎水の中に浮いた形となっている。このような構造は、外界からの衝撃から保護するための仕組みと考えられる。
- 犬および猫の胎盤は、母体の子宮内膜の毛細血管と胎膜とが接着しており、分娩時には母体組織の欠損が起こるため、組織学的には内皮絨毛性胎盤に分類される。
- 犬の胎盤は、片縁部で絨毛が母体の血管を破壊して血腫（片縁溢血洞）をつくるが、ここにウテロベルジンという緑色の色素が含まれているため、緑色を呈している。これに対して、猫の胎盤はこの色素をもたないため肉色を呈している。
- 胎盤および胎膜は、分娩時に胎子と一緒に排泄されるが、猫はこれらがすべて排出されるのに対し、犬の胎盤は２層に分かれ、一部は母体内に残る。
- 犬や猫の胎盤からは、リラキシンというホルモンが産生されるが、一般の動物に認められるような絨毛性性腺刺激ホルモン、プロゲステロンやエストロゲンのようなステロイドホルモンの分泌の存在は明らかにされていない。リラキシンは、分娩時に産道を拡張するために作用する。

犬と猫の妊娠診断

- 犬および猫の妊娠診断法としては、超音波画像診断（エコー）検査法、X線検査法、腹部触診法および血中ホルモン（リラキシン）測定法がある。

エコー検査法

- 最も早期に妊娠診断が可能な方法であり、犬では妊娠20日ごろから、猫では妊娠15日ごろから診断が可能となる。エコー検査法では、子宮の着床部に存在する胎子が入っている袋状の胎嚢を捉えることで行う（図2-1-21）。
- 胎子の心臓の動き（ビート）は、犬では妊娠約25日以降、猫では妊娠20日以降で確認することができ、このビートの確認によって胎子の生死を知ることができる。
- エコー検査法では、胎子数が少ない場合であれば胎子数を正確に確認することができるが、胎子数が多くなると正確に数えることはやや困難となる。

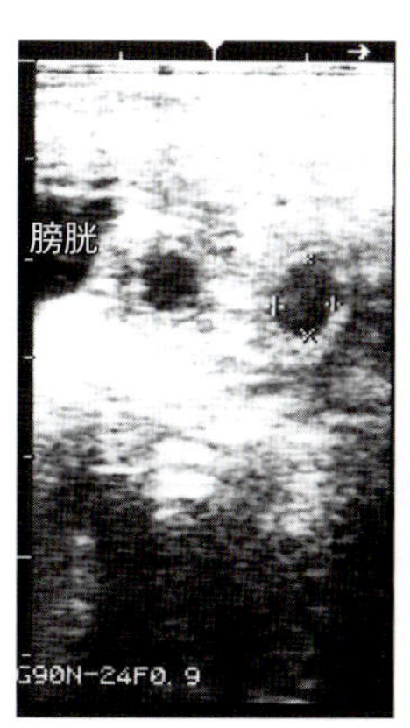

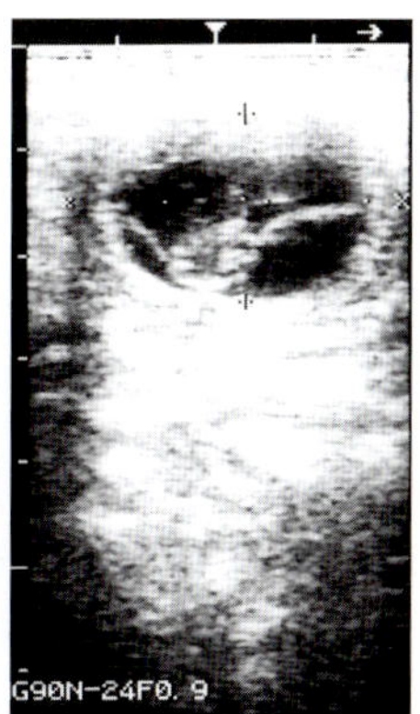

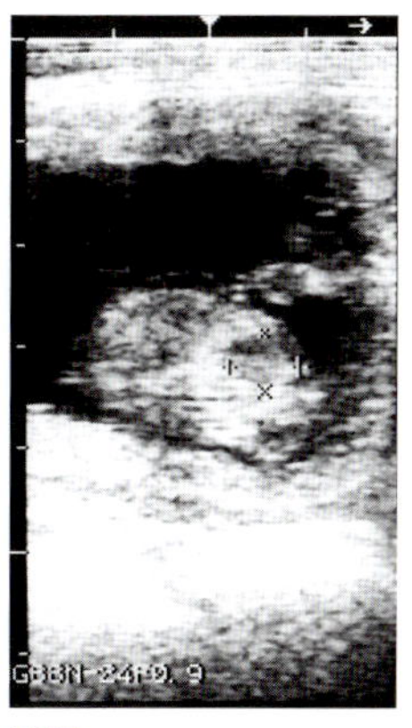

図2-1-21　妊娠犬における超音波画像（エコー）所見
左から、妊娠25日、30日、40日の所見である。縦軸と横軸に示した1目盛は1cmである。

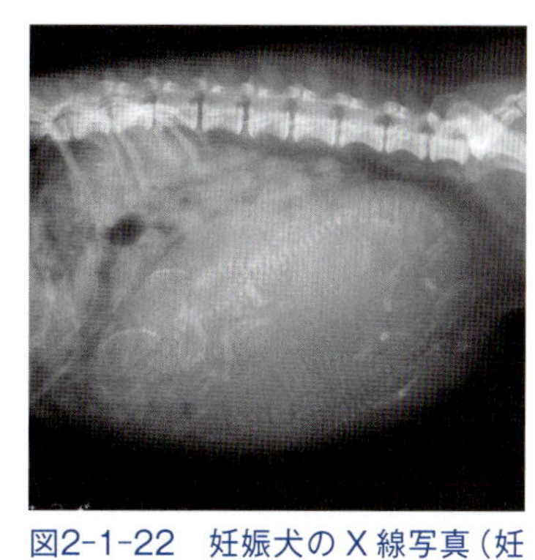

図2-1-22　妊娠犬のX線写真（妊娠60日、柴犬［3歳］）
胎子の骨格が確認できる。
（提供：小島動物病院アニマルウェルネスセンター小嶋佳彦先生）

X線検査法

- X線検査法は、胎子の骨が骨化してX線写真に写るようになるまで行うことはできない。胎子の骨が骨化する時期は、犬では妊娠45日ごろ、猫では妊娠40日ごろである。そのため、X線検査法は早期妊娠診断法として使用することはできない。しかし、この検査では、X線フィルムに写った胎子の頭蓋骨や脊椎の数を数えることによって、胎子数をほぼ正確に確認することが可能である（図2-1-22）。

腹部触診法

- 腹部を触診し、ピンポン球のように膨らんだ子宮を外から確認する方法である（図2-1-23）。犬では妊娠25〜35日ごろ、猫では妊娠20〜30日ごろに診断が可能となる。特別な装置を必要としないため、どこでも診断が可能となる。
- 腹部が軟らかい猫やおとなしい犬・猫では診断が容易となるが、神経質だったり、肥満の犬・猫および腹圧の高い犬では検査が困難となる。

リラキシン測定法

- 犬および猫では、胎盤から分泌される妊娠特異的なホルモンであるリラキシンが血中に分泌されるため、このホルモンを測定することによって早期妊娠診断を行うことが可能である。

CHECK!

日本ではリラキシン測定は難しい

リラキシン測定法では早期妊娠診断が可能であるが、リラキシン測定キットは、米国でしか市販されていないため容易に利用できないのが欠点である。

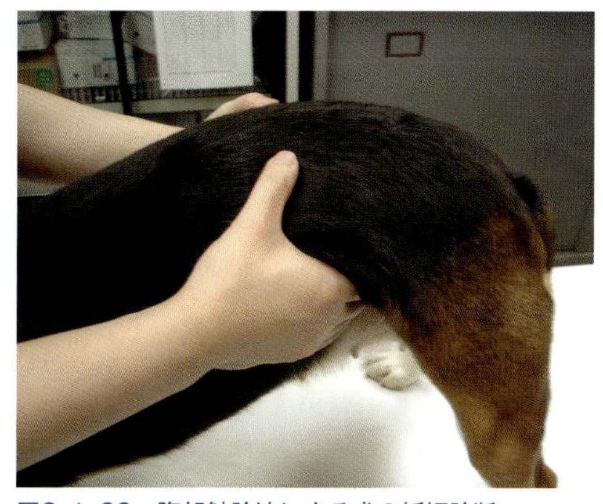

図2-1-23　腹部触診法による犬の妊娠診断

犬と猫の妊娠後の変化

- 妊娠確認後は、犬では35日ごろから、猫では30日ごろから体重の増加と腹囲の膨大がみられる。ただし、胎子数が少ない場合は顕著ではない。着床時期から妊娠1カ月目あたりで、食欲がやや低下することがある。
- 妊娠すると、エストロゲンとプロゲステロンの作用で、乳管および乳腺の発育が起こる。そして、妊娠後半（妊娠40日前後以降）では下垂体前葉から分泌されるプロラクチンの影響により、乳汁が産生されるが、分娩近くまでは乳汁は排出されない。
- 乳汁は、分娩時に分泌されるオキシトシンの作用と、新生子が乳頭を吸引する刺激によってさらにオキシトシンが分泌され、乳腺の筋上皮細胞を収縮させて排出される。この現象を射乳という。

犬および猫の妊娠期間

- 妊娠期間とは、交配から分娩までの日数をいう。
- 犬の妊娠期間は、58～65日と約7日間の幅がみられる。この幅は、排卵された卵子が未成熟な状態のため成熟するには約60時間必要であること、さらに成熟した卵子は約48時間もの長い期間受精能を保有すること、そして精子は雌の卵管内で約5日間生存できるという犬特有の現象から生じている。そのため、受胎可能な交配期間が約7日間と長くなり、妊娠期間に幅が生じると考えられる。
- つまり、交配適期よりも早い交配では妊娠期間が長くなり、交配適期の後半の卵子が受精能を保有しているぎりぎりの時期での交配においては、妊娠期間が短くなる。
- しかし、排卵日から分娩日までの日数は、平均64±1日とほぼ一定になることが知られている。
- 猫は交尾刺激によって排卵が誘起される交尾排卵動物であるため、排卵日と交配日に差が生じない。そのため、妊娠期間は65～69日、平均67日とほぼ一定となる。
- 犬も猫も品種、季節や環境、年齢、栄養状態および胎子の数によって妊娠期間に多少の差が生じる。

犬の偽妊娠

- 犬では、妊娠していないにもかかわらず、著しい乳腺の腫大、乳汁分泌や営巣行動などの症状がみられることがあるが、これを偽妊娠という。
- 犬はほかの動物と異なり、排卵後の黄体機能が妊娠の有無にかかわらず類似しているため、妊娠していなくてもプロゲステロンの分泌状況が妊娠時と同じように長期間分泌される。このような状況で、妊娠時と同様に下垂体前葉からのプロラクチンが高濃度に分泌されると偽妊娠の状況になると考えられているが、なぜ発症するかについてはまだ明らかにされていない。
- 偽妊娠犬のほかの症状としては、食欲不振、神経質、攻撃的になる、オモチャをかわいがる、などがみられるが、症状の程度はさまざまであり、個体差がみられる。
- 猫の不妊交尾後にも黄体が形成され、プロゲステロンの分泌がみられる。この期間を猫の偽妊娠と呼ぶが、犬の妊娠期間と同様には持続せず、約40日前後で黄体は退行する。また、猫では下垂体からの高濃度なプロラクチンの分泌はみられないため、犬のような乳腺の腫脹、乳汁分泌や行動学的な異常はみられない。

6. 分 娩

ここがPOINT

- 胎子が母親の子宮の中で成長し、妊娠期間を満了すると分娩が起こる。
- 流産とは、子宮の外に出ても生存能力をもたない胎子が排出される場合をいう。
- 分娩の経過は、分娩第1期（開口期）、分娩第2期（娩出期）、分娩第3期（後産期）の3期に分けられる。

- 胎子が母親の子宮の中で成長し、妊娠期間を満了すると分娩が起こる。これに対し、子宮の外に出ても生存能力をもたない胎子が排出される場合を流産という。なお、新生子が子宮の外に出ても生存できる能力をもつ時期は、哺乳動物では妊娠期間の約90％以降といわれている。

犬および猫の分娩徴候

- 分娩が近づくと、落ち着かなくなる、巣づくり行動（営巣行動）、食欲不振、浅く速い呼吸（パンティング）、外陰部からの透明な粘液の排出、排尿回数が増える、などの徴候がみられる。
- 乳汁の分泌は、個体によって差があり、経産では分娩1週間前ごろから分泌されるものがあるが、初産のものでは分娩日または分娩直後から開始される。
- 犬では、分娩前に約1～1.5℃の体温（直腸温）の低下が起こり、再び上昇してから分娩が起こることが知られている。したがって、分娩予定日の数日前から体温を測定することによって、分娩を予測することが可能となる。
- 猫においても体温の低下はみられるが、犬ほど顕著ではない。

分娩の様式、経過

- 分娩の経過は、次の3期に分けられる。

分娩第1期：開口期

- 分娩第1期（開口期）とは、子宮の収縮から産道が十分に拡張するまでの期間をいう。この時期に前述のような分娩徴候が現れる。産道の拡張とともに、断続的な子宮の収縮、いわゆる陣痛が開始される。分娩が進むにつれて、徐々に陣痛は強さを増していく。

分娩第2期：娩出期

- 分娩第2期（娩出期）とは、産道の拡張から胎子が娩出されるまでの期間をいう。この時期になると下降していた直腸温が上昇し始め、陣痛は強くなり、腹壁の収縮として確認できるようになる。徐々に陣痛は強くリズミカルになり、やがて一次破水（尿膜の破裂）が起こる。そしてさらに強くなり、羊膜をかぶった胎子（胎胞）が出現し（図2-1-24）、羊膜が破れ（二次破水）、胎子が娩出される。母親は、新生子の胎膜を破り、臍帯をかみ切り、強くなめることで呼吸を促す。新生子は、胎盤が子宮から剥離してから、肺呼吸へと変わる。

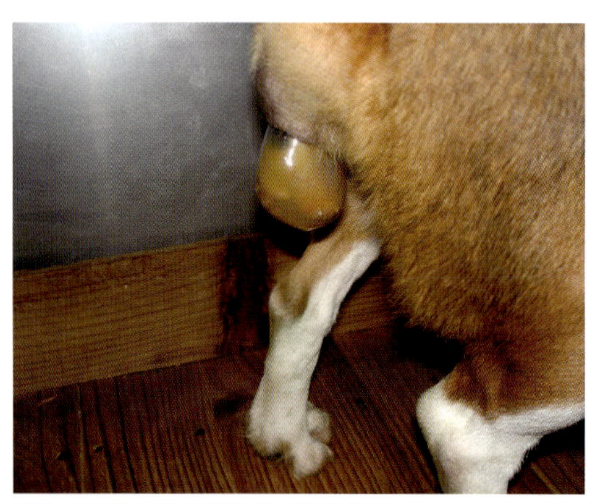

図2-1-24　犬の分娩時の胎胞出現

分娩第３期：後産期

- 分娩第３期（後産期）とは、娩出から胎盤の排出が起こるまでの時期をいう。通常、胎盤および胎膜は後産と呼ばれるが、これは犬や猫では胎子と同時に排出されるのが一般的である。
- 後産期の後しばらく休憩して、再び徐々に次の陣痛が開始され、娩出期に戻り次の分娩が開始される。
- 分娩の間隔は、個体差はあるが５～120分（平均１時間）程度である。ただし、猫ではまれに１日程度間隔が空くことがある。
- すべての分娩の経過時間は、経産の有無、胎子数などによっても左右される。未経産よりは、経産の犬および猫で分娩時間が短くなる傾向にある。
- 娩出されるときに、胎子が頭から出てくる場合を頭位、後ろ足から出てくる場合を尾位といい、どちらで生まれてきても正常である。

CHECK!

犬や猫には逆子がない

犬および猫をはじめとする多胎動物では、頭位、尾位のどちらで生まれてきても正常であることから、逆子という言葉は使用しない。

- なお、分娩開始の機序は、犬や猫では詳細には明らかになっていない。例えばめん羊では、胎子から分泌される副腎皮質ホルモン（コルチゾール）が引き金となって胎盤の酵素を活性化させ、プロゲステロンからエストロゲンを産生するようになる。
- エストロゲンは、プロスタグランジン$F_2\alpha$の分泌を開始するとともに、オキシトシンの感受性を高め、子宮筋の収縮を起こすことによって、陣痛が開始される。また、同時にリラキシンが骨盤の靱帯を弛緩させて、産道を拡張させる。

難　産

- 外部からの介助がなければ分娩が困難な状態、または不可能な状態を難産という。小型犬種や短頭種の犬や猫、大きな頭と幅広い肩をもつ犬種、また骨盤腔が狭い犬種などでは、難産がみられることがある（表2-1-3）。
- 肥満、削痩、運動不足および高齢における分娩では、陣痛が弱くなる傾向にあるため、難産が起こりやすいと考えられている。
- 難産を起こす原因には、母体側の要因と胎子側の要因がある（表2-1-4）。難産の多くは、帝王切開による処置を必要とする。

分娩後の状況

- 分娩後、妊娠で拡張していた子宮は急速に小さくなり、元に戻る。この元に戻るまでの期間は、猫では１週間前後であるが、犬では約３週間かかる。
- 分娩後に出血もしくは胎水と胎盤の残留物を排出する。これを悪露（おろ）という。悪露は、赤色または赤褐色、犬では暗～黒緑色を呈しており、時間とともに薄くなり、なくなっていく。普通は１週間以内になくなる。

表2-1-3 難産が起こりやすい犬種・猫種

犬 種	猫 種
チワワ シー・ズー フレンチ・ブルドッグ ブルドッグ 狆 ペキニーズ チャウ・チャウ ボストン・テリア スコティッシュ・テリア シーリハム・テリア など	ペルシャ ヒマラヤン など

表2-1-4 犬と猫における難産の原因

母体側に原因がある場合
・産道の閉塞および拡張不全（外陰部・腟・子宮などの形態の先天異常、腫瘍、骨折などの骨盤腔の狭窄・変形） ・陣痛の異常（子宮筋無力症、陣痛微弱） ・子宮捻転、子宮破裂 ・鼠径ヘルニア、横隔膜ヘルニア ・精神的なストレス（神経性の自発的な分娩抑制が起こる）
胎子側に原因がある場合
・胎子の失位 ・奇形胎子（水頭症、水腫胎、気腫胎など） ・過大胎子

- 犬は、胎盤の一部が子宮内に残るため悪露が出やすいが、猫の胎盤はすべて排出されるため、悪露はほとんど出ない。
- 生まれたばかりの新生子は体温調節や排便・排尿を自分で行うことはできないが、これらの管理はすべて母親が行う。やがて自分で便や尿の排泄ができるようになり、自分で立てるようになると動きも活発になり、歯が生え始めるころになると離乳を行う。子犬では生後5～6週、子猫では生後4週前後である。

7. 遺伝子と器官発生

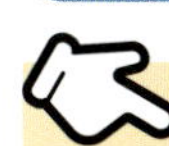

ここがPOINT

- 形質とは、生物それぞれの固有の特徴のことをいう。
- 遺伝とは、親がもつ形質が子へ受け継がれて伝わることである。
- 遺伝の法則としてメンデルの法則があり、それには「優性」「分離」「独立」の三つの法則がある。

形質と遺伝

- 犬や猫にはさまざまな品種があり、それぞれ被毛の色や長さ、体の大きさ・形態、目の色などさまざまな特徴をもっている。また同じ犬種・猫種内でも、それぞれの固有の特徴をもっている。このような特徴を**形質**という。
- **遺伝**とは、親がもつ形質が子へ受け継がれて伝わることである。形質の情報をもつ因子を**遺伝子**といい、細胞内の核に存在する染色体内に存在している。

染色体とDNA

- 染色体は、**デオキシリボ核酸（DNA）**とヒストンと呼ばれるタンパク質からなり、このDNAが遺伝子の本体である。

- DNAは、二つの塩基が水素結合によって対となって連鎖しており、特徴的な**二重らせん構造**をもっている。
- DNAの塩基は、**アデニン（A）**、**チミン（T）**、**グアニン（G）**および**シトシン（C）**の四つが存在するが、AとT、GとCが必ず対になって連結している。これを**塩基対**という。
- 連鎖における塩基の並び方の違いが、遺伝情報である。それぞれの遺伝子は個体により特有であり、染色体上の決まった位置に配置されているため（これを**遺伝子座**という）、遺伝子検査を行うことによって、個体を特定したり、親子の判定などを行うことが可能となる。
- DNAは、細胞が増殖するときに、正確に元の同じ遺伝情報をもつように複製される**自己複製**の能力をもっている。

染色体による性の決定

- 染色体の数は動物によって異なっている。例えば、犬の染色体の数は78、猫は38、ヒトは46である。
- 染色体には**常染色体**と、性に関する**性染色体**があり、一つの細胞内にある染色体のうちの２本は性染色体であり、残りは常染色体である。

CHECK!

犬の常染色体は７６本である

犬の染色体は78本であるので、常染色体が76本、性染色体が２本となる。

- 染色体は、基本的に同じ大きさと形のものがペアとなっている。この一組の染色体を**相同染色体**という。

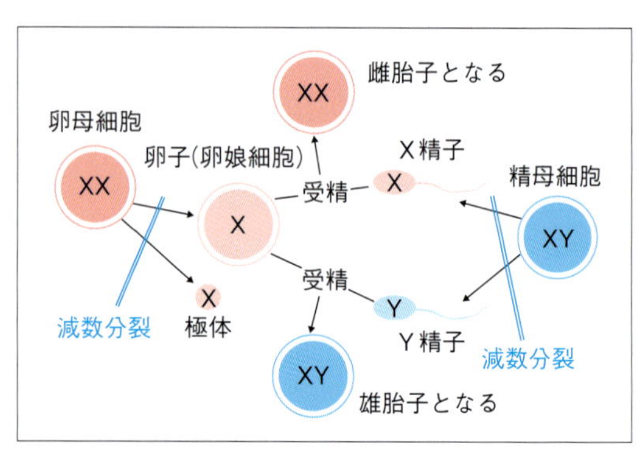

図2-1-25　受精のしくみと性分化
減数分裂によって、染色体は半分となる。

- 性染色体は、**X染色体**と**Y染色体**に区別され、雌は二つのX染色体をもっており（XX）、雄は一つのX染色体と一つのY染色体をもっている（XY）。
- 個体の発生は、生殖細胞である精子と卵子が融合することによって起こる（図2-1-25）。これを受精といい、融合してできたものを受精卵という。
- 精子や卵子は、減数分裂によってつくられるが、このとき染色体数は半分となる。そして、受精によって再び一つの細胞となるため、染色体数が元に戻る。このように、雄親と雌親の染色体を半分ずつ受け継いで生まれてくる。例えば、犬の場合、減数分裂を行った犬の卵子は染色体数が常染色体38本＋性染色体Xであるのに対し、犬の精子の染色体は38＋Xと38＋Yのものがある。すなわち、38＋Xの犬の精子と卵子が受精すると生まれてくる子犬は雌に、38＋Yの精子と卵子が受精すると生まれてくる子犬は雄となる。

遺伝に関する法則

- 遺伝には、いくつかの法則があることが知られている。
- 1865年、オーストリアの生物学者であるメンデルは、エンドウ豆を使った交配実験から、

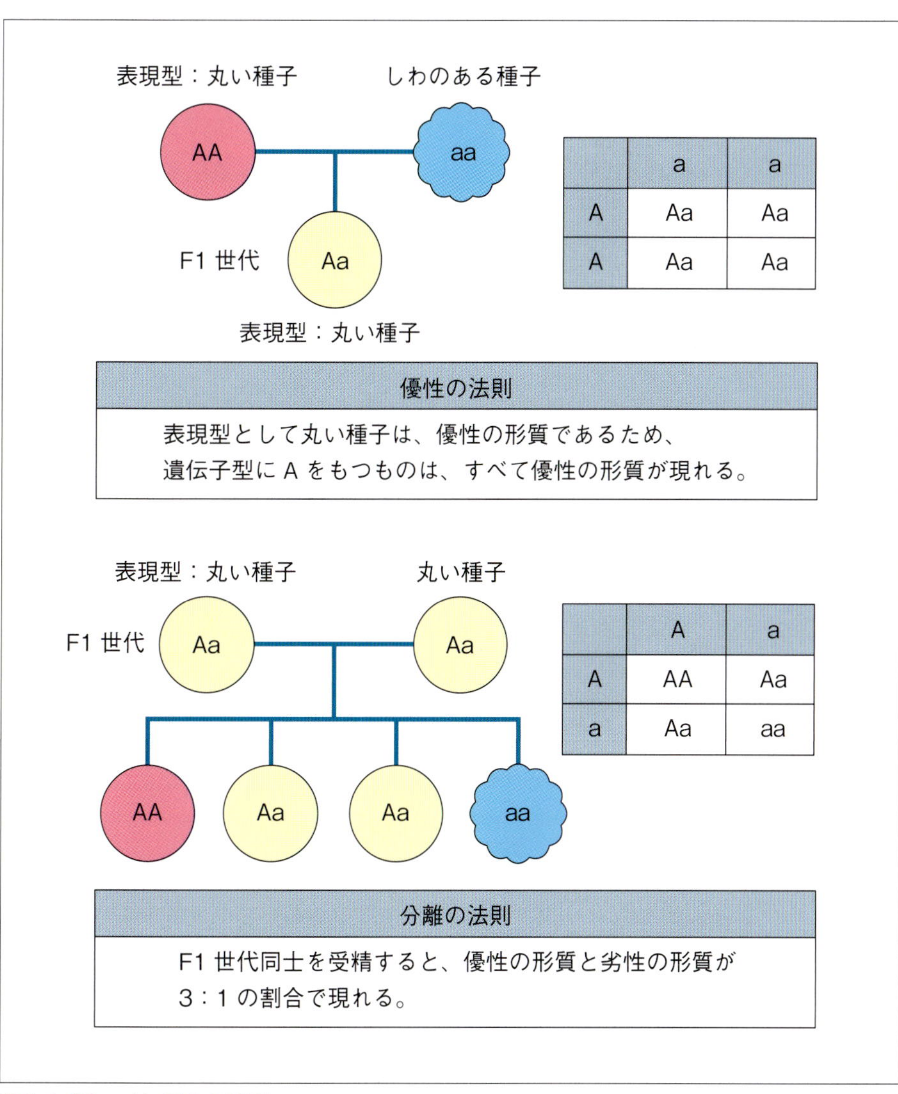

	a	a
A	Aa	Aa
A	Aa	Aa

	A	a
A	AA	Aa
a	Aa	aa

図2-1-26　メンデルの法則

遺伝の法則を明らかにした。これが、**メンデルの法則**である（図2-1-26）。

- メンデルは、丸い種子のエンドウとしわのある種子のエンドウを受精させると、子はすべて丸い種子のエンドウになることを発見した。これを**メンデルの優性の法則**という。丸い種子は**優性形質**で、しわのある種子は**劣性形質**となる。このように対立する形質をもつ親から生まれる子（F１世代）は、優性形質が現れるというものである。
- 丸やしわのような外観で表されるものを**表現型**という。これに対して遺伝子型はアルファベットで示され、優性形質は大文字で、劣性形質は小文字で表す。優性形質をもつAAのホモ（同じ遺伝子の組み合わせ）と、劣性形質をもつaaのホモが受精すると、子はすべてAaのヘテロ（異なる遺伝子の組み合わせ）となるが、Aaも優性形質を示すため、子の表現型はすべて優性形質のものとなる。
- メンデルは、このF１世代同士を受精させると、優性形質と劣性形質をもつ子（F２世代）の割合が3：1に分離して現れることも発見した。これをメンデルの分離の法則という。これを遺伝子型で示すとAa × Aaで、子はAA：Aa：aa ＝ 1：2：1となり、優性形質（AAおよびAa）と劣性形質（aa）が3：1に分離していることがわかる。

- この法則は一組の対立する遺伝子に関するものであったが、メンデルは異なる形質が二つ以上あっても、それぞれ互いに影響を及ぼさず無関係に遺伝するというメンデルの独立の法則も発見した。
- ただし、この法則に当てはまらない例外もある。例えば、不完全優性遺伝である。マルバアサガオの花の色において、赤色の花の品種（RR）と白色の花の品種（rr）を交雑すると、F1の表現型はすべて桃色の花となる。このときの遺伝子型はRrとなり、優性の法則どおりであればすべて赤色になるはずだが、赤と白の対立する遺伝子に優劣がないため、中間型の形質が現れるようになる。このとき、Rはrに対して不完全優性であるといえる。F1同士を交配すると、子の遺伝子型はRR：Rr：rr ＝ 1：2：1となり、表現型は、赤色：桃色：白色 ＝ 1：2：1に分離する。
- また、ヒトのABO式の血液型についても単純に優性の法則には当てはまらない。これは、一つの遺伝子座にA、B、Oなど三つ以上の対立遺伝子が存在するもので、複対立遺伝子という。この場合、AとBの間には優劣な関係がなく、A ＝ B ＞ Oとなる。遺伝子型は、A型はAAとAO、B型はBBとBO、O型はOO、AB型はABとなる。このとき、AB型は不完全優性である。例えば、同じA型の男性とB型の女性から生まれてくる子どもは、男性がAA、女性がBBであった場合はすべてAB型となるが、男性がAO、女性がBOであった場合はすべての血液型が生まれてくる可能性がある。
- このほかにも、遺伝子型がホモになると死に至らしめる致死遺伝子や、遺伝子型が性染色体上に位置する遺伝子である伴性遺伝子などが知られている。
- 犬や猫にも多くの遺伝する疾患が知られており、そのなかには単一の遺伝子の異常が原因で生じるものもある。この場合、交配の組み合わせを考えれば、異常な遺伝子を出さないことも可能であると考えられる。しかし、多くの形質は複数の遺伝子が組み合わさって現れ、遺伝様式がまだ明らかでないものや、環境によって影響を受けたり、器官の形成時期に突然変異などの影響を受けて生じる異常もあるため複雑である。

器官発生

- 受精卵は、卵管の中で細胞分裂（有糸分裂）を繰り返し、多数の細胞になっていく（受精卵→２細胞期胚→４細胞期胚→８細胞期胚→16細胞期胚→桑実胚）。桑実胚以降は、卵管から子宮へと移動し、胚盤胞へと発育する。
- 胚盤胞は、内腔に液を満たして空所となり、表面に１層の小型の細胞が並ぶ栄養膜と、内側の一部に細胞の塊である内細胞塊を形成する。やがて細胞数を増やし、大きさを増していき、やがて子宮内膜の一部に着床する。
- 栄養膜は、着床すると細胞増殖が盛んに起こり、胎盤や胎膜を形成し、母親からの栄養を吸収するようになる。栄養膜の内側の細胞群は内胚葉を形成する。また、内細胞塊は層状に広がって外層が外胚葉となり、内胚葉と外胚葉の間に中胚葉が出現する。この三つの胚葉が胎子のさまざまな器官へと発達して、胎子が形成されていく。
- 各胚葉は、以下のような器官へと分化していく。

- 外胚葉：皮膚、被毛、爪、脳脊髄、感覚器官、乳腺、副腎髄質など
- 中胚葉：骨格、筋肉、心臓、膀胱と尿道の上皮を除く泌尿生殖器、副腎皮質など
- 内胚葉：消化器、呼吸器、肝臓、膵臓、甲状腺、上皮小体、膀胱と尿道の上皮など

参考図書

・筒井敏彦（2005）：動物看護のための小動物繁殖学，ファームプレス，東京．
・堀　達也（2010）：ビジュアルで学ぶ動物看護学～臨床につなげる基礎知識～，CAP 編集部 編，チクサン出版社，東京．
・小笠晃、金田義宏、百目鬼郁男 監修（2014）：動物臨床繁殖学，朝倉書店，東京．
・浅野隆司、浅野妃美（2013）：小動物臨床のための機能形態学入門，インターズー，東京．

第１章　性と生殖　演習問題

問１　雄の生殖器に関する記述について、正しいのはどれか。

① 犬の精巣下降完了時期は、生後３カ月ごろである。

② アンドロゲンは、精巣内のセルトリ細胞から分泌されている。

③ 精巣内で精子形成を行うためには、体温よりも高い温度条件が必要となる。

④ 犬の副生殖腺は前立腺だけであり、猫の副生殖腺は前立腺と尿道球腺である。

⑤ 犬の陰茎の基部には、尿道球という特徴的な膨らみがある。

問２　雌の生殖器に関する記述について、正しいのはどれか。

① 犬や猫の卵巣は、左側よりも右側がやや尾側に位置している。

② 犬の卵巣は、卵巣嚢に完全に覆われた状態で存在する。

③ 卵巣は皮質と髄質に分けられるが、髄質においてのみ卵胞や黄体が形成される。

④ 卵胞上皮細胞からは、主にプロゲステロンが分泌される。

⑤ 犬と猫の子宮は、分裂子宮に分類される。

問３　犬の生殖周期と発情徴候に関する記述について、正しいのはどれか。

① 性成熟の時期は大型犬で早く、小型犬で遅い傾向がある。

② 発情は、春と秋の年２回みられる。

③ 発情周期は、発情前期、発情期、発情後期、無発情期に区分される。

④ 排卵が終了すると同時に発情期が終了する。

⑤ 発情徴候の一つとして、外陰部からの血様排出物がみられる。

問４　猫の生殖周期と発情徴候に関する記述について、正しいのはどれか。

① 自然光で飼育すると東京では１～８月に発情がみられる。

② 発情の時期は日照時間によって影響されており、日照時間が短い季節に発情を示す。

③ 発情徴候として、外陰部の腫大と外陰部からの出血がみられる。

④ 交尾の刺激と同時に排卵が起こる。

⑤ 交尾刺激がないと排卵は絶対に起こらない。

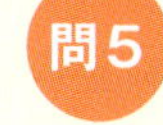
問5　受精と妊娠に関する記述について、正しいのはどれか。

① 犬と猫は、卵管膨大部で卵子が受精している。

② 精子内で保持している酵素の作用によって卵子内に精子が侵入できるようになる反応のことを透明帯反応という。

③ 犬と猫の着床様式を中心着床という。

④ 胎子は二つの胎膜によって包まれており、胎子に一番近い胎膜は尿膜である。

⑤ 最も早期に妊娠診断が可能な方法は、X 線検査法である。

解　答

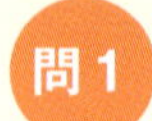

正解④

犬の副生殖腺は前立腺だけであり、猫の副生殖腺は前立腺と尿道球腺である。

副生殖腺として、犬は前立腺のみを有し、猫は前立腺と尿道球腺を有している。

① 腹腔から陰嚢内への精巣下降が完了する時期は動物によって異なり、犬では生後約30日、猫では約21日である。

② 精巣内の間質細胞から雄性ホルモン（アンドロゲン）が分泌されている。

③ 精巣で精子形成を行うためには、体温よりも低い温度条件が必要となる。したがって、潜在精巣では体温と同等の高い温度環境に曝されるため、精子形成を行うことができない。

⑤ 犬の陰茎の基部には、亀頭球という特徴的な膨らみがある。勃起にはこの亀頭球が膨らみ、雌犬の腟内で腫大し結合する。この状況をコイタルロックと呼ぶ。

問2　**正解②**

犬の卵巣は、卵巣嚢に完全に覆われた状態で存在する。

犬の卵巣は、卵巣嚢という袋状の構造物に完全に覆われた状態で存在する。

① 犬や猫では左腎臓が右よりもやや尾側に位置しているため、卵巣の位置も右側よりも左側がやや尾側に位置している。

③ 卵巣は、表層部の皮質と中心部にある髄質に分けられ、皮質において卵胞や黄体が形成される。髄質は卵巣門から入ってくる血管、リンパ管、神経が存在している部分である。

④ 卵胞上皮細胞からは卵胞ホルモンであるエストロゲンが分泌され、このホルモンの作用によってさまざまな発情徴候が現れる。

⑤ 子宮は動物によって形態がやや異なるが、犬と猫の子宮は、左右２本の子宮角とそれが合わさった子宮体からなっており、双角子宮に分類される。

問3 正解⑤

発情徴候の一つとして、外陰部からの血様排出物がみられる。

犬の発情徴候として、外陰部の腫大・充血、外陰部からの血様排出物（発情出血）、動作に落ち着きがなくなる、排尿回数が増えるなどがみられる。

① 性成熟の時期は犬種によって差がみられ、小型犬で早く、大型犬で遅い傾向にあることが知られている。
② 犬は周年繁殖動物であるため発情発現は季節によっては影響されず、1年中のどの時期でも発情が起こる。
③ 犬の発情周期は、発情前期、発情期、発情休止期、無発情期の四つの時期に区分される。
④ 犬の排卵は発情期の約3日目に起こり、排卵後も1週間前後発情期が持続する。このように排卵終了後も発情期が長く続く動物はほかにはいないため、犬の発情周期の特徴といえる。

問4 正解①

自然光で飼育すると東京では1～8月に発情がみられる。

猫は季節繁殖動物であり、自然光で飼育すると東京では1～8月が繁殖季節である。

② 猫の繁殖季節は日照時間によって影響されている。猫は長日繁殖動物であるため、日照時間が長い季節に発情を示す。
③ 猫の発情徴候としては、奇妙な鳴き声を上げる、頭頸部を身近なものにすりつける、かがんで腰を高くして足踏みをする（ロードーシス）、床を転げ回る（ローリング）、排尿の回数が増えるなどがみられる。
④ 猫は交尾排卵動物であるため、交尾が行われた場合は交尾後28～32時間後に排卵が起こり、やがて数日（交尾後3～4日）で発情が終了する。
⑤ 機序は不明であるが、最近では自然排卵する猫が存在することも報告されている。

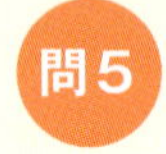

正解③

犬と猫の着床様式を中心着床という。

犬および猫の着床様式は、子宮内膜全面に接触し着床が起こる中心着床である。

① 猫の卵子は卵管膨大部で受精が起こるが、犬の卵子は卵管膨大部よりも子宮側に近い卵管峡部で行われる。この理由として、犬の卵子は猫とは異なり一次卵母細胞の未熟な状態で排卵が起こり、この状態ではまだ受精を行うことができないため、卵管内で約60時間かけて減数分裂を行い成熟してから受精能を獲得し、受精が起こることが挙げられる。

② 精子の先体内に保持している二つの酵素（ヒアルロニダーゼとアクロシン）が放出され、これらの酵素の作用によって精子が卵子内に侵入できるようになる。この反応を先体反応と呼ぶ。

④ 胎子は二つの胎膜によって包まれている。外側の膜は尿膜で、胎子の膀胱である尿膜管から連絡し胎子の尿を集めており（尿膜水）、内側の膜（胎子に近い膜）は羊膜で、その中は羊水で満たされており、胎子は胎水の中に浮いた形となっている。

⑤ X線検査法は、胎子の骨が骨化してX線写真に写るようになるまで行うことはできないため、早期妊娠診断法ではない。なお胎子の骨が骨化する時期は、犬では妊娠45日ごろ、猫では妊娠40日ごろである。

第2章 新生子の特性

この章の目標

1）新生子の特性について説明できる。

キーワード　新生子　臍帯　先天的異常（奇形）　新生子の生理機能　初乳　移行抗体

1．新生子期とは

ここがPOINT

- 新生子期とは、母親の子宮の中にいる胎子が分娩後に外界に出てきてから、さまざまな生理機能を発達させて外の環境に慣れるまでの期間のことをいう。
- 新生子期の死亡率は20～30％と高い。

- 新生子期とは、母親の子宮の中にいる胎子が分娩後に外界に出てきてから、さまざまな生理機能を発達させて外の環境に慣れるまでの期間のことをいい、犬と猫ではおおよそ生後2～3週間の期間の子犬・子猫を新生子と呼ぶ。
- 新生子犬・猫に先天的な異常がなく、かつ子育てをしている母親にもまったく問題がない場合には、新生子犬・猫の発育には問題は起こらないと思われるが、新生子は成熟した動物とは異なりさまざまな生理的な機能が未熟であるため異常な状態が起こりやすく、新生子期の死亡率は20～30％と高いことが知られている。

2．新生子の解剖学的特徴

ここがPOINT

- 妊娠中、胎子は胎盤を介して母親から酸素を含む栄養を供給されている。
- 犬や猫では、さまざまな先天的な異常（奇形）をもって生まれてくることがあり、これら奇形の多くは遺伝的に起こるが、一部は環境因子も関与していると考えられる。

臍帯（さいたい）と胎子の血液循環

- 妊娠中、胎子は胎盤を介して母親から酸素を含む栄養を供給されている。
- 胎盤と胎子を結合している血管を含む組織が臍帯であり、臍帯は胎子の臍部から体内へと

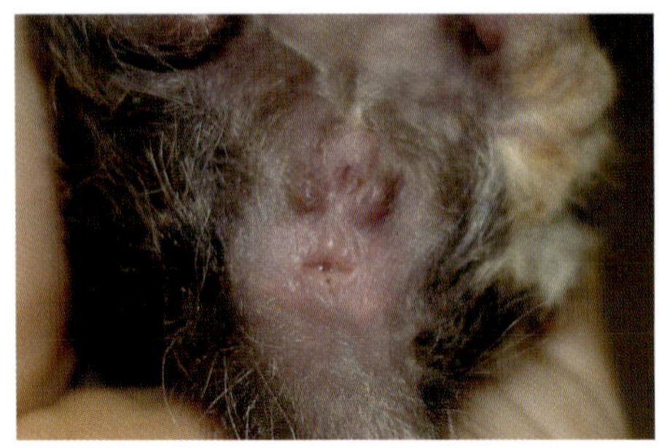
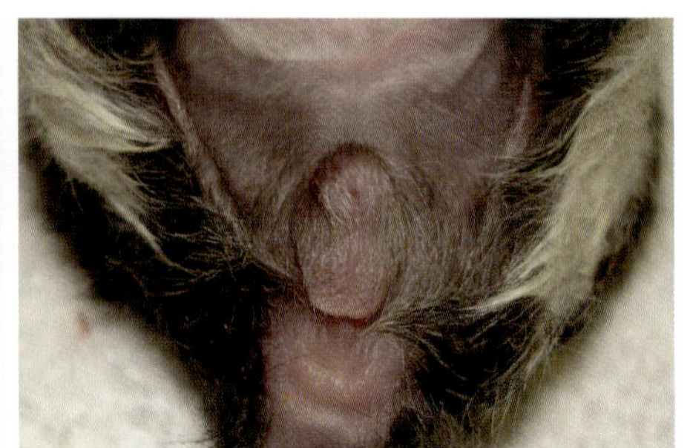

図2-2-1　新生子猫の外部生殖器の外観
右が雄で、左が雌である。

つながっている。

- 臍帯の中には、膀胱付近の血管につながっている**臍動脈**と肝臓の近くの血管につながっている**臍静脈**が含まれており、それぞれ血液循環を行っている。すなわち、臍動脈は胎子体内を循環した静脈性の血液を胎盤に運んでおり、臍静脈は胎盤でガス交換を終えた動脈性の血液を胎子に運んでいる。
- 出生後は肺呼吸を開始するようになるため酸素を自分で供給できるようになり、また消化管を介して栄養を補給できるようになる。したがって、胎子期の循環は必要なくなるため停止し、臍帯は退化縮小する。
- 身体の外に出ている臍帯は、乾燥してやがて身体からはがれ落ちる（へその緒）が、新生子の体内の臍動脈は**膀胱円索**（えんさく）、臍静脈は**肝円索**という索状の結合組織となって成熟した後も遺残する。

新生子の生殖器

- 新生子の外部生殖器は未発達である。特に雄では、精巣が腹腔内から陰嚢内に下降していないため、陰嚢だけが存在している。精巣下降の時期は犬では生後約30日、猫では生後約21日である（p.370参照）。
- 雌雄の判別は、犬では雄には包皮が形成されその中に未発達であるが陰茎が存在するため比較的容易に行えるが、猫では形状がやや似ているためわかりにくく間違ってしまうこともある（図2-2-1）。単純にいうと、肛門と外部生殖器の距離が離れているのが雄で、近いのが雌である。

新生子の先天的異常（奇形）

- 犬や猫では、さまざまな先天的な異常（奇形）をもって生まれてくることがあるため、生まれた直後に十分な観察が必要である。
- ただし、先天性疾患のなかには、外貌の視診で発見される解剖学的な形態異常をもった疾患だけでなく、ある程度成長しないと明らかにならないような疾患もある。
- これら奇形の多くは遺伝的に起こるが、一部は環境因子も関与していると考えられている。
- 高齢の母犬・母猫から生まれた新生子は先天性異常が多くなる傾向にある。これは、卵子または卵管・子宮の高齢化による機能の異常が原因と考えられる。

視診で発見される代表的な先天性疾患

◆口蓋裂

- **口蓋裂**とは、硬口蓋または軟口蓋が癒合不全により、結合していない状態をいう（図2-2-2）。
- 口蓋裂をもつ新生子では正常な哺乳ができないため、母乳が飲めずに死亡する。育てるた

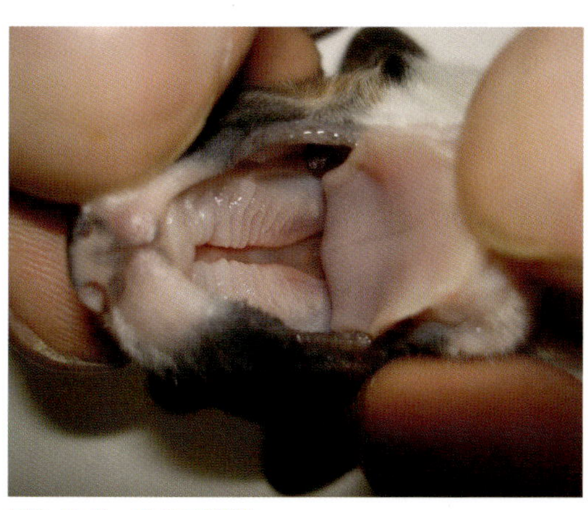
図2-2-2　犬の口蓋裂

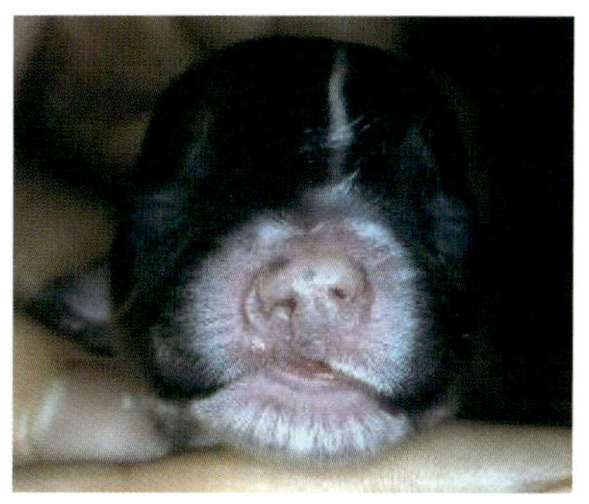
図2-2-3　犬の兎唇

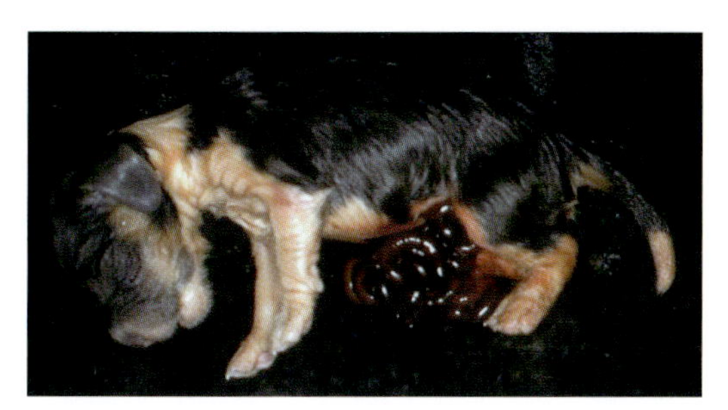
図2-2-4　犬の臍ヘルニア

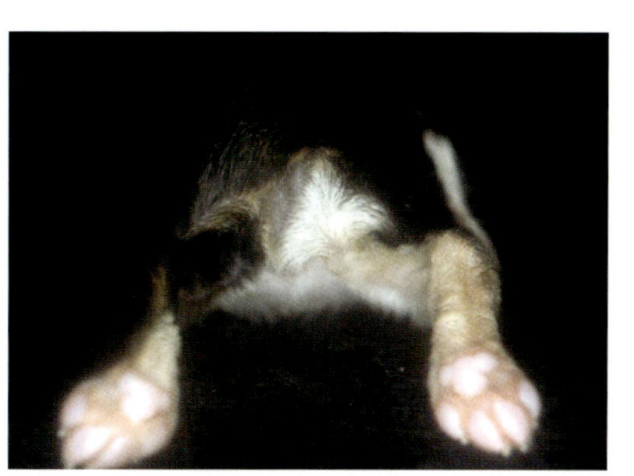
図2-2-5　犬の鎖肛

めには、経口カテーテルを用いた人工乳の投与が必要となるが、人工乳が気管に入ってしまうことにより誤嚥性肺炎を生じさせてしまうことも多い。

- もし口蓋裂の穴が小さい場合、ある程度成長した後に外科的整復を行うことも可能である。
- 多くの原因は遺伝性であると思われるが、口蓋裂の発生に妊娠期の葉酸不足が関与しているとの報告もある。

◆兎唇（上唇裂）

- 口唇裂の一つで上の唇が縦に裂けており、鼻孔につながっている状態をいう（図2-2-3）。
- 兎唇（としん）（上唇裂）は、片側または両側にみられるものがある。時には、口蓋裂と併発している場合がある（この場合、口唇口蓋裂と呼ぶ）。

◆臍ヘルニア

- 臍ヘルニアは、臍帯部分の腹壁の形成不全により起こる異常である。
- 臍ヘルニアは生まれたときに腹壁に穴が開いて内臓が出てきてしまっている重度のもの（図2-2-4）から、皮膚には穴が開いていないが腹壁に穴が開いており、脂肪や胃の大網などが出ている、いわゆる「出べそ」の状態になっている軽度なものまでさまざまである。
- 軽度なヘルニアは特に症状もなく成長とともに治癒することがあるが、ヘルニア部分が大きいと腸管などの内臓が出てしまって戻らなくなり、腸閉塞や血行障害を起こしてしまうことがある。そのため、これらの症状が悪化する前に外科的な整復手術が必要である。

◆鎖肛

- 鎖肛（さこう）は、おしりに肛門が開いていない形態異常をいう（図2-2-5）。
- 鎖肛では、基本的に肛門括約筋も存在しない。

◆水腫胎

- 水腫胎とは、身体の組織液が皮下などに異常に多量にたまった状態の胎子をいう（図2-2-6）。
- 原因は不明であるが、心血管の異常やリンパ管の循環不全が考えられる。犬種として、イングリッシュ・ブルドッグでの発症が多い。

◆漏斗胸

- 漏斗胸とは、胸の中央部の肋骨骨格が変形し、胸腔が平らになったり中央がへこんでしまう状態をいう。
- 胸腔が狭くなることによって心臓や肺に影響を与え、呼吸機能や心機能の異常を起こしてしまう。
- 肋骨の変形が軽度な場合は症状を示さずに正常な新生子と同様に成長できることもあるが、重度の場合は呼吸困難、チアノーゼ、運動不耐性が強く現れ、成長に大きく影響を及ぼす。時には死亡してしまうこともある。
- 軽度であれば、成長とともに治癒することもあるが、重度な場合はある程度成長してからの外科的な整復が必要である。

成長につれて発見される代表的な先天的疾患

◆孔脳症

- 分娩中に難産が起こると、新生子（胎子）の脳に一定期間、十分な酸素とグルコースが供給されないことがあり、それが原因で脳の一部が変性を起こし機能を失うことがある。変性した部分は吸収され、そのあとが液体に満たされた空洞として残る。この状態を孔脳症という（図2-2-7）。主として大脳に発生する。

◆スイマー（扁平子犬症候群）

- スイマー（扁平子犬症候群）とは、生後2～3週間の歩けるようになる時期になっても、後ろ足に力が入らないため体を支えることができず、腹ばい状態となってしまう状態をいう。

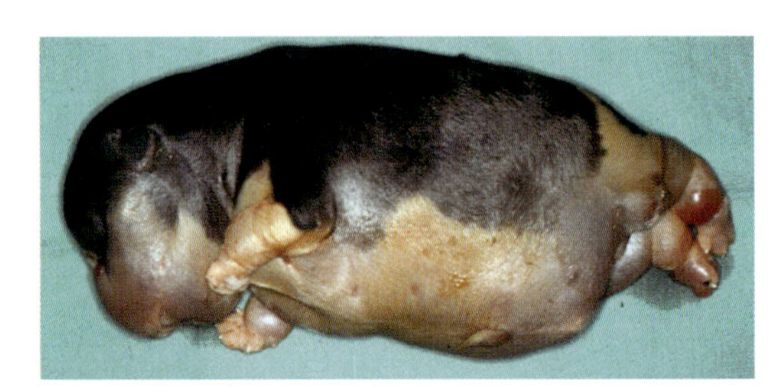

図2-2-6　犬の水腫胎

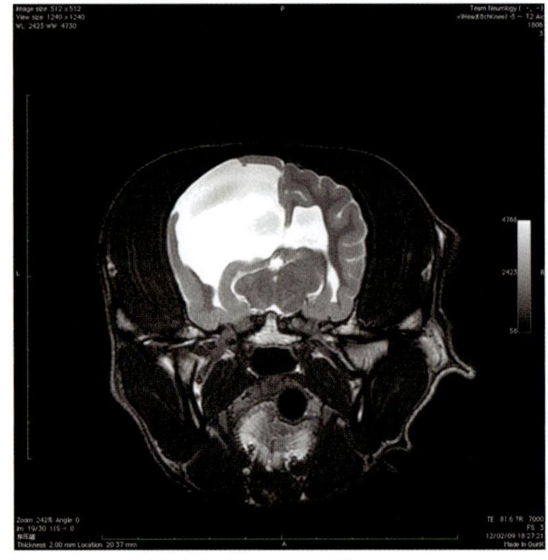

図2-2-7　孔脳症の犬の MRI 画像
大脳の一部が欠損している。

- 歩こうとすると泳いでいるように見えるためにこの名前がついており、このような子犬をスイマーパピーという。肋軟骨が扁平となり胸隔が変形する。
- 原因は詳細に明らかにされていないが、遺伝性の疾患であると考えられている。
- 治療として、滑らない床で生活させること、後ろ足が開かないように固定するなどの方法があり、早期（生後３～４週間まで）に治療したものの経過は良好である。

◆先天的心疾患

- 犬では心室中隔欠損症、動脈管開存症など、猫では肥大型心筋症が発症し、多くは遺伝的に起こると考えられている。

- 正確な心臓の聴診が可能になる生後８週齢以降に診断が可能となる。

◆潜在精巣

- 犬や猫では胎子期や生後すぐでは腹腔内に精巣が存在するが、成長とともに陰嚢内へ下降（移動）する。しかし、精巣が陰嚢内に下降しないで腹腔内または鼠径(そけい)部に留まってしまう状態のものを**潜在精巣**という（図2-2-8）。両側性または片側性に起こる。
- 潜在精巣の発症率は、犬で約３％前後、猫では１～２％といわれているが、遺伝性の疾患（常染色体劣性遺伝）であることが明らかとなっており、特定の犬種、例えばヨークシャー・テリア、ミニチュア・ダックスフンド、パピヨンなどではその発症率はもっと高い傾向にある。
- 精巣にて精子を形成するためには、体温よりも４～６℃低い温度が必要である。潜在した精巣は体内の高い温度に曝(さら)されるため精子形成は行われないが、性ホルモン分泌は行われるため（正常～低値）、性行動はみられ、性ホルモン関連性の疾患を発症する可能性もある。
- 片側性の潜在精巣の場合、正常な（陰嚢内に存在する）精巣では精子形成が行われているため、交尾後、妊娠させることも可能であるが、この疾患は遺伝するため、潜在精巣の動物は繁殖に用いないことが必要である。
- 腹腔内または鼠径部にある精巣は未発達であるが、高齢になると陰嚢内の精巣に比較して**精巣腫瘍**を発症しやすく、その危険性は約10倍以上であることが知られているため、早期摘出が勧められる。

◆半陰陽

- **半陰陽**(はんいんよう)とは、外観の性別と生殖腺の性別の不一致が起こっている動物のことをいう。例えば、外部生殖器が雌であるのにもかかわらず、卵巣ではなく精巣をもっているものを**雄性仮性半陰陽**（図2-2-9）、その反対で外部生殖器が雄であるのに卵巣をもっている場合を**雌性仮性半陰陽**という。また、これら仮性半陰陽に対して、卵巣および精巣の両方をもっている場合は、**真性半陰陽**と呼ぶ。
- 犬や猫の半陰陽のなかでは、雄性仮性半陰陽の発生が最も多い。
- 半陰陽は犬では多くみられるが、猫ではまれである。犬種では、コッカー・スパニエルの発生が多いことが知られている。
- 半陰陽の動物は、性成熟時期に達するまで異常がみられない。例えば、雄性仮性半陰陽の犬や猫が性成熟に達すると、アンドロゲンの分泌が開始され、そのホルモンの作用により**陰核の肥大**が起こる。この陰核は雄の陰茎に相当するものであり、Ｘ線検査により**陰核骨**を確認することもできる。性成熟時の身体検査において、陰核の肥大を発見したときには、この疾患を疑う。
- 一方、雌性仮性半陰陽では、性成熟に達すると包皮の先から発情出血が開始することで異常に気がつくが、よく観察してみると包皮は形成されているが陰茎がないことが多いため、

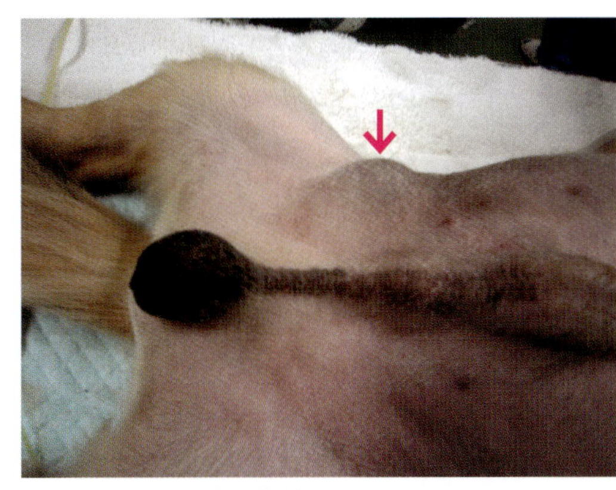

図2-2-8　犬の潜在精巣
右精巣が鼠径部に停留しており、腫瘍化してやや腫大している。

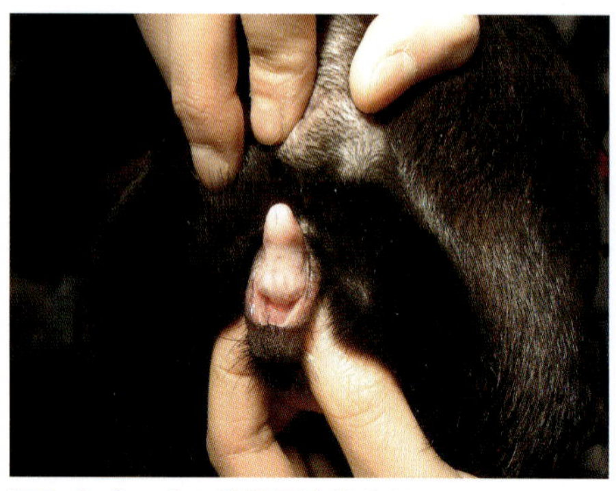
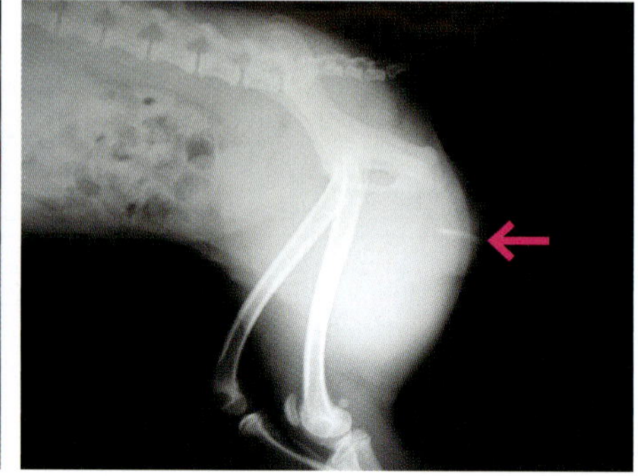

図2-2-9　犬の雄性仮性半陰陽
陰核の肥大（左）。X 線写真（右）で陰核骨（矢印）の存在が確認できる。

若齢時から触診によって診断が可能である。

◆異所性尿管

- 異所性尿管は、尿管が正常な位置（膀胱三角部）に開口していない先天性異常をいう。
- 開口部位としては、膣、子宮および尿道が多い。
- 雄雌の両方で発症がみられるが、雌での発症が多い。
- 一般的に片側性に発症するものが多い。
- 好発犬種としては、シベリアン・ハスキー、ニューファンドランド、ゴールデン・レトリーバーが知られている。
- 尿が常に出てしまうため、尿失禁の症状を示し、外陰部の周囲の被毛が汚れた状態になっていることで発見される。
- 異所性尿管は、新生子が自力で排尿できるようになる時期以降に明らかとなる。

◆遺伝性骨形成異常症（骨瘤）

- 遺伝性骨形成異常症（骨瘤（こつりゅう））は、特にスコティッシュ・フォールドで多く発生する。
- 軟骨の形成異常で、腫瘤ができたり、四肢や尾の骨に変形が起こる疾患である。
- 症状が出てくるのは生後４カ月頃といわれている。
- スコティッシュ・フォールドでみられる折れ耳はこの疾患の一部であるため、折れ耳をもつ個体同士での交配は禁じられている。

CHECK!

そのほか成長につれて発見される代表的な先天的疾患

糖尿病、白内障、水頭症および多発性嚢胞腎などが知られている。

3．新生子の生理的機能

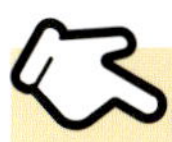

ここがPOINT

➤ 新生子犬の生理機能はかなり未熟であり、さまざまな生理機能は新生子の発育につれて獲得していく。

- 新生子犬の生理機能はかなり未熟である。さまざまな生理機能は新生子の発育につれて獲得していくが、獲得時期はそれぞれ異なっている（表2-2-1）。

体温調節機能

- 新生子は自分で体温調節を行うことができないため、外界の環境温度の影響を受けやすい。
- 新生子は、多くの時間、眠っているか母乳を飲んでいるが、そのどちらも母親の体温を感じる環境にいることで自分の体温を維持している。すなわち、新生子にとって母親のいる環境が必須である。

CHECK!

新生子はほとんど眠っている

生後24時間、90%は眠っており、残りの10%は乳を飲む時間である。

- 新生子は表面積が大きく、体脂肪が少なく、体の水分組成率が高く、かつ体温低下に対するふるえ反射（身ぶるい）ができないため、寒い環境に置かれると急速に低体温症に陥ってしまう。新生子が低体温症に陥ると、元気がなくなり、母乳を飲まなくなり、やがて死亡してしまう。
- またその逆で、高体温などの異常な状況に置かれた場合にも、パンティングや心臓や血管の自律神経調節ができないため、体温を適切に調節することができない。
- もし新生子が母親や同腹子から離れていたり、絶え間なく鳴き続けているような場合は異常を訴えている証拠であり、特に低体温の状態になっている可能性がある。このような状況において、母親はその子の世話を放棄してしまうことがある。

肺機能

- 母体内にいる胎子は、胎盤を介して血液－ガス交換を行っているため肺は機能していないが、胎盤が子宮から剥離することによって肺の機能が開始される。
- 生まれてから泣き出すことによって、呼吸を始めたことを確認できる。
- 新生子の肺の機能は未熟であり十分に拡張させることができないことがあると、低酸素症に陥ってしまうことがある。

消化機能

- 新生子の胃腸系は最初、無菌状態であり、その後、母乳や環境の影響を受けつつ個体独自の腸内細菌叢（そう）が発達する。
- 新生子は最初は胃酸の産生能力が低いため、感染に対する防御機能が低く、消化管内で細菌が増殖しやすく、下痢を起こすと脱水状態に陥りやすい状況にある。

排便・排尿の随意調節機能

- 新生子は排尿・排便を自分で行うことができ

表2-2-1　新生子犬・猫の生理機能

	新生子犬	新生子猫
体温（直腸温）	出生時～1週　35.0～37.2℃ 2週～3週　37.2～37.8℃ 4週～　37.5～39.0℃	出生時　35.0～36.5℃ 1週間以上　36.6℃ 4週～　38～39℃
呼吸数	15～35回／分	15～35回／分
心拍数	200回以上／分	220回以上／分
目が開く（開眼）時期	10～12日 視力は21～28日	7～10日 視力は20日前後から発達
耳の穴があく時期	13～15日 聴力は13～17日	6～15日 聴力は21日前後
ふるえ反射が行える時期	6～8日	6～8日
起立する能力が備わる時期	約10日	約10日
しっかりとした歩調で歩けるようになる時期（運動機能）	約21日 約3週間で姿勢反射 約4週間ですばやく釣り合いのとれた動き	約21日 14～20日でよちよち歩き、21日頃からバランス感覚をもてるようになる
排便と排尿の随意調節ができる時期	約21日	約21日
乳歯が生える時期	4～6週（28本）	3～6週（26本）
永久歯が生える時期	12～24週（42本）	11～24週（30本）
離乳時期	35～45日	28日（4週）前後～6週

ないため、これらの排泄は母親が肛門や外陰部の周囲をなめるといった外部からの刺激によって行われている。

肝臓および腎臓機能

- 肝臓の糖代謝や薬物代謝、腎臓での薬物代謝などを正常に行うことができないが、薬物の吸収は早く、分布量も大きいため、薬物投与による影響は大きい。しかも、母親に薬物が投与された場合は、授乳を介して新生子に影響を及ぼすことがある。
- 肝臓のグリコーゲン貯蔵能力が低いため、飢餓の状態が続くと低血糖症を起こしやすい。

視覚・聴覚機能

- 生まれたばかりの新生子の眼瞼（がんけん）は閉じており、開眼するのは生後10日前後である。ただし、開いてまもなくは乳白色の膜がかかったような感じで視力がなく、光を感じる程度である。この時期には強い直射日光を避けなくてはいけない。成犬・成猫と同じような視力をもつのは、生後約２カ月前後である。
- 生まれたばかりの新生子は耳道も閉じており、聴力をもたない。耳の穴は２週間前後で開き、３週間前後で聴力をもつようになる。

初乳中の移行抗体における吸収能力と免疫機能

- 一般的に新生子は抗体を自分で産生することができないため免疫機能は低く、母体内で胎盤または分娩後の母乳を通して抗体を受け取り感染に対して防御機能を得ている。これらの抗体を**移行抗体**と呼び、移行抗体によって起こる免疫を**移行免疫**という。
- 移行抗体の受け取り方は、動物によって異なっている。その理由は、胎盤の構造が異なることに由来している（表2-2-2）。例えば、人ではほぼすべての移行抗体が胎児期に胎盤を介して胎子に移行するのに対して、犬・猫では胎盤を介して得られる移行抗体は約5～10％だけであり、90％以上の多くは母乳から獲得する。
- 生後約1週間以内に分泌される母乳は**初乳**といい、濃厚でやや黄色い色をしている（図2-2-10）。初乳は、エネルギーや栄養が豊富で多くの抗体（**免疫グロブリン**：IgG抗体）を含んでいる。
- 母乳中の免疫グロブリンは胃を経て小腸に入り、血液中に吸収される。新生子犬の小腸粘膜には、免疫グロブリンを分解することなく血液へ吸収する能力がある。これは新生子のみに備わっている能力で、絨毛（じゅうもう）上皮細胞を通して血管やリンパ管へ送り込まれる。ただし、この吸収能力は生後8時間以上で50％以下に減少し、24時間以上経過すると上皮細胞より吸収されなくなる。これを**受動免疫移行不全**という。つまり初乳は一般的に生後1週間程度は分泌されるが、生後24時間以内に必ず初乳を飲ませないと効果がない。
- 同じ母親から生まれた兄弟でも、最初に生まれた新生子は多くの時間、初乳を飲むことができ、最後に生まれた子は飲む量が少ない。また、兄弟の強さ弱さによっても乳を飲む量に差が生じる。また個体によって吸収能力も異なっている可能性があることから、同腹子でも母親からもらっている**移行抗体の量は異なる**と考えられる。
- 初乳を飲んでいないなど、移行抗体を十分に受け取っていない場合には、細菌・ウイルスなどの感染から**敗血症**を起こしやすい状況になり、死亡してしまうことがある。
- 移行抗体は徐々に消失していくが、生後2～

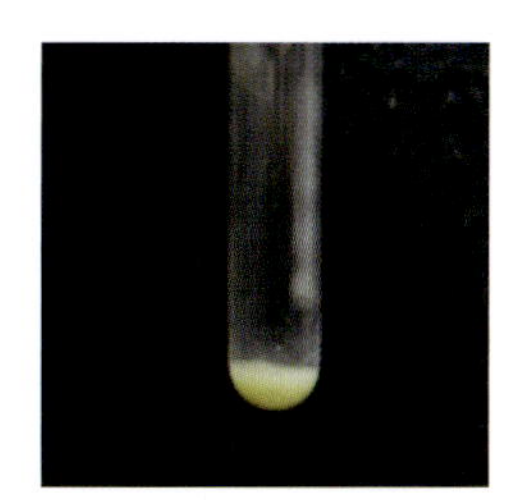

図2-2-10　犬の初乳

表2-2-2　胎盤の構造と移行抗体

動物の種類	胎盤の構造	胎子期の抗体移行	出生後の初乳中の抗体	
			抗体の量	腸から吸収できる期間
ヒト・サル	血絨毛膜性胎盤	＋＋＋	±	
ウシ・めん山羊	結合織絨毛膜性胎盤	−	＋＋＋	生後24時間
ブタ・ウマ	上皮絨毛膜性胎盤	−	＋＋＋	生後24～36時間
犬・猫	内皮絨毛膜性胎盤	＋ （約5～10％）	＋＋ （90％以上）	生後約24時間

３週間、長ければ２～３カ月の間、新生子が十分に成長するまで感染を受けても大丈夫なように身体を防御している。

- 新生子は、外界の細菌やウイルスなどの微生物に感染しやすい。特に腸管はこれらの微生物の攻撃に絶好の場所である。初乳は腸から吸収されなくても、免疫グロブリンの抗体としての働きのほかに、腸内細菌叢を正常に保つ働きがあり、これがないと腸内細菌の勢力が弱まり、その代わりに病原微生物である大腸菌などが増殖して下痢を起こすことも知られている。
- 初乳に関連した新生子の疾患として、**新生子同種溶血**がある。これは猫でよく知られた疾患であり、生まれたばかりの新生子猫が母猫の初乳を飲み始めることによって、血液中の赤血球が破壊されてしまう疾患である。
- 新生子同種溶血の原因は、血液型にある。猫の血液型には、A型、B型、AB型がある。ほとんどの猫はA型（約80%）であるが、まれにB型（約20%）、AB型（数%）の猫が存在する。B型の母猫がA型の雄猫と交尾を行うことによって、生まれてくる子猫にA型の抗原をもった赤血球をもつ新生子猫が生まれる。この新生子猫が母猫の初乳を飲み吸収されると、B型の母猫の母乳中には抗A抗体が含まれているため、A抗原をもつ赤血球を異物と判断し、壊してしまう。そのため、赤血球の溶血が起こる。なお、A型の母猫からB型の新生子猫が生まれたときに、同じように初乳を飲んだとしても、A型の母猫がもつ抗B抗体は弱いためA型の抗原をもつ赤血球は壊されず、新生子溶血は起こらない。
- 新生子同種溶血の症状として、何も症状を示さない軽度なこともあるが、多くは初乳を飲んだ数時間後に新生子猫の元気が消失し、黄疸、貧血および血尿（血色素尿）を示す。赤血球の溶血により血流が悪化し、耳や尾の尖端が壊死（かさぶたができる）してしまうこともある。重度なものでは突然死が起こる。この症状は、どのくらい初乳を飲んで、抗A抗体を吸収したかによって決まる。
- もし症状を示した新生子猫がいたら、すぐに隔離して人工乳に変えることが必要である。その処置が早ければ、助かる可能性がある。ただし、初乳が吸収されなくなってからは、母親に付けて授乳させても問題ない。
- 新生子同種溶血は、発症してしまうと治療が非常に難しいため、予防することが重要である。すなわち、母猫と父親の血液型を調べておき、B型の雌猫とA型の雄猫との交配を避けることが必要である。なお、猫種によってB型の血液型の保有率が異なる（**表2-2-**

表2-2-3　猫の品種によるB型の血液型の出現頻度

B型の割合	猫の品種
ほぼ0%	シャム、ロシアン・ブルー、オリエンタル・ショートヘア、アメリカン・ショートヘア、バーミーズ、トンキニーズ、日本猫（雑種）
1～10%	ヒマラヤン、ノルウェジアン・フォレスト・キャット、メイン・クーン、マンクス
11～20%	アビシニアン、ソマリ、ペルシャ、スコティッシュ・フォールド、バーマン、スフィンクス、ジャパニーズ・ボブテイル
20%以上	ブリティッシュ・ショートヘア、エキゾチック・ショートヘア、デボンレックス、コーニッシュ・レックス

3)。B型の血液型をもつ割合が多い猫種に関しては、注意が必要である。必ず血液型を調べてから、繁殖を行うことが必要と考える。

- 一方、犬の血液型は猫よりも複雑であり、猫のような新生子同種溶血が起こる可能性は低いと考えられているが、同様な現象が起こる可能性もあると思われる。

参考文献・参考図書

- Freshman JL (2005): Fading puppy and kitten syndrome: Do you know the signs?　Vet Med. 100: 807-808.
- Grundy SA, Liu SM, Davidson AP (2009): Intracranial trauma in a dog due to being "swung" at birth. Top Companion Anim Med. 24: 100-103.
- Domosławska A, Jurczak A, Janowski T (2013): Oral folic acid supplementation decreases palate and/or lip cleft occurrence in Pug and Chihuahua puppies and elevates folic acid blood levels in pregnant bitches. Pol J Vet Sci. 16: 33-37.
- Bücheler J (1999): Fading kitten syndrome and neonatal isoerythrolysis. Vet Clin North Am Small Anim Pract. 29: 853-870.
- 小笠　晃，金田義宏，百目鬼郁男 監修（2014）：動物臨床繁殖学，朝倉書店，東京.

第２章　新生子の特性　演習問題

問1　臍帯と胎子の血液循環に関する記述について、誤っているのはどれか。

① 妊娠中、胎子は胎盤を介して母親から酸素を含む栄養を供給されている。

② 臍帯は、胎盤と胎子を結合している血管を含む組織である。

③ 臍静脈は胎子体内を循環した静脈性の血液を胎盤に運んでおり、臍動脈は胎盤でガス交換を終えた動脈性の血液を胎子に運んでいる。

④ 出生後、胎子期の循環は必要なくなるため停止する。

⑤ 新生子の体内の臍動脈は膀胱円索、臍静脈は肝円索となって成熟した後も遺残する。

問2　新生子の先天性疾患に関する記述について、正しいのはどれか。

① 口蓋裂の発生については、妊娠期の亜鉛不足が関与しているとの報告がある。

② 漏斗胸は軽度であれば、成長とともに治癒することがある。

③ 孔脳症は、主として小脳に発生する。

④ スイマー（扁平子犬症候群）の多くは、予後不良である。

⑤ 潜在精巣では、性行動はみられない。

問3　初乳中の移行抗体の吸収能力と免疫機能に関する記述について、正しいのはどれか。

① 猫では、ほぼすべての移行抗体が胎子期に胎盤を介して胎子に移行する。

② 初乳には、多くのIgG抗体（免疫グロブリン）が含まれている。

③ 新生子犬の小腸粘膜は、免疫グロブリンを分解して血液へ吸収する。

④ 移行抗体は生後１週間でほぼ消失する。

⑤ 新生子同種溶血は犬でよくみられる疾患である。

解　答

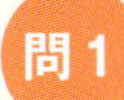

問1　**正解③**

臍静脈は胎子体内を循環した静脈性の血液を胎盤に運んでおり、臍動脈は胎盤でガス交換を終えた動脈性の血液を胎子に運んでいる。

③ 臍帯の中には、膀胱付近の血管につながっている臍動脈と肝臓の近くの血管につながっている臍静脈が含まれており、それぞれ血液循環を行っている。すなわち、臍動脈は胎子体内を循環した静脈性の血液を胎盤に運んでおり、臍静脈は胎盤でガス交換を終えた動脈性の血液を胎子に運んでいる。

問2　**正解②**

漏斗胸は軽度であれば、成長とともに治癒することがある。

① 口蓋裂の多くの原因は遺伝性であると思われるが、発生に妊娠期の葉酸不足が関与しているとの報告もある。

③ 孔脳症は、主として大脳に発生する。

④ スイマー（扁平子犬症候群）の治療については、滑らない床で生活させること、後ろ足が開かないように固定するなどの方法がある。早期（生後３～４週間まで）に治療したものの経過は良好である。

⑤ 潜在精巣では、精巣は体内の高い温度に曝されるため精子形成は行われないが、性ホルモン分泌は行われるため（正常～低値）、性行動はみられる。

問3　**正解②**

初乳には、多くのIgG抗体（免疫グロブリン）が含まれている。

① ヒトではほぼすべての移行抗体が胎子期に胎盤を介して胎児に移行するが、犬・猫では胎盤を介して得られる移行抗体は約５～10％だけであり、90％以上の多くは母乳から獲得する。

③ 母乳中の免疫グロブリンは胃を経て小腸に入り、血液中に吸収される。新生子犬の小腸粘膜には、免疫グロブリンを分解することなく血液へ吸収する能力がある。

④ 移行抗体は徐々に消失していくが、生後２～３週間、長ければ２～３カ月の間、新生子が十分に成長するまで感染を受けても大丈夫なように身体を防御している。

⑤ 初乳に関連した新生子の疾患として、新生子同種溶血がある。これは猫でよく知られた疾患であり、生まれたばかりの新生子猫が母猫の初乳を飲み始めることによって、血液中の赤血球が破壊されてしまう疾患である。

索引

え

お

か

き

く

け

こ

さ

し

す

せ

そ

た

ち

つ

て

と

な

に

ね

の

は

ひ

ふ

へ

欧文ではじまる語

A

B

C

D

E

F

G

H

I

認定動物看護師教育コアカリキュラム2019準拠

基礎動物看護学 

動物形態機能学
動物繁殖学

2014年12月15日 第1版 第1刷発行
2019年 4 月 1 日 改訂新版第 1 刷発行
2021年 2 月24日 改訂新版第 2 刷発行
2021年 6 月 1 日 改訂新版第 3 刷発行

編　者　一般社団法人 日本動物保健看護系大学協会 カリキュラム委員会
監修者　今村伸一郎
発行所　株式会社 EDUWARD Press（エデュワードプレス）
〒194-0022　東京都町田市森野1-27-14
サカヤビル 2F
Tel.042-707-6138（編集部）　Fax.042-707-6139
業務部（受注専用）Tel.0120-80-1906　Fax.0120-80-1872
振替口座00140-2-721535
E-mail　info@eduward.jp
Web Site　https://eduward.online/（オンラインショップ）
https://www.eduward.jp/（コーポレートサイト）
組版・印刷・製本／瞬報社写真印刷株式会社

ISBN978-4-86671-034-1　C3047